Betriebliche Gesundheitsförderung
in der Physiotherapie und Ergotherapie

Melvin Mohokum • Julia Wolf

Betriebliche Gesundheitsförderung in der Physiotherapie und Ergotherapie

2. Auflage

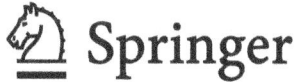 Springer

Melvin Mohokum
Hochschule Furtwangen,
Studienzentrum Freiburg
Freiburg im Breisgau, Deutschland

Julia Wolf
Hochschule für angewandte
Wissenschaft und Kunst (HAWK)
und Universitätsmedizin Göttingen
Göttingen, Deutschland

ISBN 978-3-662-71248-1   ISBN 978-3-662-71249-8   (eBook)
https://doi.org/10.1007/978-3-662-71249-8

Die Deutsche Nationalbibliothek verzeichnet diese Publikation in der Deutschen
Nationalbibliografie; detaillierte bibliografische Daten sind im Internet über https://portal.dnb.de
abrufbar.

© Der/die Herausgeber bzw. der/die Autor(en), exklusiv lizenziert an Springer-Verlag GmbH,
DE, ein Teil von Springer Nature 2018, 2025, korrigierte Publikation 2026

Springer ist ein Imprint der eingetragenen Gesellschaft Springer-Verlag GmbH, DE und ist ein
Teil von Springer Nature.
Die Anschrift der Gesellschaft ist: Heidelberger Platz 3, 14197 Berlin, Germany

Vorwort

Die Themen Prävention und Gesundheitsförderung rücken zunehmend in den Fokus von Gesundheitspolitik und -system. Auch in den gesellschaftlichen Lebensbereichen und Lebenswelten erhalten Prävention und Gesundheitsförderung eine immer stärker werdende Bedeutung. Eine wichtige Lebenswelt stellt das Setting Betrieb dar.

Es bedarf kompetenter Akteure und passender Konzepte, um im Bereich der betrieblichen Gesundheitsförderung Leistungen anzubieten und umzusetzen. Durch ihre besondere Qualifikation sind Physio- und Ergotherapeuten dafür prädestiniert, ihre Fachkompetenz und ihr Können in der betrieblichen Gesundheitsförderung an vielen Stellen einzubringen. Dieses Gebiet ist fachlich-inhaltlich ein äußerst interessantes und spannendes Arbeitsfeld von dem Physio- und Ergotherapeuten zugleich wirtschaftlich profitieren können.

In diesem Fachbuch wird praxisorientiertes Grundlagenwissen vermittelt, wodurch Physio- und Ergotherapeuten der Einstieg in das Tätigkeitsfeld der betrieblichen Gesundheitsförderung erleichtert werden soll.

Beschwerden und Erkrankungen des Muskel-Skelett-Systems können mit der jeweiligen Arbeitstätigkeit verbunden sein. Dabei wird die Entwicklung von Beschwerden oft durch die Eigenschaft der ausgeübten Tätigkeit beeinflusst. Auch das Auftreten und die Dauer von Fehlzeiten am Arbeitsplatz können davon betroffen sein. Nach der Diagnosestellung werden viele Patienten mit Muskel-Skelett-Beschwerden und -Erkrankungen regelmäßig durch Therapeuten behandelt. Aufgrund von Ausbildung, Studium und Spezialisierung verfügen sie über die nötige Fachkompetenz, um die jeweiligen Beschwerden fachgerecht zu behandeln. Natürlich verfügen Physio- und Ergotherapeuten ebenfalls über evidenzbasiertes Fachwissen, wie Muskel-Skelett-Beschwerden und -Erkrankungen effektiv verhindert werden können. Der Leitgedanke der Prävention ist es, zu intervenieren, noch bevor Beschwerden überhaupt entstehen. Leider wird oft erst gehandelt, wenn Beschwerden bereits aufgetreten sind.

Zum anderen ist es oft schwierig mit einer 6er-Verordnung Krankengymnastik oder Manueller Therapie und einer Behandlungsfrequenz von 1- bis 2-mal wöchentlich den täglichen Belastungen am Arbeitsplatz entgegenzuwirken. Wenn beispielsweise bei Patienten mit einem HWS-Syndrom der Bildschirm am Arbeitsplatz deutlich zu hoch eingestellt ist und sich die HWS deswegen während der Arbeit am Bildschirm permanent in einer Extremstellung z. B. Hyperextension/Überstreckung befindet, kann das den langfristigen Therapieerfolg in erheblichem Maße beeinflussen. Eine erfolgreiche

Behandlung ist daher auf einen ergonomisch optimal eingerichteten Arbeitsplatz angewiesen. Deswegen muss der Arbeitsplatz im physio- und ergotherapeutischen Handeln selbstverständlich miteinbezogen werden.

Uns war es wichtig, ein umfassendes Fachbuch zu schreiben in dem neben klassischen Fachinhalten zusätzliche Erfolgsfaktoren, die zur Umsetzung von BGF-Maßnahmen gleichermaßen wichtig sind, thematisiert werden. Gerade im Arbeitsalltag der betrieblichen Gesundheitsförderung ist es Normalität, maßgeschneiderte Konzepte zu entwickeln, umzusetzen, wissenschaftliche Nachweise zu erbringen sowie Anträge zu stellen. Das vorliegende Fachbuch enthält praxisrelevante Informationen zur Umsetzung von BGF-Maßnahmen und bringt sie prägnant auf den Punkt. Es liefert einen Gesamtüberblick: von der Kundenakquise über die Konzeptentwicklung bis hin zur Umsetzung, Evaluation und Verstetigung. Durch diese besondere Mischung kann das physio- und ergotherapeutische Fachwissen optimal in die Praxis transferiert werden. Physio- und Ergotherapeuten können ihr Fachwissen sinnigerweise dafür einsetzen, dass aus Beschäftigten keine Patienten werden.

Auch für andere Berufsgruppen, die für Aufgabenbereiche in der betrieblichen Gesundheitsförderung qualifiziert und ebenfalls Akteure sind, kann das vorliegende Buch von Interesse sein. Bei der Umsetzung von Maßnahmen der betrieblichen Gesundheitsförderung ist ohnehin meist ein interdisziplinäres Team am Werk.

Im Online-Teil möchten wir besonders auf das Interview mit der ausgebildeten Physiotherapeutin Sonngrit Böhme hinweisen. Im Interview erhält man wertvolle Tipps aus ihrer Perspektive als Health Managerin zum Thema Einstieg und Voraussetzungen in die betriebliche Gesundheitsförderung.

Daneben befinden sich im Online-Teil weitere praktische Materialien wie unter anderem eine Checkliste und eine Präsentationsvorlage.

Ein Fachbuch zum Thema betriebliche Gesundheitsförderung zu schreiben, ist nicht zuletzt deshalb herausfordernd, weil es bei der Menge an relevanten Quellen (Gesetze, Vorschriften, Verordnungen, Empfehlungen, Studien etc.) fortwährend zu Aktualisierungen und Änderungen kommt. Inwiefern die zitierten Quellen gültig und aktuell sind, hängt natürlich vom Zeitpunkt des Lesens ab.

Das vorliegende Buch bietet eine wichtige Grundlage, um in das Thema betriebliche Gesundheitsförderung einzusteigen. Es richtet sich gleichermaßen an Berufspraktiker, Studierende und Auszubildende der Physio- und Ergotherapie. Wir sehen es als spannende Herausforderung, Physio- und Ergotherapeuten für dieses wichtige Arbeitsfeld zu begeistern und sie zu motivieren, ihr Fachwissen und ihre Expertise weiter in die betriebliche Gesundheitsförderung einzubringen.

Göttingen, Deutschland   Julia Wolf
Freiburg im Breisgau, Deutschland   Melvin Mohokum
im Februar 2025

Die Originalversion des Buchs wurde revidiert. Ein Erratum ist verfügbar unter
https://doi.org/10.1007/978-3-662-71249-8_12

Danksagung

Wir danken dem Springer-Verlag, dass wir die inzwischen 2. Auflage unseres BGF-Fachbuches verwirklichen konnten. Ganz besonders ist hier Kathrina Nissle zu erwähnen, die die 2. Auflage von Beginn an begleitet und mit großem Engagement unterstützt hat. Durch ihre vielseitige Erfahrung als Buchplanerin, Dozentin und Therapeutin konnte sie uns jederzeit kompetent und effektiv durch den Prozess begleiten.

Wir danken allen Professoren, Experten und Organisationen für ihre Abdruckgenehmigungen. Sie finden jeweils an den entsprechenden Abbildungen explizit namentlich Erwähnung.

Wir danken unseren Forschungspartnern sowie unseren Studenten für die erfolgreiche und inspirierende Zusammenarbeit. Die Ergebnisse aus gemeinsamen Forschungsprojekten sind an vielen Stellen eingeflossen.

Wir danken Frau Gabriele Dördelmann und Frau Daniela Richter, die in ihrer Freizeit Abbildungen nach unseren Vorgaben professionell erstellt und modifiziert haben. Dank ihnen konnten die Abbildungen perfekt an die Zielgruppe und das Thema angepasst werden.

Wir danken Herrn Alexander Wolf für die Fotos, die er eigens für dieses Fachbuch aufgenommen hat. Ohne seine fotographische Expertise, seine Kreativität, seine Flexibilität, seine Ideen und seine Bereitschaft hätten wir den Praxistransfer unserer Inhalte bildlich nicht so aussagekräftig darstellen und echte Einblicke in das Tätigkeitsfeld der BGF liefern können.

Wir danken Frau Sonngrit Böhme für das Interview und ihre Bereitschaft, den Lesern dieses Buches Einblicke in das betriebliche Gesundheitsmanagement eines internationalen DAX-Unternehmens zu liefern.

Ebenfalls danken wir Herrn Bodo Mecke, Inhaber einer Spezialreinigungsfirma, für sein Interesse und sein Einverständnis, Ausschnitte seiner beruflichen Tätigkeiten in Hinblick auf die BGF näher zu beleuchten und exemplarisch abzulichten.

Zugleich möchten wir uns bei Frau Dörte Gericke bedanken, die uns als Ergonomiefachberaterin nicht nur sehr wichtige und qualitativ hochwertige Tipps geben konnte, sondern uns ihr Ergonomiestudio mit der gesamten Ausstattung für Fotoaufnahmen zur Verfügung gestellt hat.

Zu guter Letzt danken wir ganz besonders unseren Familien und Freunden für den Rückhalt, die Unterstützung, ihre offenen Ohren und die kleinen und großen Entbehrungen, auch wenn diese bei der zweiten Auflage nicht so gravierend waren.

Interessenkonflikt Die Autor*innen haben keine für den Inhalt dieses Manuskripts relevanten Interessenkonflikte.

Inhaltsverzeichnis

1 **Grundlagen und Entwicklungen** 1
  1.1 Grundbegriffe und Definitionen........................ 1
      1.1.1 Betriebliche Gesundheitsförderung 1
      1.1.2 Betriebliches Gesundheitsmanagement............ 2
      1.1.3 Prävention 3
      1.1.4 Betriebliche Prävention 3
      1.1.5 Gesundheitliche Ressourcen 4
      1.1.6 Verhaltensprävention (Interne Ressourcen)......... 4
      1.1.7 Verhältnisprävention (Externe Ressourcen)......... 4
      1.1.8 Resilienz................................. 4
      1.1.9 Präsentismus 5
      1.1.10 Absentismus............................... 5
  1.2 Wichtige Meilensteine in der Entwicklung
      der betrieblichen Gesundheitsförderung 6
      1.2.1 1986 Ottawa-Charta zur Gesundheitsförderung 6
      1.2.2 1989 EU-Rahmenrichtlinie über die Durchführung
            von Maßnahmen zur Verbesserung der Sicherheit
            und des Gesundheitsschutzes der Arbeitnehmer bei
            der Arbeit (89/391/EWG) 7
      1.2.3 1989 Gemeinschaftscharta der sozialen
            Grundrechte der Arbeitnehmer 7
      1.2.4 1989 Gesundheitsreformgesetz 8
      1.2.5 1996 Gründung des Europäischen Netzwerks für
            Betriebliche Gesundheitsförderung (European
            Network For Workplace Health Promotion,
            kurz ENWHP) 8
      1.2.6 1997 Luxemburger Deklaration zur Betrieblichen
            Gesundheitsförderung 8
      1.2.7 1998 Cardiff-Memorandum..................... 8
      1.2.8 2005 Bangkok-Charta zur Gesundheitsförderung
            in einer globalen Welt 9
      1.2.9 2007 GKV-Wettbewerbsverstärkungsgesetz 9
      1.2.10 2008 Gemeinsame Deutsche Arbeitsschutzstrategie ... 9
      1.2.11 2009 Jahressteuergesetz....................... 10
      1.2.12 2015 Gesetz zur Stärkung der
            Gesundheitsförderung und Prävention............. 10

        1.2.13 2015 Nationale Präventionsgesetz 10
        1.2.14 2016 9. Globale Konferenz zur Gesundheitsförderung . . . 10
  1.3   Zweiter Gesundheitsmarkt 10
  1.4   Vorteile der BGF 11
        1.4.1   Vorteile für Physiotherapeuten 11
        1.4.2   Vorteile für Arbeitgeber 12
        1.4.3   Vorteile für Arbeitnehmer 12
        1.4.4   Vorteile für Krankenkassen 13
        1.4.5   Vorteile für die Gesellschaft 13
  1.5   Die Rolle der Physiotherapie in der BGF 13
        1.5.1   Physiotherapeuten als prädestinierte
                Berufsgruppe in der BGF 14
        1.5.2   Notwendige Kompetenzen für die BGF 16
  1.6   Analyse der Tätigkeitsbereiche/Befundaufnahme/
        Feststellung des Ist-Zustandes 18
  1.7   Die Rolle der Ergotherapie in der BGF 20
  1.8   Beweggründe für und gegen die Implementierung von BGM . . . 22
        1.8.1   Beweggründe für die Einführung eines BGM
                aus Unternehmenssicht 23
        1.8.2   Beweggründe gegen die Einführung eines BGM
                aus Unternehmenssicht 23
  1.9   Bisherige Barrieren und wie diese abgebaut werden können . . . 24
        1.9.1   Barrieren aus Sicht von Therapeuten 24
        1.9.2   Barrieren seitens der Arbeitgeber 28
  1.10 Akteure in der BGF 30
        1.10.1 Betriebliche Akteure 30
        1.10.2 Überbetriebliche Akteure 32
  1.11 Partizipation der Zielgruppe in der betrieblichen
        Gesundheitsförderung 33
  Literatur 35

2 Zugang zur Zielgruppe 39
  2.1   Zugangswege 40
        2.1.1   Zugang über den Patienten 41
        2.1.2   Zugang über die Krankenkassen 41
        2.1.3   Zugang über die Betriebe 42
  2.2   Kundenakquise bei Arbeitgebern und Krankenkassen 42
        2.2.1   Systematische Vorgehensweise 43
        2.2.2   Festlegen der Zielgruppe 44
  2.3   Anschreiben 45
  2.4   Verhandlungen 48
  2.5   Auftreten 48
        2.5.1   Äußere Erscheinung 48
        2.5.2   Ausstrahlung 49
        2.5.3   Sympathie 49
        2.5.4   Körpersprache 50
        2.5.5   Selbstbild 50
        2.5.6   Fremdwahrnehmung 52

2.6   Marketing... 52
2.7   Motivation 53
    2.7.1   Motivation der Arbeitnehmer.................... 54
    2.7.2   Faktoren für eine erfolgreiche Motivation.......... 57
    2.7.3   Phasenmodell des motorischen Lernprozesses 57
    2.7.4   Gemeinsame Ziele als Motivatoren.............. 59
Literatur... 59

3   Arbeitsbezogene Muskel-Skelett-Beschwerden
und -Erkrankungen 63
3.1   Hintergrund 63
3.2   Modelle für die therapeutische Praxis 64
    3.2.1   Belastungs-Beanspruchungsmodell............... 64
    3.2.2   Anforderungs-Kontroll-Modell 66
    3.2.3   Handlungsmodell zur gesunden
        und erfolgreichen Arbeitsgestaltung 67
    3.2.4   Bio-psycho-soziales Modell.................... 69
    3.2.5   Transtheoretisches Modell..................... 69
3.3   Rückenschmerz und Arbeitsunfähigkeit 70
    3.3.1   Flaggenmodell.............................. 71
    3.3.2   Klassifizierungssysteme für Rückenschmerzen...... 72
3.4   Arbeitsunfähigkeit und multimodaler Therapieansatz....... 72
3.5   Fazit 74
Literatur... 74

4   Konzeptentwicklung................................... 77
4.1   Projektarbeit...................................... 77
    4.1.1   Was ist eigentlich ein Projekt und was zeichnet es aus? ... 77
    4.1.2   Für die Steuerung, Koordination und
        Überwachung von Projekten ist das
        Projektmanagement zuständig................... 79
    4.1.3   Instrumente (Tools) des Projektmanagements....... 81
    4.1.4   Projektteam 81
    4.1.5   Zielsetzung................................ 81
    4.1.6   Projektphasen und Meilensteine 83
4.2   Projekterfolg 86
    4.2.1   Zeitplan 86
    4.2.2   Gründe für das Scheitern
        von Projekten/Misserfolgsfaktoren 86
4.3   Organisationsstrukturen Projekt....................... 87
    4.3.1   Integriertes Projektmanagement 87
    4.3.2   Autonomes Projektmanagement 88
    4.3.3   Matrixstruktur 88
    4.3.4   Konzeptentwicklung für Projekte 89
4.4   Maßnahmen eines betrieblichen Konzepts 93
    4.4.1   Arbeitsplatzanalyse 93
    4.4.2   Einzeltraining.............................. 93
    4.4.3   Gruppenschulung........................... 94

4.4.4   Aktive Pause.   94
4.4.5   Vortrag   94
4.4.6   Workshop/Seminar.   95
4.4.7   Gesundheitstag.   95
4.4.8   Entwicklung eines spezifischen Übungsprogramms. . .   95
4.4.9   Gefährdungsbeurteilungen.   96
4.4.10   Leitmerkmalmethode (LMM)   97
4.4.11   Feedbackgespräch   98
4.5   Datenschutz und Schweigepflicht   101
4.6   Projektanalyse und -planung   101
4.6.1   SWOT-Analyse   101
4.7   Evaluation von Maßnahmen der BGF   103
4.7.1   Planungs-,Struktur-, Prozess- und Ergebnisqualität . . .   104
4.7.2   PDCA-Zyklus   105
4.7.3   Gesundheitszirkel.   105
4.7.4   Kennzahlen   106
4.7.5   Goal Attainment Scale   106
4.7.6   Balance Score Card   106
4.7.7   Praktische Messung von Parametern
           mittels klinischer Assessments.   107
4.7.8   Fragebögen.   109
4.7.9   Zufriedenheit   111
4.8   Fazit   112
Literatur.   112

5   **Angebotsunterbreitung und Vertragserstellung**.   115
5.1   Aufbau eines Angebots   115
5.1.1   Ausgangslage.   116
5.1.2   Leistungen   116
5.1.3   Teilnahme- und Kursbedingungen.   117
5.1.4   Exemplarisches Angebot mit pauschaler Preisangabe. . .   117
5.2   Kosten im Angebot.   119
5.2.1   Beispiel eines Angebots mit aufgeschlüsselten Kosten. . .   119
5.3   Vertrag   121
5.3.1   Fixe und variable Kosten   121
5.3.2   Break-even-Analyse als Entscheidungshilfe   123
5.3.3   Merkliste Preiskalkulation.   125
5.3.4   Beispiel einer Preiskalkulation   128
5.3.5   Weitere Einflussfaktoren   128
5.4   Verhandlungen richtig führen   131
5.5   Berufshaftpflicht   135
5.6   Schweigepflicht   136
Literatur.   136

6   **Marketing**   139
6.1   Marketing in der betrieblichen Gesundheitsförderung   139
6.2   Begriffsdefinitionen   141
6.2.1   Definition Marketing   141
6.2.2   Definition Werbung   141

6.2.3 Definition Public Relations 141
6.2.4 Definition Medien 142
6.2.5 Definition Marketing-Mix 143
6.3 Heilmittelwerbegesetz (HWG) 144
6.4 Gesetz gegen den unlauteren Wettbewerb (UWG)
§ 4 Mitbewerberschutz. 145
6.5 Leitfaden Akquisegespräch 146
6.5.1 Telefonakquise. 146
6.5.2 Persönliche Akquise im Direktkontakt 150
6.6 Innerbetriebliches Marketing. 152
6.6.1 Exemplarische E-Mail. 152
6.6.2 Exemplarische Powerpoint-Präsentation 153
6.6.3 Plakat. 156
6.6.4 Intranet. 157
6.6.5 Flyer und Visitenkarten 157
6.7 Teilnahme an Ausschreibungen 158
6.8 Präsentieren vor der Zielgruppe. 158
6.8.1 Arbeits- und Zeitplanung für eine Präsentation. 159
6.8.2 Präsentationsmedien 160
Weitere Informationen 161

7 Finanzierungshilfen 163
7.1 Sozialgesetzbuch V §§ 20a und 20b 163
7.1.1 § 20a SGB V – Leistungen
zur Gesundheitsförderung und Prävention
in Lebenswelten. 165
7.1.2 § 20b SGB V – Betriebliche Gesundheitsförderung. . . 166
7.2 Leitfaden Prävention 167
7.2.1 Aufbau des Leitfadens 168
7.2.2 Setting-Ansatz 168
7.2.3 Individueller Ansatz. 172
7.2.4 Antrag auf Bezuschussung. 174
7.3 Unterschiede und Gemeinsamkeiten zwischen
individuellem und Setting-Ansatz 175
7.4 Kostenübernahme durch den Arbeitgeber 175
Weitere Informationen 177

8 Ergonomie am Arbeitsplatz mit Praxisbeispielen 179
8.1 Ergonomie 179
8.1.1 Teilbereiche der Ergonomie. 180
8.2 Ergonomische Gestaltung am Beispiel
von Bildschirm- und Büroarbeitsplätzen 181
8.2.1 Die Arbeitsstättenverordnung. 181
8.2.2 Bildschirmgeräte 182
8.2.3 Merkmale eines ergonomischen Arbeitsstuhls. 183
8.2.4 Demonstration Funktionsweise Arbeitsstuhl 184
8.2.5 Sitzposition 184
8.2.6 Dynamisches Sitzen. 185
8.2.7 Arbeitstisch 186

8.2.8   Einstellung des Bildschirms. 186
8.2.9   Sehabstand 187
8.2.10   Zeichenschärfe, Zeichenhöhe, Schriften 187
8.2.11   Bildschirmkontrast (Positiv- und Negativdarstellung). . . 188
8.2.12   Blendungen und Spiegelungen 188
8.2.13   Tastatur. 189
8.2.14   PC-Maus 190
8.2.15   Notebook 191
8.2.16   Tablet-PCs 192
8.2.17   Greifraum, Gesichtsfeld, Blickfeld 192
8.2.18   Bein- und Fußraum 192
8.2.19   Freie Bewegungsfläche am Arbeitsplatz 193
8.2.20   Beleuchtung. 193
8.2.21   Schalldruckpegel/Geräusche/ Lärm. 193
8.2.22   Verkehrswege. 195
8.2.23   Klima. 196
8.3   Ergänzende Möglichkeiten der Arbeitsplatzgestaltung 197
8.3.1   Sitz-/Pezzibälle 197
8.3.2   Sitz-/Kniemöbel. 197
8.3.3   Fußstütze 198
8.3.4   Vorlagenhalter 198
8.3.5   Doppelmonitor (Doppelbildschirm). 198
8.3.6   Sitzkissen bzw. Sitzkeil 199
8.3.7   Sitz-Steh-Arbeitsplatz 199
8.3.8   Deskbikes und Laufbänder 200
8.3.9   Büropflanzen 201
8.4   Ergänzende Hinweise für Erwerbstätige
       an Bildschirmarbeitsplätzen. 201
8.4.1   Bildschirmpausen. 201
8.4.2   Augenvorsorgeuntersuchung 201
8.4.3   Bildschirmbrille. 202
8.5   Augen- und Ausgleichsübungen 202
8.5.1   Palmieren 203
8.5.2   Blinzeln 203
8.5.3   Der Links-Rechts- und der Oben-Unten-Blick 203
8.5.4   Augenkreis. 204
8.5.5   Liegende und stehende Acht 204
8.5.6   Grimassieren 204
8.5.7   Recken und Strecken 204
8.5.8   Selbstmassage 205
8.5.9   Selbstakupressur 205
8.5.10   Fernblick 205
8.5.11   Weitblick 205
8.5.12   Nackenmobilisation 206
8.5.13   Atemübungen. 207
8.5.14   Beckenbodenaktivierung 207
8.5.15   Neurodynamische Automobilisation 207

8.6   Eindrücke von Arbeitstätigkeiten mit Fokus
       auf das Muskel-Skelett-System 208
       8.6.1   Tätigkeitsfeld Fräsen 208
       8.6.2   Tätigkeitsfeld Fensterputzen 211
       8.6.3   Einsatz ergonomischer Hilfsmittel. 214
       8.6.4   Bildschirmarbeitsplatz 214
       8.6.5   Kindertagesstätte 214
       8.6.6   Zahnarztpraxis 215
       8.6.7   Patiententransfer in der Pflege mithilfe
                eines Exoskeletts 216
8.7   BGF in Ausbildung und Studium. 217
Weitere Informationen 218

9 **Kommunikation** 221
   9.1   Einleitung. 221
   9.2   Sender-Empfänger-Modell von Shannon und Weaver. 221
          9.2.1   Übertragung des Sender-Empfänger-Modells
                   in die BGF am Beispiel 222
   9.3   Das 4-Ohren-Modell mit praktischen Beispielen
          aus der betrieblichen Gesundheitsförderung 223
   9.4   Nonverbale Kommunikation 225
   9.5   Aktives Zuhören. 227
   9.6   Positiv-Botschaften senden 228
   9.7   Umgang mit Killerphrasen. 229
   9.8   Abgrenzung in der BGF. 229
   Weitere Informationen 230

10 **Recherche und Informationsbeschaffung in der BGF**. 233
   10.1   Einleitung. 233
   10.2   Wissenschaftliche Fragestellung in der BGF. 234
   10.3   Sprachkompetenzen bei der Literaturrecherche. 234
   10.4   Die Suche richtig operationalisieren 235
           10.4.1   Unterschied zwischen Schlagwort und Stichwort . . . 235
           10.4.2   Schnellsuche/Detailsuche 235
           10.4.3   Boolesche Operatoren 235
           10.4.4   Trunkierung, Maskierung und Phrasensuche. 237
           10.4.5   Bibliografischer Eintrag. 237
   10.5   Welche Informationsquellen stehen
           mir grundsätzlich zur Verfügung? 238
           10.5.1   Fachzeitschriften 238
           10.5.2   Fach- und Lehrbücher 239
           10.5.3   Experteninterview 239
           10.5.4   Elektronische Datenbanken 240
           10.5.5   Bibliothekskataloge 242
           10.5.6   Freie Suche im Internet 242
   10.6   Informationsbeschaffung. 242
           10.6.1   Fernleihe 243
           10.6.2   Nationallizenzen 243

  10.6.3 Autoren direkt anschreiben 243
  10.6.4 Dokumentenlieferdienste. 243
  Weitere Informationen 244

11 Business-Knigge 245
  11.1 Verhaltens- und Benimmregeln im Berufsleben 245
  11.2 Empfehlungen für den Praxisalltag der BGF. 246
    11.2.1 Eigenes Verhalten. 246
    11.2.2 Äußeres Erscheinungsbild 251
  Weitere Informationen 252

Erratum zu: Betriebliche Gesundheitsförderung in der
Physiotherapie und Ergotherapie E1

Stichwortverzeichnis. 253

Die Autoren

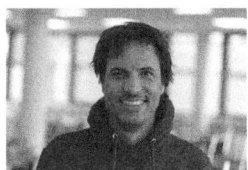

Prof. Dr. Melvin Mohokum ist Professor für Physiotherapie und Gründungsstudiendekan im neuen Bachelorstudiengang Ergotherapie der Hochschule Furtwangen.

Er lehrt die Themen Gesundheitsförderung in betrieblichen und nicht-betrieblichen Lebenswelten, Prävention von arbeitsbezogenen Muskel-Skelett-Beschwerden und -Erkrankungen sowie in klinischen Modulen mit Fokus auf den Bewegungsapparat.

Seine zahlreichen fachbezogenen Forschungsaktivitäten werden durch nationale und internationale Publikationen in renommierten Fachzeitschriften belegt. Durch die Verleihung von wissenschaftlichen Preisen wird seine Arbeit zusätzlich gewürdigt u. a. Julius-Springer-Preis für Manuelle Medizin. Er ist Herausgeber des Reference Werks Prävention und Gesundheitsförderung. Zudem ist er Gutachter für wissenschaftliche Fachzeitschriften (u. a. Journal of Occupational Medicine and Toxicology) sowie bei der (Re-)Akkreditierung von gesundheitsbezogenen Studiengängen.

Vor seiner Tätigkeit als Hochschullehrer war er im betrieblichen Gesundheitsmanagement als Betriebsleiter tätig. Für einen internationalen DAX-Konzern aus der Automobilbranche baute er in Berlin ein modernes Gesundheitszentrum auf und leitete dieses. Mit seinem Team führte er eine Vielzahl an BGF-Maßnahmen an Arbeitsplätzen unmittelbar auf dem Werksgelände durch. Als Physiotherapeut arbeitete er in der multimodalen Schmerztherapie in einem interdisziplinären Spezialistenteam zur Wiederherstellung der Arbeitsunfähigkeit von oftmals arbeitsunfähigen Patienten mit Rückenschmerzen.

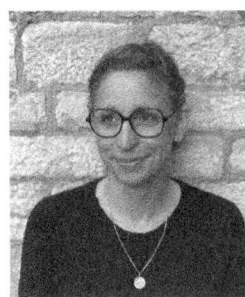

Julia Wolf geb. Dördelmann, ist Physiotherapeutin (B.Sc.) und unterrichtet als Dozentin
im gemeinsamen dualen Studiengang Physiotherapie der Hochschule für angewandte Wissenschaft und Kunst Göttingen (HAWK) und Universitätsmedizin Göttingen (UMG).

Sie ist Praxisan- und begleiterin und lehrt u. a.
Inhalte zur betrieblichen Gesundheitsförderung,
Arbeitsmedizin, Berufskunde, Haltungsanalyse,
Manuelle Therapie und Palliative Care. Ergänzend
zu ihrer Lehrtätigkeit arbeitete sie viele Jahre in der
physiotherapeutischen Praxis, auch als ausgebildete
Sportphysiotherapeutin und sektorale Heil-
praktikerin.

Als wissenschaftliche Mitarbeiterin beim
Bundesverband selbstständiger Physiotherapeuten
(IFK e. V.) entwickelte sie ein bundesweit an-
erkanntes BGF-Konzept für Physiotherapeuten. Zu
diesem Konzept begleitete sie das entsprechende
Pilotprojekt und die praktischen Einsätze von
Physiotherapeuten in Kindertagesstätten. Ebenso
leitete sie bundesweit die dazugehörigen Fortbildungen und Workshops und wirkte bei der Kon-
zipierung und Umsetzung einer Maßnahme zur
beruflichen Orientierung im Bereich Gesundheit
und Soziales mit. Sie ist Autorin mehrerer Fach-
publikationen, die ebenfalls in dieses Buch eingeflossen sind.

Durch ihre Kooperation mit Friseuren zum
Thema Ergonomie am Arbeitsplatz entstanden ihre
ersten Seminare zur Gesundheitsförderung im Setting Betrieb. Für Intercoiffure, einem Kreativnetz-
werk internationaler Coiffeure, reiste Frau Wolf für
mehrere Monate weltweit durch verschiedene Länder, um sich für die von Intercoiffure gegründete
Hilfsorganisation »Education for Life« einzusetzen. So konnte sie zusätzlich internationales
Wissen über den Beruf des Physiotherapeuten
sowie die Umsetzung der betrieblichen Gesundheitsförderung in anderen Ländern erwerben.

Ihr Studium zum Bachelor of Science schloss
sie im Rahmen des interdisziplinären Studiengangs
Ergotherapie, Logopädie, Physiotherapie an der
HAWK Hochschule für angewandte Wissenschaft
und Kunst in Hildesheim (Hildesheim / Holz-

minden / Göttingen) ab. Bereits während ihrer Bachelorarbeit beschäftigte sie sich mit dem Thema betriebliche Gesundheitsförderung und untersuchte physiotherapiebasierte Gesundheitsförderung in Kleinbetrieben am Beispiel des Friseurhandwerks.

Grundlagen und Entwicklungen

Die Bedeutung des Arbeitsplatzes als Handlungsfeld der öffentlichen Gesundheit (Public Health) ist aktueller denn je. In diesem Kapitel werden wesentliche Grundlagen und Grundbegriffe im Zusammenhang mit der betrieblichen Gesundheitsförderung beschrieben. Die globale, europäische und nationale Entwicklung der betrieblichen Gesundheitsförderung wird bis in die Gegenwart dargestellt und mithilfe eines Zeitstrahls visualisiert. Ebenfalls werden die unterschiedlichen Motivationen und Vorteile der BGF für Betriebe sowie Physio- und Ergotherapeuten aufgezeigt. Auch wird in diesem Kapitel ausführlich und konkret beschrieben, warum Physio- und Ergotherapeuten eine prädestinierte Berufsgruppe zur Durchführung von Maßnahmen der BGF darstellen. Aktuelle bzw. potenzielle Barrieren werden aufgezeigt, und es wird erläutert, mit welchen Handlungsstrategien diese adressiert werden können. Kommunikationsprozesse mit den betrieblichen Akteuren inklusiv der Zielgruppe sollten möglichst partizipationsorientiert erfolgen. Mit Fokus auf die Beschäftigten werden anhand des Stufenmodells der Partizipation unterschiedliche Partizipationsstufen mit Beispielen erklärt.

1.1 Grundbegriffe und Definitionen

In der betrieblichen Gesundheitsförderung existiert eine Vielzahl spezifischer Begrifflichkeiten und Fachtermini, deren Bedeutung und Abgrenzung die Akteure auf dem Feld kennen sollten.

Um ein allgemeines Grundverständnis herzustellen, werden zunächst wichtige, mit dem Thema BGF verbundene Begriffe erläutert.

1.1.1 Betriebliche Gesundheitsförderung

Sprachlich lässt sich der Begriff betriebliche Gesundheitsförderung (BGF) in folgende Wortbestandteile zergliedern:

- **Betrieblich:** im Kontext von Erwerbsleben und Produktivität in Unternehmen/Betrieben/öffentlichen Einrichtungen/Institutionen.
- **Gesundheit:** nach der 1948 in Kraft getretenen Definition der WHO ist Gesundheit ein „Zustand vollständigen körperlichen, see-

M. Mohokum, J. Wolf, *Betriebliche Gesundheitsförderung in der Physiotherapie und Ergotherapie*, https://doi.org/10.1007/978-3-662-71249-8_1

lischen und sozialen Wohlbefindens" (WHO 1948). In der Erklärung von Alma-Ata wird für „… das Erreichen eines möglichst guten Gesundheitszustands …" nicht nur die Gesundheitspolitik in die Pflicht genommen, sondern auch der soziale und ökonomische Bereich (WHO 1978). Die weiterentwickelte Definition der WHO im Nachgang zur Ottawa-Charta 1986 verändert die Auffassung von Gesundheit. „Gesundheit ist die Fähigkeit und die Motivation, ein wirtschaftlich und sozial aktives Leben zu führen" (WHO 1987, zitiert nach Ulich und Wülser 2012).

- **Förderung:** Prävention, Empowerment, Eigeninitiative stärken, Gesundheitsressourcen fördern.

Wieder zusammengefügt bedeutet der Begriff BGF, dass durch zielgerichtete präventive und betriebliche Maßnahmen und Strategien der Gesundheitszustand von Beschäftigten verbessert werden soll.

Die Luxemburger Deklaration zur betrieblichen Gesundheitsförderung in der Europäischen Union definiert betriebliche Gesundheitsförderung als „… alle gemeinsamen Maßnahmen von Arbeitgebern, Arbeitnehmern und Gesellschaft zur Verbesserung von Gesundheit und Wohlbefinden am Arbeitsplatz" (Luxemburger Deklaration der betrieblichen Gesundheitsförderung 2014).

Die Umsetzung von Maßnahmen der BGF erfolgt über verschiedene Ansätze. Dies wird durch die Zusammenarbeit unterschiedlicher Fach- und Berufsgruppen erreicht. Die wissenschaftliche Evidenz zur Wirksamkeit und dem Nutzen betrieblicher Gesundheitsförderung wurde im iga.Report 40 systematisch zusammengestellt und veröffentlicht (Initiative Gesundheit und Arbeit 2019). Ein Kapitel widmet sich im iga.Report eigens dem Thema Muskel-Skelett-Erkrankungen.

1.1.2 Betriebliches Gesundheitsmanagement

Zwischen betrieblichem Gesundheitsmanagement (BGM) und betrieblicher Gesundheitsförderung (BGF) findet nicht immer eine klare Abgrenzung statt. Vielfach wird die BGF jedoch als Teil des BGM verstanden. BGM kann demnach eher als übergeordnete, strategische Instanz angesehen werden, während BGF sich mehr auf konkrete Umsetzung, also die Operationalisierung von bestimmten Maßnahmen bezieht. Jedoch bestehen auch immer Überschneidungsbereiche zwischen dem BGM und der BGF.

Definition BGM

> „Betriebliches Gesundheitsmanagement (BGM) gewährleistet ein systematisches und nachhaltiges Vorgehen zum Erhalt und zur Verbesserung der Gesundheit bei der Arbeit. Es umfasst die Entwicklung und Gestaltung, Steuerung und Überwachung aller betrieblicher Rahmenbedingungen, Strukturen und Prozesse, die die Gesundheit bei der Arbeit beeinflussen"

(DGUV Grundsatz 306-002 2023).

Beim BGM wird die Gesundheit der Mitarbeiter als Unternehmensressource betrachtet, die bewusst mit dem Ziel eingesetzt wird, die Leistungsfähigkeit und das Image der Organisation/des Unternehmens zu verbessern.

Als Teil des BGM kann angesehen werden:

- Arbeits- und Gesundheitsschutz: Beschäftigt sich mit Fragen zur Vermeidung von Arbeitsunfällen und Berufskrankheiten.
- Berufliches Eingliederungsmanagement (BEM): Ziel ist es, von Arbeitsunfähigkeit betroffene Mitarbeiter wieder in den betrieblichen Arbeitsprozess zu integrieren und sie dabei zu unterstützen. Letztendlich geht es darum, Fehlzeiten in der Belegschaft zu reduzieren.

- Personalmanagement (PM): Zum PM gehören die Personalstrategie, -entwicklung und die Organisationsentwicklung.
- Betriebliche Gesundheitsförderung: Maßnahmen zur Prävention und zur Förderung der Mitarbeitergesundheit.

1.1.3 Prävention

„Prävention ist der allgemeine Oberbegriff für alle Interventionen, die zur Vermeidung oder Verringerung des Auftretens, der Ausbreitung und der negativen Auswirkungen bzw. Folgekosten von unerwünschten Ereignissen, Zuständen oder Entwicklungen beitragen. Prävention wirkt durch Verhinderung, Verminderung oder Verzögerung von bekannten und vorab definierten Ursachen, Risiken und Rahmenbedingungen im Wege der Früherkennung und Frühintervention." (Franzkowiak 2022)

Prävention verfolgt eine ganz klar vorbeugende Absicht. Bei der Prävention geht es darum, den Eintritt von Krankheit zu verhindern und Gesundheit zu erhalten. Auch das Hinauszögern von Krankheit oder mindestens die Abschwächung von Krankheitsfolgen fällt in das Feld der Prävention. Die Gesundheit soll durch Prävention positiv beeinflusst werden, indem z. B. ein gesundes Verhalten im Alltag aufgebaut wird. Beispiele für gesundes Verhalten sind z. B. mehr Bewegung oder mehr Entspannung im Alltag.

Auf der anderen Seite sollen ungesunde Verhaltensweisen abgebaut werden, z. B. Nikotin-, Alkohol oder Kaffeekonsum. Egal in welchem Alter oder in welcher Lebenssituation sich eine Person befindet: es ist nie zu spät, die Gesundheit zu fördern und zu stärken. Ein gesundheitspolitisches Ziel in Deutschland ist es, Prävention als festen Bestandteil in den Gesellschafts- und Lebensbereichen weiter auszubauen.

1.1.4 Betriebliche Prävention

Die betriebliche Prävention ist ein Teil der BGF und stellt Präventionsmaßnahmen in einen betrieblichen Kontext. Ziel der betrieblichen Prävention ist es, Berufskrankheiten, Arbeitsunfälle und andere im Zusammenhang mit der Arbeit auftretende Beschwerden zu reduzieren oder gar zu eliminieren. Betriebe sind ein sehr gutes Setting, um Menschen zu erreichen und mit gezielten Maßnahmen einen positiven Einfluss auf den Gesundheitszustand der Beschäftigten auszuüben. Die betriebliche Prävention sollte daher als Führungsaufgabe verstanden werden.

Prävention lässt sich allgemein wie folgt untergliedern (Habermann-Horstmeier und Lippke 2019):

- **Primärprävention**
  Zur Primärprävention gehören Maßnahmen, die vor Eintritt eines Ereignisses, z. B. einer Krankheit, durchgeführt werden mit dem Ziel, das Ereignis zu verhindern. Dazu gehören u. a. Maßnahmen der Gesundheitsförderung und des Arbeitsschutzes. Bezogen auf Rückenschmerzen werden Rückenschulen, Ergonomieberatungen und körperliche Aktivität als primärpräventive Maßnahmen angesehen.
- **Sekundärprävention**
  Zur Sekundärprävention gehören Maßnahmen, die nach Eintritt eines Ereignisses, z. B. einer Schädigung, durchgeführt werden mit dem Ziel, die Gesundheit wiederherzustellen. Bezogen auf Rückenschmerzen werden sekundärpräventive Maßnahmen herangezogen, um Rezidive zu verhindern und Schmerzen zu lindern.
- **Tertiärprävention**
  Zur Tertiärprävention gehören Maßnahmen der medizinischen oder beruflichen Rehabilitation (z. B. zur Wiedereingliederung) mit dem Ziel, die Gesundheit zu erhalten, ein Fortschreiten der Krankheit oder eine Schädigung zu verhindern und hinauszuzögern. Auch Folgeerkrankungen sollen vermieden werden. Bezogen auf Rückenschmerzen betreffen tertiärpräventive Maßnahmen Personen, die an manifesten Rückenschmerzen leiden. Die Beschwerden sind so stark, dass die Personen Einschränkungen im Alltags- und Berufsleben haben. Die Maßnahmen sollen die betroffenen Personen dabei unterstützen, das Alltags- und Berufsleben mit so wenig Einschränkungen

und so viel Selbstständigkeit wie möglich wieder zu bewältigen Dies ist ein wichtiges Ziel der Physio- und Ergotherapie.

1.1.5 Gesundheitliche Ressourcen

Auf den Gesundheitszustand haben viele Faktoren Einfluss. Neben dem eigenen Verhalten und den Gewohnheiten gibt es äußere Umstände, die die Gesundheit beeinträchtigen können, wie beispielsweise das Arbeitsumfeld. Gesundheitliche Ressourcen stellen ein Potenzial dar, das im Sinne der Gesundheit möglichst optimal ausgeschöpft werden sollte. Gesundheitliche Ressourcen betrachten das gemeinsame Potenzial aus Verhaltens- und Verhältnisprävention. In einem ganzheitlichen Vorgehen werden beide Ansätze miteinander kombiniert.

1.1.6 Verhaltensprävention (Interne Ressourcen)

Mit Verhaltensprävention ist das individuelle Verhalten des Mitarbeiters gemeint. Dazu gehört der jeweilige Eigenbeitrag zu einem gesunden Lebensstil des Mitarbeiters selbst. Ziel ist es, ein gesundheitsförderliches Verhalten des einzelnen Mitarbeiters zu fördern, wie z. B. mit dem Fahrrad zur Arbeit zu fahren oder vollwertige Nahrung während der Arbeitspausen zu sich zu nehmen. Gesundheitsschädliches oder gesundheitsriskantes Verhalten soll reduziert oder ganz vermieden werden. Zu Maßnahmen, die einen verhaltenspräventiven Ansatz verfolgen und den Mitarbeiter befähigen, selbst mehr für seine Gesundheit zu tun, gehören Mitarbeiterschulungen, Seminare, Vorträge, Newsletter etc. Mitarbeiterschulungen, Vorträge oder Seminare können beispielsweise zu folgenden Themen angeboten und durchgeführt werden: gesunde Ernährung, Bewegung und Entspannung. Aber auch andere relevante Gesundheitsthemen können im Rahmen der Verhaltensprävention angegangen werden. Sie sollten sich an den Problemen der Zielgruppe orientieren. Handwerker oder Zahnärzte haben andere Präventionsschwerpunkte als Mitarbeiter im Büro. Verhaltens-

prävention setzt an den eigenen, internen Ressourcen des Mitarbeiters an (Tab. 1.1).

1.1.7 Verhältnisprävention (Externe Ressourcen)

Die Verhältnisprävention zielt auf die äußeren Bedingungen, die die Gesundheit am Arbeitsplatz beeinflussen, ab. Bei der Verhältnisprävention versucht das Unternehmen, durch eine gesundheitsförderliche Gestaltung der Arbeitsverhältnisse präventiv auf die Mitarbeitergesundheit einzuwirken (Tab. 1.1). Die Verhältnisprävention bezieht das gesamte Arbeitsumfeld mit ein, demnach die Arbeitsstätte, die Arbeitsmittel und die Arbeitsplatzgestaltung. Bei Büroangestellten wäre die Bereitstellung einen Steh-Sitz-Arbeitsplatz durch den Arbeitgeber anstelle eines einfachen Sitz-Schreibtisches eine verhältnisorientierte Maßnahme. Auch Arbeitsstrukturen wie das Einführen der Gleitzeit oder die Vergrößerung der Handlungsspielräume des Mitarbeiters gehören zur Verhältnisprävention. Der Ansatz der Verhältnisprävention versucht die externen Ressourcen im Arbeitsumfeld, die nicht in der Hand des Mitarbeiters liegen, zu optimieren. Durch Gefährdungsbeurteilungen oder Mitarbeiterbefragungen lassen sich verhältnispräventive Potenziale erfassen. Beispiel: Zur Reduktion von muskuloskelettalen Beschwerden von Pflegepersonal in der stationären Pflege wurde beispielsweise im Rahmen der Verhältnisprävention an der Universität Wuppertal im Studiengang Industriedesign ein ergonomisch optimiertes Modell des Pflegewagens entwickelt (Brennecke et al. 2017).

1.1.8 Resilienz

Psychische Widerstandsfähigkeit und innere Stärke, mit Belastungen umzugehen. Im Arbeitsleben ist Resilienz wichtig, um mit Leistungs-, Termindruck oder schwierigen Patienten umzugehen. Um der gestiegenen Anzahl an Fehltagen wegen psychischer Erkrankungen (Depressionen, Burn-Out etc.) entgegenzuwirken, können im Rahmen der BGF Maßnahmen angeboten wer-

Tab. 1.1 Kategorien mit praktischen Beispielen für Verhaltens- und Verhältnisprävention

Kategorie	Verhältnisprävention = bedingungsbezogene Intervention	Verhaltensprävention = personenbezogene Intervention
Fokus auf	Strukturqualität wie Arbeitssysteme und Personengruppen	Einzelnes Individuum und sein Verhalten
Wirkdauer	Eher mittel bis lang	Eher kurz bis mittel
Stress	Gesunde Mitarbeiterführung	Entwicklung von individuellen Kompetenzen zur Stressbewältigung Entspannungskurse, Progressive Muskelrelaxation nach Jacobsen, Tai-Chi, Erlernen von Techniken zur Auto-Entspannung Informationsbeschaffung über Vorträge, Schulungen, Intranet, Zeitschriften
Ernährung	Gesunde Kantinenkost, Obst und Mineralwasser werden vom Arbeitgeber zur Verfügung gestellt	Beratungen/Schulungen zum Thema gesunde Ernährung Teilnahme an Kochkursen Informationsbeschaffung über Vorträge, Schulungen, Intranet, Zeitschriften
Herz-Kreislauf-System	Möglichkeit der bewegungsfördernden Arbeitsgestaltung Angebot der Grippeschutzimpfung Wenig/nicht belastende Arbeitsstoffe werden zur Verfügung gestellt	Teilnahme an Sportgruppen Walking- oder Laufgruppen Fitnesstraining Teilnahme an Vorträgen und Schulungen Informationsbeschaffung über Vorträge, Schulungen, Intranet, Zeitschriften
Muskel-Skelett-System	Ergonomische Gestaltung des Arbeitsplatzes Ergonomische Arbeitsmittel werden zur Verfügung gestellt, z. B. Steh-Sitz-Schreibtisch	Rückenschulkurse Wirbelsäulengymnastik Informationsbeschaffung über Vorträge, Schulungen, Intranet Zeitschriften
Suchtprävention	Einrichtung von rauchfreien Zonen	Teilnahme an Kursen zur Nikotin- und/oder Alkoholvermeidung Informationsbeschaffung über Vorträge, Schulungen, Intranet, Zeitschriften

Modifiziert nach Bundesministerium für Gesundheit 2010 und E. Ulich, Arbeitspsychologie, 2005, vdf Hochschulverlag, S. 529

den, die die psychologische Robustheit der Mitarbeiter stärken sollen. Die Maßnahmen können ergänzt werden durch Rückenschulkurse oder Ergonomieberatungen.

die Kosten von Absentismus. Im Rahmen von BGF-Maßnahmen kann das Entwickeln von positiven Verhaltensmustern Inhalt einer Maßnahme sein.

1.1.9 Präsentismus

Eine Person geht trotz Krankheit zur Arbeit. Die Gründe, die zu der Entscheidung führen, sind häufig komplex. Ein Grund ist mitunter die Angst, durch die Krankheit die Arbeitsstelle zu verlieren. Die langfristigen Folgen, die so ein Verhalten hervorruft, sind für die Betroffenen jedoch gesundheitlich ungünstig. Die durch Präsentismus verursachten Kosten übersteigen sogar

1.1.10 Absentismus

Abwesenheit am Arbeitsplatz, die nicht krankheitsbedingt ist. Die Gründe, die zum Absentismus führen, liegen im privaten Bereich oder sind mit Motivationsproblemen des Mitarbeiters verbunden. Abhängig davon, wo die Gründe für den Absentismus liegen, kann die Motivation der Beschäftigten durch Bewegung/Sport gestärkt bzw. wieder aufgebaut werden.

1.2 Wichtige Meilensteine in der Entwicklung der betrieblichen Gesundheitsförderung

Im Bereich der BGF schreitet die Entwicklung nicht nur in Deutschland, sondern auch in Europa und weltweit kontinuierlich voran (Abb. 1.1). Durch nationale, europäische und internationale Aktivitäten werden auf struktureller Ebene immer mehr förderliche Rahmenbedingungen in der BGF geschaffen (Kaba-Schönstein 2018). Das hat natürlich Implikationen für die Physio- und Ergotherapie. Bedingungen für die Durchführung von Maßnahmen in der BGF verbessern sich, weitere Anreize werden geschaffen und hemmende Barrieren abgebaut.

1.2.1 1986 Ottawa-Charta zur Gesundheitsförderung

Am 21. November 1986 hat in Ottawa, Kanada, die erste internationale Konferenz zur Gesundheitsförderung stattgefunden. Die Konferenz hat ein wegweisendes Konferenzpapier hervor-gebracht, die sogenannte Ottawa-Charta. In der Ottawa-Charta wird der Begriff Gesundheits-förderung beschrieben, womit ein Prozess ge-meint ist, der am Ende zu mehr Selbst-bestimmung über Gesundheit führen soll und auf mehr Selbstständigkeit abzielt bezogen auf den individuellen Gesundheitszustand. Die Ot-tawa-Charta stellt ein Gesamtkonstrukt dar, welches Gesundheit als positiv beeinflussbares Konzept betrachtet.

> „Gesundheitsförderung zielt auf einen Prozess, allen Menschen ein höheres Maß an Selbst-bestimmung über ihre Gesundheit zu ermöglichen und sie damit zur Stärkung ihrer Gesundheit zu be-fähigen. Um ein umfassendes körperliches, seeli-sches und soziales Wohlbefinden zu erlangen, ist es notwendig, dass sowohl einzelne als auch Grup-pen ihre Bedürfnisse befriedigen, ihre Wünsche und Hoffnungen wahrnehmen und verwirklichen sowie ihre Umwelt meistern bzw. verändern kön-nen. (...) Gesundheit steht für ein positives Kon-zept, das in gleicher Weise die Bedeutung sozialer und individueller Ressourcen für die Gesundheit betont wie die körperlichen Fähigkeiten." (WHO 1986)

Die Ottawa-Charta benennt dabei mehrere Be-reiche, in denen aktiver Handlungsbedarf be-steht. Dazu gehören:

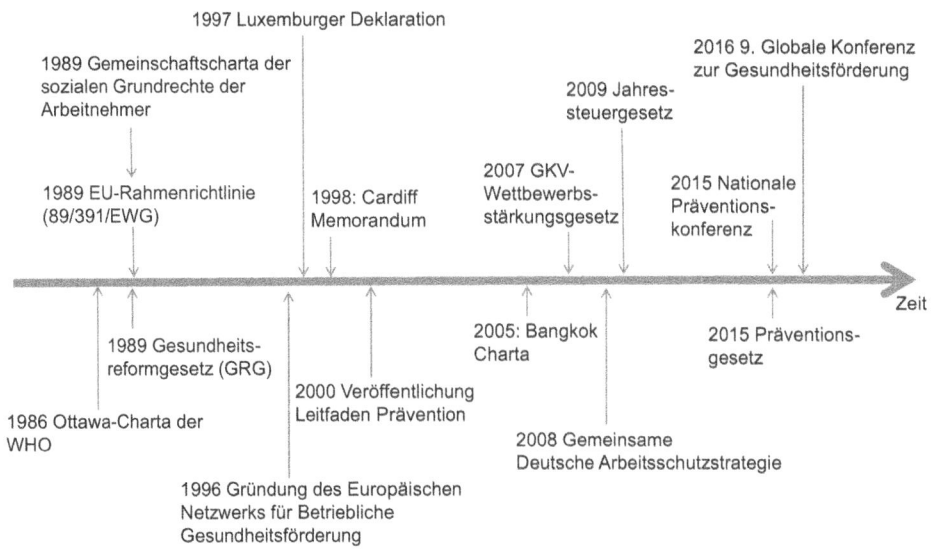

Abb. 1.1 Wichtige Meilensteine der betrieblichen Gesundheitsförderung

- die Entwicklung einer gesundheitsfördernden Gesamtpolitik,
- die Entwicklung von gesundheitsförderlichen Lebenswelten,
- Gemeinschaftsaktionen, die einen gesundheitsfördernden Fokus beinhalten,
- das Ausbilden persönlicher Kompetenzen,
- Neuorientierung der Gesundheitsdienste.

> „Gesundheit wird von Menschen in ihrer alltäglichen Umwelt geschaffen und gelebt: dort, wo sie spielen, lernen, arbeiten und lieben"

(Ottawa-Charta für Gesundheitsförderung).
Damit ist in der Ottawa-Charta ein klarer betrieblicher Kontext enthalten.

1.2.2 1989 EU-Rahmenrichtlinie über die Durchführung von Maßnahmen zur Verbesserung der Sicherheit und des Gesundheitsschutzes der Arbeitnehmer bei der Arbeit (89/391/EWG)

Absicht der Richtlinie war es, den Arbeitsschutz für Arbeitnehmer in Europa in privatrechtlichen und in öffentlichen Tätigkeitsbereichen (z. B. Ausbildung, gewerbliche Tätigkeiten, kaufmännische Tätigkeiten, verwaltungsmäßige Tätigkeiten, Freizeittätigkeiten) zu verbessern. In der Richtlinie wurden verbindliche Mindestanforderungen am Arbeitsplatz in Bezug auf Sicherheit und Arbeitsschutz definiert. Es handelt sich um Mindeststandards, die durch die EU-Mitgliedstaaten umgesetzt werden sollten. Auch haben die einzelnen Mitgliedstaaten die Möglichkeit, strengere Bestimmungen zu erlassen. In Deutschland tritt die Richtlinie durch das Arbeitsschutzgesetz in Kraft. Auf europäischer Ebene sind mehrere Einzelrichtlinien entstanden. Die Bereiche für Einzelrichtlinien werden im Anhang benannt. Folgende Einzelrichtlinien sind u. a. daraus entstanden:

- 1989 Richtlinie des Rates vom 30. November 1989 über Mindestvorschriften für Sicherheit und Gesundheitsschutz in Arbeitsstätten. Sie wird in Deutschland durch die Arbeitsstättenverordnung (ArbStättV) umgesetzt (Arbeitsstättenverordnung 2024)
- 1990 Richtlinie des Rates vom 29. Mai 1990 über die Mindestvorschriften bezüglich der Sicherheit und des Gesundheitsschutzes bei der Arbeit an Bildschirmgeräten (fünfte Einzelrichtlinie im Sinne von Art. 16 Abs. 1 der Richtlinie 89/391/EWG). Sie wird in Deutschland durch die Arbeitsstättenverordnung und die Verordnung zur arbeitsmedizinischen Vorsorge (ArbMedVV) umgesetzt (Verordnung zur arbeitsmedizinischen Vorsorge 2019)
- 2009 Richtlinie 2009/104/EG des europäischen Parlaments und des Rates vom 16. September 2009 über Mindestvorschriften für Sicherheit und Gesundheitsschutz bei Benutzung von Arbeitsmitteln durch Arbeitnehmer bei der Arbeit (zweite Einzelrichtlinie im Sinne von Art. 16 Abs. 1 der Richtlinie 89/391/EWG).

1.2.3 1989 Gemeinschaftscharta der sozialen Grundrechte der Arbeitnehmer

Die Gemeinschaftscharta der sozialen Grundrechte der Arbeitnehmer wird auch als Sozialcharta bezeichnet. Sie wurde am 9.12.1989 vom Europäischen Rat verabschiedet und ist ein Grundkonsens der EU-Mitgliedstaaten über die sozialen Grundrechte der Arbeitnehmer. Die verankerten sozialpolitischen Grundsätze beziehen sich u. a. auf die Bereiche Verbesserung der Arbeitsbedingungen, des Gesundheitsschutzes und der Arbeitssicherheit. Die in der Sozialcharta implementierten sozialen Grundrechte sollen in allen EU-Mitgliedstaaten als Mindeststandard garantiert werden, jedoch sind sie nicht rechtsverbindlich. In weiteren Zusammenkünften des Europäischen Rats in Maastricht (Vertrag von Maastricht 1992) und Lissabon (Vertrag von Lissabon 2007) wurden die sozialpolitischen Regelungen innerhalb der Union diskutiert, bestätigt und weiterentwickelt.

1.2.4 1989 Gesundheitsreformgesetz

Das Gesundheitsreformgesetz (GRG) wurde in Deutschland von der CDU/CSU und FDP verabschiedet. Das GRG erlaubte es den gesetzlichen Krankenkassen, erstmalig Maßnahmen der Prävention und der Gesundheitsförderung (und damit Maßnahmen der betrieblichen Gesundheitsförderung) zu finanzieren (Gesundheitsreformgesetz 1989).

1.2.5 1996 Gründung des Europäischen Netzwerks für Betriebliche Gesundheitsförderung (European Network For Workplace Health Promotion, kurz ENWHP)

Die Leitidee, betriebliche Gesundheitsförderung in damals allen 15 EU-Mitgliedstaaten zu implementieren, führte 1996 zur formalen Gründung des Europäischen Netzwerks für betriebliche Gesundheitsförderung. Neben den 15 Mitgliedstaaten der EU sind Länder des europäischen Wirtschaftsraums wie Norwegen, Island und Liechtenstein sowie osteuropäische Kandidatenländer wie die Tschechische Republik, Bulgarien, Ungarn und Rumänien im ENWHP vertreten.

1.2.6 1997 Luxemburger Deklaration zur Betrieblichen Gesundheitsförderung

Die Europäische Union hat sich des Themas schon vor vielen Jahren ebenfalls angenommen, da sie „gesunde, motivierte und gut ausgebildete Mitarbeiter" als wichtigen Erfolgsfaktor für die EU ansieht. Das Europäische Netzwerk für betriebliche Gesundheitsförderung hat ihre Grundsätze im Jahr 1997 in Luxemburg verabschiedet und jeweils 2005, 2007 und 2014 nochmals aktualisiert. Viele große Unternehmen, Vereine und Institutionen haben die Luxemburger Deklaration

unterzeichnet und bringen damit zum Ausdruck, dass sie die erarbeiteten Grundsätze teilen und anwenden.

In der Luxemburger Deklaration werden Herausforderungen an die Arbeitswelt im 21. Jahrhundert aufgezeigt. Dazu gehören u. a. die zunehmende Globalisierung, die steigende Arbeitslosigkeit, die Personalreduktion, der demografische Wandel sowie größer werdende Anteile von Kleinst- und mittelständischen Unternehmen.

Die Luxemburger Deklaration besagt weiter, dass die BGF eine moderne Unternehmensstrategie ist, die darauf abzielt, „Krankheiten am Arbeitsplatz vorzubeugen (einschließlich arbeitsbedingter Erkrankungen, Arbeitsunfälle, Berufskrankheiten und Stress), Gesundheitspotenziale zu stärken und das Wohlbefinden am Arbeitsplatz zu verbessern."

Dabei werden drei wesentliche Ansätze verfolgt:

- Verbesserung der Arbeitsorganisation und der Arbeitsbedingungen
- Förderung einer aktiven Mitarbeiterbeteiligung
- Stärkung persönlicher Kompetenzen.

1.2.7 1998 Cardiff-Memorandum

Das Cardiff-Memorandum wurde im April 1998 in Cardiff (Wales) von den Mitgliedern des Europäischen Netzwerkes für BGF speziell für klein- und mittelständische Unternehmen (KMU) beschlossen, denn bereits damals waren über 50 % der arbeitenden Menschen in Europa in Betrieben unter 100 Mitarbeitern tätig. Heutzutage gibt es in Europa 23 Mio. KMU, die damit 98,8 % der Unternehmen in der EU ausmachen (Deutscher Mittelstandsbund 2024). Vor allem in KMU herrschen oft besondere Bedingungen wie instabile Arbeitsbedingungen, geringere Standardisierung von Arbeitsabläufen oder ein Mangel an Ressourcen für Gesundheitsaktivitäten. Demgegenüber wird Mitarbeitern häufig ein hohes Maß an Flexibilität abverlangt.

Die klein- und mittelständischen Unternehmen bilden mit rund 66 % der sozialversicherungspflichtigen Beschäftigten ein wichtiges Fundament der deutschen Wirtschaft. Die Beschäftigten der KMU erreichen die Möglichkeiten der betrieblichen Gesundheitsförderung jedoch leider noch viel zu selten. Dabei ist die Teilnahmequote hinsichtlich BGF-Maßnahmen in kleineren Betrieben deutlich höher als in großen Unternehmen. Dies wird auf eine persönlichere Ansprache der Beschäftigten sowie BGF-Angebote, die stärker am Bedarf der Zielgruppe ausgerichtet sind, zurückgeführt. Obwohl oder gerade weil die Verbreitung von BGF-Aktivitäten in großen Unternehmen höher ist, stellen kleine und mittlere Unternehmen eine interessante Zielgruppe von Maßnahmen der BGF dar.

Einteilung von Unternehmen

Die Klassifizierung von Unternehmen kann nach unterschiedlichen Kriterien erfolgen, z. B. nach der Unternehmensgröße, ausgedrückt in der Anzahl der Mitarbeiter (EU-Empfehlung 2003). Demnach wird zwischen Kleinstunternehmen, Kleinunternehmen und Mittelunternehmen unterschieden (Tab. 1.2). Weitere Kriterien zur Klassifizierung von Unternehmen können beispielsweise der Umsatz, die Produktionsfaktoren und die Liquidität sein.

1.2.8 2005 Bangkok-Charta zur Gesundheitsförderung in einer globalen Welt

Die Bangkok-Charta stellt eine Weiterentwicklung der Ottawa-Charta der WHO und der nachfolgenden Weltgesundheitsförderungskonferenzen dar, da sich der gesamtgesellschaftliche Kontext

seit Bestehen der Ottawa-Charta stark verändert hat (Bangkok Charta für Gesundheitsförderung in einer globalisierten Welt o.J.). Dabei knüpft die Bangkok-Charta an den Werten, Prinzipien und Handlungsstrategien der Ottawa-Charta an.

In der Bangkok-Charta wird Gesundheitsförderung aus dem Menschenrecht zur Erlangung eines höchstmöglichen Gesundheitsstandards abgeleitet.

Die Bangkok-Charta möchte Gesundheitsförderung in vier Schlüsselbereichen verankern:

1. als zentralen Punkt auf der globalen Agenda,
2. in der wesentlichen Verantwortung aller Regierungsebenen und Entscheidungsträger,
3. als wesentlichen Kernbereich von Gemeinschaften und Zivilgesellschaften und
4. als Verantwortungsbereich guter Unternehmensführung.

1.2.9 2007 GKV-Wettbewerbsverstärkungsgesetz

Mit dem GKV-Wettbewerbsverstärkungsgesetz wird betriebliche Gesundheitsförderung zur Pflichtleistung der gesetzlichen Krankenkassen (GKV-Wettbewerbsstärkungsgesetz 2007). Vor der Einführung waren BGF-Maßnahmen eine sogenannte Kann-Leistung der gesetzlichen Krankenkassen.

1.2.10 2008 Gemeinsame Deutsche Arbeitsschutzstrategie

Ende des Jahres 2008 hat sich die Gemeinsame Deutsche Arbeitsschutzstrategie (GDA) erstmalig konstituiert. Die Gemeinsame Deutsche Arbeitsschutzstrategie ist eine auf Dauer an-

Tab. 1.2 Unternehmensklassifikation

	Unternehmensklassifikation	Anzahl der Mitarbeiter	Jahresumsatz in Mio. Euro
KMU	Kleinstunternehmen	< 9	< 2
	Kleines Unternehmen	< 50	< 10
	Mittleres Unternehmen	< 250	< 50

Einstufung als Kleinst-, Klein- und Mittelunternehmen definiert nach Anzahl der Mitarbeiter und Jahresumsatz entsprechend der Empfehlung der EU-Kommission vom 6. Mai 2003

gelegtes Bündnis verschiedener Träger (Bund, Länder und Unfallversicherungsträger), das im SGB VII verankert ist. Ein übergeordnetes Ziel dieser Plattform ist es, die Gesundheit von Beschäftigten am Arbeitsplatz zu stärken und zu sichern. Seit dem Jahr 2009 legt die GDA jährlich Berichte über zentrale Ergebnisse und Aktivitäten aus dem vergangenen Jahr vor. Für die 3. Periode hat die GDA unter anderem das Arbeitsprogramms „Muskel-Skelett-Belastungen" ins Leben gerufen. Hierbei sollen mögliche Gefährdungen für Rücken, Gelenke und Muskeln am Arbeitsplatz rechtzeitig identifiziert und durch entsprechende Gegenmaßnahmen vermindert werden.

1.2.11 2009 Jahressteuergesetz

Festlegung eines Steuerfreibetrags für Arbeitgeber für Maßnahmen zur Förderung der Mitarbeitergesundheit.

1.2.12 2015 Gesetz zur Stärkung der Gesundheitsförderung und Prävention

Das Gesetz zur Stärkung der Gesundheitsförderung und Prävention (Präventionsgesetz, PrävG) wurde am 18.06.2015 vom Bundestag verabschiedet. Das Gesetz verpflichtet die gesetzlichen Krankenkassen in Zusammenarbeit mit Kommunen und den Ländern sowie den Sozialversicherungsträgern im Bereich Prävention und Gesundheitsförderung Leistungen zur Prävention und Gesundheitsförderung durchzuführen. Dies bezieht sich sowohl auf betriebliche als auch nicht-betriebliche Lebenswelten (Wanek und Schreiner-Kürten 2021). Die gesetzlichen Kranken- und Pflegeversicherungen sollen mit mehr als 500 Mio. € zur Gesundheitsförderung und Prävention in den oben genannten Lebenswelten beitragen. In Betrieben sollen Strukturen aufgebaut und weiterentwickelt werden, die zu einem besseren Gesundheitszustand der Belegschaft beitragen. Dazu gehören ein gesundheitsförderlicher Führungsstil, ein auf Gesundheit ausgerichtetes Verpflegungsangebot in der Be-

triebskantine und Maßnahmen zur Stressentlastung. Der Betrag zur in der Selbsthilfe organisierten Gesundheitsförderung wurde auf 30 Mio. € angehoben. Der Richtwert für Ausgaben der Krankenkassen für Präventionsleistungen wurde auf 7 € je Versicherten jährlich taxiert, davon 2 € für die BGF.

1.2.13 2015 Nationale Präventionsgesetz

Mit dem Präventionsgesetz wurde die Nationale Präventionskonferenz (NPK) im Jahr 2015 als Arbeitsgemeinschaft der gesetzlichen Kranken-, Unfall-, Renten- und Pflegeversicherung eingerichtet. Ihre Aufgabe ist es, Prävention und Gesundheitsförderung basierend auf dem Präventionsgesetz gemeinsam weiterzuentwickeln. Alle 4 Jahre informiert die NPK in Berichtsform (Präventionsbericht) über wesentliche Entwicklungen der Gesundheitsförderung und Prävention.

1.2.14 2016 9. Globale Konferenz zur Gesundheitsförderung

Genau 30 Jahre nach Ottawa wurde auf der 9. Weltkonferenz zur Gesundheitsförderung in Shanghai, China, diskutiert, wie Gesundheitsförderung mit allen 17 Nachhaltigkeitszielen der Vereinten Nationen zusammengeführt werden kann. Ein zentrales Statement ist, dass Gesundheit und Wohlbefinden entscheidende Voraussetzungen für eine nachhaltige Entwicklung sind.

▶ **Fazit: Die betriebliche Gesundheitsförderung ist ein Markt, der sich positiv entwickelt.**

1.3 Zweiter Gesundheitsmarkt

Maßnahmen der BGF können sowohl dem ersten als auch dem zweiten Gesundheitsmarkt zugeordnet werden. Der zweite Gesundheitsmarktes ist ein sogenannter Konsummarkt, der prinzipiell durch private Ausgaben mit Bezug zur

Gesundheit finanziert wird. Inzwischen beteiligen sich jedoch viele Akteure aus dem ersten Gesundheitsmarkt auch an Maßnahmen des zweiten Gesundheitsmarktes. Damit wird die Schnittmenge zwischen den Akteuren des ersten und zweiten Gesundheitsmarktes immer größer, wodurch die beiden Märkte zunehmend ineinander übergehen. Allerdings ist die Zuordnung nicht immer ganz klar, ebenso welche Produkte und Dienstleistungen einen Bezug zu Gesundheit aufweisen. Grundsätzlich können dem zweiten Gesundheitsmarkt Gesundheitsdienstleistungen und -produkte aus den Bereichen Sport, Ernährung, Fitness und Wellness zugerechnet werden. Auch freiverkäufliche Arzneimittel und elektive Gesundheitsdienstleistungen werden gemeinhin hierzu gezählt. Prognosen zur Folge wird sich ein wesentlicher Teil des künftigen Wachstums im zweiten Gesundheitsmarktes abspielen. Die Bedeutung privater Eigenleistungen wird im Gesundheitsmarkt weiter zunehmen. Um von den Entwicklungen am zweiten Gesundheitsmarkt ebenfalls zu profitieren, ist es für Physio- und Ergotherapeuten daher wichtig mit einem entsprechenden Angebot unbedingt aktiv zu werden bzw. zu sein.

1.4   Vorteile der BGF

1.4.1   Vorteile für Physiotherapeuten

Neben den immensen fachlichen Bezügen ist die betriebliche Gesundheitsförderung ein Teilmarkt des zweiten Gesundheitsmarktes, der zu einer zusätzlichen und wichtigen Einnahmequelle für Physiotherapeuten und Praxisinhaber werden kann (Barth 2018). Er ist nicht so stark durch Restriktionen und andere unternehmerisch einschränkende Vorschriften reguliert und funktioniert unabhängig vom Heilmittelkatalog.

In diesem System bestimmen vielmehr Angebot und Nachfrage den Preis sowie die Qualität der Leistung. Das hat den Vorteil, dass man als Praxisinhaber oder freiberuflich tätiger Physiotherapeut sein Honorar bzw. seine in Rechnung zu stellenden Kosten jedem spezifischen Angebot

anpassen und eine eigenständige Preiskalkulation vornehmen kann – je nach Komplexität und Anforderung des Auftrags. Das birgt große Chancen, aber auch Herausforderungen. Eine Chance ist es, bei der Kalkulation des physiotherapeutischen Honorars möglichst viele Faktoren, die den Preis einer Maßnahme ausmachen, mit zu berücksichtigen. Eine Herausforderung ist es, diese finanziell realistisch und angemessen unter Berücksichtigung der Gesamtsituation zu kalkulieren.

Marketingmäßig unterliegt der Physiotherapeut natürlich weiterhin dem Gesetz gegen den unlauteren Wettbewerb. Maßnahmen der BGF unterliegen nicht dem Heilmittelwerbegesetz, jedoch der Berufsordnung für Physiotherapeuten. Die Berufsordnung ist allerdings nicht rechtsverbindlich (Kap. 6).

Neben etwaigen betriebswirtschaftlichen Effekten bietet sich mit der BGF die besondere Gelegenheit für Physiotherapeuten, gesundheitlichen Beschwerden nachhaltig vorzubeugen und das Auftreten von Beschwerden durch geeignete Interventionen zu reduzieren oder gar nicht erst in Erscheinung treten zu lassen. Viele Physiotherapeuten kennen das aus der praktischen Arbeit mit Patienten: Beschwerden können in Verbindung mit dem Arbeitsplatz oder der Arbeitstätigkeit stehen. Die BGF setzt genau da an, wo Beschwerden entstehen können: nämlich am Arbeitsplatz.

Das folgende Praxisbeispiel bezieht sich auf primärpräventive Maßnahmen. Die Finanzierung von primärpräventiven Maßnahmen durch die gesetzliche Krankenversicherung ist in Kap. 7 näher erläutert.

Praxisbeispiel
Herr Müller, 45 Jahre, Sachbearbeiter bei einer Versicherung, PC-Tätigkeit, kommt zu einem Rückenschulkurs in die Praxis von Physiotherapeut Schumann. Zusätzlich erhält Physiotherapeut Schumann den Auftrag, ergonomische Arbeitsplatzberatungen im Versicherungsunternehmen von Herrn Müller durchzuführen. Am Arbeitsplatz von Herrn Müller überprüft Physiotherapeut Schumann, ob die Einstellungen des Bürostuhls auf Herrn Müller individuell ab-

gestimmt sind: die Rückenlehne, die Herr Müller jahrelang festgestellt hatte, wird gelöst. Dadurch ist die Rückenlehne nun flexibel eingestellt, wodurch ein dynamisches Sitzen ermöglicht wird. Das wirkt sich in seinem Fall günstig auf die Rückenmuskulatur aus. Nachdem zusätzlich der Anpressdruck der Rückenlehne etwas reduziert wurde, kann die Rückenlehne optimal nach hinten schwingen. Daneben stellt Physiotherapeut Schumann die Schreibtischhöhe richtig ein. Weiterhin erhält Herr Müller auf Anraten von Physiotherapeut Schumann einen Vorlagenhalter, damit er sich nicht mehr in krummer Haltung über seine Unterlagen und die Tastatur beugen muss. Auch stellt Physiotherapeut Schumann fest, dass der Bildschirm viel zu hoch eingestellt ist und seitlich auf dem Schreibtisch steht, was er umgehend korrigiert. Im Rückenschulkurs von Physiotherapeut Schumann lernt Herr Müller für ihn geeignete Ausgleichsübungen. Herr Müller fällt im nächsten Jahr wegen Rückenschmerzen keinen einzigen Arbeitstag krankheitsbedingt aus.

Durch die Synthese von Prävention am Arbeitsplatz und Angeboten in der Praxis kann die Qualität der Versorgungskette insgesamt erhöht werden, da bisher fragmentierte Abläufe über Schnittstellen hinweg durchgängig vorgenommen werden können. Gewinner sind alle Beteiligten: der Patient, der eine bessere Versorgung erhält, der Physiotherapeut, der mehr fachliche Überschneidungen und Ansätze bei dem Patienten hat und durch das Angebot von Maßnahmen am Arbeitsplatz über eine weitere Einnahmequelle verfügt, und schließlich der Betrieb, der am Ende einen gesünderen und leistungsfähigeren Mitarbeiter beschäftigt. Darüber hinaus stellt die BGF ein spannendes und abwechslungsreiches Handlungsfeld für Physiotherapeuten dar.

Der Berufsstand der Physiotherapie befindet sich in Deutschland in einem starken Wandel. Die voranschreitende Akademisierung und die Forderung der Physiotherapie nach mehr Handlungsautonomie haben in den letzten Jahren zu einer Weiterentwicklung des Berufsstandes geführt. Die BGF kann zu dieser Entwicklung beitragen, zum einen als fachliche Kompetenz-

erweiterung für Physiotherapeuten und zum anderen als modernes und innovatives Tätigkeitsfeld. Der Beruf des Physiotherapeuten erhält damit einen tieferen Zugang zu einem wichtigen Lebensbereich, dem Lebensbereich Arbeit und Beschäftigung. In der Prävention werden für Physiotherapeuten die Handlungsoptionen weiter ausgebaut und gestärkt. Durch diese Erweiterung des Tätigkeitsfeldes entstehen immer mehr Berührungspunkte mit anderen Gesellschafts- und Lebensbereichen. Wichtige physiotherapeutische Kompetenzen können einer noch größeren Zielgruppe zugänglich gemacht werden. Gesundheitsziele dringen weiter in den Lebensbereich Erwerbsleben, der auch in der ICF-Klassifikation der WHO eine wichtige Rolle spielt, ein.

1.4.2 Vorteile für Arbeitgeber

Arbeitgeber, die Investitionen in die betriebliche Gesundheitsförderung tätigen, seien sie monetärer, personeller oder materieller Art, können gleich von mehreren Vorteilen profitieren. So bleibt die Leistungsfähigkeit und Gesundheit der Beschäftigten lange erhalten und krankheitsbedingte Fehlzeiten werden reduziert. Das wiederum führt zu geringeren personalbedingten Ausfällen. Weniger personalbedingte Ausfälle bedeuten verringerte Kosten durch Produktions- oder Dienstleistungsausfälle. Zusätzlich wird durch BGF-Aktivitäten die Identifikation der Mitarbeiter mit dem eigenen Unternehmen gestärkt. Eine höhere Mitarbeitermotivation stellt einen weiteren Vorteil für Arbeitgeber dar. Diese positiven Effekte führen zu einer Steigerung der Qualität und Menge des Arbeitsoutputs. Gegenüber externen Partnern und Kunden wird ein positives Unternehmensimage gefördert. Letztendlich führen BGF-Aktivitäten in der Gesamtheit zu einer Stärkung der Wettbewerbsfähigkeit.

1.4.3 Vorteile für Arbeitnehmer

Nicht nur Arbeitgeber profitieren von BGF-Aktivitäten. Insbesondere die Zielgruppe selbst erhält einen großen Nutzen. So verbessert sich der individuelle Gesundheitszustand der Mitarbeiter, Risikofaktoren sowie gesundheitliche Belastungsfaktoren werden abgebaut. Erlangt der Mitarbeiter einen besseren Gesundheitszustand, könnten sich sogar krankheitsbedingte Arztkontakte verringern. Auch wird die Leistungsfähigkeit der Mitarbeiter gesteigert, was sich in einer allgemein höheren Lebensqualität ausdrückt – nicht nur am Arbeitsplatz. BGF bewirkt eine höhere Arbeitsplatzzufriedenheit und eine bessere Arbeitsatmosphäre im Betrieb. Die Möglichkeit einer aktiven gesundheitsförderlichen Mitgestaltung des eigenen Arbeitsplatzes unterstützt diesen Effekt zusätzlich. Auch geschlechtsspezifische Angebote der BGF können Bedürfnisse in bestimmten Lebensphasen oder auch hormonelle Einflüsse berücksichtigen.

1.4.4 Vorteile für Krankenkassen

Zwar wurden für die gesetzlichen Krankenkassen in den letzten Jahren die festgelegten Ausgaben in der BGF erhöht. Die beabsichtigte Wirkung ist natürlich ein besserer Gesundheitszustand der Versicherten. In der Folge sind Versicherte weniger krank, und die Krankenkassen können auf der anderen Seite Ausgaben für krankheitsbedingte Fehltage einsparen. Sind die Versicherten weniger krank, können sich ebenfalls die Aufwendungen für Diagnostik und Therapie reduzieren. Durch Leistungen der BGF können Krankenkassen das eigene Image stärken, mit besonderen Präventionsangeboten das eigene Profil schärfen und die Versicherten enger an die eigene Krankenversicherung binden.

1.4.5 Vorteile für die Gesellschaft

Ein höherer und besserer Gesundheitszustand der arbeitenden Bevölkerung kann zu einer Steigerung der gesamtgesellschaftlichen Produktivität führen.

Von betrieblicher Gesundheitsförderung profitieren immer mehrere Personen und Gruppierungen gleichzeitig, wie der Leistungsanbieter, der Arbeitgeber, der Arbeitnehmer, die Krankenkasse, die Gesellschaft.

1.5 Die Rolle der Physiotherapie in der BGF

Um die Bedeutung und die Rolle von Physiotherapeuten in der BGF festzulegen kann man sich am Policy Statement orientieren, welches von der World Conferderation for Physical Thetrapy im Jahr 2023 veröffentlicht wurde. Das Policy Statement beschreibt globale Standards im Hinblick auf die Bedeutung, die Aufgabenfelder und den Charakter der Physiotherapie (World Physiotherapy 2023).

Auszug:

- Förderung der Gesundheit und des Wohlbefindens des Einzelnen und der Allgemeinheit/Gesellschaft
- Betonung der Bedeutung von körperlicher Aktivität und Bewegung und die Erleichterung solcher Aktivitäten
- Vorbeugung von Beeinträchtigungen, Aktivitätseinschränkungen, Teilhabeeinschränkungen und Behinderungen bei Personen mit dem Risiko veränderten Bewegungsverhaltens aufgrund von Gesundheitsfaktoren

Die Förderung, Prävention, Behandlung/Intervention und Rehabilitation liegt eindeutig im Zuständigkeitsbereich von Physiotherapeuten (World Physiotherapy 2023).

Anhand des Policy Statement ist erkennbar, dass Inhalte der BGF eindeutig in das Aufgaben- und Tätigkeitsfeld von Physiotherapeuten fällt. In der BGF werden Maßnahmen durchgeführt, die die Funktionsfähigkeit von Beschäftigten erhalten und fördern – und das altersunabhängig. Arbeitnehmer bzw. Beschäftigte stellen eine wesentliche Bevölkerungsgruppe dar. Betriebliche Gesundheitsförderung ist Prävention.

Ein Physiotherapeut ist in diesem Feld häufig als externer, kommerzieller Gesundheitsdienstleister oder Angestellter eines Unternehmens tätig. Der Vorteil für die Unternehmen, die die physiotherapeutische Dienstleistung beauftragen, besteht darin, dass die fachliche Unterstützung schnell zur Verfügung steht und nicht erst selbst ausgebildet werden muss. Auch Kosten für Maßnahmen können von den Krankenkassen übernommen werden (Kap. 7).

1.5.1 Physiotherapeuten als prädestinierte Berufsgruppe in der BGF

Die Erschließung eines weiteren Marktes bedeutet auch, dass mehrere spezifische Kompetenzen benötigt werden. Der Ausbildungs- und Prüfungsordnung für Physiotherapeuten sind die Kompetenzen zu entnehmen, die mit Abschluss der Berufsausbildung bereits erlangt wurden. Die Lehrinhalte sind sehr umfangreich und werden daher nicht alle zu den praxisrelevanten Einheiten aufgezeigt. Die Kenntnis über Aufbau und Durchführung der Ausbildung bietet eine Argumentationsgrundlage im späteren Verkauf der eigenen Leistungen und zeigt das Alleinstellungsmerkmal (Kap. 6) von Physiotherapeuten auf. Das Alleinstellungsmerkmal soll verdeutlichen, warum Physiotherapeuten besonders für Maßnahmen der BGF geeignet sind und was sie von anderen Berufsgruppen abhebt (Mohokum und Dieterich 2022).

Lerngebiete in der Ausbildung zum staatlich anerkannten Physiotherapeuten
Folgende Themengebiete wurden theoretisch und praktisch gelehrt und sind eine gute Qualifikation für ganzheitliche Präventionskonzepte im betrieblichen Setting. Die Ausbildung gliedert sich wie folgt:

- Physiotherapeutisch untersuchen
- Physiotherapeutische Behandlungsziele festlegen
- Physiotherapeutisch behandeln
- Physiotherapeutisch dokumentieren und evaluieren
- Haltung und Bewegung analysieren und fördern
- Therapeutische Beziehungen gestalten
- Anleiten, schulen, beraten
- Intra- und interdisziplinär zusammenarbeiten
- Qualität sichern

(Niedersächsisches Kultusministerium 2007)

Durch das Aufschlüsseln der einzelnen Bereiche kristallisieren sich immer mehr Themengebiete heraus, die auch als Kompetenzen von den Kostenträgern in der BGF gefordert werden. Daher ist es hilfreich, diese zu kennen, um entscheiden zu können, ob weitere Qualifikationen erforderlich sind und wenn ja, welche.

Vordergründig in der Ausbildung sind laut niedersächsischem Kultusministerium in Anlehnung an die Ausbildungs- und Prüfungsordnung für Physiotherapeuten die methodische Anwendung der Physiotherapie in den medizinischen Fachgebieten (Orthopädie/Traumatologie, Chirurgie/Traumatologie, Neurologie, Psychiatrie, Rheumatologie, Pädiatrie, Gynäkologie, Arbeitsmedizin, Innere Medizin, Sportmedizin) (Ausbildungs- und Prüfungsverordnung für Physiotherapeuten) (PhysTh-AprV 2023). Hierzu werden zu den klassischen Behandlungstechniken, wie z. B. Atemtherapie, Entspannungstechniken, Gangschulung, Funktionsanalyse, Medizinische Trainingstherapie und Massagetherapie, Kenntnisse in der speziellen Krankheitslehre, in der angewandten Physik und Biomechanik sowie in der Trainingslehre und Bewegungslehre benötigt.

Zum anatomischen Grundwissen zählt der Aufbau des Skelettsystems und allgemeine Gelenklehre, funktionelle Anatomie des Bewegungssystems, allgemeine und spezielle funktionelle Aspekte der Bewegungsorgane (Schultergürtel, obere Extremität, Becken, untere Extremität, Wirbelsäule, Kopf), Anatomie der inneren Organe, Anatomie des Nervensystems und der Sinnesorgane. Zu den Körpersystemen gehören das Herz-Kreislauf-System, das Respirationssystem, das Blut- und Abwehrsystem und das Verdauungssystem.

Prävention und Rehabilitation in der Ausbildung
Bereits während der Ausbildung wird die Notwendigkeit von Prävention und Rehabilitation gelehrt. Nur mit einem umfangreichen Hintergrundwissen kann eine ganzheitliche Patienten- bzw. Kundenversorgung gewährleistet werden.

Darunter fällt auch das Handlungsfeld Bewegungserziehung. Die Auszubildenden haben unter diesem Handlungsfeld Fähigkeiten und Erfahrungen in der Anleitung meist diagnosebezogener krankengymnastischer Gruppenbehandlungen mit mindestens sechs Teilnehmern gesammelt. Zum Klientel gehören demnach sowohl Gesunde als auch akut oder chronisch Erkrankte. Themenschwerpunkte sind:

- Grundlagen und Stellung der Prävention
- Gesundheitsgerechtes Verhalten und Gesundheitsförderung
- Grundlagen der Rehabilitation
- Einrichtungen der Rehabilitation und ihre Fachkräfte
- Medizinische, berufliche und soziale Rehabilitation
- Rehabilitationsplanung und -durchführung im interdisziplinären Team

Ob es sich bei der Zielgruppe nun um gesunde oder bereits erkrankte Personen handelt – die Körperwahrnehmung und somit die Bewegungserziehung spielt eine zentrale Rolle. Hierzu zählen laut Prüfungsordnung:

- Grundformen der Bewegung mit und ohne Gerät
- Bewegungserziehung im Rahmen der Krankengymnastik
- Bewegungserfahrung in Bezug auf Raum, Zeit und Dynamik
- Rhythmisch musikalische Aspekte in der Bewegungserziehung
- Psychomotorische Übungskonzepte
- Kombinationen von Grundformen der Bewegungserziehung aus Krankengymnastik, Gymnastik, Sport und Psychomotorik
- Trainingslehre
- Bewegungslehre
- Bewegungs- und Haltungsanalysen

Methodik und Didaktik in der Ausbildung
Das fachliche Wissen allein reicht nicht aus, um bestmögliche Ziele erreichen zu können. Hinzu kommen Methodik und Didaktik von Einzel- und Gruppenbehandlung und deren gruppen-

dynamische Prozesse, damit der Therapeut seine Lehrinhalte entsprechend effektiv und nachhaltig vermitteln kann. Die Projekte in der BGF sind meist zeitlich befristet, daher ist es wichtig, die Arbeitnehmer mit einem gestärkten Körperbewusstsein und so selbstständig wie möglich in den Alltag zu entlassen.

Eine nachhaltige Vermittlung von physiotherapeutischen Inhalten ist nur möglich, wenn sich der Therapeut auf die Zielperson individuell unter Berücksichtigung sozialer Einflussfaktoren einstellen kann und passende Kommunikationsstrategien wählt.

Die psychologischen, pädagogischen und soziologischen Inhalte bereiten die Physiotherapeuten bereits gut auf den Umgang mit den Arbeitnehmern im Präventionsbereich vor. Sie werden während der Ausbildung folgendermaßen gegliedert:

- **Der Mensch in seiner psychosomatischen Einheit:**
  Dem Physiotherapeuten ist bewusst, wie eng die körperliche Ebene des Menschen mit der seelischen verknüpft ist. Eine dauerhafte Stressbelastung am Arbeitsplatz könnte sich somit körperlich bemerkbar machen, und umgekehrt würden sich dauerhafte Schmerzen durch zu einseitige Tätigkeiten durch Niedergeschlagenheit ausdrücken. In Maßnahmen zur BGF gilt es also, ein Gleichgewicht herzustellen und alle Ebenen zu berücksichtigen.
- **Der Therapeut im Prozess der Patientenführung, Einführung in die Persönlichkeitspsychologie:**
  Die Prinzipien der Patientenführung lassen sich auch auf den Umgang mit Teilnehmern der BGF-Kurse übertragen. Physiotherapeuten werden davon profitieren, wenn sie in der Lage dazu sind, sich in ihre Zielgruppe hineinzuversetzen und ihre Belange nachzuvollziehen. Die Teilnehmer werden sich ernstgenommen fühlen.
- **Psychologische Probleme spezieller Patientengruppen, insbesondere akut Erkrankter, chronisch Kranker, Kranker mit infauster Prognose, Kinder, psychische Be-**

sonderheiten Alterskranker und Behinderter:

Im Bereich der Primärprävention spielt der Umgang mit chronisch Erkrankten keine Rolle, dennoch kann es auch bei einem gesunden Klientel zu gruppeninternen Schwierigkeiten kommen. Zudem kann der Physiotherapeut genauer vorbeugend arbeiten, wenn ihm die Risiken bekannt sind.

- **Gesprächsführung, Supervision:**

Schon zu Beginn der Umsetzung, wenn es darum geht, zur Zielgruppe Kontakt aufzunehmen, können Kenntnisse in der Gesprächsführung hilfreich sein. Außerdem werden zu den praktischen Einheiten in der BGF auch immer theoretische Inhalte vermittelt oder gemeinsam erarbeitet. Es geht darum, Belange aus der Gruppe wahrzunehmen, unterschiedliche Meinungen zu respektieren und einen gemeinsamen Konsens zu finden.

- **Soziales Umfeld – Krankheitserleben:**

Umgemünzt auf die BGF geht es vermehrt um das Erleben des Arbeitsumfeldes, z. B. um den Arbeitsplatz, um die Kollegen, um die Vorgesetzten etc.

- **Soziale Stellung – Einfluss auf die Krankheitsentwicklung und -bewältigung:**

Die soziale Stellung könnte mitunter das Eintreten einer Erkrankung begünstigen oder weniger wahrscheinlich machen. Jemand, der sich gut unterstützt und angemessen gefordert fühlt in seinem Job, wird resistenter sein.

- **Grundprinzipien der Unfallverhütung, des Arbeitsschutzes, der Hygiene und der Ersten Hilfe:**

Der Arbeitsschutz ist zwar nicht mit der BGF gleichzusetzen, dennoch geht es bereits darum, Gefahren zu erkennen und zu vermeiden, um gesund zu bleiben. Auch Hygiene spielt eine wichtige Rolle: Betriebe haben evtl. ihre eigenen Hygienevorschriften. In jeder Gruppe kann es auch zu Verletzungen oder Unfällen kommen, bei denen Erste Hilfe notwendig wird.

Kriterien der Nachhaltigkeit in der Ausbildung

Die Aktualität der Inhalte, die Praxisrelevanz und die Nachhaltigkeit können gewährleistet werden, wenn das Vorgehen dokumentiert und Grundprinzipien des wissenschaftlichen Arbeitens sowie standardisierte Einordnungsverfahren (z. B. ICF) bekannt sind. Die Überprüfung der Zielerreichung setzt voraus, dass entsprechende Teil- und Gesamtziele von dem Physiotherapeuten gemeinsam mit der Zielgruppe geplant werden können. Sie entwickeln und begründen befundorientierte Teilziele und strukturieren sie zur Erreichung des Gesamtzieles. Es ist wichtig, zu überprüfen, ob die Teilziele das Gesamtziel erreichen lassen.

Zu diesem ausbildungsbezogenen Themenfeld gehören auch das Halten von Vorträgen und Führen von fachspezifischen Diskussionen.

1.5.2 Notwendige Kompetenzen für die BGF

Der Zugang zum Patienten erfolgt über die persönliche und direkte Kommunikation, wobei pädagogische und psychologische Ansätze in der Therapie als Wirkfaktoren für das Erleben der Patienten angesehen werden. Freundlichkeit und positives Denken gelten als Beitrag zur Verbesserung des Behandlungseffektes. Erfahrungen der Autoren dieses Buches zeigen, auf welche Kompetenzen es in der betrieblichen Gesundheitsförderung ankommt und welche in Bezug darauf bereits durch die Tätigkeit als Physiotherapeut vorhanden sind.

Die in Tab. 1.3 aufgeführten notwendigen Fähigkeiten für die BGF stammen aus dem Erfahrungsschatz der Autoren dieses Buches und der wissenschaftlichen Arbeit von Dehn-Hindenberg (2008). Weitere Kompetenzerwartungen und Voraussetzungen können je nach Kostenträger variieren (Kap. 7).

Tab. 1.3 Persönliche Kompetenzen als Basis für eine erfolgreiche Umsetzung von BGF-Maßnahmen

Welche Eigenschaften werden benötigt?	Welche Fähigkeiten wurden bereits durch die Ausbildung erlangt bzw. gefördert?
Überzeugung und Spaß an dem, was man tut, Begeisterungsfähigkeit	Wissensdurst
Offenheit gegenüber neuen beruflichen Herausforderungen	Know-how zur individuellen Zielsetzung
Kompetentes Auftreten	Wissen zur Ergonomie im Alltag
Verhandlungsgeschick	Individuelles Einstellen auf die Zielperson
Klare Vorgehensweise	Blick für das Wesentliche
Fachliches Wissen	Breites Fachwissen
Praxisnähe	Praxisnähe
Erfahrung im Anleiten von Gruppen	Ausbildung in Gruppen- und Einzeltherapien
Know-how zum Erstellen von Übungsplänen	Wissen zum Erstellen und Anleiten von Eigenübungsprogrammen
Kenntnisse zur rechtlichen Absicherung	Diverse fachliche Fortbildungen
Marketingstrategie	Marketingstrategie
Moderationsgeschick	Empathie
Repertoire an praktischen Techniken und Übungen	Breites Repertoire an praktischen Techniken und Übungen
Erkennen von Auswirkungen der Arbeitshaltungen auf den menschlichen Körper	Fähigkeiten zur Erhebung funktioneller Befunde
Wissen über Bestimmungen in der BGF	Ganzheitliche Betrachtungsweise

Schlussfolgerung für Physiotherapeuten in der BGF

Nach Betrachtung der oben aufgeführten Inhalte der Ausbildungs- und Prüfungsverordnung für Physiotherapeuten (Ausbildungs- und Prüfungsverordnung für Physiotherapeuten 2023) im Vergleich zu den Erwartungen der Kostenträger im Bereich der BGF wird deutlich, dass die relevanten Kernkompetenzen bei Physiotherapeuten bereits mit Abschluss der Ausbildung vorhanden sind. Die Therapeuten erheben funktionelle Befunde und erkennen somit die Auswirkungen spezifischer Arbeitshaltungen auf die körperlichen Strukturen. Sie verfügen über ein breites theoretisches und praktisches Fachwissen, welches für die Praxisrelevanz und Praxisnähe der Maßnahmen erforderlich ist.

Zudem ist es Teil der Ausbildungs- und Prüfungsordnung von Physiotherapeuten, sowohl in Einzel- als auch in Gruppentherapien geschult und ausgebildet zu sein. In der BGF geht es vielfach darum, Einzel- und Gruppenschulungen durchzuführen. Daher wird diesem Abschnitt eine besondere Relevanz zuteil. In vielen physiotherapeutischen Fortbildungen spielt die Körperwahrnehmung eine zentrale Rolle. Physio-therapeuten unterstützen die Klienten dabei, selbst zu erkennen, welche Bewegungsabläufe ihnen guttun und welche besser abgewandelt werden sollten. Die Kernkompetenzen zur individuellen und praxisnahen Arbeitsplatzberatung sind demnach vorhanden und befähigen zu einer bedarfsgerechten, authentischen und zielgerichteten Vorgehensweise.

Das Ziel des Buches ist es, vor allem theoretisches Hintergrundwissen zu Konzepterstellung, zu rechtlichen Bedingungen, zu Preiskalkulationen und zum Marketing aufzuarbeiten. Das notwendige praktische Wissen ist bei Physiotherapeuten an vielen Stellen bereits vorhanden und bedarf nur noch der Umsetzung in den Betrieben.

Physiotherapeuten können von den Erfahrungen anderer lernen, den Beruf weiter publik machen und darüber hinaus sich mehr in den Bereich Prävention einbringen. Daher kann sich ein regelmäßiger Austausch der Physiotherapeuten untereinander positiv auf das Handeln auswirken. In einem wachsenden Markt kann es Vorteile haben, sich rechtzeitig zu positionieren. Viele Berufsgruppen sind bereits im Bereich betriebliche Gesundheitsförderung in den Unternehmen tätig, das bedeutet nicht immer Konkurrenz, da es auch viele verschiedene Fachbereiche gibt. Somit arbeiten Physiotherapeuten bei bestimmten Maßnahmen oder Aktionen wie beispielsweise einem Gesundheitstag mit Arbeitsmedizinern, Ernährungsexperten, Psychologen, Sportwissenschaftlern und Gymnastiklehrern zusammen. Grundsätzlich kommt es jedoch darauf an, seine Stärken zu kennen und diese hervorheben zu können. In Betrieben, in denen bereits gesundheitsfördernde Maßnahmen angeboten werden, könnte ein weiteres, physiotherapeutisch gestütztes Konzept eine gelungene Ergänzung sein, somit ein weiterer Baustein im System.

In den Betrieben sind die Arbeitnehmer selbst die Experten ihrer Tätigkeitsbereiche. Es ist wichtig, sich vorab mit dem Berufsbild und der Zielgruppe auseinanderzusetzen, um vorbereitet zu sein, dennoch wird erst vor Ort sichtbar, wie die praktischen Abläufe in der Realität aussehen. Das Ziel ist es, Ursachen für Problemsituationen zu erkennen und diese am Ursprung zu beheben, statt die Symptome in den Fokus zu rücken.

„Gib einem Hungernden einen Fisch, und er wird einmal satt, lehre ihn Fischen, und er wird nie wieder hungern." (Konfuzius, 551–479 v. Chr.)

Hilfe, die dazu befähigt, sich selbst zu helfen, ist die größte Unterstützung (Abb. 1.2). Ein Grundsatz, der sich auch auf die Gesundheitsförderung übertragen lässt.

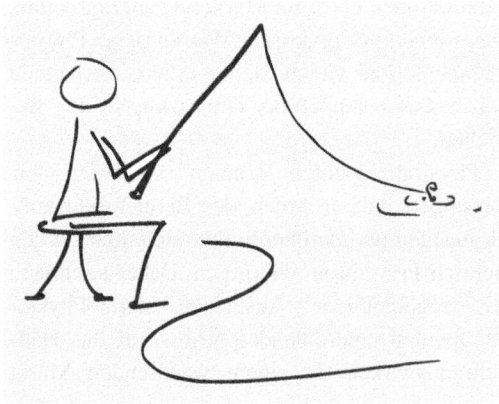

Abb. 1.2 Eine Person, der das Angeln gelehrt wurde. (Mit freundl. Genehmigung von D. Richter)

1.6 Analyse der Tätigkeitsbereiche/ Befundaufnahme/ Feststellung des Ist-Zustandes

In einer klassischen Physiotherapiepraxis werden Patienten entweder ambulant oder zu Hause betreut. Die erste Einheit dient der Anamnese und Befundaufnahme besonders in Hinblick auf Aktivitäten des täglichen Lebens. Hierzu zählen Bewegungsübergänge, das An- und Auskleiden, das Essen, das Treppensteigen etc.. All diese Bewegungsabläufe geben Aufschluss darüber, welche Einschränkungen bestehen und wodurch die Beschwerden entstanden sein können. In diesem Zusammenhang stellt sich die Frage, welche Auswirkungen die Arbeitsbelastungen auf den festgestellten Symptomkomplex haben. Ähnlich der Befundaufnahme in der Praxis oder dem häuslichen Umfeld geht es im Setting Betrieb darum, die Statik der Arbeitnehmer und deren Arbeitsabläufe zu analysieren. Die Bewegungsabläufe geben Aufschluss über die körperliche Beanspruchung. Nicht anders als bisher gewohnt kann in der Regel bereits während der Befundaufnahme interveniert werden, um einen direkten Kontrollbefund zu erhalten.

Praxisbeispiel
Ein Friseur, der einem Kunden die Haare schneidet, steht mit stark gebeugtem Oberkörper hinter ihm. Der Physiotherapeut stellt die kyphotische Haltung fest und als Verbesserungsmöglichkeit kommt dem Physiotherapeuten die Idee, den Stuhl des Kunden etwas höher zu stellen. Diese Intervention wirkt sich direkt auf das Bewegungsverhalten des Friseurs aus, der sich entsprechend mehr aufrichtet. Der Friseur findet die Idee gut, bemängelt aber, dass es Kunden gibt, die trotz höhenverstelltem Sitz noch zu niedrig für ihn sind, da er so groß sei. Alternativ kann man ihm anbieten, sich zeitweise hinzusetzen und dann zu schneiden.

An diesem Beispiel wird deutlich, dass kleine und schnelle Ideen bereits eine Auswirkung haben können und als Hilfestellung dienen. Die Erfolge bestimmter Ideen lassen sich allerdings erst vor Ort ausmachen, da jeder Arbeitsplatz anders aussieht und unterschiedlich bedient wird. Die Ergonomie ist immer abhängig von der Konstitution desjenigen, der dort arbeitet. So kann sich eine Idee, die zu Hause noch sehr plausibel erscheint, am Arbeitsplatz als nicht umsetzbar herausstellen (Dördelmann 2009).

Praxisbeispiel
Ein Physiotherapeut hat festgestellt, dass viele Friseure ihre Waschtische nicht der eigenen Körpergröße und Arbeitshaltung anpassen. Schlussfolgernd nimmt er sich vor, dieses mit den Angestellten zu thematisieren. Im Salon stellt er dann fest, dass die Waschtische festeingemauert und nicht höhenverstellbar sind.

Mit diesem Beispiel soll verdeutlich werden, wie wichtig eine individuelle Befundaufnahme ist und dass Physiotherapeuten nicht auf alle Eventualitäten vorbereitet sein können. Sinnvoll ist es, die Zielgruppen in ihrer Körperwahrnehmung zu schulen, sodass sie Problemsituationen selbstständig erkennen und sich einen Lösungsweg erarbeiten können. Es geht also nicht darum, wie bisher in der konventionellen Rückenschule Gebote und Verbote auszusprechen, sondern darum, Bewegungsvariationen zu erarbeiten, Abwechslung in den Alltag zu bringen und einen Ausgleich zu schaffen. Ein großer Erfolg ist es, wenn die Arbeitnehmer untereinander Lösungsideen austauschen und der Physiotherapeut sich zunehmend zurücknehmen und überwiegend als Moderator tätig sein kann. Die Arbeitnehmer wissen selbst am besten, was für sie im Alltag umsetzbar ist und was bisher gut oder gar nicht geholfen hat.

Praxisbeispiel
Während eines Gruppencoachings im Kindergarten fragt ein Erzieher, wie er etwas vom Boden aufheben soll, wenn er gleichzeitig ein etwas schweres Kind auf dem Arm trägt. Da der durchführende Physiotherapeut selbst eventuell noch keine Kinder hat oder keine ganze Kinderschar am Tag versorgen muss, kann er sich nur theoretisch überlegen, wie es rückengerecht für ihn aussehen könnte. Just in diesem Moment meldet sich eine andere Erzieherin und erklärt, wie sie es

immer mache. Sie stelle ein Bein nach vorne und im Einbeinkniestand setze sie das Kind auf ihren Oberschenkel, bis sie den Gegenstand gegriffen und sich wieder hochgedrückt habe. So kommen nach und nach einige Ideen zusammen, und das Wissen jedes einzelnen erweitert sich.

Der Physiotherapeut konnte in diesem Fall den Prozess begleiten, während sich die Erzieher untereinander ausgetauscht und weitergeholfen haben. Mit zunehmender Berufserfahrung erweitert sich auch das Praxiswissen und der Ideenreichtum des Physiotherapeuten. Als Therapeut wird man sich nach jeder Einheit besser vorbereitet für den folgenden Kurs fühlen. Wie bei jeder Fortbildung geht es darum, Praxiserfahrungen zu sammeln und das eigene Wissen zu festigen und auszubauen.

Positiv betrachtet bedeutet ein zusätzliches Standbein in der BGF u. a.:

- Abwechslung zum bisherigen Arbeiten an der Behandlungsbank
- Arbeiten mit einer gesunden Zielgruppe, primärpräventives Arbeiten
- Tipps geben zum Erhalt des Gesundheitszustandes und frühzeitiges Intervenieren
- Kompetenzerweiterung in vielen Bereichen (Gruppen- und Einzelcoaching, Ergonomieberatung, – Verhandlungsgeschick, Preisgestaltung, Marketing)
- Eigene Preisgestaltung

Aufgrund des grundlegenden und tiefgreifenden Wissens und der erlernten Fähigkeiten von Physiotherapeuten im Bereich des Skelett- und Muskelsystems sowie des Bewegungsverhaltens, welches in Ausbildung und Studium gelehrt wird, verfügen Physiotherapeuten insbesondere für die praktische Durchführung von vielen Maßnahmen in der betrieblichen Gesundheitsförderung bereits über wichtige Fachkenntnisse.

Physiotherapeuten verstehen wesentliche Zusammenhänge von Gesundheit und Krankheit und können theoretische Modelle praktisch anwenden. Durch die Integration von wissenschaftlichen Kompetenzen in die Module von Bachelor- und Masterstudiengängen der Physiotherapie sind gerade akademisierte Physiotherapeuten in der Lage, qualitativ hochwertige Gesundheitskonzepte auf wissenschaftlicher Basis zu entwickeln. All das, gepaart mit Kommunikationsgeschick und Einfühlungsvermögen, macht Physiotherapeuten zu einer prädestinierten Berufsgruppe in der BGF. Physiotherapeuten sind damit attraktive Partner für alle integrierten Akteure.

▶ **Gesundheit am Arbeitsplatz setzt sich aus vielen Faktoren zusammen und muss ganzheitlich gefördert werden. Physiotherapeuten sollten ihre Möglichkeiten, aber auch ihre Grenzen kennen. Bei Themen, die sich aus der Zusammenarbeit mit den Betrieben ergeben und das eigene Berufsbild überschreiten, liegt es auch in der Verantwortung der Physiotherapeuten selbst, vorhandene Kompetenzen richtig einzuschätzen. Für die Durchführung von präventiven Maßnahmen kann weiteres Fachpersonal, wie beispielsweise Psychologen, Supervisoren oder Ernährungsberater, hinzugezogen werden (je nach Maßnahmen). Auch in der Ergonomie gibt es besonders qualifizierte Fachleute. Für Physiotherapeuten besteht die Möglichkeit, sich ebenfalls im Bereich Ergonomie weiterzuqualifizieren.**

1.7   Die Rolle der Ergotherapie in der BGF

Eine zentrale ergotherapeutische Aufgabe in der BGF stellt die Ermöglichung und Förderung gesunder Betätigung und Partizipation im Arbeitsleben dar. Ergotherapeuten fördern die Teilhabe, die Lebensqualität und das Wohlbefinden von Menschen aller Altersgruppen und unterstützen sie darin, an den für sie wichtigen Alltagstätigkeiten in ihrer Lebenswelt teilhaben zu können. Abgeleitet vom griechischen Wort „érgon" bedeutet der erste Teil von Ergotherapie demnach sinngemäß so viel wie Arbeit, Werk, Betätigung. Ein Leitgedanke der Ergotherapie ist es, eingeschränkte Handlungen und Aktivitäten von Betroffenen im Lebensalltag wiederherzustellen

bzw. zu ermöglichen. Dabei ist der Erhalt bzw. die Förderung der Eigenständigkeit von Menschen mit krankheits-, verletzungs- oder behinderungsbedingten Einschränkungen ein zentrales Anliegen der Ergotherapie. Dies umfasst natürlich auch die Arbeitsfähigkeit, die auch mit möglichen Einschränkungen verbessert oder erhalten bleiben soll. Ein wichtiges Ziel der Ergotherapie ist es, die Gesundheit und das Wohlbefinden von Menschen am Arbeitsplatz zu stärken. Ergotherapeuten erbringen dazu individuelle Beratungsleistungen, gehen auf individuelle Bedürfnisse und Probleme der Mitarbeiter ein und entwickeln maßgeschneiderte Lösungsansätze. In der BGF verfolgt die Ergotherapie einen präventiven Ansatz, indem sie dazu beiträgt arbeitsbedingte Erkrankungen zu verhindern und die Gesundheit jedes einzelnen Mitarbeiters zu steigern bzw. zu erhalten. Die Gesamtheit an Maßnahmen bewirken schließlich eine höhere Leistungsfähigkeit und Produktivität des Unternehmens. Ergotherapeuten können nicht nur Maßnahmen durchführen, sondern gleichzeitig die Erfolge ihrer Maßnahmen belegen, indem sie anerkannte und evidenzbasierte Evaluationsmethoden anwenden.

Maßnahmen der Prävention und Gesundheitsförderung sind relevante Inhalte ergotherapeutischer Arbeit. In der betrieblichen Gesundheitsförderung können Ergotherapeuten auf vielfältige Art und Weise wichtige Beiträge leisten. Theoretische sowie praktische Grundlagen, die in der Praxis der betrieblichen Gesundheitsförderung benötigt werden, sind Bestandteil in Studium und Ausbildung von Ergotherapeuten. Die Inhalte sind in vielen Modulhandbüchern von Studiengängen der Ergotherapie sowie der bundesweit geltenden Ausbildungs- und Prüfungsverordnung für Ergotherapeutinnen und Ergotherapeuten (Ergotherapeuten-Ausbildungs- und Prüfungsverordnung 2023) verankert sowie in einschlägiger Fachliteratur (Thapa-Görder und Rottenecker 2010; Thapa-Görder und Voigt-Radloff 2010; Gundlach 2016; Ackenhausen 2016; Deutscher Verband der Ergotherapeuten e.V. 2014). In der Ergotherapeuten-Ausbildungs- und Prüfungsverordnung ist festlegt, dass Inhalte mit Bezug zur betrieblichen Gesundheitsförderung verbindliche Bestandteile der Ausbildung von Ergotherapeuten sind:

Grundlagen der Arbeitsmedizin
Theoretische Grundlagen der Prävention und praktische Anwendung
Arbeitsphysiologie
Ergonomie
Arbeitsplatzbedingungen
Arbeitsplatzanalyse
Berufsbelastungen und Berufserkrankungen
Maßnahmen der Gesundheitsförderung
Gesundheit und ihre Einflussfaktoren
Arbeitstechniken
Arbeitsprozesse
Einzelarbeit und Gruppenarbeit
Manuelle und maschinelle Arbeit
Arbeitsorganisation einschließlich Planung, Vorbereitung,
Bewegungsanalyse
Arbeitsplatzgestaltung
Beobachten des Arbeitsverhaltens
Beurteilen des Arbeitsverhaltens und Aussagen zur künftigen Leistungsfähigkeit

In Übereinstimmung mit Ausbildungs- und Studiumsinhalten liegt die Expertise von Ergotherapeuten in der betrieblichen Gesundheitsförderung insbesondere in folgenden Bereichen:

Ergonomie: Arbeitsplatzanalyse und Tätigkeitsanalyse unter ergonomischen Gesichtspunkten, Beratung zu Hilfsmitteln, Beratungen zu wirbelsäulenschonenden Verhalten und Belastungen.
Bewegungs- und gesundheitsförderlicher Lebensstil: Konzepte entwickeln und umsetzen für mehr und richtiges Bewegen am Arbeitsplatz, Angebote zur Stressbewältigung, Beratung zur Erreichung von individuellen Gesundheitszielen.
Prävention von arbeitsbedingten körperlichen Belastungen: Identifizierung von Risikofaktoren, Durchführung von Präventionsmaßnahmen, Hilfe und Unterstützung bei der Wiedereingliederung.
Psychische Gesundheit: Beratung und Umsetzung von privaten und arbeitsbezogenen Stressbelastungen, Schulung von Entspannungstechniken, Maßnahmen für Konzentration und Aufmerksamkeit.

Ergotherapeuten als prädestinierte Berufsgruppe in der betrieblichen Gesundheitsförderung

Muskel-Skeletterkrankungen und -beschwerden gehören zu den häufigsten arbeitsbedingten Erkrankungen. Auch bei der Entstehung von psychischen Problemen kann die Arbeit ausschlaggebend sein. Es ist daher von enormer Bedeutung, das Muskel-Skelett-System sowie die psychische Gesundheit am Arbeitsplatz zu schützen und zu erhalten. In diesen Bereichen verfügen Ergotherapeuten über wichtiges Know-how und Können mit unmittelbarem Bezug zum Setting Betrieb. Ergotherapeuten sind im Bereich der Primär-, Sekundär- und Tertiärprävention tätig (DVE 2024a). Hier können sie verschiedene Leistungen und Maßnahmen durchführen.

Primärprävention
- Beratung zu einem gesundheitsförderlichen Lebensstil: Ergotherapeuten können Einzel- oder Gruppenangebote unter anderem zu Bewegung und Stressbewältigung erbringen.
- Entwicklung und Durchführung von Präventionsprogrammen: Ergotherapeuten verfügen nach Studium und / oder Ausbildung über die Kompetenz Präventionsprogramme zu entwickeln und diese umzusetzen z. B. zur Sturzprävention.
- Arbeitsplatzanalyse und Ergonomieberatung: Ergotherapeuten sind in der Lage Arbeitsplätze und Arbeitstätigkeiten unter ergonomischen Aspekten auf Belastungen und Gefährdungen zu analysieren und dahingehende Beratungen anzubieten. Sie können Beratungen zur Arbeitsplatzgestaltung und Ergonomie durchführen.

Sekundärprävention
- Identifizierung von Risikofaktoren: Ergotherapeuten können Risiken und Gefahren, die zu arbeitsbedingten Krankheiten führen können, erkennen und entsprechende Gegenmaßnahmen anbahnen/einleiten.

- Beratung- und Unterstützungsangebote im Rahmen der beruflichen Rehabilitation: Ergotherapeuten können nach einem Unfall oder einer Krankheit den Wiedereinstieg ins Berufsleben bei der beruflichen Rehabilitation durch spezielle Beratung- und Unterstützungsangebote fördern. Dadurch wird die Teilhabe am Arbeitsleben gefördert und ermöglicht.

Tertiärprävention

Bewältigung von chronischen Krankheiten: Durch Beratungs- und Unterstützungsangebote können Ergotherapeuten Menschen mit chronischen Krankheiten unterstützen, eigenständig ihr Alltags- und Berufsleben zu meistern.

Gut gestaltete Arbeitsbedingungen sind eine Voraussetzung, damit die Gesundheit von Beschäftigten, sowohl körperlich als auch psychisch, gestärkt und gefördert wird. Dies ist für die Teilhabe von immenser Bedeutung. Ergotherapeuten können hier wichtige Beiträge leisten, indem sie zielgerichtete Maßnahmen unter Einbeziehung von sowohl verhaltens- als auch verhältnispräventiver Natur anbieten und durchführen. Zudem kennen und verstehen sie die oftmals komplexen Mechanismen, die zur Entstehung und Entwicklung von psychischen und Muskel-Skelett-Erkrankungen und Muskel-Skelett-Beschwerden führen. Dies schließt Arbeitstätigkeiten und das Setting Betrieb mit ein. Zum anderen verfügen sie über grundlegende theoretische und praktische Kenntnisse, um Maßnahmen im Bereich der Prävention und betrieblichen Gesundheitsförderung umzusetzen. Zugleich sind sie in der Lage Risikofaktoren zu erkennen und auf diese im Sinne der Prävention und Gesundheitsförderung positiv einzuwirken. Im Fokus ergotherapeutischen Handelns steht die Ausübungen von Tätigkeiten. Das tiefgreifende Verständnis der Zusammenhänge von Arbeitstätigkeit und Gesundheit sowie Möglichkeiten, gesundheitsförderlich darauf einzuwirken, machen Ergotherapeuten zu einer prädestinierten Berufsgruppe im Bereich

der betrieblichen Gesundheitsförderung. Letztendlich verfolgt die Ergotherapie das wichtige Ziel, die Teilhabe und Betätigung in sämtlichen Lebensbereichen zu unterstützen und zu fördern.

Im Deutschen Verband Ergotherapie existiert ein eigener Fachausschuss Prävention und Gesundheitsförderung, der sich unter anderem mit dem Bereich der betrieblichen Gesundheitsförderung beschäftigt (DVE 2024b).

Fazit

Aufgrund ihrer Kompetenzen sind Ergotherapeuten in der Lage, verschiedene Maßnahmen in der betrieblichen Gesundheitsförderung anzubieten und durchzuführen. Dies umfasst alle wesentlichen Schritte von der Maßnahmenplanung, -durchführung und -evaluation. Durch ihre Ausbildung bzw. ihr Studium können Ergotherapeuten evidenzbasierte Maßnahmen der Prävention und Gesundheitsförderung zielgerichtet ein- und umsetzen. Dabei analysieren und beheben sie Probleme unmittelbar vor Ort in den Lebenswelten z. B. am Arbeitsplatz, wobei sie über umfassendes Know-how in Bezug die Durchführung verschiedener Arbeitstätigkeiten verfügen. Sie sind mit den wesentlichen Grundlagen der Arbeitsrehabilitation, Arbeitswelt und psychischen Erkrankungen sowie deren Auswirkungen auf Aktivitäten und Teilhabe vertraut. So können Ergotherapeuten Unternehmen dabei unterstützen, die Gesundheit der Beschäftigten langfristig zu erhalten und zu verbessern und somit Teilhabe und Betätigung im Lebensbereich Arbeit und Beschäftigung positiv zu beeinflussen.

1.8 Beweggründe für und gegen die Implementierung von BGM

In den nachfolgenden Abschnitten werden unterschiedliche Beweggründe für und gegen eine Einführung von BGM erläutert.

1.8.1 Beweggründe für die Einführung eines BGM aus Unternehmenssicht

In einer Befragung gaben knapp 90 % der Betriebe als Grund für die Implementierung von BGM im eigenen Betrieb an, aus sozialem Verantwortungsgefühl für die angestellten Mitarbeiter agiert zu haben (Bechmann et al. 2011). Allerdings sind Unternehmen bei dieser Befragung möglicherweise nicht ganz unbefangen gewesen, wodurch die Angabe auch mit einer unternehmerisch gewünschten Außenwirkung zusammenhängen könnte. Marketingabteilungen in Unternehmen arbeiten unter anderem systematisch daran, ihr Unternehmen positiv in der Öffentlichkeit darzustellen. Weitere Motive, die zur Einführung angegeben wurden, waren eine personelle und fachliche Unterstützung durch die Krankenkassen sowie die hohen Fehlzeiten der Beschäftigten. Letzteres ist für die Unternehmen häufig mit hohen Kosten verbunden.

Bei der Frage nach den Zielsetzungen haben ebenfalls über 90 % der Betriebe einheitlich geantwortet. Zielsetzungen waren mehrheitlich die Verbesserung der Gesundheit, der Leistungsfähigkeit und der Motivation der Beschäftigten sowie die Optimierung der Arbeitsbedingungen. Ein damit verbundener Imagegewinn schien eher zweitrangig. Allerdings sind auch mit diesem Antwortverhalten etwaige betriebliche Eigeninteressen nicht auszuschließen, wie etwa die Vermeidung negativer Publicity (Abb. 1.3).

1.8.2 Beweggründe gegen die Einführung eines BGM aus Unternehmenssicht

Trotz der vielen positiven Effekte, die für Unternehmen, Arbeitnehmer und Leistungserbringer bestehen, gibt es auch seitens der Unternehmen einige Vorbehalte gegen die Einführung eines systematischen betrieblichen Gesundheitsmanagements. Unternehmen, die noch kein BGM eingeführt hatten, aber über BGM informiert waren, wurden nach den Gründen befragt, BGM noch nicht im eigenen Betrieb implementiert zu haben. Abb. 1.4 listet einige Gründe gegen eine Einführung von BGM auf.

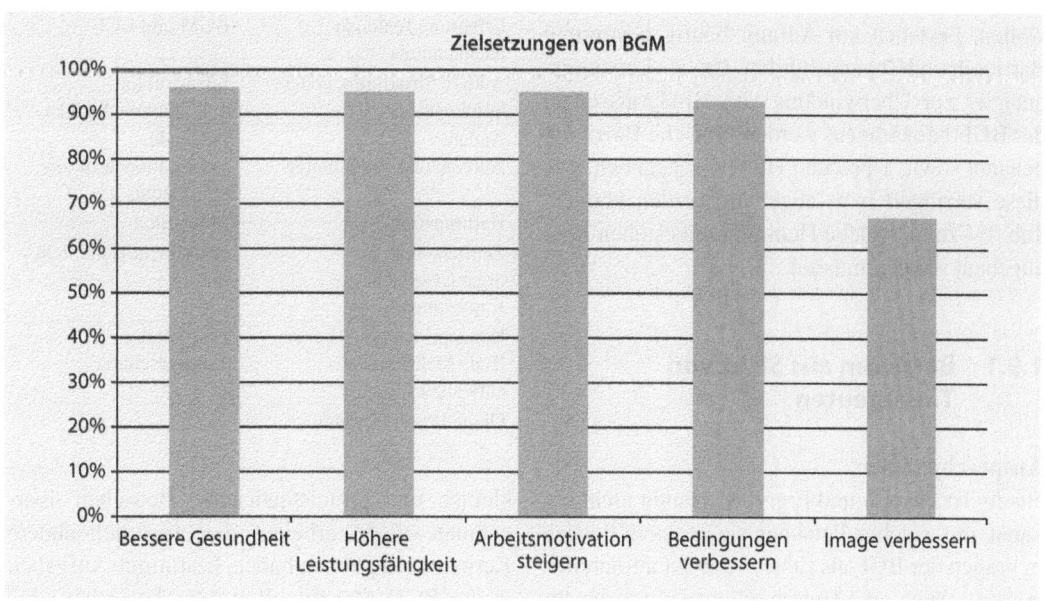

Abb. 1.3 Mit der Implementierung von BGM verbundene Zielsetzungen (Mehrfachnennungen möglich). (Aus Bechmann et al. 2011)

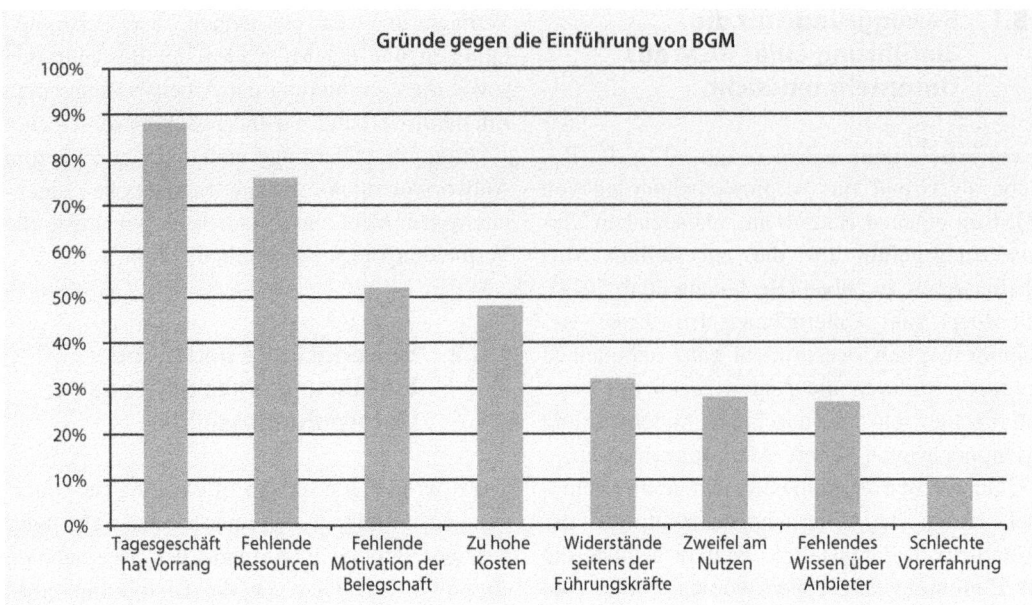

Abb. 1.4 Barrieren zur Einführung von BGM (Mehrfachnennungen möglich). (Aus Bechmann et al. 2011)

1.9   Bisherige Barrieren und wie diese abgebaut werden können

Für Therapeuten, die neu in die BGF einsteigen wollen, bestehen am Anfang häufig bestimmte Barrieren und Zugangshürden. Um als Leistungsanbieter zur Überwindung von Hindernissen in der BGF beizutragen, werden typische Barrieren genannt sowie Tipps und Hinweise gegeben, wie diese verringert bzw. abgebaut werden können. Tab. 1.4 zeigt, welche Hemmnisse bestehen bzw. abgebaut werden müssen.

1.9.1   Barrieren aus Sicht von Therapeuten

Ansprechpartner
Häufig ist Physio- und Ergotherapeuten nicht bekannt, mit welchen Personen sie in einem Betrieb in Fragen der BGF als Erstes Kontakt aufnehmen müssen. Auch sind Entscheidungsträger, die für eine Auftragsvergabe verantwortlich sind, von außen häufig nicht direkt erkennbar. Gerade in

Tab. 1.4 Barrieren aus Sicht der Physiotherapeuten und aus Sicht der Arbeitgeber (Unternehmen)

Physiotherapeuten	Arbeitgeber
Ansprechpartner	Ressourcen (Geld, Zeit, Personal)
Unwissenheit/fehlende Erfahrung/fehlende Fachkenntnis	Wissensdefizite zu BGM und BGF
Andere Strukturen, andere Spielregeln	Infrastruktur, z. B. Räumlichkeiten
Andere Abrechnungsmodalitäten	Fehlende Informationen für die Umsetzung
Haftungsfragen	Motivation
Zeitliche und organisatorische Kapazitäten	Betriebsrat zieht nicht mit
Konzeptionelles Arbeiten: BGF-Maßnahmen entwickeln	Priorität des Tagesgeschäfts
Ökonomische Gründe	

kleinen und mittelständischen Betrieben übernehmen oft Mitarbeiter, die eigentlich andere Kernzuständigkeiten haben, bestimmte Aufgaben in der BGF. Manchmal ist das Thema betriebsintern auch nicht klar geregelt. Dann muss man sich so lange durchfragen, bis die richtige Person gefunden ist. In größeren Unternehmen sind Personen hingegen häufig extra dafür zuständig und unter Umständen sogar auf der unternehmenseigenen Homepage zu finden (Kap. 6).

> **Praxistipp**
> Bei der Information, am Empfang oder bei der Sekretärin nachfragen, wer der zuständige Ansprechpartner ist bzw. in wessen Zuständigkeitsbereich die BGF fällt. Ziel sollte es sein, die zuständige Person ausfindig zu machen.

Unwissenheit/fehlende Erfahrung/fehlende Fachkenntnis

Wie bereits an anderer Stelle erwähnt, besitzen Physio- und Ergotherapeuten aufgrund ihrer Ausbildung oder ihres Studiums die ideale Wissens- und Kompetenzgrundlage, um viele Maßnahmen im Bereich der BGF durchzuführen. Allerdings fehlt häufig der Transfer, um das vorhandene Wissen im betrieblichen Setting anzuwenden. Je nach Tätigkeitsfeld können sich Physio- und Ergotherapeuten zusätzlich um-

fangreiches Fachwissen in der BGF aneignen. Das Fachwissen lässt sich durch spezielle Studiengänge, Weiterqualifizierungsangebote, Literatur, Studien, Praktika, Gespräche mit Fachleuten und Selbstrecherche aneignen (Kap. 10).

Akademische Studienangebote

Für die Physio- und Ergotherapeuten, die sich akademisch weiterqualifizieren oder sich spezialisieren möchten, besteht je nach persönlicher Voraussetzung und persönlichem Ziel die Möglichkeit, einen Bachelor- oder Masterstudiengang zu belegen. In Deutschland werden mehrere einschlägige Studiengänge, die sich mit dem Thema Gesundheit im Betrieb beschäftigen, angeboten (Tab. 1.5).

Selbstverständlich werden im Ausland ebenfalls spezialisierende Studiengänge mit unterschiedlichen Schwerpunkten im Bereich der BGF angeboten.

Weiterbildungsangebote

Ebenfalls existieren verschiedene Weiterbildungsangebote mit Schwerpunkt BGF (Tab. 1.6)

Tab. 1.5 Studiengänge mit Bezügen zur BGF. (Auswahl, eigene Recherchen)

Institution	Studiengang	Abschluss	Dauer	Art
Hochschule Furtwangen (HFU)	Angewandte Gesundheitswissenschaften (AGW)	Bachelor of Science	7 Semester	Vollzeit
Hochschule Furtwangen (HFU)	Angewandte Gesundheitsförderung (AGF)	Master of Science	3 Semester	Vollzeit
PH Schwäbisch Gmünd	Gesundheitsförderung und Prävention	Bachelor of Science	6 Semester	Vollzeit
PH Schwäbisch Gmünd	Gesundheitsförderung und Prävention	Master of Science	4 Semester	Vollzeit
Pädagogische Hochschule Heidelberg	B.A. Prävention und Gesundheitsförderung	Bachelor of Arts	6 Semester	Vollzeit
Hochschule Magdeburg-Stendal	Gesundheitsförderung und -management	Bachelor of Arts	6 Semester	Vollzeit
Hochschule Magdeburg-Stendal	Gesundheitsfördernde Organisationsentwicklung	Master of Arts	4 Semester	Vollzeit
Hochschule Fulda	Gesundheitsförderung	Bachelor of Science	6 Semester	Vollzeit
SRH Fernhochschule The mobile University	Betriebliches Gesundheitsmanagement	Master of Science	3 Semester	Fernstudium

Tab. 1.6 Weiterbildungsangebote BGF

Institution	Weiterbildung	Abschluss
Universität Bielefeld	Gesundheit und Prävention	Zertifikat Gesundheits- und Präventionsberater/in
Deutscher Turner-Bund e.V. (DTB)	DTB-Zertifikat Betriebliche Gesundheitsförderung (BGF)	DTB-Zertifikat Betriebliche Gesundheitsförderung (BGF)
Berufsgenossenschaft für Gesundheitsdienst und Wohlfahrtspflege e.V.	BGW Qualifizierung betriebliches Gesundheitsmanagement	Zertifikat „Qualifizierung betriebliches Gesundheitsmanagement"
TÜV Nord	Betrieblicher Gesundheitsmanager (TÜV)	Teilnahmebescheinigung der TÜV NORD Akademie
TÜV Süd	Betrieblicher Gesundheitsmanager BGM (TÜV) Blendet Training	Zertifikat der TÜV SÜD Akademie
Campus-Akademie für Weiterbildung Universität Bayreuth	Zertifikatskurs: Betriebliches Gesundheitsmanagement	Zertifikat Betriebliches Gesundheitsmanagement
SRH Fernhochschule The mobile University	Grundlagen des Betrieblichen Gesundheitsmanagements und der Betrieblichen Gesundheitsförderung	Zertifikat
AOK Bayern	Ausbildung BGM-Fachkraft	Zertifikat

Andere Strukturen, andere Spielregeln

Im unternehmerischen Umfeld bestehen andere Strukturen, Regeln und Hierarchien als im Umgang mit Patienten in Einrichtungen des Gesundheitswesens wie beispielsweise im Krankenhaus; Zuständigkeiten und Akteure sind für Neulinge auf diesem Gebiet nicht immer auf den ersten Blick überschaubar. Auch die Zusammenarbeit mit den Akteuren unterscheidet sich an den unterschiedlichsten Stellen in mehreren Punkten.

Andere Abrechnungsmodalitäten

Leistungen der betrieblichen Gesundheitsförderung werden nicht klassisch auf Rezept verordnet und sind unabhängig vom Heilmittelkatalog, da sie sich auf keine Diagnose beziehen. Das führt auch dazu, dass die Abrechnung der durchgeführten Maßnahmen anders erfolgt. Viele Betriebe wünschen sich ein schriftliches Angebot mit Konzept, bezahlt wird im Voraus oder später per Rechnung. Die Frage, ob z. B. Voraussetzungen für eine Umsatzsteuerbefreiung erfüllt sind, hängt maßgeblich vom zu versteuernden Einkommen und der Unternehmensform ab. Daher weisen die Autoren an dieser Stelle darauf hin, solche Themen mit dem eigenen Steuerberater zu besprechen.In diesem Buch werden Beispiele für ein Musterangebot und eine Musterrechnung gegeben (Kap. 5).

Haftungsfragen

Auch bei der Durchführung von Maßnahmen der BGF können sich Mitarbeiter verletzen bzw. einen Schaden erleiden, wodurch einerseits Untersuchungs- und Behandlungskosten entstehen können und andererseits ein Arbeitsausfall – je nach Verletzung und Art der Tätigkeit – möglich ist. Auf jeden Fall sollte der Therapeut vorher abklären, durch wen mögliche Verletzungen bzw. Schäden abgesichert sind. Therapeuten sollten prüfen, ob Maßnahmen der BGF durch die eigene Berufshaftpflichtversicherung abgedeckt sind. Auch über den Auftraggeber kann ein Versicherungsschutz bestehen (Abschn. 5.5).

Praxisbeispiel

Ein Physiotherapeut führt ein Einzelcoaching bei einem 45-jährigen männlichen Kassierer in einem Supermarkt durch. Das Einzelcoaching wird präventiv durchgeführt. Der Physiotherapeut zeigt dem Beschäftigen Kräftigungs- und Dehnübungen, die seine Schulter-Nacken-Muskulatur stärken sowie die Mobilität der HWS erhalten. Der Physiotherapeut empfiehlt eine tägliche Durchführung der Übungen, die der Kassierer sofort mit großem Eifer und Elan umsetzen möchte. Drei Wochen nach Durchführung des Einzelcoachings ruft der Beschäftigte in der Praxis des Physiotherapeuten an und berichtet über starke

HWS-Beschwerden, Kribbeln und Taubheits-
gefühl im rechten Arm, die nach Teilnahme am
Einzelcoaching und mehrtätiger Durchführung
der Übungen aufgetreten seien. Während einer
Dehnübung habe er auch ein kurzes Knackge-
räusch wahrgenommen. Er könne vor Schmerzen
inzwischen kaum mehr schlafen und seinen
Haushalt momentan nur noch eingeschränkt bewältigen. Er sei bereits bei einem Orthopäden gewesen. Dieser habe ein MRT veranlasst, in dem
ein mediolateraler Bandscheibenvorfall in Höhe
C5/C6 diagnostiziert worden sei. Vorher sei er
völlig beschwerdefrei gewesen. Er beschuldigt
den Physiotherapeuten, den BS-Vorfall in der
HWS durch die Übungen induziert zu haben und
kündigt eine Schadensersatz- und Schmerzens-
geldklage an. Die Unternehmensleitung des
Supermarkts ist über den Vorfall alles andere als
erfreut.

Losgelöst von diesem fiktiven Praxisbeispiel
sollte auf jeden Fall darauf geachtet werden,
dass sich Mitarbeiter durch Maßnahmen nicht
verletzen oder Beschwerden erleiden. Denn
sonst kann der beabsichtigte Effekt einer Maßnahme, nämlich ein besserer Gesundheitszustand und weniger krankheits- bzw. ver-
letzungsbedingte Arbeitsausfälle, ins Gegenteil
ausschlagen.

Zeitliche und organisatorische Kapazitäten
Praxisbeispiel
Eine Physiotherapiepraxis erhält eine Anfrage
zur Durchführung von BGF-Maßnahmen für
Bühnenmitarbeiter, da die Physiotherapiepraxis
auf ihrer Praxishomepage für Maßnahmen der
BGF wirbt. Der Auftraggeber verlangt jedoch,
dass die Bühnenmitarbeiter über mindestens vier
Monate an verschiedenen Tagen in der Woche
mehrere Stunden am Tag während ihrer Tätigkeit
präventiv betreut werden. Darüber hinaus wird
eine intensive Mitarbeit bei den Gefährdungsbeurteilungen verlangt. Allerdings ist das
Patientenaufkommen in der Physiotherapiepraxis
gerade ebenfalls sehr hoch, weshalb die zeitlichen und personellen Kapazitäten zur Durchführung dieser umfangreichen Anfrage aktuell
nicht vorhanden sind.

Gerade bei größeren Aufträgen muss vorab
gut eingeschätzt werden, wie sich der zeitliche
Aufwand der Maßnahme bzw. wie sich die eigenen personellen Kapazitäten aktuell darstellen.
Abhängig von der Mitarbeiter- bzw. der Teilnehmeranzahl können mehrere Termine notwendig sein, um alle Mitarbeiter zu erreichen.
Alternativ können die Abteilungen auch nacheinander geschult werden, sodass sich das Projekt über einen längeren Zeitraum erstrecken
kann.

Konzeptionelles Arbeiten: BGF-Maßnahmen
entwickeln
Größere Unternehmen und Unternehmen, die bereits einige Maßnahmen der BGF durchgeführt
haben und über entsprechende Erfahrung verfügen, haben häufig eine genaue Vorstellung von
einer Auftragsdurchführung und halten mitunter
detaillierte Produktbeschreibungen für Leistungserbringer bereit.

In diesen Produktbeschreibungen ist konkret
formuliert, wie die Maßnahme durchgeführt werden soll. Sie können für Bewegungspausen
genauso wie für eine komplexere Arbeitsplatzberatung konzipiert sein (Kap. 5).

Haben Unternehmen keine konkrete Vorstellung von der Gestaltung und Durchführung
eines Auftrags, ist vom Physio- und Ergotherapeuten konzeptionelle Arbeit gefragt. Es
soll dann ein maßgeschneidertes Konzept für das
jeweilige Unternehmen entwickelt werden.
Grundlage für ein erfolgreiches Gelingen von
BGF-Maßnahmen ist die Anwendung von Methoden aus dem Projektmanagement (Kap. 4).

Praxisbeispiel
- Bewegungspausen: Welche Ausgleichsübungen sind für die Zielgruppe besonders
  wichtig?
- Ist ein Einzelcoaching oder ein Gruppencoaching geeigneter?
- Wie lange sollte ein Einzelcoaching bzw.
  Gruppencoaching idealerweise dauern und welche Inhalte sollten genau vermittelt werden?
- Wie oft soll die Maßnahme durchgeführt
  werden?

- Wie sollten die Ausgleichsübungen am besten in den Arbeitsalltag integriert werden?
- Mit welchen Akteuren muss/sollte eine Abstimmung erfolgen?

Ökonomische Gründe

Manchen Therapeuten kann der erwartete Aufwand im Verhältnis zum geschätzten Ertrag zu hoch erscheinen. Die mit der Entscheidung eines Markteintritts verbundenen Kosten (Flyer, Homepage neu erstellen oder Relaunch, Mitarbeiterschulungen etc.) werden gescheut.

Praxisinhaber sollten am Anfang auf jeden Fall etwas Geld und Zeit investieren, um das Geschäftsfeld zu entwickeln. Die Start- und Entwicklungsphase eines Konzepts ist oft mit Mehrausgaben verbunden, die Einnahmen und die Gewinnschwelle folgen zumeist erst nach mehreren erfolgreich durchgeführten Aufträgen. Praxisinhabern stehen verschiedene Möglichkeiten der Gewinnmaximierung zur Verfügung. Sind die strukturell limitierten Faktoren wie Mitarbeiter und Räumlichkeiten ausgeschöpft, kann im GKV-Bereich eine höhere Vergütung pro Zeiteinheit über eine Umschichtung im Terminkalender zugunsten von höher vergüteten Maßnahmen erzielt werden. Dieser Vorgang sollte so durchgeführt werden, dass er korrekt und ethisch einwandfrei ist und Patienten nicht abgelehnt werden (Betz 2014). Die Rentabilität kann auch über den sogenannten zweiten Gesundheitsmarkt, wozu die BGF gezählt wird, gesteigert werden. Im Geschäftsfeld des zweiten Gesundheitsmarktes können je nach Kalkulation und unternehmerischem Geschick pro Zeiteinheit lukrative Umsätze generiert werden.

▶ **Ein Markteintritt in die BGF kann sich für Physio- und Ergotherapeuten in vielerlei Hinsicht lohnen. Der Einstieg muss am Anfang nicht immer aufwendig und mit hohen Ausgaben verbunden sein. Zunächst kann man auch mit kleineren Aufträgen in der Region starten. Als Opportunitätseffekt kann der Bekanntheitsgrad der eigenen Praxis auf diese Weise erhöht werden, was zu einem Nachfrageanstieg von Terminen in der Praxis führen kann.**

1.9.2 Barrieren seitens der Arbeitgeber

Ressourcen (Geld, Zeit, Personal)

Die systematische Umsetzung von BGM und BGF ist mit tiefergehenden innerbetrieblichen Veränderungen verbunden. Das geht mit finanziellen Ausgaben, Zeit und/oder Personaleinsatz einher. Die Kosten werden aber in manchen Fällen von den Unternehmen im Vorfeld gescheut oder als zu hoch eingeschätzt, was dann zur abschlägigen Entscheidung von BGM generell oder von BGF-Aktivitäten führen kann.

Praxisbeispiel

Die Leiter eines Krankenhauses planen eine Schulungsmaßnahme für Pfleger zum Thema rückengerechtes Heben. Aufgrund der Notwendigkeit, eine stationäre Patientenversorgung aufrechtzuerhalten, ist es nicht möglich, das Pflegepersonal während der normalen Arbeitszeit an der vorgesehenen Schulungsmaßnahme teilnehmen zu lassen. Das Pflegepersonal ist im Mehrschichtdienst mit unterschiedlichen Arbeitszeiten eingeteilt. Gerade Personen im Schichtdienst sollten nicht unberücksichtigt bleiben. Durch die unterschiedlichen Arbeitszeiten sind diese Personen ohnehin einer besonderen Belastung ausgesetzt. In diesem Fall kann es sinnvoll sein, die Maßnahme außerhalb der regulären Arbeitszeit anzubieten und mehrere Termine zur Verfügung zu stellen, damit jede Person – unabhängig von der Arbeitszeit – an der Maßnahme teilnehmen kann.

Wissensdefizite zu BGM und BGF

Viele Arbeitgeber wissen nicht, über welche Kompetenzen Physio- und Ergotherapeuten verfügen oder nach welchen Qualitätskriterien sie einen Anbieter von BGF-Maßnahmen auswählen sollen. Auch ist vielen Unternehmen nicht bewusst, welche finanziellen Unterstützungen existieren und wie sie diese erhalten – Entscheidern fehlen schlichtweg Informationen. Ein kompetenter Physiotherapeut kann Informationen liefern und über mögliche Finanzierungs- und Unterstützungsmöglichkeiten aufklären (Kap. 7).

Infrastruktur (z. B. Räumlichkeiten)
Auch wenn in den Betrieben meist kein Gymnastikraum oder eine Turnhalle vorhanden ist, so sollte der Therapeut prüfen, inwiefern andere Räumlichkeiten für die Durchführung von präventiven Maßnahmen geeignet sind und seine Maßnahmen den Gegebenheiten vor Ort anpassen. Zur Kostenerstattung müssen die Maßnahmen den Kriterien aus dem Leitfaden Prävention entsprechen (Leitfaden Prävention Handlungsfelder und Kriterien 2023) (Kap. 7).

Fehlende Informationen für die Umsetzung
In vielen KMU sind keine Fachleute angestellt, die die Unternehmensführung hinsichtlich BGF-Maßnahmen beraten können. Und Betriebe, die in der Vergangenheit keine BGF-Maßnahmen durchgeführt haben, wissen häufig nicht, wie diese gestaltet sein müssen und dann im eigenen Betrieb umgesetzt werden können. Therapeuten können ihre Fachkompetenz anbieten und gemeinsam mit dem Unternehmen ein Konzept für die Umsetzung entwickeln. Ein etwaiger Beratungsaufwand kann in unterschiedlichen Finanzierungsmodellen vergütet werden.

Motivation
Die Unternehmensführung zeigt keine Motivation zur Durchführung von BGF-Maßnahmen für die Belegschaft. Hier kann es sinnvoll sein, die Unternehmensführung weiter über den Nutzen und die vielen Vorteile von BGF-Maßnahmen zu informieren. Auch kann auf aktuelle Daten zum Return on Investment (ROI) verwiesen werden (Kap. 2). In manchen Fällen benötigt die Unternehmensführung auch etwas Zeit und entscheidet sich zu einem späteren Zeitpunkt für die Durchführung von BGF-Maßnahmen. Für eine erfolgreiche Umsetzung von BGF ist ein eindeutiges Bekenntnis der Unternehmensführung absolut notwendig. Andernfalls würde die Zielgruppe die Angebote nicht akzeptieren.

Betriebsrat zieht nicht mit
Es ist wichtig, auch den Betriebsrat, sofern vorhanden, für eine BGF-Maßnahme zu gewinnen. Dieser ist allerdings meist erst ab einer bestimmten Unternehmensgröße vorhanden. Der Betriebsrat ist grundsätzlich an einem guten Gesundheitszustand der Belegschaft interessiert. Ein Betriebsrat achtet darauf, dass Mitarbeiter nicht benachteiligt werden, und ihm ist prinzipiell sehr daran gelegen, dass möglichst viele Mitarbeiter die Vorzüge einer BGF-Maßnahme erhalten (was sich durchaus mit den Zielen des Therapeuten decken kann). Auch achtet ein Betriebsrat nochmal speziell auf die Einhaltung der Schweigepflicht und des Datenschutzes. Falls der Betriebsrat an manchen Stellen Bedenken äußern oder Verbesserungsvorschläge einbringen sollte, sollten diese möglichst positiv und konstruktiv aufgenommen werden.

Priorität Tagesgeschäft
Auch wenn die Unternehmensführung eine Motivation besitzt, BGF-Maßnahmen für die Belegschaft anzubieten, so kann dennoch das Tagesgeschäft bevorzugt werden. Eine solche Konstellation ist grundsätzlich erstmal günstig, da die Unternehmensführung ein generelles Interesse an der Durchführung von BGF-Maßnahmen bekundet hat. In einigen Branchen gibt es saisonale Schwankungen, was das Tagesgeschäft bzw. die Auftragslage anbelangt. Im Bankensektor existiert zum Jahresende hin meist immer ein verhältnismäßig hohes Arbeitsaufkommen, da Jahresabschlüsse und Bilanzen vorbereitet werden müssen. Auch im Gastronomiebereich besteht – bedingt durch die vielen Weihnachtsfeiern – zum Jahresende hin meist eine hohe Auslastung. Sinnvoll ist es daher, sich auf andere Branchen oder Unternehmen zu konzentrieren, die saisonal bedingt in diesen Zeiträumen ein geringeres Arbeitsaufkommen haben. In den Wintermonaten könnte eventuell die Baubranche infrage kommen. Die Maßnahme in der Bank oder in der Gastronomiebranche sollte daher in Zeiträumen mit verhältnismäßig geringerem Arbeitsaufkommen geplant und abgestimmt werden.

1.10   Akteure in der BGF

Der Physio- und Ergotherapeut arbeitet in der BGF eng mit anderen Akteuren zusammen. Die Akteure und die Arbeitsweise unterscheiden sich dabei von den Gegebenheiten beispielsweise im Krankenhaus oder in einer Rehaklinik. In den nachfolgenden Abschnitten werden wichtige Schlüsselpersonen in der BGF genannt und beschrieben, mit denen der Therapeuten Kontakt haben kann.

1.10.1   Betriebliche Akteure

Geschäftsführer

Inwieweit der Geschäftsführer BGF-Maßnahmen im Vorder- oder Hintergrund steuert, variiert von Unternehmen zu Unternehmen. Betriebliche Gesundheitsförderung ist in jedem Fall eine Aufgabe, die nur gelingt, wenn die Unternehmensführung dahintersteht. Bei der Auftragsakquise ist es immer sinnvoll, den Geschäftsführer von seinem Konzept zu überzeugen. Der Geschäftsführer trägt letztendlich die finanzielle Verantwortung und muss, abhängig vom Unternehmen, ein Budget zur Verfügung stellen. Wenn die Gelegenheit vorhanden ist, sich beim Geschäftsführer zu präsentieren, sollte diese genutzt werden.

Personalchef

Der Personalchef gehört zu den leitenden Mitarbeitern in einem Unternehmen und hat eine sehr verantwortungsvolle Position. Zu seinem Stellenprofil gehören unter anderem die strategische Personalpolitik, die Personalplanung, die Personalrekrutierung und die Gehaltspolitik. Seine Rolle in der betrieblichen Gesundheitsförderung ist nicht immer gleich und sicherlich auch immer ein Stück unternehmens- und personenabhängig. Abhängig vom Unternehmen, vom Auftrag und Stellenprofil sowie vom Personalchef selbst, kann ein sehr unterschiedlicher Kontakt mit ihm bestehen.

Abteilungsleiter

Jeder Abteilungsleiter sollte über die Vorgänge informiert sein, die in seinem Verantwortungsbereich stattfinden. Wenn Maßnahmen in einer Abteilung geplant werden, sollte der jeweilige Abteilungsleiter mit im Boot sitzen. Je nach Situation können bestimmte Rückmeldungen, z. B. über Neuanschaffungen, auch an ihn zurücklaufen. Daher wird empfohlen, Abteilungsleiter ebenfalls stets wahrzunehmen – auch wenn die Maßnahme von höherer Ebene beschlossene Sache ist. Es sollte auch nicht immer davon ausgegangen werden, dass die Information über geplante Maßnahmen der BGF automatisch an den Abteilungsleiter weitergetragen wird und dass der Abteilungsleiter automatisch hinter der Maßnahme steht. Als Beitrag zu einem reibungslosen Ablauf vor einem feststehenden Termin einer Maßnahme empfiehlt es sich, beim Koordinator für BGF zu erfragen, ob der Abteilungsleiter oder andere Personen über die Maßnahme informiert sind.

Gesundheitsmanager/Koordinator betriebliche Gesundheitsförderung

Größere Unternehmen haben diese Position häufig in Vollzeit besetzt. Vor allem aber in KMU ist diese Aufgabe Mitarbeitern anvertraut, die in erster Linie einer anderen Tätigkeit nachgehen und die sich daneben zusätzlich um das Themenfeld BGF kümmern. Beim Kontakt mit dem Gesundheitsmanager eines Betriebes ist es empfehlenswert, etwas über die Ausbildung bzw. die Qualifikation des Stelleninhabers zu erfahren. Das ist für den weiteren Gesprächsverlauf wichtig, da sich alle Ansprechpartner dann entsprechend kommunikativ darauf einstellen können, z. B. durch Weglassen von Fachtermini. Es sollte berücksichtigt werden, dass durch einen Abschluss in einem bestimmten Studienfach besondere Denk-, Arbeits- und Handlungsweisen bei den Absolventen bewusst entwickelt und ausgebildet werden. Es kann sogar vorkommen, dass der Gesundheitsmanager gar kein fachspezifisches Studium in diesem Bereich aufweist, sondern

z. B. BWL oder Jura studiert hat. Manchmal ist es so, dass erfahrene Mitarbeiter des Unternehmens in diesem Bereich eingesetzt werden, diese kennen die teilweise komplizierten Strukturen des Unternehmens gut und können entsprechend im System Prozesse initiieren und erfolgreich umsetzen. Gesundheitsmanager müssen dementsprechend nicht immer selbst fachlich-inhaltliches Wissen besitzen, dafür koordinieren sie die Gesundheitsaktivitäten mit den entsprechenden Fachkräften. Nach Erfahrung der Autoren gibt es hier eine große Variationsbreite. In manchen Betrieben wird auch manchmal der Begriff Koordinator für betriebliche Gesundheitsförderung verwendet.

▶ **Wenn der Gesundheitsmanager fachfremd ist, muss das in der Kommunikation berücksichtigt werden, z. B. durch eine angemessene Ansprache ohne Verwendung von Fachvokabular. Anders verhält es sich, wenn der Gesundheitsmanager selbst ein fachspezifisches Gesundheitsstudium abgeschlossen hat. Der Qualifikation des Gesundheitsmanagers sollte in jedem Fall Rechnung getragen werden.**

Betriebsarzt
Betriebsärzte unterstützen nach § 3 Arbeitssicherheitsgesetz Unternehmer bei der Durchführung von Maßnahmen zur Arbeitssicherheit und zum Gesundheitsschutz (Arbeitssicherheitsgesetz 2013). Sie haben in vielen Fällen eine abgeschlossene Ausbildung zum Facharzt für Arbeitsmedizin, aber auch Ärzte mit der Zusatzqualifikation Betriebsmedizin verfügen über die notwendige arbeitsmedizinische Fachkunde und erfüllen damit die gesetzlichen Anforderungen, um als Betriebsarzt bestellt zu werden. In größeren Unternehmen sind diese festangestellt, in kleinen und mittelständischen Unternehmen kommen Betriebsärzte anlass- und tätigkeitsbezogen in den Betrieb. Ein Betriebsarzt ist zuständig für alle Fragen des Arbeits- und Gesundheitsschutzes und berät das jeweilige Unternehmen dahingehend. Beispielsweise führt er in der Regel auch die arbeitsmedizinischen Vorsorgeuntersuchungen durch oder veranlasst

diese, zu der auch die Vorsorgeuntersuchung der Augen gehört. Auf diese Vorsorgeuntersuchung haben Beschäftigte, die während ihrer normalen Arbeit an Bildschirmen tätig sind, einen gesetzlichen Anspruch (Kap. 8).

Betriebsrat
Dem Betriebsrat, sofern vorhanden, kommt eine nicht zu unterschätzende Bedeutung in der BGF zu. Er besitzt ein Mitbestimmungsrecht, das notfalls gerichtlich eingeklagt werden kann. Das Mitbestimmungsrecht kann sich beispielsweise auf Maßnahmen und Unterweisungen beziehen. Aus diesem Grund ist es als Leistungsanbieter wichtig, transparent und kooperativ mit dem Betriebsrat zusammenzuarbeiten und diesen ebenfalls vom Sinn und Nutzen der geplanten Maßnahmen zu überzeugen. Entscheidend ist, dass der Betriebsrat vor der erstmaligen Durchführung über die geplante Maßnahme informiert wird. Ein Akteur, der sich nicht wahrgenommen fühlt, kann eine Maßnahme erheblich konterkarieren.

Fachkraft für Arbeitssicherheit
Unternehmen sind verpflichtet, Fachkräfte für Arbeitssicherheit einzusetzen. So sieht es das Arbeitssicherheitsgesetz vor (Arbeitssicherheitsgesetz 2013). Ihre Aufgabe besteht darin, sich um den Arbeitsschutz, die Unfallprävention, die Arbeitssicherheit und allgemein die Gesundheit der Beschäftigten zu kümmern. Diese Aufgabe kann ein Techniker, ein Meister oder ein Sicherheitsingenieur übernehmen. Für die innerbetriebliche Tätigkeit als „Arbeitsschutzmanager" ist eine spezielle Qualifikation erforderlich. Aufgrund ihres Aufgabenprofils kann es Schnittstellen mit Physio- und Ergotherapeuten geben, die für einen Betrieb oder ein Unternehmen BGF-Maßnahmen entwickeln und implementieren. Auftragsabhängig kann es zu einem Kontakt mit der Fachkraft für Arbeitssicherheit und einer gegenseitigen Abstimmung kommen. In kleinen Betrieben können die Strukturen anders aussehen.

Sicherheitsingenieur
Sicherheitsingenieure sind für die Sicherheit der Mitarbeiter und die Einhaltung von gesetzlichen

Vorschriften zuständig. In manchen Betrieben bilden Sicherheitsingenieure eine Personalunion mit der Fachkraft für Arbeitssicherheit.

1.10.2 Überbetriebliche Akteure

Krankenkassen

Die Krankenkassen sind per Gesetz zur Durchführung von BGF-Maßnahmen verpflichtet (Präventionsgesetz 2015, Kap. 1). Krankenkassen führen eigene Maßnahmen durch bzw. initiieren und finanzieren diese. Zu den Maßnahmen gehören Gesundheitszirkel, Analysen zu Arbeitsunfähigkeit, Arbeitssituation und anderen unternehmensspezifischen Gesundheitsthemen, Nikotin-, Alkohol und generelle Suchtberatung, Angebote von Seminaren zu Themen wie Rückengesundheit, Entspannung, Stressabbau, Gewichtsreduktion, Ernährung etc. Krankenkassen arbeiten dabei mit den gesetzlichen Unfallversicherungsträgern zusammen. Je nach Krankenkasse erhalten Betriebe Anreize zur Umsetzung bzw. Einführung von Maßnahmen in Form von finanziellen Ermäßigungen.

Deutsche Gesetzliche Unfallversicherung

Die Deutsche gesetzliche Unfallversicherung (DGUV) gehört zum deutschen Sozialversicherungssystem, wobei die Grundlagen im 7. Sozialgesetzbuch (SGB VII) enthalten sind. Die DGUV beschäftigt eigene Experten im Bereich Gesundheit und Arbeitsplatz, unterhält Arbeitskreise und veröffentlicht viele Broschüren sowie Informationsmaterialien zum Thema Gesundheit und Arbeit. Anhand arbeitswissenschaftlicher Erkenntnisse und unter Berücksichtigung des Arbeitsschutzes entwickelt sie das Präventionskonzept Arbeit und Gesundheit weiter. In ihrem Kompetenzportfolio hält sie Dienstleistungsangebote für Arbeitgeber bereit, hilft mit einer modernen, ganzheitlichen Präventionskonzeption, den Gesundheitszustand von Beschäftigten möglichst positiv zu beeinflussen und gesundheitsbedingte Gesundheitsgefahren gezielt zu verhindern. Auch die Behandlung, Rehabilitation und Entschädigung bei Berufskrank-

heiten und Unfällen z. B. Teilnahme am Betriebssport fällt in das Leistungsspektrum.

Berufsgenossenschaften

Berufsgenossenschaften bieten für Mitarbeiter und Führungskräfte Schulungen an (z. B. Prävention von Rückenschmerzen in der Pflege) und stellen Informationsmaterialien wie Prospekte, Broschüren oder Flyer zur Verfügung. Berufsgenossenschaften beteiligen sich aktiv an BGF-Projekten – je nach Zielstellung und Konzeption. Darüber hinaus können sie Prämien für Betriebe ausschütten, beispielsweise dann, wenn durch die Maßnahme eine Verringerung der Unfälle nachweislich erreicht werden konnte.

Bundesanstalt für Arbeitsschutz und Arbeitsmedizin

Die Bundesanstalt für Arbeitsschutz und Arbeitsmedizin (BAuA) verfügt über eine umfassende Expertise sowie einen großen Erfahrungsschatz in unterschiedlichsten Fragestellungen zu den Themen Gesundheit und Arbeit. Das umfasst auch die Bereiche Gesunderhaltung und Gesundheitsförderung am Arbeitsplatz. Zudem initiiert, leitet, finanziert und begleitet sie in diesem Kontext relevante Forschungsprojekte. Ebenso trägt sie zur Verbreitung sowie zur Integration von aktuellen wissenschaftlichen Erkenntnissen in die betriebliche Praxis bei.

Rehabilitationseinrichtungen

Bei der Rehabilitation geht es um die Wiedereingliederung von Beschäftigen, die längere Zeit krankheitsbedingt ausgefallen sind und nun wieder in betriebliche Prozesse eingegliedert werden sollen. Das betrifft vor allem die betriebliche Re-Integration von Mitarbeitern

- mit schweren oder chronischen Krankheiten,
- mit Behinderungen und/oder Funktionseinschränkungen, z. B. Amputationen,
- nach Unfällen.

Gerade für Mitarbeiter, die sich in der Phase der Re-Integration befinden, können Maßnahmen der BGF in Form einer Sekundärprävention sinnvoll sein, um ein Wiederauftreten der Beschwerden zu verhindern und um die Gesundheit am Arbeitsplatz wiederherzustellen. Diese sekundärpräventiven Maßnahmen werden allerdings nicht über den Leitfaden Prävention und somit über die Krankenkassen unterstützt. Unter § 20 SGB V fallen nur primärpräventive Leistungen (Kap. 7).

Rentenversicherungsträger
Rentenversicherungsträger beraten und informieren Unternehmen, wie sie die betriebliche Gesundheitsförderung implementieren können. Dies umfasst beispielsweise Beratung und Information für Beschäftigte über Präventionsangebote der Krankenkassen, Analyse zur Belastungssituation, Beratung bei Arbeitsplatzgestaltung und -einrichtung, Durchführung eigener Präventionsangebote, Unterstützung bei der Rehabilitation und Netzwerkbildung.

1.11 Partizipation der Zielgruppe in der betrieblichen Gesundheitsförderung

Mit Partizipation im Zusammenhang mit der BGF ist der Grad der Beteiligung der Zielgruppe, also der Beschäftigten, gemeint. Partizipation kann als kontinuierliche Ausprägung elaboriert werden. Der Grad der Partizipation reicht von der Selbstorganisation bis zur Instrumentalisierung. Eine wesentliche Forderung aus der Ottawa-Charta ist ein hoher Grad an Selbstbestimmung. Es geht nicht nur darum, dabei zu sein, sondern mitzubestimmen. Vor allem eine aktive Beteiligung der Zielgruppe ist für eine nachhaltige Lebensstilmodifikation unbedingt erforderlich.

Auch kann bei einem hohen Integrationsgrad der Mitarbeiter das „Expertenwissen" der Zielgruppe besser genutzt werden, wodurch BGF-Angebote noch stärker an den spezifischen Bedürfnissen der Mitarbeiter ausgerichtet werden können. Eine starke Einbindung der Mitarbeiter kann daneben als Ausdruck der Anerkennung verstanden werden. Für einen Therapeuten, der BGF-Maßnahmen in einem Betrieb durchführt, ist es wichtig zu wissen, in welchem Umfang die

Mitarbeiter an Prozessen in der BGF einbezogen wurden. Als Orientierung kann das von Wright und Mitarbeitern veröffentlichte Stufenmodell der Partizipation verwendet werden, welches auf dem von Arnstein entwickelten Modell basiert (Wright 2010; Arnstein 1969; Abb. 1.5). Für ein erfolgreiches Gelingen müssen letztendlich alle BGF-Akteurgruppen möglichst gut eingebunden werden.

Stufe 1: Instrumentalisierung
Übergeordnete Akteure, die sich außerhalb der Zielgruppe befinden, treffen Entscheidungen in ihrem eigenen Sinne. Die Zielgruppe wird durch übergeordnete Akteure benutzt. Die Zielgruppe versteht bzw. kennt die Interessen der sich außerhalb der Zielgruppe befindlichen übergeordneten Akteure nicht. Die Wünsche und Interessen der Zielgruppen werden nicht berücksichtigt. Auf einer Veranstaltung ist die Zielgruppe lediglich eine Zierde.

Stufe 2: Anweisung
Personen, die z. B. aufgrund ihrer Position oder ihrer Kompetenzen befugt sind, fachliche Entscheidungen zu fällen, treffen diese mit Kenntnis der Situation, in der sich die Zielgruppe befindet – allerdings alleine.

Beispiel: Ein Chef entscheidet, dass ein Koordinationstraining für Mitarbeiter durchgeführt werden soll, da es häufig zu Unfällen durch Stolpern im Betrieb kommt. Die Mitarbeiter werden diesbezüglich nicht zu ihren Meinungen oder Wünschen befragt. Auch werden der Zielgruppe nicht die Gründe der Maßnahme dargelegt. Bei dem Koordinationstraining handelt es sich um eine Anweisung.

Stufe 3: Information
Die Situation und Lage der Zielgruppe wird von übergeordneten Akteuren eingeschätzt. Die Entscheidungsträger legen ihre Strategie im Umgang mit den Problemen der Zielgruppe dar und erläutern sie.

Beispiel: Bezugnehmend auf das vorherige Beispiel Koordinationstraining. Der Unterschied zu Stufe 2 (Anweisung) wäre, dass der Chef dem Mitarbeiter zusätzlich die Gründe für seine Ent-

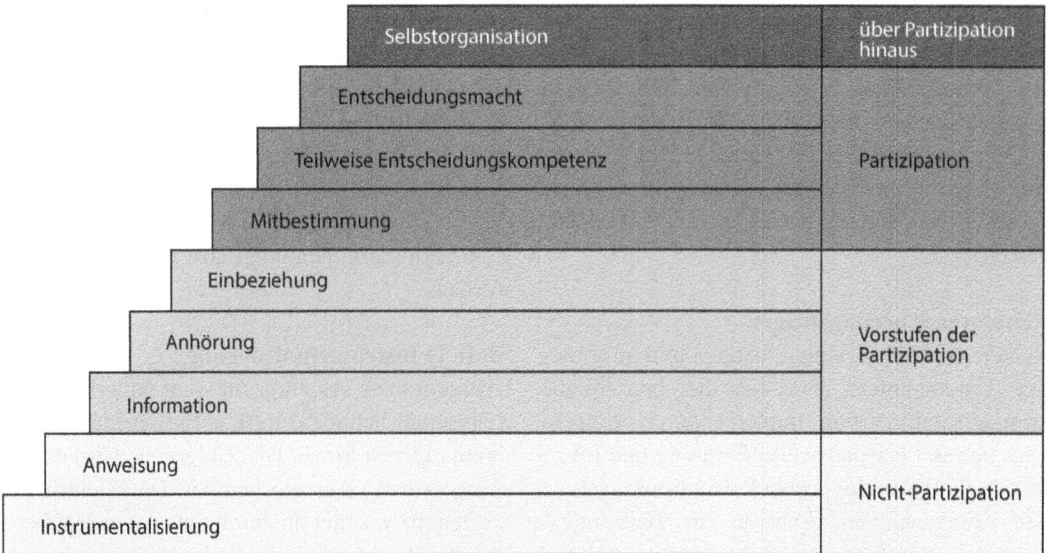

Abb. 1.5 Die Grafik zeigt unterschiedliche Stufen der Partizipation von Zielgruppen. In der BGF ist die Belegschaft eine Zielgruppe. Bei der untersten Einteilung der Nicht-Partizipation bleibt die Sichtweise der Zielgruppe unberücksichtigt und in der Vorstufe der Partizipation wird die Zielgruppe stärker in den Entscheidungsprozess eingebunden, ohne jedoch formal involviert zu sein. In der Einteilung Partizipation hat die Zielgruppe einen formalen und direkten Einfluss auf die Entscheidungsfindung. Bei der Einteilung, die über die Partizipation hinausgeht, sind alle Formen der Eigeninitiative gemeint. (Mit freundlicher Genehmigung aus Wright 2010)

scheidung darlegt. Außerdem erhalten die Beschäftigten Basisinformationen über das geplante Koordinationstraining.

Stufe 4: Anhörung

Die Zielgruppe erhält die Möglichkeit, den Entscheidern ihre eigene Sicht und ihre Einschätzung inklusive möglicher Lösungsvorschläge zu kommunizieren. Die Zielgruppe wird angehört. Allerdings hat die Zielgruppe keinen Einfluss darauf, inwieweit ihre Sichtweise berücksichtig wird.

Beispiel: Eine Mitarbeiterbefragung wird vorgenommen. Die Zielgruppe wird nach ihren Interessen, Wünschen und Problemen befragt. Auf Strategien und Maßnahmen, die aufgrund der Befragung eingeleitet werden, hat die Zielgruppe jedoch keinen Einfluss.

Stufe 5: Einbeziehung

Die Entscheidungsträger lassen sich von bestimmten Personen, die für die Zielgruppe stehen oder aus dieser kommen, beraten. In Verhandlungen vertreten diese gebündelt die Interessen der Zielgruppe, haben jedoch lediglich ein Mitberatungsrecht – kein Stimmrecht.

Beispiel: Im Gemeinsamen Bundesausschuss (G-BA) soll über ein Gesetz zur Übertragung ärztlicher Tätigkeiten an ausgebildete Pflegekräfte abgestimmt werden. Die Interessen der Patienten werden über sogenannte Patientenvertreter gewährleistet, diese haben allerdings lediglich ein Mitberatungs- und Antragsrecht und kein Stimmrecht.

Stufe 6: Mitbestimmung

Die Zielgruppe entsendet einen Vertreter, der bei der Verhandlung ein Mitspracherecht besitzt und die Interessen der Zielgruppe vertritt.

Beispiel: Ein Therapeut soll für die Belegschaft in einem KMU einen Vortrag zum Thema Prävention von Rückenschmerzen halten. Die Zielgruppe möchte dabei jedoch nicht nur etwas über verhaltens-, sondern auch verhältnisorientierte Ansätze erfahren. Die Zielgruppe entsendet einen Vertreter, der am Vorbereitungsgespräch zwischen der Geschäftsführung, dem

BGF-Beauftragten und dem Therapeuten ebenfalls teilnimmt und über Inhalte des Vortrags mitbestimmen darf. Jedoch kann die Zielgruppe über ihren Zielgruppenvertreter nicht alleine entscheiden, welche Inhalte und Schwerpunkte der Vortrag haben soll.

Stufe 7: Teilweise Entscheidungsmacht
Die Zielgruppe kann selbst über sie betreffende Themen entscheiden – allerdings mit Einschränkungen. Die Zielgruppe hat einen eigenen, aber begrenzten Gestaltungsspielraum, der auf bestimmte Aspekte beschränkt ist. Die Initiative für eine Maßnahme kommt jedoch von Personen, die sich außerhalb der Zielgruppe befinden.

Beispiel: Aus einer Mitarbeiterbefragung geht hervor, dass viele Mitarbeiter unter einer hohen Stressbelastung leiden. Die Geschäftsführung fasst daraufhin den Beschluss, eine Intervention zur Stressreduktion durchzuführen. Die Mitarbeiter sind in der Auswahl und Gestaltung der Maßnahme bis zu einem gewissen Grad frei und können bestimmte Entscheidungen selbst treffen. Sie besitzen ein Beteiligungsrecht.

Stufe 8: Entscheidungsmacht
Die Durchführung einer Maßnahme oder eines Projekts wird von der Zielgruppe selbst ausgelöst. Das Projekt wird dabei von Projektpartnern oder anderen, sich außerhalb der Zielgruppe befindlichen Personen begleitet oder betreut. Obwohl die Zusammenarbeit zwischen den Akteuren partnerschaftlich ist und die Projektpartner an wichtigen Entscheidungen beteiligt sind, hat die Zielgruppe jedoch vollständige Entscheidungsbefugnis in allen wesentlichen Punkten eines Projekts und kann dieses nach ihren Präferenzen ausgestalten.

Stufe 9: Selbstorganisation
Eine Idee wird eigenständig entwickelt und verwirklicht. Die Idee wird nicht von außen herangetragen. Die Gruppenangehörigen sind komplett am Geschehen beteiligt. Entscheidung, Organisation und Verantwortung bleiben vollständig in den Händen der Zielgruppe. Die weitere Ausgestaltung obliegt der Zielgruppe.

Bei der Durchführung von Maßnahmen ist es wichtig, dass die Zielgruppe diese als sinnvoll erachtet. Wird eine Maßnahme einfach vorgeschrieben, besteht die Gefahr, dass die Mitarbeiter sie nicht akzeptieren und Widerstände gegen Veränderungen vorhanden sind. Daher sollte die Zielgruppe bei BGF-Maßnahmen und -Aktivitäten stets beteiligt werden. Arnstein (1969) gibt jedoch zu bedenken, dass sich Maßnahmen oft als partizipativ einstufen, obwohl die Zielgruppe formell nicht an Entscheidungsprozessen teilhaben kann.

▶ **Wird die Zielgruppe einer Belegschaft in die geplanten Maßnahmen miteinbezogen, sind die größtmöglichen Effekte zu erwarten.**

Literatur

Ackenhausen F (2016) Ein neues Arbeitsfeld entdecken – der Einstieg in die Betriebliche Gesundheitsförderung, praxis ergotherapie, Heft 2. verlag modernes lernen Borgmann GmbH & Co. KG, Dortmund

Arbeitsstättenverordnung vom 12. August 2004 (BGBl. I S. 2179), die zuletzt durch Artikel 10 des Gesetzes vom 27. März 2024 (BGBl. 2024 I Nr. 109) geändert worden ist

Arnstein SR (1969) A ladder of citizen participation. J Am Inst Plann 4:216–224

Ausbildungs- und Prüfungsverordnung für Physiotherapeuten vom 6. Dezember 1994 (BGBl. I S. 3786), die zuletzt durch Artikel 10 der Verordnung vom 7. Juni 2023 (BGBl. 2023 I Nr. 148) geändert worden ist

Bangkok Charta für Gesundheitsförderung in einer globalisierten Welt (o.J.) 6. Weltkonferenz für Gesundheitsförderung in Bangkok, Thailand

Barth A (2018) Betriebliche Gesundheitsförderung – Konzepte für Bewegungsanbieter. In: Pfannstiel M, Mehlich H (Hrsg) BGM – Ein Erfolgsfaktor für Unternehmen. Springer Gabler, Wiesbaden. https://doi.org/10.1007/978-3-658-22738-8_5

Bechmann S, Jäckle R, Lück P, Herdegen R (2011) Motive und Hemmnisse für Betriebliches Gesundheitsmanagement (BGM), Umfrage und Empfehlungen, iga-Report 20

Betz B (2014) Praxismanagement für Physiotherapeuten, Ergotherapeuten und Logopäden. Praxen wirtschaftlich erfolgreich führen. Springer, Berlin/Heidelberg

Brennecke F, Topel M, Kalweit A, Mohokum M (2017) Pflegewagen optimiert. Ergonomisch arbeiten mit Carego. Heilberufe Das Pflegemagazin 69(6): 48–50

Bundesministerium für Gesundheit (2010) Unternehmen unternehmen Gesundheit. Betriebliche Gesundheitsförderung im Fokus der kleinen und mittleren Unternehmen. Eigenverlag, Berlin

Dehn-Hindenberg A (2008) Patientenbedürfnisse in der Physiotherapie, Ergotherapie und Logopädie. Schulz-Kirchner Verlag, Idstein

Deutsche Gesetzliche Unfallversicherung (2023) Präventionsfeld „Gesundheit bei der Arbeit" Positionierung und Qualitätskriterien. DGUV Grundsatz 306-002. Berlin

Deutscher Verband der Ergotherapeuten e.V (Hrsg) (2014) Ergotherapie in der Betrieblichen Gesundheitsförderung. Eine Beschreibung des ergotherapeutischen Leistungsprofils. Eigenverlag, Karlsbad-Ittersbach

Dördelmann J (2009) Physiotherapiebasierte Gesundheitsförderung in Kleinbetrieben am Beispiel des Friseurhandwerks. Bachelorarbeit an der Hochschule für angewandte Wissenschaft und Kunst, Hildesheim

Einkommensteuergesetz (EStG) (o.J.), § 3 Nr. 34: Betriebliche Gesundheitsförderung

Empfehlung der EU-Kommission vom 6. Mai 2003 betreffend die Definition der Kleinstunternehmen sowie der kleinen und mittleren Unternehmen (Bekannt gegeben unter Aktenzeichen K (2003) 1422)

Ergotherapeuten-Ausbildungs- und Prüfungsverordnung vom 2. August 1999 (BGBl. I S. 1731), die zuletzt durch Artikel 5 der Verordnung vom 7. Juni 2023 (BGBl. 2023 I Nr. 148) geändert worden ist

Franzkowiak P (2022) Prävention und Krankheitsprävention. In: Bundeszentrale für gesundheitliche Aufklärung (BZgA) (Hrsg) Leitbegriffe der Gesundheitsförderung und Prävention. Glossar zu Konzepten, Strategien und Methoden. https://doi.org/10.17623/BZGA:Q4-i091-3.0

Gesetz über Betriebsärzte, Sicherheitsingenieure und andere Fachkräfte für Arbeitssicherheit vom 12. Dezember 1973 (BGBl. I S. 1885), das zuletzt durch Artikel 3 Absatz 5 des Gesetzes vom 20. April 2013 (BGBl. I S. 868) geändert worden ist. Arbeitssicherheitsgesetz – ASiG

Gesetz zur Stärkung der Gesundheitsförderung und der Prävention (Präventionsgesetz – PrävG) vom 17. Juli 2015, Bundesgesetzblatt, Jahrgang 2015 Teil 1 Nr. 31, ausgegeben zu Bonn am 24. Juli 2015

Gesetz zur Stärkung des Wettbewerbs in der gesetzlichen Krankenversicherung (GKV-Wettbewerbsstärkungsgesetz vom 6. März 2007, Bundesgesetzesblatt Jahrgang 2007, Teil I, Nr. 11, ausgegeben zu Bonn am 30. März 2007)

Gesundheitsreformgesetz (1989) G. v. 20.12.1988 BGBl. I S. 2477; zuletzt geändert durch Artikel 105 G. v. 27.04.1993 BGBl. I S. 512 Geltung ab 01.01.1989; FNA: 860-5-1 Sozialgesetzbuch

Gundlach U (2016) Ergotherapie und partizipative Ergonomiearbeitsplätze in der Betrieblichen Gesundheitsförderung (BGF) gestalten. praxis ergotherapie, Heft 3

Habermann-Horstmeier L, Lippke S (2019) Grundlagen, Strategien und Ansätze der Gesundheitsförderung. In: Tiemann M, Mohokum M (Hrsg) Prävention und Gesundheitsförderung. Springer Reference Pflege – Therapie – Gesundheit. Springer, Berlin/Heidelberg. https://doi.org/10.1007/978-3-662-55793-8_7-1

Initiative Gesundheit und Arbeit (2019) Wirksamkeit und Nutzen arbeitsweltbezogener Gesundheitsförderung und Prävention iga.Report 40. Eigenverlag, Berlin

Jahressteuergesetz 2009 (JStG 2009) Bundesgesetzblatt Jahrgang 2008 Teil I Nr. 63, ausgegeben am 24.12.2008

Kaba-Schönstein L (2018) Gesundheitsförderung 3: Entwicklung nach Ottawa. In: Bundeszentrale für gesundheitliche Aufklärung (BZgA) (Hrsg) Leitbegriffe der Gesundheitsförderung und Prävention. Glossar zu Konzepten, Strategien und Methoden. https://doi.org/10.17623/BZGA:Q4-i035-1.0

Leitfaden Prävention Handlungsfelder und Kriterien (2023) nach § 20 Abs. 2 SGB V zur Umsetzung der §§ 20, 20a und 20b SGB V vom 21. Juni 2000 in der Fassung vom 4. Dezember 2023

Luxemburger Deklaration der betrieblichen Gesundheitsförderung (2014) Deklaration zur betrieblichen Gesundheitsförderung in der Europäischen Union. https://www.dnbgf.de/fileadmin/user_upload/Luxemburger_Deklaration_2023.pdf. Zugegriffen am 03.02.2025

Mohokum M, Dieterich AV (2022) Betriebliche Gesundheitsförderung – ein wichtiges Arbeitsfeld, das physiotherapeutische Kompetenz erfordert. MSK – Muskuloskelettale Physiotherapie 26(3):157–163

Niedersächsisches Kultusministerium (2007) Rahmenrichtlinien für die Ausbildung in der Physiotherapie Eigenverlag, Hannover

Thapa-Görder N, Rottenecker J (2010) Prävention und Gesundheitsförderung in der Ergotherapie-Ausbildung. Eine neue Herausforderung für Lehrende und Lernende. Schulz Kirchner Verlag, Idstein

Thapa-Görder N, Voigt-Radloff S (Hrsg) (2010) Prävention und Gesundheitsförderung – Aufgaben der Ergotherapie. Thieme, Stuttgart

Ulich E (2005) Arbeitspsychologie. vdf Hochschulverlag, Zürich, S 529

Ulich E, Wülser M (2012) Elemente einer Positionsbestimmung. In: Gesundheitsmanagement in Unternehmen. Springer Gabler, Wiesbaden

Verordnung zur arbeitsmedizinischen Vorsorge vom 18. Dezember 2008 (BGBl. I S. 2768), die zuletzt durch Artikel 1 der Verordnung vom 12. Juli 2019 (BGBl. I S. 1082) geändert worden ist

Vertrag von Lissabon zur Änderung des Vertrags über die Europäische Union und des Vertrags zur Gründung der Europäischen Gemeinschaft, Amtsblatt der Europäischen Union, C 306, 50. Jahrgang, 17. Dezember 2007

Vertrag von Maastricht (1992) Vertrag über die Europäische Union (EUV), unterzeichnet vom Europäischen Rat Maastricht

Wanek V, Schreiner-Kürten K (2021) Präventionsgesetzgebung. In: Tiemann M, Mohokum M (Hrsg) Prävention und Gesundheitsförderung. Springer Reference Pflege – Therapie – Gesundheit. Springer, Berlin/Heidelberg. https://doi.org/10.1007/978-3-662-62426-5_21

WHO (1948) Preamble to the Constitution of the World Health Organization as adopted by the International Health Conference, New York, 19–22 June, 1946; signed on 22 July 1946 by the representatives of 61 States (Official Records of the World Health Organization, no. 2, S 100) and entered into force on 7 April 1948

WHO (1978) Declaration of Alma-Ata: international conference on primary health care, Alma-Ata, USSR, Sept 6–12, 1978. www.who.int/hpr/NPH/docs/declaration_almaata.pdf. Zugegriffen am 11.09.2008

WHO (1986) Ottawa-Charta zur Gesundheitsförderung Genf

World Physiotherapy (2023) Policy statement: description of physiotherapy. World Physiotherapy, London, UK. https://world.physio/policy/ps-descriptionPT. Zugegriffen am 20.01.2025

Wright MT (Hrsg) (2010) Partizipative Qualitätsentwicklung in der Gesundheitsförderung und Prävention. Huber, Bern

Internetseiten

Deutscher Mittelstandsbund (2024). https://www.mittelstandsbund.de/themen/internationalisierung/themenschwerpunkt-mittelstand-in-europa. Zugegriffen am 02.10.2024

DVE (2024a). https://dve.info/ergotherapie/fachbereiche/praevention-und-gesundheitsfoerderung. Zugegriffen am 13.09.2024

DVE (2024b). https://dve.info/der-dve/fachausschuesse. Zugegriffen am 13.09.2024

Kap. 2 vermittelt die ersten Schritte als Physio- oder Ergotherapeut im Tätigkeitsfeld der BGF. Die dargestellte Vorgehensweise dient als Orientierungshilfe, um einen erleichterten Einstieg zu haben und erste Hürden erfolgreich meistern zu können. Das Kapitel beginnt mit den Zugangswegen zur Zielgruppe und der dazugehörigen Akquisearbeit. Darauf folgen Hintergründe und Tipps zum zielführenden Auftreten in den Betrieben. Thematisiert wird nicht nur der Zugang in die Betriebe, sondern auch der Zugang zu den Angestellten mittels verschiedener Motivationsstrategien. Einige Themen, wie Verhandlungen und Marketing, werden aufgrund der Vollständigkeit behandelt, aber in einem Extrakapitel noch mal gesondert aufgeführt und vertieft.

> „In der ersten Hälfte unseres Lebens opfern wir unsere Gesundheit, um Geld zu erwerben, in der zweiten Hälfte opfern wir unser Geld, um die Gesundheit wiederzuerlangen. Und während dieser Zeit gehen Gesundheit und Leben von dannen." (Voltaire, 1694–1778)

Obwohl den meisten Menschen wahrscheinlich bewusst ist, was Voltaire so schön auf den Punkt gebracht hat, scheint das Gesundheitsbewusstsein häufig dem alltäglichen Stress zu weichen und der Zugang für die Physio- und Ergotherapeuten zur Zielgruppe eine Barriere darzustellen. Unsicherheiten sowohl seitens der Betriebe als auch der Therapeuten erschweren die Kontaktaufnahme. Mit zunehmender Anerkennung der betrieblichen Gesundheitsförderung auch auf politischer Ebene soll die Kontaktaufnahme erleichtert werden. Die stetig wachsenden Anforderungen an die Berufsgruppen der Heilmittelerbringer durch komplexere Versorgung, Multimorbidität, evidenzbasiertes Handeln und der demografische Wandel führen dazu, dass Berufsgesetze inklusive der Ausbildungs- und Prüfungsverordnung regelmäßig angepasst werden müssen. So wird auch im Sinne der ICF u. a. die Gesundheitsförderung deutlicher genannt werden müssen. (Abschn. 3, § 8, MPhG 1994).

Am 18.06.2015 verabschiedete der Bundestag das Präventionsgesetz (PrävG) (Kap. 1). Das Präventionsgesetz hat u. a. das Ziel, die BGF zu stärken, und könnte somit den Physio- und Ergotherapeuten den Zugang in die Betriebe erleichtern (Bundesministerium für Gesundheit 2016).

Nach §§ 20 und 20b SGB V sind Krankenkassen verpflichtet, Leistungen zur präventiven Gesundheitsförderung in Betrieben zu erbringen und die Umsetzung in den Unternehmen zu begleiten. Zu den Gesundheitszielen des Spitzenverband Bund der Krankenkassen, die auch durch Physio- und Ergotherapeuten mit abgedeckt werden können, gehören unter anderem das gesunde Aufwachsen zu ermöglichen über eine Steigerung der Lebens- und gesundheitlichen Kompetenz, die Bewegungsförderung und dazu beizutragen, dass die Gesellschaft gesund älter werden kann (§ 20 Primäre Prävention und Gesundheitsförderung Absatz 3).

Für die §§ 20a bis 20c werden regelmäßig die Beträge je Versicherten je Haushaltsjahr angepasst. Der Gesamtbetrag teilt sich auf für Leistungen nach § 20a und § 20b. Demnach stehen jedem Versicherten Leistungen zur betrieblichen Gesundheitsförderung zu. Außerdem wird im SGB V § 65a Bonus für gesundheitsbewusstes Verhalten auch geregelt, dass die Krankenkassen in ihrer Satzung bestimmen sollen, unter welchen Voraussetzungen Arbeitnehmer und Arbeitgeber im Rahmen von Maßnahmen, die zu einem gesundheitsbewussten Verhalten beitragen und die dem § 20 entsprechen, Boni über die Krankenkassen bezogen werden können. In Absatz 2 wird direkt benannt, dass Krankenkassen in ihrer Satzung vorsehen sollen, Arbeitgebern und Arbeitnehmern im Rahmen von Maßnahmen zur BGF einen Bonus zu zahlen (Bundesministerium der Justiz und Für Verbraucherschutz 2016).

Ergänzend zu der finanziellen Unterstützung durch die Krankenkassen, kann es auch einen steuerfreien Betrag für gesundheitsfördernde Maßnahmen am Arbeitsplatz geben (Kap. 7).

2.1   Zugangswege

Für eine zielgerichtete Akquise ist es essenziell sich vorab Gedanken darüber zu machen, welchen Nutzen alle Beteiligten aus der geplanten Maßnahme ziehen sollen. Je nach Ausgangslage kann die Reihenfolge variieren, ob am Anfang die Anfrage eines Betriebes steht und der Therapeut darauf aufbauend sein Konzept entwickelt oder ob der Therapeut ein Konzept entwickelt und es dann in die Betriebe bringen möchte. Davon unabhängig ist eine gute Vorarbeit notwendig, um das eigene Nutzenversprechen herauszukristallisieren und Möglichkeiten und Grenzen sichtbar zu machen. Ein visuelles Werkzeug, das häufig zur Entwicklung von Geschäftsmodellen verwendet wird ist das Business Modell Canvas (Ministerium für Wirtschaft, Industrie, Klimaschutz und Energie des Landes Nordrhein Westfalen 2025). Das Mo-

dell besteht aus verschiedenen Bausteinen, die die wichtigsten Aspekte eines Unternehmens oder Projekts darstellen. Das Modell setzt sich aus den Bereichen Nutzen-Versprechen, Kunden-Arten, Kunden-Beziehungen, Vertriebs- und Kommunikationskanäle, Schlüssel-Aktivitäten, Schlüssel-Ressourcen, Schlüssel-Partner, Kosten und Einnahmequellen zusammen.

Die initialen Überlegungen beschäftigen sich damit, was sich der Anbieter von seiner Unternehmung erhofft, an welche Zielgruppe er sich wendet und welches Nutzenversprechen er seinem Kunden gibt. Im Bereich BGF könnte die Zielgruppe beispielsweise nach Berufszweig oder Betriebsgröße unterteilt werden. Steht die Unternehmensidee und wurde festgelegt an welche Zielgruppe sie sich richtet, ist es wichtig zu erkennen, in welcher Beziehung Unternehmer und Zielgruppe zueinanderstehen und welche Vertriebs- und Kommunikationskanäle am effektivsten sind. Erst danach geht es darum, welche Aktivitäten zur Zielerreichung notwendig und welche und wie viele Ressourcen wie Personal und Wissen dafür benötigt werden. Je nach Umsetzungsweg ergeben sich unterschiedliche Schlüssel-Partner, die unterstützend zur Zielerreichung beitragen können. Nach Aufdeckung von Methoden, Aktivitäten, Ressourcen und Schlüsselpartnern, können die Kosten und Einnahmequellen festgelegt und kalkuliert werden (Kap. 4, 5, 6 und 7).

Das Arbeiten im interprofessionellen Team könnte eine weitere Variante der Konzeptentwicklung und Umsetzung darstellen. So könnte ein Physiotherapeut bspw. ein bereits bestehendes Team aus Betriebsarzt und Ergotherapeut ergänzen oder entsprechende Akteure finden sich neu zusammen. So könnten Belange, die die eigene Disziplin überschreiten, auf kurzem Wege direkt geklärt und bearbeitet werden.

Für die Kontaktaufnahme zur Zielgruppe stehen unterschiedliche Anreizsysteme und Umsetzungsmodelle zur Verfügung, die das Interesse von Anbieter und Nachfrager wecken sollen. Sie führen an ein und dasselbe Ziel „verbesserter Gesundheitszustand in den Betrieben". Nur fällt die Entscheidung oft schwer, wie der Zugang zur Zielgruppe aussehen soll. Grundsätzlich existieren in der BGF folgende Möglichkeiten:

- Der Physio- oder Ergotherapeut spricht die Betriebe direkt an.
- Der Betrieb spricht den Physio- oder Ergotherapeuten an.
- Der Physio- oder Ergotherapeut spricht die Krankenkasse an.
- Die Krankenkassen sprechen den Physio- oder Ergotherapeuten an.
- Der Physio- oder Ergotherapeut spricht direkt oder indirekt Patienten an, die den Betrieb informieren.
- Der Patient spricht den Physio- oder Ergotherapeuten an und informiert den Betrieb (Abb. 2.1).

2.1.1 Zugang über den Patienten

Häufig ergeben sich bereits in Therapiesituationen Gespräche, die sich auf den Arbeitsplatz beziehen. Nicht selten resultieren Beschwerden aus einseitigen beruflichen Belastungen, die sich durch Ausgleichsübungen lindern lassen (Simmel und Graßl 2020; Taufmann 2006). Patienten, die Vertrauen zu ihrem Therapeuten gefasst haben, empfehlen diesen auch gerne weiter. So kann beispielsweise der Kontakt zu dem Betrieb, in dem der Patient tätig ist, geschlossen werden. Andersherum werden auch Betriebsangehörige, die mit den Präventionsmaßnahmen zufrieden waren, womöglich bei Beschwerden genau diese Praxis aufsuchen. Die Mundpropaganda ist eine der effektivsten

Marketingstrategien im Therapiebereich. Laut der Forschung zum Thema Marketing bei Physiotherapeuten von Westendorf et al. (2013) werden 66 % der Kunden, die eine Praxis aufsuchen, durch Empfehlungen von Bekannten, Freunden und Ärzten auf diese aufmerksam. Sie zeichnet sich durch die Vertrauensbasis, das emotionale Erlebnis, die lokale Reichweite und Kostenersparnis aus.

2.1.2 Zugang über die Krankenkassen

Krankenkassen nutzen den Zweig der betrieblichen Gesundheitsförderung auch zunehmend, um Krankheitskosten zu minimieren und Neukunden zu werben.

In Beratungsgesprächen suchen sie geeignete Bausteine zusammen, um den Betrieben zu einem gesundheitsförderlichen Verhalten zu verhelfen (Barmer 2025). Ein physio- oder ergotherapeutisch gestütztes Präventionskonzept könnte auf diesem Wege von den Krankenkassen in die Betriebe gebracht werden. Es ist ratsam, sich regional bei den Krankenkassen mit seinem Konzept vorzustellen und bekannt zu machen. Viele Krankenkassen haben eine Koordinierungsstelle für Maßnahmen der BGF eingerichtet. Übergeordnet existiert eine Kooperationsgemeinschaft zur kassenübergreifenden Umsetzung von regionalen BGF-Koordinierungsstellen für die Beratung und Unterstützung von Unternehmen

Abb. 2.1 Zugang zur Zielgruppe. (Grafik D. Richter)

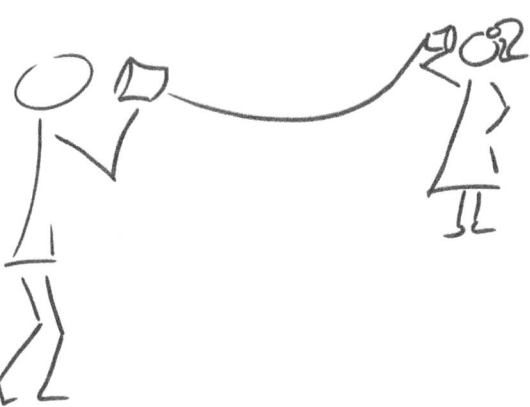

nach § 20b nach Abs. 3 SGB V (KoopG nach § 20b Abs. 3 SGB V). Dazu gehören der BKK Dachverband e. V., der Verband der Ersatzkassen e. V., der AOK-Bundesverband GbR, die IKK gesund plus, die Knappschaft und die Sozialversicherung für Landwirtschaft, Forsten und Gartenbau. Der persönliche Kontakt zu den Krankenkassen ist sehr wichtig, denn durch eine enge Zusammenarbeit und kurze Kommunikationswege steigt die Höhe der Vermittlungschancen. Der Betrieb könnte in diesem Fall von einer etwaigen finanziellen Beteiligung der Krankenkassen an den Gesamtkosten profitieren (Kap. 7).

2.1.3   Zugang über die Betriebe

Eine weitere Möglichkeit ist die direkte Akquise in den Betrieben. Einige Präventionskonzepte wurden auch bereits schon von der Krankenkasse anerkannt und sind dort gelistet. Hierzu bedarf es einer entsprechenden Qualifikation und Antragsstellung (Kap. 7). Interessierte Betriebe können sich bei den Krankenkassen erkundigen, welcher Physio- oder Ergotherapeut im Umfeld Maßnahmen der BGF umsetzt. Ist das eigene Konzept aber noch nicht bei den Krankenkassen registriert oder der Therapeut möchte das Projekt ohne die Beteiligung der Kassen umsetzen, können die Betriebe natürlich auch mit einem entsprechenden Anschreiben informiert oder auch persönlich aufgesucht werden. Auch in diesem Fall überzeugt der persönliche Kontakt meist mehr und die Maßnahmen können transparenter dargestellt werden.

Das Projekt wird der Zielgruppe also in einer Bringstruktur (die Anbieter tragen die Maßnahmen persönlich an die Zielgruppe heran) oder durch eine Kommstruktur (Interessierte werden durch öffentliche Bekanntmachung auf die Maßnahme aufmerksam gemacht) angeboten.

Beispiele für die Bringstruktur
- Persönliche Vorstellung im Zielbetrieb
- Aktionstag direkt im Zielbetrieb

Beispiele für die Kommstruktur
- Allgemeine Öffentlichkeitsarbeit (Soziale Medien, Tagespresse, Plakate, Veranstaltungsprogramme)

- Zielgruppenspezifische Medien (z. B. Versichertenzeitschrift)
- Direkt-Mailingaktionen (z. B. für Kindertagesstätten, Friseursalons, Kfz-Werkstätten etc.) (Kap. 6)

Die Interessierten haben sich häufig vorab schon gut über oben genannte Möglichkeiten informiert und suchen daraufhin einen passenden Kurs oder ein Projekt auf. Es gibt auch eine Mischform von Komm- und Bringstruktur. In diesem Fall erfolgt die Ansprache durch Kooperationspartner, die von der Zielgruppe besonders frequentiert werden (z. B. Ärzte, Ämter etc.) (GKV Spitzenverband et al. 2023).

2.2   Kundenakquise bei Arbeitgebern und Krankenkassen

Die Kontaktaufnahme kann demnach persönlich erfolgen oder z. B. anhand eines Anschreibens.

Nach Festlegung der Zugangswege ist es im nächsten Schritt wichtig zu wissen, wie man an die Zielgruppe gezielt herantritt. Für den Erstkontakt sind überzeugende Argumente für die BGF und Informationen, die das Projekt kurz und verständlich darstellen, ausschlaggebend (Kap. 6). Kostenträger sind grundsätzlich an Zahlen, Daten und Fakten interessiert.

Mithilfe des sogenannten Return on Investments (ROI) lässt sich die Reduzierung der Krankheitskosten und der krankheitsbedingten Fehlzeiten ökonomisch aufzeigen. Der ROI stellt eine Kennzahl aus der Finanzwelt dar und beschreibt, wie viele Einheiten das Unternehmen pro investiertem Euro zurückerhält, also die Rendite in Beziehung zum eingesetzten Kapital.

Entwickelt wurde dieses Kennzahlensystem im Jahr 1919 vom US-amerikanischen Chemie-Konzern DU PONT und seitdem mehrfach optimiert.

$$\text{Return on Investment} = \text{Gewinn} / \text{eingesetztes Kapital}$$

In einer Befragung unter Unternehmen haben diese den ökonomischen Nutzen von betrieblicher Gesundheitsförderung in ROI mit 1 : 3

bzw. 1 : 4 angegeben(Kramer und Bödeker 2008). In der Konsequenz bedeutet das, dass das Unternehmen pro investiertem Euro einen Gegenwert zurückerhält, der dem Drei- bis Vierfachen des investierten Euros entspricht, vor allem durch reduzierte Krankheitsausfälle, weniger Arbeitsunfälle und eine bessere Mitarbeiterbindung.

Der Effekt einer Leistung ist schwer zu beurteilen und bedarf einer regelmäßigen Evaluation der Maßnahmen (Kap. 4). Dennoch kann anhand von Studien belegt werden, dass BGF die Krankheitskosten mindert und sich die Investition auszahlt (Badura et al. 2008). Kennzahlen sind verdichtete Informationen über betriebswirtschaftliche und soziale Sachverhalte (Rath 2017). Aktuelle Statistiken könnten im Erstgespräch wichtige Informationsquellen bieten und sollten daher vorab gut recherchiert werden. Diese können z. B. dem aktuellen Fehlzeitenreport, dem Statistischen Bundesamt oder auch dem Bundesministerium für Gesundheit entnommen werden. Auch das Europäische und Deutsche Netzwerk für betriebliche Gesundheitsförderung informieren regelmäßig über den Nutzen der BGF (Kap. 10).

2.2.1 Systematische Vorgehensweise

Eine strukturierte Vorgehensweise minimiert Fehlerquellen. Gerade in Situationen, in denen eine Person sehr stark unter Druck steht, klappt das Setzen von Prioritäten oftmals nicht. Eigentlich paradox, denn gerade dann kommt es auf eine klare und effektive Denk- und Handlungsweise an (Hettl 2013). Das sogenannte „Lampenfieber" ist allerdings normal, betrifft die meisten Menschen in Situationen, in denen sie im Mittelpunkt stehen, und hat durchaus auch seine guten Seiten. Der Sympathikus wird aktiviert, und die Sinne sind geschärft. Es entsteht positiver Stress, der Körper ist auf Leistung eingestellt. Ist der Physiotherapeut nun gut auf die bevorstehende Aufgabe vorbereitet, kann die gesteigerte Aktivität effektiv genutzt werden. Die Zielgruppe ist meist wohlwollend und die Überzeugung, Zugang zu ihr zu bekommen, beruhigt und steigert die Konzentrationsfähigkeit (Rechtien und Schneider 1991).

Wenn es aber nur noch darum geht, zu reagieren, bleibt laut Hettl (2013) die Führungsaufgabe oft aus und der Betroffene wird geführt. Eine häufige Problematik ist demnach eine unzureichende Fokussierung und Konzentration auf das Wesentliche. Sich selbst zu managen als Grundlage dafür, andere Personen anleiten zu können, ist eine komplexe Aufgabe. Klare Zielformulierungen sind essenziell um, sein Ziel bestimmen und auch erreichen zu können. Sicherlich kosten laut Horger-Thies (2011) diese Planungen eine Menge Zeit, sie ist aber gut investiert, da die Bedürfnisse der Zielgruppe wahrgenommen und berücksichtigt werden.

Unterschiedliche Methoden wirken unterstützend und helfen, den Blick auf das Wesentliche zu lenken. Eine To-do-Liste dient beispielsweise als Orientierungshilfe und macht die Prioritäten deutlich. Das Abhaken erledigter Punkte kann zudem motivierend wirken (Abb. 2.2).

Inhalt	Aufgabe angenommen am	Deadline	Priorität	Erledigt am
Vorstellung des Projektes im Betrieb XY	*XX.XX.XX*	*XX.XX.XX*	1 2 3 4 5 6 7 8 9 10	*Datum*
Erstellen eines unverbindlichen Angebots	*XX.XX.XX*	*XX.XX.XX*	1 2 3 4 5 6 7 8 9 10	*Datum*
Abklären Versicherungsschutz durch Berufshaftpflichtversicherung	*XX.XX.XX*	*XX.XX.XX*	1 2 3 4 5 6 7 8 9 10	*Datum*
...			1 2 3 4 5 6 7 8 9 10	

Abb. 2.2 To-do-Liste

Exemplarische Inhalte einer To-do-Liste
- Festlegen der Zielgruppe
- Liste potenzieller Kunden erstellen
- Anschreiben erstellen (Vorlage entwerfen, die dann individuell an die Betriebe angepasst wird)
- Zielgruppe XY anschreiben oder persönlich aufsuchen
- …

2.2.2   Festlegen der Zielgruppe

Die Auswahl variiert je nach Praxiskonzept. Ist der Bereich BGF nur ein kleiner Teilbereich des bestehenden Angebots, muss überlegt werden, wie groß der Betrieb sein darf, um die Maßnahmen zeitlich abdecken zu können. Je mehr eigene Mitarbeiter eingeplant werden können, desto größer kann der Betrieb natürlich sein. Eine weitere Möglichkeit ist es, das Konzept abteilungsweise anzubieten. Somit steigt zwar der zeitliche Gesamtumfang, die Teilnehmerzahl kann aber gut reguliert werden.

Kleine und mittlere Unternehmen
Insbesondere in Kleinbetrieben haben die Mitarbeiter untereinander einen stärkeren persönlichen Kontakt. Das erleichtert die Umsetzung und Durchführung von Maßnahmen der betrieblichen Gesundheitsförderung, weil die Ansprache der Mitarbeiter in Bezug auf Gesundheitsthemen am Arbeitsplatz stärker auf persönlicher und individueller Ebene stattfindet (Hartmann und Traue 1996). Kriener unterstützt diese Aussagen und hebt zusätzlich hervor, dass gerade Kleinbetriebe meist Familienbetriebe sind und sich durch die familiäre Atmosphäre die zuvor beschriebenen Aspekte noch stärker auswirken können (Kriener 2005). Eine höhere emotionale Bindung an den Arbeitgeber, beispielsweise entstanden durch Wertschätzung, das Gefühl wahrgenommen zu werden und die individuelle Anpassung der Arbeitsbedingungen, wirkt sich positiv auf die Fehlzeiten und Wechselabsichten der Arbeitnehmer aus. Gerade zu Zeiten des Fachkräftemangels, ist auch dieser Aspekt im Bereich der BGF nicht zu vernachlässigen (AOK Bundesverband 2024; Simmel und Graßl 2020).

Bei geringen Mitarbeiteranzahlen können beispielsweise mehrere Mitarbeiter zu Gruppen zusammengefasst und gleichzeitig angesprochen werden. Das Vorliegen dieser Bedingungen stellt eine gute Ausgangssituation für die Durchführung von Maßnahmen der Gesundheitsförderung dar.

Auch kommt hinzu, dass kleine und mittlere Unternehmen (KMU) – im Gegensatz zu großen Unternehmen – in vielen Fällen kein eigenes systematisches Gesundheitsmanagement besitzen. Daher kann hier der Zugang unter bestimmten Voraussetzungen leichter sein.

Erschwerend steht dem allerdings gegenüber, dass Kleinbetriebe nur über sehr begrenzte Ressourcen in Bezug auf BGF verfügen, was ein Hauptproblem zur Implementierung eines systematischen BGM darstellt (Dördelmann 2011). Das wird durch das Europäische Netzwerk für betriebliche Gesundheitsförderung (ENBGF 2015) sowie Kriener (2005) bestätigt. Kleinbetriebe bevorzugen daher zum Einstieg eher niedrigschwellige Maßnahmen, die über einen kürzeren Zeitraum mit einem absehbaren Ende geplant sind. Das reduziert die eigene Verpflichtung und ermöglicht der Führung, immer wieder neu über geeignete Maßnahmen entscheiden zu können. Nicht vorhandenes oder mangelndes Wissen bezüglich Maßnahmen der BGF kann zu einer unsicheren und abwartenden Haltung seitens der Inhaber von Kleinbetrieben führen. Für Kleinbetriebe sind vorübergehende Maßnahmen mit einem absehbaren, begrenzten Umfang deshalb wesentlich attraktiver. Finanzieller, zeitlicher und genereller Aufwand sind besser abschätzbar. Externe Dienstleister sollten ihre Erwartungshaltung gegenüber Vertragsabschlüssen über längerfristige, dauerhafte Maßnahmen am Anfang auf jeden Fall reduzieren.

Die bedeutende Umsatzgröße von KMU lässt sich nachhaltig erhalten, indem der Gesundheitszustand der Mitarbeiter und Führungskräfte gefördert wird. Das wiederum führt zu einer Leistungssteigerung als beabsichtigtes Ziel von Maßnahmen der BGF. Gerade KMU stehen für Unternehmertum und Innovation, sie sollten Trends und neue Entwicklungen aufgreifen und für sich nutzen.

Vorteile für KMU

Neben dem generellen Nutzen der BGF, wie beispielsweise Senkung der Arbeitsunfähigkeitstage, Verbesserung der individuellen Lebensqualität und der Steigerung der Arbeitszufriedenheit, gibt es noch weitere Nutzen für die Betriebe. Dieser weitere Nutzen kann nach Branchen unterschieden werden. So besteht der Hauptnutzen im produzierenden Gewerbe, d. h. in der Industrie oder im Handwerk, vor allem in einer Optimierung des Arbeitsschutzes und damit in einer Reduktion von Unfällen. Folgen für das produzierende Gewerbe sind dadurch weniger unfallbedingte Ausfälle und damit verbunden eine Senkung der monetären Aufwendungen für Entgeltfortzahlungen im Krankheitsfall sowie einen geringeren Personalausfall. Die Produktivität bleibt erhalten bzw. wird gesteigert (Badura et al. 2008).

Handels- und Dienstleistungsunternehmen profitieren laut Badura et al. (2008) vor allem von einer klaren Erhöhung der Kundenzufriedenheit und einer praxisbezogenen Beratung. Ein weiterer Nutzen dieser Branche ist die Optimierung des Arbeitsschutzes.

Auch wenn KMU Bedenken äußern und den Ausgaben für BGF-Maßnahmen skeptisch gegenüberstehen, so lässt sich diesen meist mit schlagkräftigen positiven Argumenten dafür entgegentreten.

Des Weiteren sollte überlegt werden, ob bereits Kontakte zu Betrieben bestehen und ob die Spezialisierung auf eine bestimmte Branche sinnvoll wäre.

Neben der Verbesserung der Lebensqualität der Beschäftigten und der Arbeitszufriedenheit lässt sich auch ein ökonomischer Nutzen errechnen. Im vom wissenschaftlichen Institut der AOK jährlich durchgeführten Fehlzeitenreport werden Zielgrößen wie Krankheitskosten und Arbeitsausfall erfasst. Im Jahr 2008 betrug die Anzahl der Arbeitsunfähigkeitstage in der deutschen Wirtschaft 456,8 Mio., was

schätzungsweise zu volkswirtschaftlichen Kosten in einer Größenordnung von ca. 43 Mio. Euro geführt hat (Wissenschaftliches Institut der AOK 2015). Laut Statistischem Bundesamt waren Arbeitnehmer im Jahr 2023 15,1 Tage krank gemeldet (Statistisches Bundesamt 2024) und knapp 25 % aller Arbeitsunfähigkeitstage treten infolge von Muskel-Skeletterkrankungen auf (Meyer et al. 2023).

2.3   Anschreiben

Die Informationsunterlagen, die an die Zielgruppe herangetragen werden, sollten das Projekt transparent darstellen und bereits die wichtigsten Fragen beantworten. Die Anschreiben sind effektiver, wenn sie individuell an das Unternehmen angepasst werden und sich auf die Tätigkeiten vor Ort beziehen. In dem Text des Anschreibens oder dem Erstgespräch ist hervorzuheben, was das Alleinstellungsmerkmal des Physio- oder Ergotherapeuten ist und weshalb dieser besonders für den jeweiligen Betrieb geeignet ist. Grafiken und Tabellen, die die Inhalte der BGF-Maßnahme zusammenfassen, können ebenfalls hilfreich sein.

Zu beschreiben ist:

- Inhalt der Maßnahme
- Zeitlicher Umfang und Ablauf
- Finanzierungsmöglichkeiten/Finanzierungshilfen

▶ **Vorab sollte der Preis der eigenen Leistung feststehen, um die Preisverhandlung schlagfertig und gewinnbringend führen zu können. Die Nachfrage nach dem Preis ist eine der ersten Reaktionen bei Interesse an einem Angebot. Der Preis richtet sich nach dem Bedarf und den Kosten, die für den Physio- oder Ergotherapeuten entstehen (Kap. 5).**

Als Orientierungshilfe können die Musteranschreiben in Abb. 2.3 und 2.4 dienen. Das erste

ist direkt an einen Betrieb gerichtet, das zweite
an eine Krankenkasse.

	Praxis für Physiotherapie und Betriebliche Gesundheitsförderung	
Spezialreinigung Mustermann		
z. H. Herrn Sommer	Andreas Jung	
Heidelbeergasse 19	Telefon:	0123 345678
12345 Gesundbach	Telefax:	0123 345677
	E-Mail:	jung@praxis-bgf.de
	Internet:	www.ptpraxis-bgf.de
	Datum:	XX.XX.XXXX

„Bewegter Arbeitsplatz" - So hält Ihr Körper den Arbeitsbelastungen stand und bleibt gesund!

Sehr geehrter Herr Sommer,

in Anlehnung an unser Telefonat vom xx.xx.xx möchte ich Ihnen gerne unser Konzept zur Betrieblichen Gesundheitsförderung vorstellen.

Mit unseren Maßnahmen fördern wir zielgruppenorientiert die Gesundheit von Arbeitnehmern direkt am Arbeitsplatz. Wir haben uns mit unserem Konzept vor allem auf Kleinbetriebe spezialisiert.Die meisten Programme werden bislang, in Großunternehmen angeboten, denen stehen jedoch andere finanzielle Ressourcen zur Verfügung als den kleineren. Daher ist es aus unserer Sicht wichtig, Angebote zu schaffen, die sich an kleinere Betriebe und deren Ressourcen anpassen. Wir wissen, gerade die Klein- und Mittelunternehmen sichern über die Hälfte des EU-Umsatzes und beschäftigen zwei Drittel aller Mitarbeiter. Ihnen stehen in der Betrieblichen Gesundheitsförderung zudem verschiedene Finanzierungshilfen bspw. über die Krankenkassen oder eine Steuerbegünstigung laut Einkommensteuergesetz zur Verfügung.

Aufgrund Ihres Handwerksbetriebes sind Sie täglich sicherlich vielen unterschiedlichen Belastungen ausgesetzt. Gerade das Reinigen von Außenfassaden, sowie von Dachrinnen bedeutet viel über Kopfhöhe zu arbeiten. Weiterlaufend führen diese Belastungen zu einer hohen körperlichen Herausforderung. Damit Sie und Ihr Team weiterhin gesund und produktiv arbeiten können, möchten wir Ihnen die Auswirkungen der beruflichen Tätigkeiten auf den menschlichen Körper aus physiotherapeutischer Sicht erläutern und gemeinsam Maßnahmen planen, die einen aktiven und gesunden Lebensstil fördern.

Die Projekte werden nach einer Bedarfsanalyse immer individuell an das Unternehmen angepasst und Ziele werden mit allen Beteiligten gemeinsam formuliert. Die Umsetzung der Maßnahmen direkt am Arbeitsplatz soll die Praxisnähe und Anwendbarkeit garantieren.

Zur detaillierten Beschreibung des Ablaufs sende ich Ihnen eine zusammenfassende Grafik der zeitlichen Abläufe der Bausteine und Informationen zur Umsetzung mit den dazugehörigen Qualifikationen der zuständigen Physiotherapeuten. Hinzu kommt ein Auszug aus dem Übungskatalog für die Arbeitnehmer.

Wir freuen uns über ein persönliches Gespräch, indem wir weitere Möglichkeiten aufzeigen können.

Mit freundlichen Grüßen

Andreas Jung

Anlage

Abb. 2.3 Musteranschreiben an den Zielbetrieb

Krankenkasse XY   Praxis für Physiotherapie Schön
z. H. Fr. Musterfrau   Mathilda Schön
Zentrum für Gesundheitsförderung   Bahnhofstr. 11
Graue Str. 3   12345 Datteln
12345 Datteln

                                             Telefon: 0151-1234567
                                             E-Mail: schön@praxis.de
                                             Internet: www.schöne_praxis.de

                                             Datum: XX.XX.XXXX

„Ganz Schön fit" das Konzept zur Gesundheitsförderung von Arbeitnehmern

Sehr geehrte Frau Musterfrau,

in Anlehnung an unser Telefonat vom XX.XX.XX möchte ich Ihnen gerne unser Konzept zur
Betrieblichen Gesundheitsförderung vorstellen.

„Ganz Schön fit" ist ein Konzept, mit dem wir bedarfsorientiert und praxisnah die Gesundheit
von Arbeitnehmern direkt am Arbeitsplatz fördern. Das Konzept basiert auf neusten
wissenschaftlichen Erkenntnissen und verdeutlicht die Relevanz von gesundheitsfördernden
Maßnahmen vor allem in kleineren Betrieben. Die meisten Programme werden bislang, in
Großunternehmen angeboten, denen jedoch andere finanzielle Ressourcen als den kleineren
zur Verfügung stehen.

Die Prävention nimmt immer mehr an Bedeutung zu und wir begrüßen diese Entwicklung
sehr. Wir sind der Überzeugung, dass eine gute Körperwahrnehmung, aktiver Lebensstil und
ergonomische Arbeitsplätze dazu verhelfen Krankheitskosten zu minimieren, die Produktivität
zu fördern und das Wohlbefinden stärken. Daher haben wir uns mit unserer Praxis auf die
Betriebliche Gesundheitsförderung spezialisiert.

Ihren Informationsmedien konnten wir viele spannende Projekte entnehmen die sich mit
unserer Zielvorstellung decken. Je mehr Bausteine vorhanden sind, desto individueller lassen
sich die Maßnahmen auf die Betriebe zuschneiden. Wir könnten uns unser Konzept als einen
Baustein in Ihrem Programm sehr gut vorstellen und würden uns sehr freuen Ihnen unsere
Inhalte in einem persönlichen Gespräch vorzustellen.

Zur detaillierten Beschreibung des Ablaufs sende ich Ihnen vorab eine zusammenfassende
Grafik der zeitlichen Abläufe unseres Konzepts und Informationen zur Umsetzung mit den
dazugehörigen Qualifikationen.

Wir hoffen, wir konnten Ihr Interesse an „Ganz Schön fit" wecken und freuen uns auf ein
persönliches Gespräch!

Mit freundlichen Grüßen

Mathilda Schön

Anlage

Abb. 2.4 Musteranschreiben an die Krankenkasse

2.4   Verhandlungen

Als Reaktion auf ein Anschreiben, ein persönliches Treffen oder Telefonat erhofft sich der Physio- oder Ergotherapeut die Nachfrage nach der beworbenen Leistung. Erfolgt die Nachfrage, entsteht ein fließender Übergang in die Verhandlung. Das Thema „Verhandlung" ist sehr groß und spielt in der freien Marktwirtschaft eine wichtige Rolle. Daher kann es in diesem Zusammenhang hilfreich sein, das betriebswirtschaftliche Denken noch weiter zu fördern. Daher wird das Thema in Kap. 5 ausführlicher erläutert.

Ist der Kontakt zur Zielgruppe hergestellt und das Interesse geweckt, wird es ziemlich schnell zur Preisnachfrage kommen. Den Preis im Nachhinein zu erhöhen, kann sehr schwierig sein, daher ist es wichtig, bereits vorab eine klare und realistische Vorstellung des Wertes der eigenen Maßnahme zu haben.

Viele Einflussfaktoren bestimmen den Preis einer Leistung. Zur Kostenbestimmung und angewandten Rhetorik gibt es nähere Informationen in Kap. 5. Teilweise kommen spontane telefonische Anfragen, auf die man nicht immer vorbereitet ist. In diesen Situationen ist es ratsam, keinen zu niedrigen Preis zu nennen und sich am besten etwas Zeit zu verschaffen. Eine grobe Vorstellung kann jedoch helfen, dem Interessenten bereits eine Orientierung zu geben, wie beispielsweise ein fester Stundensatz zuzüglich Vor- und Nachbereitung, An- und Abfahrt, Benzinkosten, Materialien etc. Letztendlich hängt der Preis von vielen Variablen ab und muss daher für jeden Auftrag individuell kalkuliert werden.

Praxisbeispiel
Ein Physio- oder Ergotherapeut erhält einen Anruf von einer Krankenkasse, die auf ihn aufmerksam geworden ist. Die Krankenkasse plant einen Gesundheitstag und möchte ihn als Referenten zum Thema BGF gewinnen. Sie fragt für ihre weitere Planung an, ob Interesse besteht und welchen Preis er für einen dreistündigen Workshop veranschlagen würde. Dieser könnte nun angeben, dass er generell einen Stundenlohn von einem Betrag X ansetzt. Hinzu kommen allerdings noch die Fahrt- und Materialkosten. Je

nach Inhalt und Art der Umsetzung variieren die Kosten für die Vor- und Nachbereitung. Eine konkrete Angabe sollte erst erfolgen, wenn der genaue Plan steht und absehbar ist, wie viel Zeit aufzuwenden ist.

Absprachen sollten immer schriftlich fixiert werden. Ein Vertrag kann insgesamt sehr komplex aufgestellt sein. Jedoch sollte der Therapeut anfangs nicht zu viel wollen, andernfalls könnte dies zum Scheitern des Vertragsabschlusses führen (Kap. 5).

Ergänzend zu den vertraglichen Regelungen, spielt das Auftreten des Anbieters in dem gesamten Prozess vom Erstkontakt bis zur Umsetzung des Konzepts eine entscheidende Rolle.

2.5   Auftreten

Das Auftreten sollte selbstsicher, authentisch und ehrlich sein. Demnach ist auch die Kleidung beim Erstgespräch anzupassen. Ist ein Therapeut selbst von seinem Projekt begeistert und steht hinter dem, was er tut, wird er es auch entsprechend präsentieren und andere überzeugen können.

Der erste Eindruck entscheidet über den weiteren Verlauf der Begegnung. Ein wesentlicher Faktor bei der ersten Wahrnehmung ist die äußere Erscheinung (Hesse und Schrader 2025). Ein gelungenes Auftreten setzt sich allerdings aus mehreren Faktoren zusammen. Zu beachten sind nicht nur die angemessene Kleidung, eine positive und kompetente Ausstrahlung, sondern auch eine gute Vorbereitung der Gesprächsinhalte und Anschauungsmaterialien. Laut Leicher (2015) drückt eine Person mit ihrer äußeren Erscheinung ihre Achtung gegenüber dem Kunden aus.

2.5.1   Äußere Erscheinung

Das äußere Erscheinungsbild spielt im Erstkontakt eine wichtige Rolle, allerdings geht es nicht um ein makelloses Aussehen oder besondere Markenkleidung. Beurteilt wird ein passendes Outfit, der Geruch und Händedruck. Eine einheitliche Businesskleidung gibt es schon lange nicht mehr, daher kann es hilfreich sein, innerhalb der jeweiligen Branche zu recherchieren (Hesse und Schrader 2025).

Das Markenzeichen von Physio- oder Ergotherapeuten ist ein sportliches Auftreten, daher spricht in der Regel nichts gegen gepflegte, sportlich schicke Anziehsachen. Das kann eine Kombination aus Jeans mit Turnschuhen und einem Shirt oder einer Bluse sein. Auch kommen ein Sakko, Chino in Kombination mit einem T-Shirt und Jeans in Frage. Wichtig ist ein authentisches Outfit, in dem sich der Therapeut nicht verkleidet fühlt. Dennoch würde ein Dress für ein Gespräch in einer Bank wahrscheinlich schicker ausfallen als in einem Kindergarten. Außerdem sind Kleidungsvorschriften der einzelnen Unternehmen, wie Sicherheitsschuhe, Handschuhe oder Haarnetz zu beachten. Der persönliche Stil und die gewählte Zielgruppe spielen somit eine wesentliche Rolle.

2.5.2 Ausstrahlung

Eine sympathische und ehrliche Ausstrahlung sorgt in den ersten Sekunden bereits für eine angenehme Atmosphäre und führt dazu, dass die „Chemie" zwischen den Gesprächspartnern stimmt. Personen bereits innerhalb der ersten 20 s zu scannen und zu bewerten, ist ein ganz natürlicher Instinkt, der ursprünglich dazu gedacht war, Lebewesen das Leben zu retten. Innerhalb von Sekunden muss entschieden werden, ob das Gegenüber Freund oder Feind ist, ob man bleibt, angreift oder die Flucht ergreift (Leck 2012).

Praxisbeispiel
Ein Physio- oder Ergotherapeut erscheint kurz vor Beginn als Teilnehmer zu einer Rückenschulfortbildung, und der Raum ist schon gut besetzt, aber es sind noch ein paar Stühle frei. Sicherlich würde er seinen Sitzplatz danach auswählen, welche Personen ihm am sympathischsten erscheinen.

2.5.3 Sympathie

Laut Duden (2016) ist Sympathie eine „positive gefühlsmäßige Einstellung zu jemandem oder einer Sache" aufgrund gewisser Übereinstimmung oder Affinität. Demnach kann die Sympathie von Mensch zu Mensch, aber auch von Tag zu Tag verschieden sein. Besteht an einem Tag ein starkes Mitteilungsbedürfnis, kann sich ein und dieselbe Person an einem anderen Tag nach Ruhe sehnen und redselige Personen als unsympathisch einstufen. In solchen Fällen spielt das Hineinversetzen in andere Lebewesen eine ausschlaggebende Rolle. Innerhalb kürzester Zeit gilt es zu registrieren, welche Bedürfnisse der Gesprächspartner hat und welche Grenzen zu beachten sind.

Übertragen auf die berufliche Ebene und den Kontakt mit Geschäftspartnern, bleibt häufig ebenfalls nur der erste kurze Kontakt, um überzeugen zu können. Negativ wirken könnte:

- zu schnelles Sprechen
- zu viel Dominanz
- eine falsche Geste
- ein missfallendes Erscheinungsbild
- ein Zuviel oder Zuwenig an Zuwendung (Leck 2012)

Physio- und Ergotherapeuten besitzen aufgrund ihrer Ausbildung Softskills/Sozialkompetenzen, die eine gute Grundlage für einen souveränen Erstkontakt bilden. Dazu zählen beispielsweise Empathie, aktives Zuhören und Höflichkeit (Hauptmann 2013).

Sich vorab genau über das Zielunternehmen zu informieren kann zudem zu einem selbstsicheren Auftreten verhelfen, weil dem Physio- oder Ergotherapeuten dann bewusster ist, was von ihm erwartet werden könnte. Selbst in unsicheren Momenten ist es wichtig, die Ruhe zu bewahren und souverän zu reagieren. Fragen, die nicht direkt beantwortet werden können, sollten notiert und zu einem späteren Zeitpunkt ergänzt werden. Unterstützend kann auch ein Laptop oder Tablet mit einer Präsentation, Impressionen zu bereits laufenden oder abgeschlossenen Projekten, Beispielen etc. hilfreich sein. Er bietet dem Physiotherapeuten einen roten Faden und suggeriert dem Betriebsinhaber eine gute Vorbereitung auf das Gespräch.

2.5.4 Körpersprache

Das Axiom von Paul Watzlawick „Man kann nicht nicht kommunizieren" ist weitaus bekannt (Watzlawick 2016). Es stellt sich nur die Frage, welche Signale mit der eigenen Körpersprache gesendet werden. Gerade Angewohnheiten werden häufig nicht mehr bewusst wahrgenommen. Mit jeder Haltung wird eine Wirkung bei den beteiligten Personen erzielt, diese reagieren entsprechend. Auf negative Signale reagieren sie z. B. mit Distanz, Rückzug oder auch auf positive mit Aufgeschlossenheit und Zuwendung, je nachdem, was gesendet wird. Signale können ganz unterschiedlich aussehen.

Die Klassiker für eine distanzierte Haltung
- verschränkte Arme und Beine
- breitbeiniges Sitzen
- Abwenden des Blickes
- Arme hinten über die Lehne legen
- Beiläufig in sein Handy schauen
- …

Folgende Gesten zeigen ein sehr selbstbewusstes Auftreten
- langsame, elegante Bewegungen
- unverkrampftes Lächeln
- aufrechte, stille Kopfhaltung
- kräftige Stimme
- Blickkontakt

Tipps für eine positive Ausstrahlung
- ehrliches Lächeln
- wache Augen/Blickkontakt
- aktives Zuhören
- aufrechte Körperhaltung
- Aufgeschlossenheit signalisieren
- aufrechter und lockerer Gang
- natürliche Distanz wahren (Mai 2024)

Eine positive Ausstrahlung hat auch noch einen nicht zu unterschätzenden Nebeneffekt, denn unsere Körpersprache beeinflusst auch unser seelisches Befinden (Wolf und Merkel 2012).

Eine selbstbewusste Körperhaltung mit einer gesunden Körperspannung und -aufrichtung mit einem gelassenen Lächeln hilft dabei, an sich zu glauben, sich weniger angreifbar zu machen und resistenter auf Stress zu reagieren. Einfache Übungen, wie sich vor einem Vortrag zuerst ganz klein zu machen und dann ganz groß, sollen für eine gute Präsenz des Physio- oder Ergotherapeuten sorgen.

Praxisbeispiel
Als Aufwärmprogramm für eine Gruppe lässt ein Physiotherapeut die Teilnehmer zu verschiedenen Ansagen durch die Halle gehen. Die Schritte werden vergrößert, das Tempo verändert etc. Als Nächstes folgt der Auftrag, die Teilnehmer sollen gehen, als ob sie sich ganz traurig und niedergeschlagen fühlen. Die Schritte werden kleiner, langsamer, die Körperhaltung ist gekrümmt und der Blick nach unten gerichtet. Als Gegensatz dazu sollen sie sich jetzt besonders glücklich und stark fühlen. Die Schritte werden größer, bestimmter, die Körperhaltung ist aufrecht und der Blick nach vorne gerichtet. Die Teilnehmer haben ein Lächeln im Gesicht. Dieser Auftrag funktioniert auch umgekehrt. Es kann eine gekrümmte und in sich gekehrte Körperhaltung vorgegeben werden. Als Folge würden sich die Teilnehmer eher niedergeschlagen fühlen, anstatt sich locker und beschwingt durch die Halle zu bewegen.

Je besser der eigene Körper wahrgenommen wird, desto gezielter können Signale gesendet und das eigene Empfinden beeinflusst werden. Aber auch eine gesunde Fremdwahrnehmung ist wichtig für eine gelungene Kommunikation. Ein komplexes Thema, das sich aus mehreren Faktoren zusammensetzt.

2.5.5 Selbstbild

Das Selbstbild beschreibt den Eindruck, den eine Person von sich selbst hat. Manche Menschen schätzen sich negativer ein, als sie sind, und wieder andere positiver (Leck 2012). Je mehr man bei sich ist und eine realistische Vorstellung von der eigenen Person hat, desto authentischer und kompetenter kann der Auftritt im Erstkontakt sein. Allerdings ist es häufig nicht ganz leicht, sich einzuschätzen. Persönlichkeitsentwicklung ist ein lebenslanger dynamischer Prozess, an dem die innere (körperliche und geistige) Konstitution, die genetische Struktur und die äußere Realität (Umwelt) aktiv beteiligt sind. Je besser die Passung zwischen innerer und äußerer Realität, umso besser gelingt die Persönlichkeitsentwicklung (Simon 2006). Die Biostruktur-Analyse ist eine Möglichkeit, sich einem Typus zuzuordnen. Selbst wenn es auch viele Mischvarianten gibt oder die Zuordnung nicht so genau zu treffen ist, kann eine Idee der eigenen Qualitäten z. B. auch in einem Teamfindungsprozess wichtig sein.

Biostruktur-Analyse

Mit der Biostruktur-Analyse gelingt es wertfrei, die persönliche, individuelle Grundstruktur eines Menschen zu ermitteln (Leck 2012). Dieses Modell existiert bereits seit den späten 1970er-Jahren und wurde von Rolf W. Schirm entwickelt. Nach diesem Modell wird das Gehirn in die drei Farben Rot (Zwischenhirn), Blau (Großhirn) und Grün (Stammhirn) unterteilt (Tab. 2.1). Die Einteilung fußt auf dem Konzept des „dreieinigen Gehirns" von Paul McLean, der ebenfalls den Begriff des „limbischen Systems" geprägt hat. Je nach Ort (Großhirn, Zwischenhirn und Stammhirn) der meisten Aktivität kann die jeweilige Person einer dominierenden Farbe und somit den vorherrschenden Instinkten zugeordnet werden (Jung 2014). Bei der Selbstwahrnehmung ist laut Schirm (1992) nun darauf zu achten, dass niemand über seinen biologischen Schatten springen kann. Sich erzwungen anders zu geben, würde unnatürlich wirken.

Zur Bestimmung, welche Farbe bei einer Person dominiert, gibt es einen entsprechenden Fragenkatalog. Allerdings kommt es häufig zu Mischtypen mit einem dominanteren Anteil einer bestimmten Farbe.

Die Zuordnung von Personen zu den oben genannten Farben kann ebenso bei der Zusammenstellung von Teams interessant sein.

Praxisbeispiel

Ein Projekt besteht immer aus verschiedenen Phasen und Komponenten. Es bedarf eines kreativen Kopfs, der die Ideen liefert, sich gut in andere hineinversetzen kann und für einen harmo-

Tab. 2.1 Menschliche Grundstrukturen nach der Biostruktur-Analyse. (Mod. nach Schirm 1992)

Merkmalskriterien	Komponente		
	Grün	Rot	Blau
Menschliche Beziehungen	Kontakt: Strebt nach menschlicher Nähe Gespür für Menschen Allgemeine Beliebtheit	Dominanz: Strebt nach Überlegenheit Natürliche Autorität Neigung zum Wettbewerb	Distanz: Strebt nach Sicherheitsabstand Zurückhaltung Tendenz zur Verschlossenheit
Zeitliche Orientierung	Vergangenheit: Baut auf Vertrautes Handelt aus Erfahrung Vermeidet radikale Veränderungen	Gegenwart: Erfasst den Augenblick Impulsives Handeln Aktivität und Dynamik	Zukunft: Bedenkt die Konsequenzen Planvolles Handeln Präzise Zeiteinteilung
Denk- und Arbeitsweise	Erspüren: Intuition und Fingerspitzengefühl Erfasst Signale aus dem Unbewussten Verlässliche „Erste Eindrücke"	Begreifen: Konkretes und praktisches Denken Erkennt rasch das Machbare Neigt zum Probieren Improvisationstalent	Ordnen: Systematisches Denken Hohes Abstraktionsvermögen Tendenz zu sprachlicher Präzision
Erfolg durch	Sympathie	Mitreißen	Überzeugen

nischen Ablauf steht (grün). Die Idee muss jedoch gut durchdacht werden, um Konsequenzen abzuwägen und eine systematische Vorgehensweise erstellen zu können (blau). Das ganze Projekt wird durch impulsives Handeln und praktisches Denken vorangetrieben. Die Neigung zum Wettbewerb hilft beim Verkauf der Leistung (rot).

Aus dem Beispiel geht hervor, dass sich die unterschiedlichen Persönlichkeitstypen innerhalb eines Teams und eines Projekts stärken und für effektive Arbeitsschritte sorgen. So könnten im Rahmen eines BGF-Projektes innerhalb eines Betriebes bestimmte Gesundheitsbeauftragte gewählt werden, die sich für eine Verstetigung der behandelten Themen einsetzen und als Ansprechpartner zur Seite stehen.

2.5.6 Fremdwahrnehmung

Die Fremdwahrnehmung oder auch das Fremdbild hängt eng mit dem Selbstbild zusammen. Es beschreibt den Eindruck, den eine Person von jemand anderen hat. Häufig geprägt durch Sprache, Ausdruck und Körperhaltung.

Emotionale Intelligenz
Eine realistische Einschätzung von sich selbst, eine gute Menschenkenntnis und das Interesse an den Empfindungen unserer Mitmenschen steigert unsere emotionale Intelligenz. Gruppenprozesse lassen sich leichter verstehen und Zielgruppen können dort abgeholt werden, wo sie gerade stehen. Das Hauptziel jeder BGF-Maßnahme ist es, die Angestellten gesund zu erhalten. Schon allein durch einen guten zwischenmenschlichen Kontakt kann das Immunsystem gestärkt werden. Ein guter Teamgeist und ein Gefühl der Zusammengehörigkeit würden sich daher positiv auf die Gesundheit auswirken.

Das Bedürfnis zum Kontakt mit anderen ist gewissermaßen in uns eingebaut. Die Neurowissenschaft hat herausgefunden, dass unser Gehirn als geselliges Organ konstruiert ist, das unweigerlich eine enge Verbindung mit dem Gehirn jeder Person aufnimmt, mit der wir es zu tun haben. Diese neuronale Brücke ermöglicht es uns, auf das Gehirn – und damit auch den Körper – eines jeden Menschen Einfluss zu nehmen,

mit dem wir in Kontakt treten, ein Prozess, der in umgekehrter Richtung natürlich ebenfalls stattfindet (Fröhlich-Gildhoff 2015).

Unsere Beziehungen beeinflussen in einem erstaunlichen Maße also nicht nur unsere Erfahrungen, sondern auch unsere Biologie. Durch die Verbindung zwischen unseren Gehirnen prägen uns unsere engsten Sozialbeziehungen in vielfacher Hinsicht, sei es, dass wir gemeinsam über einen Witz lachen oder dass im Körper Gene aktiviert werden, durch die unsere T-Zellen, die Soldaten des Immunsystems, im Kampf gegen angreifende Viren und Bakterien ein- und ausgeschaltet werden (Fröhlich-Gildhoff 2015).

Daraus folgt, dass wir es mit einem zweischneidigen Schwert zu tun haben. Positive Beziehungen haben einen günstigen Einfluss auf unser Wohlbefinden, negative Beziehungen hingegen können unseren Körper angreifen. Die sogenannte Resilienz beschreibt die „psychische Widerstandsfähigkeit gegenüber biologischen, psychologischen und psychosozialen Entwicklungsrisiken" (Fröhlich-Gildhoff 2015). Stabile Beziehungen sind eine der wichtigsten Ressourcen für die Resilienz. Zu den Resilienzfaktoren gehören Selbst- und Fremdwahrnehmung, Selbstwirksamkeit, Selbststeuerung, soziale Kompetenz, Problemlösefähigkeiten und aktive Bewältigungskompetenzen in Anforderungs- und Krisensituationen (Stressbewältigung) (Fröhlich-Gildhoff 2015). Gruppenstunden in BGF-Maßnahmen können dazu dienen, die Kommunikation zu fördern und den Teamgeist zu stärken, der wiederum für ein höheres Maß an Gesundheit sorgt. Auf diesem Weg können Arbeitnehmer also auch positiv Einfluss auf ihr vegetatives Nervensystem nehmen, sehr viele Zellen unseres Körpers sind vegetativ gesteuert, so könnte es bei einer Dysregulation auch zu unspezifischen Beschwerden kommen.

2.6 Marketing

Der Zugang zur Zielgruppe erfolgt nicht immer im persönlichen Kontakt, sondern oftmals über Kommunikationsmedien. Ein effektives Marketingkonzept unterstreicht die Aktualität der Projekte, lässt einen roten Faden erkennen, ist ehrlich und authentisch. Häufig jedoch fehlt das

Abb. 2.5 Eyecatcher. Mit freundlicher Genehmigung D. Richter

methodische Wissen, um eine entsprechende Marketingstrategie zu entwickeln. Auch Krug und Münsterjohann (1998) sehen die Schwierigkeiten gerade bei denjenigen, die aus dem Not-for-Profit-Bereich stammen. Physio- und Ergotherapeuten, die bisher ausschließlich mit Kassenpatienten auf Rezeptbasis gearbeitet haben, sind es nicht gewohnt, Leistungen zu vermarkten. Krug und Münsterjohann (1998) merken an, dass die für Marketing notwendigen Verhaltensweisen auf den ersten Blick der Kultur des Helfens widersprechen.

> „Marketing ist ein marktbezogener Denk- und Führungsstil, der ein Unternehmen vom Markt, vom Absatz und vom Kunden her betrachtet. Dieser Stil ist durch systematische Planung einerseits und Kreativität andererseits gekennzeichnet. Die Erfahrung zeigt, daß in kleinen und mittleren Unternehmen beides häufig nicht ausreichend abgedeckt ist." (Krug und Münsterjohann 1998)

Dennoch ist es wichtig, als Physio- oder Ergotherapeut auf sich aufmerksam zu machen und sich der Thematik zu stellen (Abb. 2.5). Je häufiger die Zielgruppe mit dem Praxis-Logo in Kontakt gerät, desto wirksamer ist die Strategie. Ein gut ausgearbeitetes Konzept zeugt außerdem von Qualität und sollte Seriösität vermitteln (Kap. 6).

2.7 Motivation

Der Zugang zur Zielgruppe beschränkt sich jedoch nicht nur auf den Erstkontakt, sondern weiterführend geht es auch um den Zugang zu den Teilnehmern während des Projektes, die Verankerung von Wissen. Projekte in der BGF sind meistens zeitlich befristet und die Möglichkeiten der Maßnahmen begrenzt. Das Hauptziel ist es daher, die Arbeitnehmer auch über das Projekt hinaus zu einem gesundheitsfördernden Lebensstil zu motivieren und sie so selbstständig wie möglich in den Alltag zu entlassen. Durch die BGF lassen sich die Arbeitnehmer in Gruppen erreichen, die bestmöglich auch arbeitszeitübergreifend, durch das positive Erleben von Bewegung, dazu motiviert werden sich gemeinsam sportlich zu betätigen. Auf diesem Wege kann auch durch das Fördern sozialer Interaktionen einer Vereinsamung vorgebeugt werden. Im Rahmen der mentalen Gesundheit ist es wichtig Informationskanäle bewusst auszuwählen und die Menge an negativen Informationen zu begrenzen. Es ist wichtig seine Konzentration auf Bereiche zu richten, in denen man etwas bewirken kann. In der BGF geht es also darum in Bezug auf seine körperliche und seelische Gesundheit handlungsfähig zu bleiben. Dazu müssen individuelle Konzepte entwickelt werden, die die Motivation dadurch steigern, dass Arbeitnehmer wieder das Gefühl bekommen in einem realistischen Maß Selbstfürsorge betreiben zu können. Verschiedenen Symptomen liegen nämlich unterschiedliche Bedürfnisse zugrunde. So kann die Müdigkeit ein Bedürfnis nach Ruhe aber eben auch nach Selbstfürsorge sein. Zur Förderung der Nachhaltigkeit verhelfen unterschiedliche Methoden.

Methodische und didaktische Kompetenzen werden den Therapeuten auch seitens der Kostenträger zunehmend abverlangt (GKV Spitzenverband 2024). Die Motivation der Teilnehmer stellt im Präventionsbereich eine andere Herausforderung dar als in der klassischen Therapiesituation. In der Primärprävention hat die Zielgruppe vorab keinen starken Leidensdruck oder eine langanhaltende Schmerzkarriere erlitten, die die Notwendigkeit von Verhaltensänderungen hervorheben. Die aktuelle Zielgruppe ist gesund und sollte ohne angstmachende Faktoren von gesundheitsfördernden Maßnahmen überzeugt werden.

Grundsätzlich ist jedes Lebewesen motiviert, weil es sich bewegt, und jeder Bewegung geht ein

Motiv voraus. Ein Motiv ist der Beweggrund, und die Motivation stellt den Aktivierungsprozess dar, der zu einer Handlung führt. Die Motivation wird als momentane Einstellung eines Individuums gegenüber seinen Zielen beschrieben. Das Motiv ist also der Beweggrund, in Richtung dieses Ziels aktiv zu werden (Lindemann 2011).

Übertragen auf die betriebliche Gesundheitsförderung würde es bedeuten, dass der Beweggrund die Gesunderhaltung des eigenen Körpers ist. Das physiotherapeutisch gestützte Konzept könnte der Aktivierungsprozess sein, um diesem Hauptziel näher zu kommen. Es ist ausschlaggebend, seinen Körper und seine Ressourcen schätzen zu lernen, um noch vor der Symptomentstehung etwas für sich zu tun.

Im Sinne der Krankheitsprävention wäre der Ansatz eher risikoorientiert. Das Motiv könnte die Vorbeugung von Diabetes mellitus Typ II sein und der Aktivierungsprozess ebenfalls die gesundheitsfördernden Maßnahmen.

Der Weg und die Maßnahmen sind in diesen Beispielen dieselben, allerdings nicht das Motiv, das zu einer Verhaltensänderung führt.

Nach dem Verhaltenstherapeuten Schuster (2008) gibt es jedoch nicht „die" Motivation oder „das" Motiv, es handelt sich immer um eine breite Palette von Motiven und Motivationen, die der Bewegung, dem Handeln und dem Verhalten vorausgesetzt sind.

Motive sind meist sehr stabile persönliche Eigenschaften. Primäre Motive oder Triebe wie Durst oder Hunger sind angeboren. Sekundäre Motive wie Neugier, Lernlust, Vorfreude oder Angst ändern sich während der Entwicklung des Individuums. Bestehende Motive sind von außen schwer zu beobachten. Es handelt sich eher um gedankliche Konstrukte, die als Rückschluss aus der folgenden Handlung gezogen werden können (Schuster 2008).

Für die betriebliche Gesundheitsförderung spielen unterschiedliche Motivationen eine wichtige Rolle, zum Beispiel:

- Motivation des Physio- oder Ergotherapeuten, in der betrieblichen Gesundheitsförderung tätig zu werden
- Motivation der Führungsebene, entsprechende Konzepte zu implementieren

- Motivation der Krankenkassen, sich zu beteiligen
- Motivation der Arbeitnehmer, an den Projekten teilzunehmen und ihr Handeln zu überdenken

Die Fragen, die sich dem Physio- oder Ergotherapeuten stellen, sind, welche Motive und Handlungen für den Teilnehmer bedeutsam sind und wie dieser langfristig motiviert werden kann, etwas für sich zu tun.

2.7.1 Motivation der Arbeitnehmer

Einen Teilnehmer zu motivieren bedeutet nicht, ihm ein Ziel zu nennen oder aufzuerlegen, welches er zu erreichen hat. Ohne die richtige Strategie der Wissensvermittlung und ein konstruktives Zusammenarbeiten kann nicht von einer nachhaltigen Vermittlung der Lehrinhalte ausgegangen werden. Das Antreiben über lockere Redensarten und Sprüche oder gar reine Animation reicht laut Lindemann (2011) nicht aus, einen Teilnehmer langfristig zu motivieren und ihm die Motive zum Bewegen zu liefern. Auch das übermäßige Erteilen von Ratschlägen und Tipps soll nicht Inhalt eines wertfreien und von Respekt geprägten Bewegungsunterrichts sein (Lindemann 2011).

Zur Vermittlung von Lehrinhalten gibt es unterschiedliche Methoden und Herangehensweisen. Je nach Zielsetzung eignet sich die eine oder andere mehr. Grundsätzlich lässt sich der Frontalunterricht vom selbstgesteuerten Lernen unterscheiden. Der Frontalunterricht vermittelt, wie häufig aus Schulzeiten noch bekannt, das wichtigste Wissen kompakt und präzise. Im klassischen Fall steht der Lehrer vor der Klasse und gibt vor, welche Inhalte für welches Fach relevant sind. Der Vorteil ist eine zeitsparende Methode, die alle wichtigen Inhalte komprimiert und abdeckt.

Das selbstgesteuerte Lernen erfordert mehr Eigenständigkeit des Lernenden. Die Idee ist es, die Lernenden anhand eines Fallbeispiels, eigene Ziele und Lösungsstrategien entwickeln zu lassen. Gemeinsam wird das Hauptproblem herausgearbeitet, und es werden Methoden entwickelt, um dieses zu lösen (Reusser 2005). Diese Vorgehensweise des Problemorientierten Lernens (POL) (Fischer 2020) erfordert mehr Zeit, eröffnet aber die Möglichkeit, eigene Interessensgebiete zu entwickeln und weiter auszubilden. Die Schüler fördern ihre Softskills und lernen, sich teamfähig zu zeigen und sich selbstständig Wissen anzueignen. Auf zukünftige Problemsituationen könnten sie demnach gut vorbereitet sein (Dördelmann 2010).

In der BGF kann es beispielsweise zu einer Kombination beider Lehrstile kommen. Auf der einen Seite ist es wichtig, die Teilnehmer zur selbstständigen Problemlösung und Wissensaneignung zu motivieren. Nur so kann gesichert werden, dass die Arbeitnehmer auch nach Beendigung des Projektes noch aktiv an ihrer Gesunderhaltung arbeiten. Auf der anderen Seite kann fehlendes Wissen kurz und kompakt vom Physio- oder Ergotherapeuten ergänzt werden. Durch geeignete Fallbeispiele und Gruppenprozesse kann auch das emotionale Lernen angeregt werden und neues Wissen wird in der Zukunft eventuell leichter abrufbar.

Eine wichtige Voraussetzung für eine erfolgreiche Wissensverankerung ist es daher, die Ziele für das physio- oder ergotherapeutische Konzept gemeinsam mit allen Beteiligten zu formulieren, damit die ganze Gruppe Motive vor Augen hat, mit denen sie sich identifizieren können und auf die sie hinarbeiten wollen.

In Hinblick auf die Zielerreichung wird zwischen der von innen und von außen kommenden Motivation unterschieden. Lindemann (2011) definiert die beiden Begriffe wie folgt:

Intrinsische Motivation (von innen heraus)
Das Individuum strebt hierbei aus eigenen Bedürfnissen und Erfahrungen heraus eine Handlung an. Die intrinsische Motivation ist der Antrieb oder der Wille des Menschen selbst und besitzt das auslösende Handlungspotenzial. Der Effekt der intrinsischen Motivation wird von Csiksgentmihalyi (2010) als „Flow-Erlebnis" bezeichnet. Er sagt auch, dass, wenn jemand versteht, warum Aktivitäten in sich selbst befriedigend sein können, er daraus eine große Kraftquelle gewinnen kann.

Extrinsische Motivation (von außen beeinflusst)
Diese wird durch externe Faktoren bestimmt. Dazu zählen bestimmte Belohnungs- und Anreizsysteme. Diese Anreize (Belohnung und Bestrafung) wirken schnell und bringen auch schnelle Reaktionen hervor, sind jedoch wenig dauerhaft und müssen stetig erneuert werden.

Die heutzutage herrschende leistungsorientierte Gesellschaft gibt der intrinsischen Motivation laut Lindemann (2011) nur noch wenig Raum, da diese durch zahlreiche äußere Belohnungs- und Anreizsysteme überlagert wird. Csiksgentmihalyi (2010) hat in seinen Untersuchungen außerdem herausgefunden, dass eine Person auf intrinsische Belohnungssysteme besser anspricht, wenn es keinen Mangel an extrinsischen Belohnungssystemen gibt.

Für die Teilnahme am Bewegungsunterricht spielen demnach sowohl die extrinsische als auch die intrinsische Motivation eine Rolle, denn äußere Reize können den Anstoß dazu geben, während das innere Erleben die Freude daran und somit die Ausdauer und nicht zuletzt die Wirksamkeit erhält (Lindemann 2011).

Personen, die Freude an einer Tätigkeit erleben und in ihr aufgehen, können als autotelisch bezeichnet werden. Eine Gesellschaft, die mehr autotelische Personen hervorbringen kann, wird glücklicher und effizienter sein als eine, die nur auf äußere Motivation setzt (Csiksgentmihalyi 2010). Weiter sagt Csiksgentmihalyi, dass eine Aktivität nur dann autotelisch sein kann, wenn Menschen aus ihr eine intrinsische Motivation ziehen, und eine Person ist nur dann autotelisch, wenn sie an einer Aktivität Spaß hat.

Die meisten Menschen beschreiben autotelisches Erleben durch eine Nähe zu kreativem Entdecken und Explorieren. Intrinsisch lohnende Erfahrung verlangt Engagement und aktive Beteiligung, und zwar auch bei einer sitzenden Tätigkeit mit intellektuellem Anspruch (Csiksgentmihalyi 2010). Das autotelische Erleben wird von Csiksgentmihalyi (2010) auch als das Flow-Erlebnis bezeichnet. Flow lässt sich ihm nach in allen Aktivitäten erleben, auch in denen, die vorerst kaum ein Vergnügen implizieren, wie beispielsweise die Fließbandarbeit.

Etwas anders dargestellt, kann das menschliche Handeln nach Bandura (1997) durch zwei Aspekte der Motivation beeinflusst werden:

- durch die Erwartung der Konsequenzen, die das gewünschte Handlungsergebnis verstärkt;
- durch die Kompetenzerwartung oder Selbstwirksamkeitserwartung: die Erwartung, dass man selbst in der Lage ist, die Handlung erfolgreich auszuführen.

Ein effektiveres Maß an Zielerreichung kann durch eine höhere Selbstwirksamkeit gesteigert werden. Der Glaube an sich selbst dient dazu, seine Fähigkeiten gezielter und bewusster einzusetzen. Als ein intrinsisches Motiv kann auch das Streben nach Leistung betrachtet werden, was von einem extrinsisch motivierten Streben nach Erfolgen zu unterscheiden ist. So wird Erfolg von außen definiert, ist begrenzt und nicht immer garantiert. Bei sportlichen Aktivitäten wechseln sich Erfolg und Misserfolg häufig ab. Daher ist es wichtig sich mehrere Kraftquellen zu schaffen und nicht den gesamten Fokus auf einen speziellen Bereich zu richten, dann sind auch Misserfolge leichter wegzustecken. Sollte eine Quelle erschöpft sein, bspw. kann der Sport aktuell nicht ausgeführt werden aufgrund einer Verletzung, findet diese Person vielleicht ihren Ausgleich mit Musik oder Kochen mit Freunden und leckerem Essen oder Lesen.

Im Bewegungsunterricht sollte daher eher ein Leistungsstreben angeregt werden, das zu einer intrinsischen Handlungsmotivation führt. Am Anfang steht das Erwecken der Neugier, der Bewegungslust und der Lust auf soziale Kontakte. Wird die Freude an der Aktivität wahrgenommen und die Teilnehmer gehen darin auf, werden sie das Flow-Erlebnis spüren können.

Der Teilnehmer wird erst dann motiviert sein, langfristig Sport zu treiben, wenn er für sich selbst ein persönliches Interesse daran entdeckt und das Bewusstsein entwickelt hat, dass sein Selbstwertgefühl durch die Bewegung in der Gruppe gestärkt wird. Er sollte erlebt haben, dass er sich körperlich und psychisch besser fühlt und im Alltag Situationen erkennen, die sich zum Positiven verändern. Geeignet sind vor allem Aufgaben, die die Kreativität anregen und im Ergebnis offen sind.

Auf diesem Weg wird das Flow-Erlebnis mit einer geförderten Selbstwirksamkeit kombiniert.

Leider kommt es häufig zum schnellen Motivationseinbruch, und gerade bei Gruppenstunden wird oft nur der Pflichtteil erfüllt, um bestimmte Maßnahmen von den Krankenkassen erstattet zu bekommen. Die Ausfallquote ist demnach hoch.

Ein Motivationsverlust kann laut Lindemann (2011) entstehen

- „wenn eine zu hohe Erwartungshaltung oder Leistungsanforderung besteht,
- wenn es zu Über- oder Unterforderung kommt,
- bei Stress oder starkem Druck von außen,
- wenn der Teilnehmer keinen kognitiven Bezug zu den Inhalten erkennt,
- durch lange Wartezeiten oder Pausen, z. B. wenn ein Parcour aufgebaut wird,
- wenn die eigenen Interessen der Teilnehmer nicht bedient werden oder
- wenn keine subjektiven oder objektiven Verbesserungen wahrgenommen werden."

In der betrieblichen Gesundheitsförderung sollte deshalb darauf geachtet werden, dass

- die Ziele gemeinsam formuliert werden,
- die Arbeitnehmer sich auch selbstständig Lösungen überlegen und der Physio- oder Ergotherapeut unterstützend zur Seite steht/moderiert,
- die Maßnahmen und Inhalte an den Wissensstand der Teilnehmer anknüpfen und sie dort abholen, wo sie sich befinden,
- sich die Maßnahmen direkt auf den Arbeitsplatz und die damit zusammenhängenden Tätigkeiten und Belastungen beziehen,
- die Dosierung der Übungen individuell an das Leistungsniveau jedes Einzelnen angepasst werden und Varianten zur Erleichterung oder Steigerung aufgezeigt werden,
- Handouts genutzt werden als Gedankenstütze,
- die Arbeitnehmer zum Mitdenken angeregt werden und sich selbst mit einbringen,
- Regelmäßige Kontrollbefunde durchgeführt werden, um Erfolge sichtbar zu machen.

Miller und Rollnick (2009) bezeichnen die Förderung der intrinsischen Motivation in Zusammenhang mit der gesteigerten Selbstwirksamkeit durch die Anleitung des Therapeuten als motivierende Gesprächsführung.

2.7.2 Faktoren für eine erfolgreiche Motivation

Die Motivation spielt bei der Umsetzung von BGF-Projekten eine zentrale Rolle. Auch die Berücksichtigung geschlechtsspezifischer Maßnahmen der BGF, kann dazu führen, dass sich Zielgruppen gezielter angesprochen, wahrgenommen und verstanden fühlen. Als Voraussetzung gilt die Feststellung der Lebensphase, in der sich eine Person befindet. Familiäre, biologische, kulturelle, soziale, finanzielle und berufliche Einflussfaktoren sollten für eine nachhaltige Zielerreichung von BGF-Maßnahmen berücksichtigt werden. Damit stellt sich die Frage, wie Beschäftigte eines Betriebs erreicht und überzeugt werden können (Tab. 2.2).

Die Lernbereitschaft der Zielgruppe ist wichtig für eine effektive Vermittlung der Inhalte mit-

Tab. 2.2 Voraussetzungen für eine erfolgreiche Motivation. (Mod. nach Lindemann 2011)

Voraussetzung	Handlung
Der Therapeut ist von seinem Konzept überzeugt	Eigene Freude an der Bewegung; Überzeugung, dass die Inhalte wichtig und sinnvoll sind, Teilnehmer mitreißen
Ziele und Anregungen der Teilnehmer werden berücksichtigt	Befragung der Teilnehmer über eigene Ziele und Wünsche durch den Physio- oder Ergotherapeuten
Transparenz schaffen für die Teilnehmer und sie angemessen informieren	Ehrlicher Umgang, Hintergründe und Zusammenhänge nennen
Ziele gemeinsam mit den Teilnehmern formulieren und überprüfen	Konsequente Zielformulierung
Individualität beachten	Differenzierung, Toleranz und Respekt, Leistungsniveau berücksichtigen
Institutionelle Bedingungen als Voraussetzung für Planung beachten	Maßnahmen passend zu den räumlichen und materiellen Bedingungen, Rahmenbedingungen auswählen

tels unterschiedlicher Methoden. Zur Umsetzung der Wissensvermittlung kann es hilfreich sein, die unterschiedlichen Phasen des Lernprozesses zu kennen und verstehen zu können.

2.7.3 Phasenmodell des motorischen Lernprozesses

Das motorische Lernen erfolgt laut Meinel und Schnabel (2007) in drei verschiedenen Lernphasen:

1. Bildung einer Grobform
2. Herausbilden der Feinform
3. Stabilisierung der Feinform (auch Automatisierung genannt)

Erste Lernphase

Zu Beginn eines Lernprozesses geht es erst einmal darum die Grobform zu bilden. Diese Phase kann auch über eine Bewegungsaufgabe eingeleitet werden, die die Teilnehmer eigene Bewegungserfahrungen sammeln lässt. Anschließend werden die Teilnehmer mit der geplanten Übung bekannt gemacht. Sie benötigen eine klare Vorstellung von dem Ziel der Übung und den Hauptmerkmalen. Die Bewegung sollte visuell und verbal erläutert werden, um die Umsetzung für die Teilnehmer zu erleichtern, jedoch darf nicht mit taktilen Reizen irritiert werden. In diesem Zusammenhang ist es wichtig, dass die Übung zeitnah auf die Beschreibung folgt und die Bewegungen häufig vorgemacht werden. Die Sicherheit steht hier im Vordergrund.

Zur Verbesserung der Körperwahrnehmung, sollen die Teilnehmer bereits in der ersten Phase auf die regelmäßige Beobachtung der Bewegungsmerkmale hingewiesen werden. Denn anfangs kann nicht davon ausgegangen werden, dass bereits ein kinästhetisches Bewegungsempfinden vorhanden ist und erschwerend hinzukommt, dass die Teilnehmer noch nicht darin geübt sind ihr Bewegungsempfinden zu beschreiben.

Die externen Faktoren sollten zu diesem Zeitpunkt die Umsetzung der Übung unterstützen. Erschwerte Bedingungen als Steigerung sollten erst in einer späteren Phase genutzt werden.

Zu beachten ist, dass neue Übungen eine hohe Konzentrationsleistung erfordern, auch wenn sie zuerst ungenau ausgeführt werden können, kann es schnell zur Ermüdung kommen. Regelmäßige Pausen zur Lockerung der Muskulatur und Verbesserung des Atemflusses könnten demnach hilfreich sein.

Ist die Umsetzung anfangs noch zu ungenau, kann die Übung auch in einzelne Teileinheiten zerlegt und stückchenweise geübt werden, bevor sie zu einer Gesamtübung zusammengesetzt werden.

In diesem ersten Lernprozess, in dem die Grobmotorik weiter geübt wird, spielt die Motivation der Teilnehmer eine besonders wichtige Rolle. Leider kommen Misserfolge häufig vor, wenn die Bewegung noch unbekannt ist und die Bewegungsmuster noch nicht automatisiert wurden. Umso wichtiger ist es als Physio- oder Ergotherapeut positive Details hervorzuheben und über Misserfolge hinwegzuhelfen.

Zweite Lernphase
Zu diesem Zeitpunkt ist dem Teilnehmer der Bewegungsablauf bereits klar, sodass der Physio- oder Ergotherapeut seine weiteren Anweisungen auch während der Ausführung geben kann. Aus der bisher bekannten Grobform soll nun die Feinform herausgebildet werden. Mit zunehmender Sicherheit der Teilnehmer, kann auch die Erwartung des Therapeuten verhältnismäßig ansteigen. Die Bewegungsmuster können weiter ausgebaut werden und auch taktile Reize führen weniger zu Irritationen, taktile und verbale Einflussnahmen können auch altgebend sein und die Wahrnehmung verstärken.

Dadurch, dass der Bewegungsablauf klarer ist, wird auch die Ausdauer der Teilnehmer besser. Damit es nicht zur Stagnation kommt, wird aber auch in dieser Phase der Motivation eine große Rolle zugeschrieben. Da die Teilnehmer in der Lage sind die Bewegung an neue Situationen anzupassen, können die Ausführungsbedingungen variiert und erschwert werden. Hierzu zählt beispielsweise die Ausführung in einem bestimmten Rhythmus und Bewegungsfluss.

Wichtig ist ein regelmäßiges Feedback vom Therapeuten, denn dieses kann jetzt differenzierter von den Teilnehmern aufgefasst und verarbeitet werden. Diese können jetzt durch die verbesserte Körperwahrnehmung ihr Bewegungsempfinden auch besser verbalisieren. Dennoch sollte dem Phy-

sio- oder Ergotherapeuten bewusst sein, dass es auch in der zweiten Phase immer wieder zu Fehlern kommen kann. Erst wenn die Bewegungen unter den veränderten Bedingungen wiederholt fehlerfrei umgesetzt wurden, geht es in die dritte Phase.

Dritte Lernphase
Der Übergang von der zweiten in die dritte Phase ist fließend. In der dritten Phase beherrscht der Teilnehmer die Bewegung und benötigt keine visuellen oder verbalen Anweisungen mehr. Das Ziel ist es nun die Feinform zu stabilisieren. Der Bewegungsablauf ist automatisiert und kann selbstständig mit anderen Bewegungen kombiniert werden. Die Aufmerksamkeit des Teilnehmers ist nun mehr nach innen gerichtet und sein Empfinden kann noch besser als in Phase zwei verbalisiert werden.

Der Teilnehmer verfügt über die Fähigkeit der Antizipation und Fehler können eigenständig korrigiert werden. Auch Störungen von außen behindern ihn bei der Ausführung seiner Bewegung in der Regel nicht mehr. Er kann sich währenddessen sogar auf andere Dinge konzentrieren. Von seitens des Therapeuten wäre jetzt beispielsweise eine Videoanalyse oder mentales Training möglich. Die Bewegungsmerkmale sind also optimal ausgeprägt und der Teilnehmer ist nun ein Experte, der sich mit weiteren Lernprozessen auseinandersetzen kann (Meinel und Schnabel 2007).

Praxisbeispiel
In der ersten Gruppenschulung für Lagerarbeiter, möchte der Physio- oder Ergotherapeut das Thema Heben und Stapeln aufgreifen. Zu Beginn, lässt er die Teilnehmer erst einmal selbst Kisten heben und stapeln. Er beobachtet die unterschiedlichen Varianten, um die Ideen zu einem späteren Zeitpunkt aufgreifen und besprechen zu können.

Anschließend lässt er sie die Kisten aus unterschiedlichen Ausgangsstellungen heben und stapeln. Die Teilnehmer sollen nachspüren, welche Variante ihnen leichter fällt. Sie stellen fest, dass es wichtig ist sich mitzubewegen und in die Knie zu gehen. Die gesamte Bewegung wird in Teileinheiten zerlegt. Zuerst wird der achsengerechte Ausfallschritt nach vorne geübt. Das Knie wirkt noch instabil und die Bewegungsrichtung ungenau. Der Teilnehmer ist noch zu sehr mit den Beinachsen beschäftigt, als das er sich auf seinen Oberkörper und die Atmung konzentrieren kann (Phase 1).

Dieser Bewegungsablauf wird so oft wiederholt, bis der Fuß den Stoß abdämpft, das Knie über den zweiten Zeh leicht nach außen zeigt und der Teilnehmer im Rumpf stabil bleibt. Der Therapeut kann unterstützend Widerstände und taktile Reize setzen z. B. einen innenrotatorischen Widerstand oberhalb des Knies (Phase 2).

Der Teilnehmer hat diesen Ablauf nun automatisiert und bekommt von dem Physio- oder Ergotherapeuten den Auftrag bei der Gewichtsverlagerung auf das vordere Bein auszuatmen und Core-Stabilität aufzubauen. Der Schritt nach vorne wird nun mit der Atmung, einer zentralen Stabilisierung und der Beckenbodenaktivierung verbunden (Phase 3).

Ebenso könnte dann die zweite Einheit aus dem Anheben der Kiste auch mit Rumpfrotation und die Dritte Einheit aus dem Stapeln bestehen. Werden alle einzelnen Teileinheiten beherrscht, werden sie zu einem Ganzen zusammengesetzt und in einen Bewegungsfluss gebracht. Diese Bewegungsabfolgen sollten dann häufig wiederholt werden, damit sie sich im Unterbewusstsein verankern und ein nachhaltiger Transfer in den Alltag möglich ist.

2.7.4 Gemeinsame Ziele als Motivatoren

Der Grad der Zielerreichung steigt mit der Höhe der Identifikation, die eine Person mit einem Ziel hat. Erreichte Ziele stärken das Selbstbewusstsein und den Willen, weitere Ziele zu erreichen (Dördelmann 2012). In diesem Zusammenhang spielt die Selbstwirksamkeit als eine Form der Kausalattribution eine wichtige Rolle. Sie gibt einer Person die Gewissheit, mithilfe der eigenen Fähigkeiten eine Handlung erfolgreich ausführen zu können. Eigene Erfolgserlebnisse in der Vergangenheit sind eine Grundlage positiver Selbstwirksamkeitserwartungen. Sie fördern den Glauben an sich selbst. Wichtige Erfahrungen sind die in Angriff genommenen und durch eigenes Handeln beeinflussbaren, erreichten Ziele. Ausschlaggebend ist das Zusammenspiel von Wirksamkeit und Ergebniserwartung. Personen, die häufig positive Erfahrungen machen, steigen in ihrer

Selbstwirksamkeit und sind für neue Herausforderungen besser gewappnet. Die Motivation, die sich daraus ergibt, wird auch als dispositionaler Optimismus bezeichnet. Laut Studien (Scheier und Carver 1985; Scheier et al. 1999, 2001) bleiben Arbeitnehmer mit einem hohen dispositionalen Optimismus gesünder oder kommen mit den Folgen einer hohen Arbeitsbelastung besser zurecht. Über positive Emotionen wirken sich Selbstwirksamkeitserwartungen produktiv auf neuroendokrine Regulationen sowie auf die Kompetenz des Immunsystems aus (Wippert und Beckmann 2009). Auch die Schmerzedukation spielt in diesem Zusammenhang eine sehr wichtige Rolle, denn Schmerz ist abhängig vom Kontext und eine schützende Leistung des Gehirns. Durch eine gute Aufklärung kann psycho-emotionalen Risikofaktoren (Orange Falgs) wie bspw. Katastrophisieren vorgebeugt werden. So können ggf. auch Hyperalgesien vermieden werden, indem auch die vegetative Ebene positiv beeinflusst wird.

▶ **Daher ist es für die Physio- und Ergotherapeuten in der BGF besonders wichtig, die Teilnehmer so viele positive Erfahrungen wie möglich sammeln zu lassen, damit sie in ihrer Selbstwirksamkeit gestärkt werden und zukünftigen Belastungen vielleicht besser standhalten können.**

Literatur

AOK Bundesverband (2024) Fehlzeiten-Report: Weniger Krankschreibung bei Beschäftigten mit höherer emotionaler Bindung an den Arbeitgeber. https://www.aok.de/pp/bv/pm/fehlzeiten-report-2024/#. Zugegriffen am 06.12.2024

Badura B, Schröder H, Vetter C (2008) Fehlzeiten-Report. Betriebliches Gesundheitsmanagement: Kosten und Nutzen. Zahlen, Daten, Analysen aus allen Branchen der Wirtschaft. Springer, Berlin, S 65–100

Badura B, Ducki A, Schröder H, Klose J, Meyer M (2015) Fehlzeiten-Report 2016: Unternehmenskultur und Gesundheit – Herausforderungen und Chancen. Zugegriffen am 10.02.2025

Bandura A (1997) Self-efficacy: The exercise of control. W. H. Freeman, New York, S 36 ff

Barmer (2025) Gesundheit plus: Nachhaltigkeit in der betrieblichen Gesundheitsförderung und Prävention. https://www.barmer.de/verantwortung/nachhaltigkeit/nachhaltigkeitsbericht3/betriebliche-gesundheitsfoerderung-und-praevention-1275420. Zugegriffen am 10.02.2025

Bibliographisches Institut GmbH (o.J.) Sympathie. Dudenverlag, Berlin. http://www.duden.de/rechtschreibung/Sympathie. Zugegriffen am 10.02.2025

Bundesministerium der Justiz (2016) Sozialgesetzbuch (SGB) Fünftes Buch (V) – Gesetzliche Krankenversicherung – (Artikel 1 des Gesetzes v. 20. Dezember 1988, BGBl. I S. 2477). §20 Primäre Prävention und Gesundheitsförderung. https://www.gesetze-im-internet.de/sgb_5/__20.html. Zugegriffen am 15.11.2024

Bundesministerium der Justiz (2023) Gesetze über die Berufe in der Physiotherapie (Masseur- und Physiotheraoeutengesetz-MPhG). https://www.gesetze-im-internet.de/mphg/BJNR108400994.html. Zugegriffen am 15.11.2024

Bundesministerium der Justiz und für Verbraucherschutz (2016) Sozialgesetzbuch (SGB) Fünftes Buch (V) Gesetzliche Krankenversicherung. Artikel 1 des Gesetzes v. 20. Dezember 1988, BGBl. I S. 2477. § 65a Bonus für gesundheitsbewusstes Verhalten. https://www.gesetze-im-internet.de/sgb_5/__65a.html. Zugegriffen am 15.11.2024

Bundesministerium für Gesundheit (2016) Präventionsgesetz – PrävG. http://www.bundesgesundheitsministerium.de/themen/praevention/praeventionsgesetz.html. Zugegriffen am 12.02.2025

Csiksgentmihalyi M (2010) Das flow-Erlebnis. Jenseits von Angst und Langeweile: Im Tun aufgehen, 11. Aufl. Klett-Cotta, Stuttgart, S 19–59

Dördelmann J (2010) Lernen als lebenslanger Prozess – Wissensaneignung selbst steuern. physiotherapie 6:21–24

Dördelmann J (2011) Betriebliche Gesundheitsförderung gegen belastende Arbeitswelten. praxisnah 9+10:28–31

Dördelmann J (2012) Medizin & Wissen. Hilfe vom Bewegungsexperten. Mobil 2:16–18

Europäisches Netzwerk für betriebliche Gesundheitsförderung (ENBGF) (2015) Positionspapier. Klein – Gesund – Wettbewerbsfähig: Betriebliche Gesundheitsförderung in Kleinbetrieben stärken. https://www.dnbgf.de/fileadmin/user_upload/Materialien/2015_DNBGF_KMU_Positionspapier.pdf. Zugegriffen am 12.02.2025

Fischer R (2020) Problemorientiertes Lernen in Theorie und Praxis. Leitfaden für Gesundheitsfachberufe. Kohlhammer Verlag, Stuttgart

Fröhlich-Gildhoff G (2015) Resilienz – das Immunsystem der Seele stärken. Die Anwendung der Positiven Psychotherapie in der Psychosomatischen Medizin. Haug Verlag, Stuttgart

GKV Spitzenverband, Sozialversicherung für Landwirtschaft, Forsten und Gartenbau, Deutsche Rentenversicherung Bund, Verband der privaten Krankenversicherung (2023) Die nationale Präventionskonferenz. Zweiter Präventionsbericht nach & 20d Absatz 4 SGB V. https://www.gkv-spitzenverband.de/media/dokumente/krankenversicherung_1/praevention__selbsthilfe__beratung/praevention/praevention_npk/praeventionsbericht_1/2023_NPK-Praeventionsbericht_Langfassung_03_barrierefrei.pdf. Zugegriffen am 10.02.2025

GKV Spitzenverband (2024) Leitfaden Prävention. Handlungsfelder und Kriterien des GKV-Spitzenverbandes zur Umsetzung der §§ 20 und 20a SGB V vom 21. Juni 2000 in der Fassung vom 19. Dezember 2024. https://www.gkv-spitzenverband.de/media/dokumente/krankenversicherung_1/praevention__selbsthilfe__beratung/praevention/praevention_leitfaden/2024-12-19_GKV-Leitfaden_Praevention_barrierefrei.pdf. Zugegriffen am 02.02.2025

Hartmann S, Traue HC (1996) Gesundheitsförderung und Krankheitsprävention im betrieblichen Umfeld. Universitätsverlag, Ulm

Hauptmann G (2013) Kompetenzen im Berufsfeld Physiotherapie 6. Sobald jemand in einer Sache Meister geworden ist, sollte er in einer neuen Schüler werden. Cornelsen, Berlin, S 108–109. https://www.cornelsen.de/bgd/97/83/06/45/03/20/5/9783064503205_x1SE_S105-111.pdf. Zugegriffen am 10.02.2025

Hesse J, Schrader H (2025) Erfolg haben. Mensch bleiben. Der erste Eindruck. Knigge Kleidung, Sympathie im Nu. http://www.berufsstrategie.de/bewerbung-karriere-soft-skills/knigge-kleidung.php. Zugegriffen am 13.02.2025

Hettl M (2013) Prioritäten setzen und sich auf das Wesentliche konzentrieren. Springer, Berlin/Heidelberg, S 72

Horger-Thies S (2011) 100 Minuten für den kompetenten Auftritt. Springer Vieweg, Wiesbaden. S 1

Jung H (2014) Persönlichkeitstypologie. Instrument der Mitarbeiterführung. Mit Persönlichkeitstest. De Gruyter, Berlin

Kientzler F (2024) Wie wandelt sich Corporate Publishing? http://suxeedo.de/corporate-publishing-trends/. Zugegriffen am 13.02.2025

Kramer I, Bödeker W (2008) iga.Report 16. Return on Investment. Return on Investment im Kontext der betrieblichen Gesundheitsförderung und PrÄvention. Die Berechnung des prospektiven Return on Investment: eine Analyse von ökonomischen Modellen. Initiative Gesundheit & Arbeit. https://www.iga-info.de/fileadmin/redakteur/Veroeffentlichungen/iga_Reporte/Dokumente/iga-Report_16_Analyse_ROI-Kalkulatoren.pdf. Zugegriffen am 15.03.2016

Kriener B (2005) Bei uns geht es um's überleben. Charakteristika kleiner Unternehmen und ihre Bedeutung für die Durchführung betrieblicher Gesundheitsförderung. In: Meggender O, Pelster K, Sochert R (Hrsg) Betriebliche Gesundheitsförderung in kleinen und mittleren Unternehmen. Huber, Bern

Krug B, Münsterjohann A (1998) Marketing für SupervisorInnen, oder: Gewohnheiten sind noch keine Strategie. Erschienen in: Supervision, Heft 34, Nov. 1998, S 2–22. http://www.individual-training.de/uploads/tf/Marketing.pdf. Zugegriffen am 15.04.2016

Leck T (2012) Im Erstkontakt gewinnen. Worum es in Sekunden geht. Springer Gabler, Wiesbaden, S 11 ff

Leicher R (2015) Verkaufen. 7. Aufl. Haufe Lexware, Freiburg. S 32

Lindemann T (2011) Physiotherapie. Didaktik und Methodik für Bewegungsgruppen. Cornelsen, Berlin, S 41 ff

Mai J (2024) Karrierebibel. Körpersprache deuten: So dechiffrieren Sie Gesten. http://karrierebibel.de/koerpersprache/. Zugegriffen am 02.02.2025

Meinel K, Schnabel G (2007) Bewegungslehre Sportmotorik. Abriss einer Theorie der der sportlichen Motorik unter pädagogischem Aspekt. Meyer & Meyer Verlag, Aachen, S 160–192

Meyer M, Meinicke M, Schenkel A (2023) Krankheitsbedingte Fehlzeiten in der deutschen Wirtschaft im Jahr 2022. In: Badura B, Ducki A, Baumgardt J, Meyer M, Schröder H (Hrsg) Fehlzeiten-Report 2023. Fehlzeiten-Report, Bd 2023. Springer, Berlin/Heidelberg. https://doi.org/10.1007/978-3-662-67514-4_29

Miller W, Rollnick S (2009) Motivierende Gesprächsführung, 3. Aufl. Lambertus, Freiburg im Breisgau, S 36 ff

Ministerium für Wirtschaft, Industrie, Klimaschutz und Energie des Landes Nordrhein-Westfalen (2025) STARTERCENTER NRW. Business Modell Canvas. https://www.startercenter.nrw/de/planen/business-model-canvas. Zugegriffen am 12.01.2025

Rath S (2017) Wirksamkeit und Wirtschaftlichkeit von Betrieblicher Gesundheitsförderung. Hauptverband der österreichischen Sozialversicherungsträger. https://www.netzwerk-bgf.at/cdscontent/load?contentid=10008.772839&version=1671608339. Zugegriffen am 06.12.2024

Rechtien W, Schneider D (1991) Die Macht des Arguments: Sicher auftreten, klar formulieren, mit Überzeugung gewinnen. Springer Gabler, Wiesbaden, S 88

Reusser K (2005) Problemorientiertes Lernen – Tiefenstruktur, Gestaltungsformen, Wirkung. BzL-Beiträge zur Lehrerinnen und Lehrerbildung, Bern. S 159 ff

Scheier MF, Carver CS (1985) Optimism, coping, and health: Assessment and implications of generalized outcome expectancies. Health Psychol 4:219–247

Scheier MF, Matthews KA, Owens JF, Schulz R, Bridges MW, Magovern GJ, Carver CS (1999) Optimism and rehospitalization after coronary artery bypass graft surgery. Arch Internal Med 159:829–835

Scheier MF, Carver CS, Bridges MW (2001) Optimism, pessimism, and psychological well-being. In: Chang EC (Hrsg) Optimism and pessimism: implications for theory, research, and practice. American Psychological Associaton, Washington, S 189–216

Schirm RW (1992) Die Biostruktur-Analyse, 1: Schlüssel zur Selbstkenntnis, 15. Aufl. IBSA Verlag, Institut für Biostruktur-Analysen AG

Schuster K (2008) Abenteuer Verhaltenstherapie. Neue Erlebnisse mit sich und der Welt, 2. Aufl. CIP-Medien, München

Simmel M, Graßl W (2020) Betriebliches Gesundheitsmanagement mit System. Ein Praxisleitfaden für mittelständische Unternehmen, Springer, Wiesbaden

Simon W (2006) Persönlichkeitsmodelle und Persönlichkeitstests 15 Persönlichkeitsmodelle für Personalauswahl, Persönlichkeitsentwicklung, Training und Coaching. GABAL Verlag, Offenbach am Main. S 12

Statistisches Bundesamt (2024) Krankenstand. https://www.destatis.de/DE/Themen/Arbeit/Arbeitsmarkt/Qualitaet-Arbeit/Dimension-2/krankenstand.html#:~:text=Arbeitnehmer%202023%2015%2C1%20Tage,15%2C1%20Arbeitstage%20krank%20gemeldet. Zugegriffen am 06.12.2024

Statistisches Bundesamt (2025) Kleine und mittlere Unternehmen. https://www.destatis.de/DE/Themen/Branchen-Unternehmen/Unternehmen/Kleine-Unternehmen-Mittlere-Unternehmen/Glossar/kmu.html. Zugegriffen am 10.02.2025

Taufmann I (2006) Vergleichende Untersuchung zur Behandlung von muskuloskeletalen Beschwerden durch Bildschirmarbeit. Eine klinische, kontrollierte, randomisierte Studie. Medizinische Fakultät Charité – Universitätsmedizin Berlin

Watzlawick P (2016) Man kann nicht nicht kommunizieren. 2., unveränd Aufl. Hogrefe, Göttingen

Westendorf C, Doll R, Schramm A, Schneider J (2013) Marketing für Physiotherapeuten. Erfolgreich mit kleinem Budget. Springer, Berlin/Heidelberg, S 2

Wippert PM, Beckmann J (2009) Stress- und Schmerzursachen verstehen. Gesundheitspsychologie und -soziologie in Prävention und Rehabilitation. Thieme, Stuttgart, S 10–16

Wolf D, Merkel R (2012) Gefühle verstehen, Probleme bewältigen: Eine Gebrauchsanleitung für Gefühle, 31. Aufl. PAL, München

Arbeitsbezogene Muskel-Skelett-Beschwerden und -Erkrankungen

Physio- und Ergotherapeuten können arbeitsbedingten Muskel-Skelett-Beschwerden und Muskel-Skelett-Erkrankungen durch entsprechende Interventionen nach der Diagnosestellung erfolgreich begegnen. Zugleich verfügen sie über Expertenwissen, welche Auswirkungen Bewegungsmangel, Fehlbelastung und ungünstige Körperhaltung auf die Gesundheit allgemein und die muskuloskelettale im Besonderen haben. Ihr Wissen um die Entstehung von Muskel-Skelett-Beschwerden und -Erkrankungen ist für die Prävention und Gesundheitsförderung von großer Bedeutung, um das Auftreten ebendieser noch vor der Entstehung effektiv zu verhindern. Das Verständnis der oftmals komplexen Entstehungsmechanismen kann durch frühzeitiges Handeln eine Entstehung, Progredienz oder Chronifizierung rechtzeitig verhindern. In diesem Kapitel werden einerseits Modelle dargestellt, die die Entstehung von arbeitsbezogenen Muskel-Skelett-Beschwerden und Muskel-Skelett-Erkrankungen erklären, andererseits werden darauf basierend Ansätze und Möglichkeiten zur Prävention und Gesundheitsförderung von Muskel-Skelett-Beschwerden und Muskel-Skelett-Erkrankungen erläutert.

3.1 Hintergrund

Die Durchführung gezielter Interventionen bei Muskel-Skelett-Beschwerden und -Erkrankungen gehört für viele Physio- und Ergotherapeuten zum regelmäßigen Praxisalltag. Nicht alle Muskel-Skelett-Beschwerden und Muskel-Skelett-Erkrankungen haben dabei einen Bezug zur Arbeitstätigkeit. Allerdings existiert bei einigen Muskel-Skelett-Beschwerden und -Erkrankungen ein Zusammenhang zwischen ausgeübter Arbeitstätigkeit und Beschwerden. Werden Muskel-Skelett-Erkrankungen durch die berufliche Tätigkeit selbst bzw. die Umstände ausgelöst oder verschlechtern sich dadurch, werden sie als arbeitsbezogene Muskel-Skelett-Erkrankungen bezeichnet (Holzgreve et al. 2023). Es ist bekannt, dass physische (Fehl-)belastungen im Beruf Ursache, Mitursache und Moderator von Muskel-Skelett-Beschwerden oder -Erkrankungen sein können. Ein solcher Zusammenhang wird in der Praxis oftmals von Experten z. B. Physio- oder Ergotherapeuten erkannt, teils wird ein Zusammenhang von anderen Fachleuten oder auch von den Patienten selbst hergestellt. Arbeitsbedingte Muskel-Skelett-Beschwerden und -Erkrankungen sind nach der Diagnosestellung regelmäßig Anlass für physio- und ergotherapeutische Maßnahmen. Bei arbeitsunfähigen Patienten aufgrund von Muskel-Skelett-Beschwerden oder Muskel-Skelett-Erkrankungen ist ein wichtiges Therapieziel die Wiederherstellung der Arbeitsfähigkeit. Erkrankungen des Muskel-Skelett-Systems waren eine Zeit lang rückläufig, haben im Jahr 2023 aber wieder zu einem Anstieg der Fehlzeiten geführt. In Beobachtungsjahr schlugen Erkrankungen des Muskel-Skelett-Systems mit 2,77 Fehltagen je erwerbstätigen Versichertem zu buche. Damit hat die Diagnosegruppe einen Anteil von 14,3 % an den Gesamtfehlzeiten. Damit rangiert diese Erkrankungsgruppe in Bezug auf die Fehlzeiten auf Platz 3 bei den Krankheitsgruppen. Nur psychische und Verhaltensstörungen sowie Verletzungen und Vergiftungen führten demnach im Berichtsjahr 2023 zu mehr Fehlzeiten bei Erwerbspersonen (Techniker Krankenkasse 2024). Auch im Fehlzeiten-Report, einem mittlerweile etablierten Werk auf dem Gebiet der betrieblichen Gesundheitsförderung, wird ähnliches mitgeteilt. 17,4 der Fehltage waren im Berichtsjahr 2022 auf Muskel-Skelett-Erkrankungen zurückzuführen (Meyer et al. 2023).

Vor allem bei der Arbeit ist die Wirbelsäule oft vielen Belastungen ausgesetzt. Häufig stellen Beschäftigten einen Zusammenhang zwischen ihrem Arbeitsplatz und ihren Rückenschmerzen her. In einer Befragung der Deutschen Gesetzlichen Unfallversicherung gaben ca. 75 % der befragten Beschäftigten an, dass das Thema Rückenbelastung bei der Arbeit für sie wichtig ist (DGUV 2014).

In einer repräsentativen Befragung hat sich gezeigt, dass bei Erwerbstätigen ab dem 15. Lebensjahr mit einer Arbeitsdauer von mind. 10 Std. pro Woche in Deutschland Rückenbeschwerden zu den häufigsten Problemen zählen (BAuA 2016). Eine Auswertung hat ergeben, dass 46,3 % der Befragten während der Arbeit an Schmerzen im unteren Rücken litten. Davon waren 53,9 % wegen dieser Beschwerden in Behandlung. In Bezug auf das Auftreten von Schmerzen im Schulter-Nacken-Bereich während der Arbeit lagen die Werte sogar noch über denen mit Schmerzen im unteren Rücken (Wittig et al. 2013).

Eine länger andauernde Arbeitsunfähigkeit wegen Rückenbeschwerden verringert die Wahrscheinlichkeit einer Spontanheilung. Daher

kommt der betrieblichen Gesundheitsförderung an vielen Stellen eine erhebliche Bedeutung zu. Nachfolgend werden Modelle dargestellt, die im arbeitswissenschaftlichen Kontext die Entstehung von Muskel-Skelett-Beschwerden und Muskel-Skelett-Erkrankungen erklären. Auf Basis dieser Modelle werden Ansätze und Einflussmöglichkeiten zur Prävention und Gesundheitsförderung von Muskel-Skelett-Beschwerden und Muskel-Skelett-Erkrankungen erläutert.

3.2 Modelle für die therapeutische Praxis

Zur Darstellung und Erklärung von Belastungen im Zusammenhang mit der Arbeit und deren Auswirkungen auf den Menschen existieren mehrere Modelle. Die Modelle unterscheiden sich in bestimmten Punkten und haben teilweise andere Schwerpunkte.

3.2.1 Belastungs-Beanspruchungsmodell

Das Belastungs-Beanspruchungsmodell, welches von den Arbeitswissenschaftlern Walter Rohmert und Joseph Rutenfranz 1975 publiziert wurde, ist heutzutage noch immer weit verbreitet (Rohmert und Rutenfranz 1975; Rohmert 1984). 1989 wurde es von Johnson (1989) um die Dimension der sozialen Unterstützung erweitert. Eine besonders ungünstige Konstellation besteht demnach vor allem, wenn hohe Arbeitsanforderungen und eine geringe soziale Unterstützung zusammenkommen. Das Modell wurde in die Norm DIN EN ISO 10075 – Ergonomische Grundlagen bezüglich psychischer Arbeitsbelastung aufgenommen.

Begrifflichkeiten
Zum Verständnis des Belastungs-Beanspruchungsmodells werden zunächst die Begriffe Belastungsfaktor, Belastungsgröße, Arbeitsbelastung und Arbeitsbeanspruchung erläutert:

Belastungsfaktor: nur qualitativ messbare Belastung, z. B. Arbeitsklima oder Mobbing am Arbeitsplatz

Belastungsgröße: quantifizierbare Belastung in Zahlen, z. B. Umgebungstemperatur in Grad Celsius, Lautstärke in Dezibel, Beleuchtungsstärke in Lux

Arbeitsbelastung: „Arbeitsbelastung ist die Gesamtheit der äußeren Bedingungen und Anforderungen im Arbeitssystem, die auf den physiologischen und/oder psychologischen Zustand einer Person einwirken." (DIN EN ISO 6385)

Arbeitsbeanspruchung: „Arbeitsbeanspruchung ist die innere Reaktion des Arbeitenden auf die Arbeitsbelastung, der er ausgesetzt ist und die von seinen individuellen Merkmalen (z. B. Größe, Alter, Fähigkeiten, Begabungen, Fertigkeiten usw.) abhängig ist."(DIN EN ISO 6385)

Zum leichteren Verständnis der generellen Zusammenhänge zwischen Belastung und Beanspruchung kann grafisch ein einfaches mechanisches Modell herangezogen werden (Abb. 3.1).

Das einfache mechanische Modell der Belastung beschreibt auf der einen Seite die Belastung, womit alle physischen und psychischen Einflussgrößen auf die arbeitende Person gemeint sind. Die Belastungen sind aus arbeitswissenschaftlicher Sicht zunächst wertneutral zu verstehen und können sowohl positiv als auch negativ sein.

Mögliche physische Einflussgrößen

- Körperliche Arbeit
- Umgebungstemperatur
- Arbeit mit den Händen
- Arbeiten im Stehen
- Tätigkeiten in unterschiedlichen Körperhaltungen
- Heben und Tragen

Mögliche psychische Einflussgrößen

- Neue Aufgaben
- Arbeit selbst planen
- Betriebsklima
- Leistungsdruck
- Termindruck
- Kleine Fehler, schwerwiegende Folgen, z. B. große finanzielle Verluste
- Verschiedene Arbeiten gleichzeitig erledigen
- Akkordarbeit

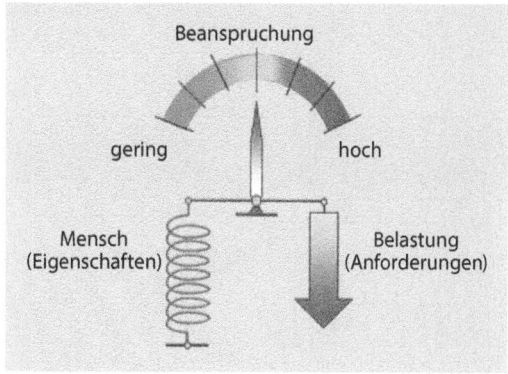

Abb. 3.1 Das Modell verdeutlicht die Beziehungen zwischen Belastungen und Beanspruchung. (Mit freundl. Genehmigung von U. Laurig)

Die Eigenschaften auf der anderen Seite zielen auf die augenblicklichen und generellen persönlichen Ressourcen, die von Mensch zu Mensch verschieden und damit individuell schwanken, ab. Sie können auch als Moderatoren bezeichnet werden. Moderatoren sind u. a. eigene Einstellung, Motivation, Selbstvertrauen und persönliche Bewältigungsstrategien.

Je nachdem, wie das Verhältnis zwischen Belastung und den Eigenschaften ist, drückt es sich im Endergebnis in einer mehr oder minder starken Beanspruchung aus. Auch positive Effekte im Sinne eines anregenden, stärkenden Effekts sind möglich (grüner Bereich). Die Beanspruchungen sind also daraus resultierende Auswirkungen und rufen bei Menschen bestimmte kurz- und langfristige Reaktionen hervor. Die Auswirkungen können sowohl reversibel als auch irreversibel sein.

Folgende Grundsätze verdeutlichen nochmals das Modell:

- Bestimmte Belastungen können sich auf die Eigenschaften auswirken.
- Angenommen, die persönlichen Eigenschaften zwischen zwei Menschen sind unterschiedlich, die Belastung ist jedoch identisch. In diesem Fall hängt die Beanspruchung allein von den persönlichen Eigenschaften der entsprechenden Person ab (Abb. 3.2).

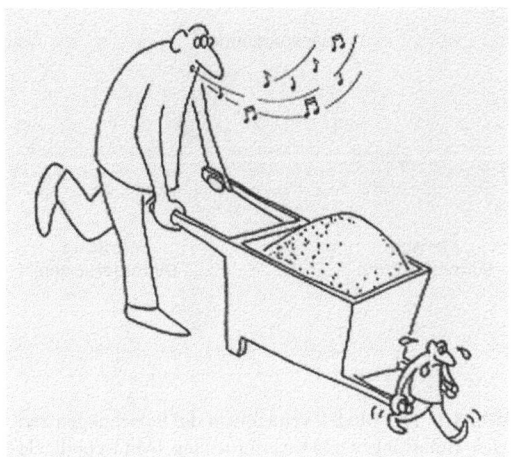

	Kontrolle	
	niedrig	hoch
niedrig	passiver Job	ruhiger Job
hoch	stressiger Job	aktiver Job

(Anforderungen — vertical axis label)

Abb. 3.2 Während der eine schwitzt und schnauft, bewältigt die andere Person eine vergleichbare physikalische Last pfeifend. (Mit freundl. Genehmigung von U. Laurig)

Abb. 3.3 Darstellung des Anforderungs-Kontroll-Modells anhand einer Vierfeldertafel. (Aus Lohmann-Haislah 2012 mit freundl. Genehmigung)

Praxisbeispiel

Zwei Personen mit unterschiedlicher körperlicher Konstitution sind der gleichen Arbeitsaufgabe „Reifenwechsel" ausgesetzt. Für einen kräftig gebauten Kraftfahrer stellt das Lösen der Radmutter kein Problem dar, während bei einer etwas zierlicher gebauten Person die gleiche Teilarbeitsaufgabe möglicherweise zu einer übermäßigen Beanspruchung führt, da die notwendige Kraft als menschliche Eigenschaft bei dieser Person weniger ausgeprägt ist und biomechanisch ungünstige Hebelverhältnisse auftreten. Die Person führt die Teilarbeitsaufgabe mit hochrotem Kopf aus (Pornschlegel und Scholz 1978).

Davon ausgehend, dass die persönlichen Eigenschaften zwischen zwei Personen gleich sind: In diesem Fall hängt eine mögliche Beanspruchung zwischen den jeweiligen Personen lediglich von einer Veränderung der Belastung ab (Rohmert 1984; Rohmert und Ruthenfranz 1975; Laurig 2015).

▷ **Gleiche Belastungen wirken sich bei unterschiedlicher körperlicher Konstitution unterschiedlich aus.**

3.2.2 Anforderungs-Kontroll-Modell

Das Anforderungs-Kontroll-Modell wurde vom amerikanischen Soziologen Robert A. Karasek in den 1970er-Jahren entwickelt und wird noch heute angewendet (Karasek und Theorell 1990; Karasek et al. 1988). Es wird vorwiegend im angloamerikanischen Raum für die Erfassung psychischer Belastungen am Arbeitsplatz verwendet (Ernst et al. 2022) (Abb. 3.3).

Definitionen

Psychische Belastung nach DIN EN ISO 10075-1: Psychische Belastung ist die Gesamtheit aller erfassbaren Einflüsse, die von außen auf den Menschen zukommen und psychisch auf ihn einwirken.

Psychische Beanspruchung nach DIN EN ISO 10075-1: Psychische Beanspruchung ist die unmittelbare (nicht langfristige) Auswirkung der psychischen Belastung im Individuum in Abhängigkeit von seinen jeweiligen überdauernden und augenblicklichen Voraussetzungen, einschließlich der individuellen Bewältigungsstrategien.

In diesem Modell werden die Variablen Kontrolle und Anforderungen miteinander in Beziehung gesetzt, wobei es sich hierbei um die Kontrolle über die eigenen Arbeitsaufgaben handelt. Weiterhin gehören der Gestaltungs- und Entscheidungsspielraum sowie die Möglichkeit, eigene Fähigkeiten einzubringen und weiterzuentwickeln, dazu. Mit Anforderungen sind quantitative und qualitative

Arbeitsanforderungen gemeint. Ist die geforderte Arbeitsmenge sehr hoch, kommt es zu einer quantitativen Überforderung; ist die geforderte fachliche Arbeitsaufgabe sehr leicht, bedeutet dies eine qualitative Unterforderung. Aus der Auswertung der Erwerbstätigenbefragung der Bundesanstalt für Arbeitsschutz und Arbeitsmedizin geht hervor, dass das Verhältnis der Befragten, die sich zum Thema Über- und Unterforderung entweder für die Antwortkategorie Über- oder Unterforderung entschieden, in der Antwortkategorie fachliche Unterforderung (qualitative Unterforderung) höher war als in der Antwortkategorie fachliche Überforderung (qualitative Überforderung). Bezogen auf die Arbeitsmenge fühlten sich die Befragten innerhalb der Antwortkategorien Über- oder Unterforderung eher überfordert (quantitative Überforderung) als unterfordert (quantitative Unterforderung). Der größte Teil der knapp 20.000 Befragten, 83,2 % bzw. 76,3 %, fühlte sich in der Regel den Anforderungen gewachsen. Die Erwerbstätigenbefragung wird seit 1979 in regelmäßigen Abständen von 5 von 6 bis 6 Jahren vorgenommen (Wittig et al. 2013).

In einer Vierfeldertafel werden in zwei Dimensionen vier Arbeitsplatztypen aus dem Anforderungs-Kontroll-Modell beschrieben:

1. Kontrolle hoch/Anforderungen hoch = aktiver Job
2. Kontrolle hoch/Anforderungen niedrig = ruhiger Job
3. Kontrolle niedrig/Anforderungen hoch = stressiger Job
4. Kontrolle niedrig/Anforderungen niedrig = passiver Job

Szenarien
Szenario 1

Ein stressiger Job liegt demnach bei einer Kombination aus hohen Anforderungen und geringer Kontrolle vor. Diese Konstellation führt zu einem erhöhten Gesundheitsrisiko und kann langfristig ernsthafte psychische Folgen für die Betroffenen haben. Diese Konstellation kann – je nach psychischer Konstitution – zu z. B. Angst, Depressionen und/oder körperlichen Beschwerden führen.

Szenario 2

Ein aktiver Job liegt demnach bei einer Konstellation aus hohen Anforderungen und hoher Kontrolle vor. Diese Konstellation stellt zwar eine Herausforderung an den menschlichen Organismus dar, wird dabei aber vom Körper und Geist als positiv empfunden. Die Arbeitsanforderungen entsprechen den beruflichen Qualifikationen und Fähigkeiten des Beschäftigten sowie seinen persönlichen Präferenzen. Der Beschäftigte hat eigene Gestaltungsspielräume und Möglichkeiten, seine eigenen Vorstellungen, Wünsche und Ideen einzubringen.

Szenario 3

Ein ruhiger Job liegt dann vor, wenn die Kontrolle über die eigenen Arbeitsaufgaben hoch und die Anforderungen gering sind.

Szenario 4

Ein passiver Job liegt dann vor, wenn die Kontrolle über die eigenen Arbeitsaufgaben gering ist und die Anforderungen zeitgleich ebenfalls gering sind. Diese Konstellation ist wenig herausfordernd.

3.2.3 Handlungsmodell zur gesunden und erfolgreichen Arbeitsgestaltung

Das Handlungsmodell zur gesunden und erfolgreichen Arbeitsgestaltung wurde durch die Berufsgenossenschaft (VBG) zunächst als Modell für Gestaltungsmöglichkeiten herausgegeben (DGUV 2019). Bei der Dimension des Mitarbeiters soll die Gesundheitskompetenz (= Health literacy) gefördert und gestärkt werden.

Gesundheitskompetenz (= Health literacy)
Viele Patienten fühlen sich heutzutage überfordert und können gesundheitsrelevante Informationen nicht verarbeiten, weil sie sich nicht verstehen, geschweige denn sie in gesundheitsbezogenes Handeln umsetzen. Auch sind diese Patienten nicht in der Lage, sich die notwendigen Informationen eigenständig zu beschaffen. Unter

Gesundheitskompetenz (= Health literacy) ist die Fähigkeit von Menschen zu verstehen, gesundheitsrelevantes Wissen und Gesundheitsinformationen in mehreren Schritten verarbeiten zu können. Die Schritte umfassen Beschaffung, Verständnis und Beurteilung der Informationen. Der letzte Schritt umfasst die Umsetzung im täglichen Leben, um bei Entscheidungen den eigenen Gesundheitszustand möglichst günstig zu beeinflussen (Jordan 2023; Schaeffer et al. 2021). Eine besondere Form stellt Physical Literacy (bewegungsbezogene Gesundheitskompetenz) dar.

Das Handlungsmodell zur gesunden und erfolgreichen Arbeitsgestaltung soll in der Präventionskultur eines Unternehmens verankert werden, um die Beschäftigungsfähigkeit des Mitarbeiters möglichst lange zu gewährleisten. In diesem Modell werden u. a. kurz- und langfristige positive Zusammenhänge, die aus der Arbeit resultieren können, dargestellt. „Arbeit ist demnach auch Lebenswert, sie bringt die persönliche Entwicklungsmöglichkeit zur Entfaltung, gibt dem Leben Sinn und Gewicht" (Resch 1997).

Im Handlungsmodell ist/sind …

- **Belastungen:** Belastungen, die sich z. B. aus der Arbeitsaufgabe und/oder der Arbeitsumgebung ergeben.
- **Dauer:** die zeitliche Einwirkung der Belastung.
- **Externe Ressourcen:** Mit externen Ressourcen sind außerhalb der Person liegende Faktoren gemeint wie die unternehmerische Fürsorge, die Gratifikation, das Vorhandensein einer betrieblichen Gesundheitsförderung oder der von außen vorgegebene Handlungs- und Entscheidungsspielraum.
- **Interne Ressourcen:** Mit internen Ressourcen sind personenbezogene und personenspezifische Faktoren gemeint wie berufliche Qualifikation, Wunschtätigkeit, Vertrauen in die eigenen Fähigkeiten (= Selbstwirksamkeitserwartung), Qualifikation/Fachwissen, Stressbewältigungskompetenz, Alter, Geschlecht, Persönlichkeit.

Abb. 3.4 zeigt exemplarisch kurz- und langfristige Beanspruchungsfolgen auf.

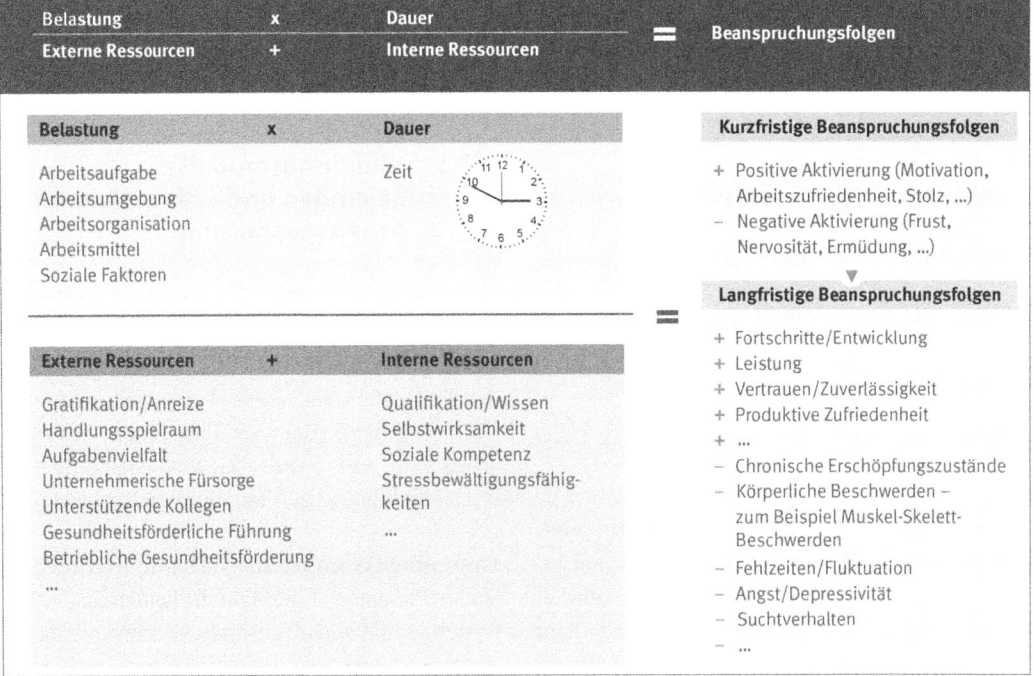

Abb. 3.4 Beanspruchungsfolgen: kurzfristige und langfristige Beanspruchungsfolgen, unterschieden in positive und negative Beanspruchungsfolgen. Positive langfristige Beanspruchungsfolgen können u. a. ein Lernfortschritt, eine persönliche Weiterentwicklung oder Stolz sein. Negative kurzfristige Beanspruchungsfolgen können u. a. eine Sättigung, Frust oder Ermüdung sein. (DGUV Information 215-410 2019)

3.2.4 Bio-psycho-soziales Modell

Im bio-psycho-sozialen Modell der International Classification of Functioning, Disability and Health (ICF) der Weltgesundheitsorganisation (WHO) wird der Zustand der funktionalen Gesundheit als Resultat der komplexen Wechselwirkung zwischen dem entsprechenden Gesundheitsproblem der Person und seinen jeweiligen Kontextfaktoren betrachtet (WHO 2001). Damit wird nicht nur die rein bio-medizinische Ebene (ICD) betrachtet, sondern eine ganzheitliche Betrachtungsweise der jeweiligen Krankheit und der Krankheitsfolgen verfolgt (Abb. 3.5).

Neben der Domäne Körperstruktur und -funktion werden die Domänen Aktivitäten und Partizipation systematisch betrachtet. Der Lebenshintergrund einer Person wird durch Umweltfaktoren beschrieben. Umweltfaktoren sind extern, liegen also außerhalb des Individuums und können materiell, sozial und einstellungsbezogen geprägt sein (z. B. durch Einstellungen anderer Personen, die auf eine Person einwirken). Eine weitere Unterteilung wird in positive (Förderfaktoren) und negative Faktoren (Barrieren) vorgenommen. Für Rollstuhlfahrer stellen Treppenstufen eine Barriere dar, ein behindertengerechter Aufzug oder stufenfreie Zugänge sind hingegen Förderfaktoren.

Personenbezogene Faktoren zielen auf den Lebenshintergrund und den Lebensstil ab. Dazu gehören die Motivation, der Bildungsstand, das Geschlecht, der soziale Hintergrund, das Alter etc.

Aus den gesamten Informationen ist eine konkrete Darstellung von individuellen Profilen der funktionalen Gesundheit von Menschen möglich. Das erhöht ein einheitliches Verständnis des individuellen Gesundheitszustandes und der damit verbundenen möglichen Folgen der Betroffenen (Schuntermann 2009).

3.2.5 Transtheoretisches Modell

Ergänzend zur Verhältnisprävention geht es im Rahmen der Verhaltensprävention um eine Verhaltensveränderung der Beschäftigten hin zu einem gesünderen Lebensstil. Um Verhaltensveränderungen zu verstehen und förderlich zu beeinflussen, existieren unterschiedliche Modelle.

Das wohl bekannteste Verhaltensänderungsmodell ist das von Jim Prochaska und Carlo DiClemente entwickelte Transtheoretische Modell (TTM) (Prochaska und DiClemente 1982, 1983). Dabei handelt es sich um ein Stadienmodell, welches Verhaltensveränderung als Prozess versteht und von der Annahme ausgeht, dass sich Menschen in Bezug auf Veränderungen ihres Verhaltens in unterschiedlichen Phasen befinden. Das TTM wird in der Literatur mit unterschiedlich vielen Stadien angegeben. In diesem Buch wird das Modell mit sechs Stadien verwendet. Zur Darstellung der sechs Stadien des TTMs wird nicht nur eine bestimmte Verhaltensweise betrachtet, sondern es werden auch sozialkognitive Variablen wie Einstellungen, Gedanken und Gefühle berücksichtigt (Lippke et al. 2019).

Das Modell wurde u. a. bei körperlicher Aktivität und in der Raucherentwöhnung ange-

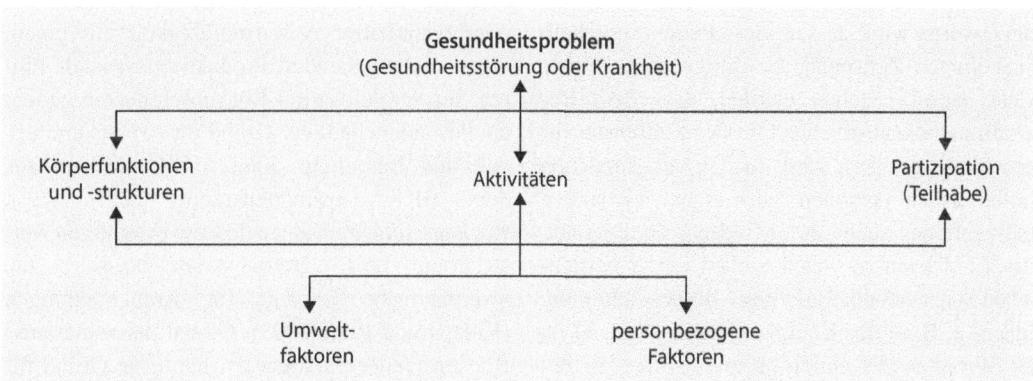

Abb. 3.5 Bio-psycho-soziales-Modell der WHO

Tab. 3.1 Transtheoretisches Modell am Beispiel „mehr Bewegung". (Modifiziert nach Basler et al. 1999)

	Stadium	Beschreibung	Einstellung/Gedanken
1	Absichtslosigkeit	Dem Beschäftigten ist seine gesundheitlich problematische Inaktivität nicht oder kaum bewusst. Er hat nicht die Absicht, sich in den nächsten 6 Monaten mehr zu bewegen.	„Ich habe nicht vor, mich in den nächsten 6 Monaten mehr zu bewegen."
2	Bewusstwerdungs-stadium	Der Beschäftige erkennt, dass er sich zu wenig bewegt und das sein Bewegungsmangel ein Gesundheitsrisiko für ihn persönlich darstellt.	„Ich bin mir darüber im Klaren, das ich mich insgesamt zu wenig bewege und dies eine negative Auswirkungen auf meine Gesundheit haben kann."
3	Absichtsbildungsstadium	Der Beschäftigte überlegt sich in den nächsten 6 Monaten mit dem Fahrrad zur Arbeit zu fahren und wägt die Pro- und Kontras gegeneinander ab, z. B. früher aufstehen.	„Mir ist meine problematische Inaktivität bewusst und ich möchte daher in den nächsten 6 Monaten beginnen, regelmäßig mit dem Fahrrad zur Arbeit zu fahren."
4	Vorbereitungsstadium	Der Beschäftigte unternimmt vorbereitende Handlungen, um mit dem Fahrrad zur Arbeit zu fahren, z. B. Fahrrad-Check.	„Ich bringe mein Fahrrad für einen Fahrrad-Check zum Service, um einen einwandfreien Funktions- und Sicherheitszustand sicherzustellen."
5	Handlungsstadium	Der Beschäftigte vollzieht die Handlung und fährt seit weniger als 6 Monaten an 3 Tagen in der Woche mit dem Fahrrad zur Arbeit.	„Ich fahre an 3 Tagen mit dem Fahrrad zur Arbeit."
6	Aufrechterhaltungs-stadium	Der Beschäftigte fährt seit mehr als 6 Monaten an 3 Tagen in der Woche mit dem Fahrrad zur Arbeit. Er schafft es, seine Verhaltensänderung zu verstetigen.	„Ich schaffe es, seit über 6 Monaten an 3 Tagen in der Woche mit dem Fahrrad zur Arbeit zu fahren."

wandt (Bölcskei et al. 2013; Basler et al. 1999) (Tab. 3.1).

Für Physio- und Ergotherapeuten ist es in der BGF wichtig zu erkennen, in welchem Stadium sich der Beschäftigte hinsichtlich seines etwaigen problematischen Verhaltens befindet. Er kann den Beschäftigten mithilfe des TTM zielgerichtet dabei unterstützen, ein gesundheitsförderliches Verhalten Schritt für Schritt aufzubauen bzw. ein ungünstiges Verhalten abzubauen. Es kann einen Einfluss auf den Beschäftigten haben, wenn von ihm erwartet wird, dass er viele Phasen innerhalb einer kurzen Zeitspanne bewältigen soll. Daher sollte darauf geachtet werden, dass dem Beschäftigten ein ausreichend großes Zeitfenster für jede Phase gelassen wird. In den verschiedenen Stufen haben Personen ganz eigene Gedanken und Gefühle, auch als „Mindsets" bezeichnet. Das TTM kann an vielen Stellen in der betrieblichen Gesundheitsförderung Berücksichtigung finden, z. B. in der Kommunikation (Kap. 9), in der Verhaltensprävention (Kap. 1) oder bei der Durchführung von Übungen (Kap. 8).

3.3 Rückenschmerz und Arbeitsunfähigkeit

In Industrieländern haben Rückenschmerzen inzwischen nicht nur medizinisch-therapeutisch, sondern auch sozioökonomisch eine überdurchschnittlich relevante Position eingenommen. Zum einen kann die Entstehung von Rückenschmerzen durch unterschiedliche Belastungsfaktoren am Arbeitsplatz begünstigt werden, zum anderen können Rückenschmerzen zu vorübergehender oder dauerhafter Arbeitsunfähigkeit mit einem damit einhergehenden Produktivitätsausfall führen. Im Vergleich sind Rückenschmerzen zudem ein besonders häufiger Grund für Arbeitsunfähigkeit und Berentung. Laut AU-Kennzahlen aus dem BKK Gesundheitsreport 2023 waren Rückenschmerzen unter den erwerbstätigen Versicherten der Betriebskrankenkassen die zweithäufigste Ursache für Krankmeldungen (Knieps und Pfaff 2023). Global betrachtet sind Rückenschmerzen sogar der häufigste Grund für eine Arbeitsunfähigkeit (GBD 2021 Low Back

Pain Collaborators 2023). Bereits Auszubildende sind von Rückenschmerzen betroffen – die diesbezüglichen Fehlzeiten am Arbeitsplatz zählen in dieser Gruppe zusammen mit Kopfschmerzen zu den häufigsten Gründen für eine Arbeitsunfähigkeit (Birnkammer et al. 2018)

Rückenschmerzen, die zu einer Arbeitsunfähigkeit geführt haben, haben hinsichtlich Spontanheilung eine schlechtere Prognose, je länger sie bestehen.

Laut Krankheitskostenstatistik verursachten Rückenschmerzen im Berichtsjahr 2022 11,6 Mrd. Euro, was einen Anteil von 2,8 % an den Gesamtkrankheitskosten entspricht. Die Produktionsausfallkosten betragen demnach jährlich 21,4 Mrd. Euro. Eine rückenschmerzbedingte Arbeitsunfähigkeit macht ungefähr 14 % an den Kosten, die der Volkswirtschaft durch Arbeitsunfähigkeit entstehen, aus (WIdO 2023). Nach Daten einer telefonischen Querschnittsbefragung unter Erwachsenen in Deutschland litten 61,3 % der Interviewten in den letzten 12 Monaten unter Rückenschmerzen. Dabei war der Abschnitt des unteren Rückens deutlich häufiger betroffen als der obere. 15,5 % der Teilnehmer gaben an, dass sie von chronischen Rückenschmerzen betroffen waren (von der Lippe et al. 2021).

3.3.1 Flaggenmodell

Das international verbreitete Flaggenmodell ist für das Verständnis der oftmals komplexen Zusammenhänge von z. B. Rückenschmerzen in gesundheitsbezogenen und medizinischen Berufen gebräuchlich. Es hilft einerseits dabei, die vielen verschiedenen Einflussfaktoren (pathomorphologisch, somatisch funktionell, psychosozial, neurophysiologisch) einzuordnen, andererseits können daraus Ansätze zur Prävention und Gesundheitsförderung abgeleitet werden (Buruck et al. 2019; Nimier 2021).

Eine übersichtliche Darstellung des Flaggenmodells ist in Tab. 3.2 zu finden.

Red Flags: Warnhinweise auf gefährliche Verläufe
Yellow Flags: Psychosoziale Risikofaktoren zur Chronifizierung
Blue Flags: subjektiv empfundene Belastungen am Arbeitsplatz (physisch oder psychosozial)
Black Flags: Objektivierbare Belastungen
Kategorie 1: Objektivierbare soziale Rahmenbedingungen
Kategorie 2: Objektiv messbare Arbeitsplatz-Faktoren

Tab. 3.2 Flaggenmodell in Bezug auf Rückenschmerzen

Red Flags	Yellow Flags	Blue Flags	Black Flags Kategorie 1	Kategorie 2
Subfebrile Temperaturen/ Fieber/Schüttelfrost	Hohes Stresserleben	Niedrige Arbeitsplatzzufriedenheit	Niedriger Berufsstatus	Monotones Arbeiten
Tumor in der Vorgeschichte	Depressivität	Hoher Einsatz – wenig Anerkennung	Geringe Qualifikation	Schwere körperliche Arbeit
Müdigkeit/ Abgeschlagenheit	Hilf- und Hoffnungslosigkeit (Katastrophisieren)	Konflikte am Arbeitsplatz	Zeitdruck	Hohe Vibrationsexposition
Trauma/Unfall	Somatisierungstendenz	Gratifikationskrisen	Verlust Arbeitsplatz	
Radikulopathien/ Neuropathien	Passives Schmerzverhalten	Sorge vor Arbeitsplatzverlust	Rentenansprüche	
Kauda-Syndrom	Niedriger Sozialstatus	Mobbing		
Nachtschweißigkeit	Niedriger Bildungsstatus	Unsichere Beschäftigungsverhältnisse		
Plötzlicher, ungewollter Gewichtsverlust	Schmerzbezogene Angst	Angst vor Schädigung am Arbeitsplatz		

Zwischen blauen und schwarzen Flaggen gibt es Überschneidungen.

Wenngleich man als Physio- und Ergotherapeut nur begrenzte Einflussmöglichkeiten hat, so kann über eine Informationsvermittlung, die auf den Kriterien der evidenzbasierten Medizin basiert und weiteren Maßnahmen gleichwohl positiv auf viele psychosoziale Faktoren einwirken. Wichtig ist, dass Risikofaktoren, die mit der Entstehung oder Chronifizierung von Rückenschmerzen in Verbindung stehen, möglichst frühzeitig erkannt werden, damit daraufhin entsprechende Maßnahmen eingeleitet werden können.

Arbeitsplatzbezogene biomechanische Faktoren wie langjähriges Tragen schwerer Lasten auf der Schulter, vertikale Ganzkörperschwingungen und Arbeiten in ungünstigen Körperhaltungen sind als Risikofaktoren für Rückenschmerzen gesetzlich anerkannt.

Rückenerkrankungen wurden auch in die Liste der Berufskrankheiten aufgenommen (Berufskrankheiten-Verordnung 2021)

3.3.2   Klassifizierungssysteme für Rückenschmerzen

Zur Einteilung von Rückenschmerzen existieren mehrere Klassifikationssysteme, die je nach Kontext verwendet werden.

Klassifizierung nach der Beschwerdedauer

Beschwerdedauer bei Rückenschmer zen
Akut: Schmerzen über einen Zeitraum von bis zu 6 Wochen nach einer schmerzfreien Zeit von mindestens 6 Monaten
Subakut: Schmerzgeschehen dauert zwischen 6 Wochen und 3 Monaten
Chronisch: Schmerzgeschehen dauert länger als 3 Monate
Chronisch rezidivierend: Schmerzen treten nach einem beschwerdefreien Intervall erneut auf

Spezifischer und nicht-spezifischer Rückenschmerz
Eine weitere mögliche Klassifikation von Rückenschmerzen besteht in der Einteilung in spezifischen und nicht-spezifischen Rückenschmerz. Spezifische Rückenschmerzen sind auf eine klar festzustellende Ursache zurückzuführen. Eine konkrete Ursache kann eine Entzündung, ein Tumor, ein Wirbelkörperbruch oder ein Bandscheibenvorfall sein. Jedoch macht diese Form der Rückenschmerzen nur einen sehr kleinen Teil aus. Den viel größeren Anteil machen die sogenannten nicht-spezifischen Rückenschmerzen aus. Bei dieser Form der Rückenschmerzen lässt sich bei den Betroffenen keine eindeutige Ursache für die Rückenschmerzen feststellen.

Selbst wenn ein Bandscheibenvorfall bei Patienten, die an Rückenschmerzen leiden, radiologisch nachweisbar ist, gibt es nicht zwangsläufig einen Zusammenhang zwischen den Rückenschmerzen und dem Bandscheibenvorfall. Bei einer Vielzahl von Personen ohne Rückenbeschwerden finden sich hingegen auffällige Befunde im MRT oder in der Röntgenaufnahme. Schließlich finden sich bei Patienten mit nicht-spezifischen Rückenschmerzen meist nur sehr wenig schwerwiegende Befunde. Verhältnis spezifisch zu nicht-spezifisch beträgt ungefähr 1 : 4.

3.4   Arbeitsunfähigkeit und multimodaler Therapieansatz

Bei einem multimodalen Therapieansatz werden unterschiedliche Behandlungen zu einem Gesamtkonzept zusammengefügt. Patienten mit chronischen Rückenschmerzen und bestehender Arbeitsunfähigkeit aufgrund der Rückenbeschwerden profitieren besonders von multimodalen Programmen. Diese ermöglichen eine schnelle Rückkehr an den Arbeitsplatz und führen zu einer Verbesserung der Funktionsfähigkeit sowie in den klinischen Parametern. Diese Effekte wurden in vielen Studien bestätigt (Ochsenkuehn et al. 2022; Ibrahim et al. 2019; Brömme et al. 2015). Die interdisziplinäre multimodale Schmerztherapie wird als Goldstandard in der Behandlung von Patienten mit schweren chronischen Schmerzen angesehen (Nobis 2024).

Je nach Ausgestaltung des Gesamtkonzeptes werden physiotherapeutische, ergotherapeutische, sporttherapeutische, psychologische und medizinische Interventionen miteinander kombiniert. Dies trägt dem vielschichtigen Charakter chronischer Rückenschmerzen Rechnung, der sich häufig auch durch das Vorhandensein von Komorbiditäten (psychische Erkrankungen oder weitere erkrankte Organsysteme) auszeichnet (Richter und Mohokum 2017; Mohokum und Marnitz 2014).

In den psychologischen Einheiten wird den kognitiven Vorstellungen, Einstellungen und Ängsten des Patienten begegnet, die meistens darin bestehen, dass sich Bewegung und körperliche Aktivitäten negativ auf die Rückenbeschwerden auswirken oder diese verschlimmern. In Verbindung mit körperlichem Training soll der Patient wieder positive Bewegungserfahrungen

machen und erkennen, dass zwischen seinen Schmerzen und der körperlichen Aktivität nicht zwingend ein direkter Zusammenhang besteht, dass sich Bewegung hingegen sogar langfristig positiv auswirkt.

Ein Baustein der praktischen motorischen Einheiten stellt das sogenannte „Work-hardening" dar. Beim Work-hardening werden die jeweiligen körperlichen Arbeitsbelastungen unter Berücksichtigung des individuellen klinischen Beschwerdebildes möglichst realitätsnah trainiert und geübt. Ziel ist es, die jeweilige individuelle Leistungsfähigkeit zu steigern, also die Funktionsfähigkeit in Bezug auf einzelne Tätigkeiten wie Heben, Tragen, Bücken oder Gehen zu fördern und somit die Arbeitsfähigkeit insgesamt wiederherzustellen (Abb. 3.6).

Um Rückenschmerzen wirkungsvoll zu verhindern, können Elemente aus dem „Work-

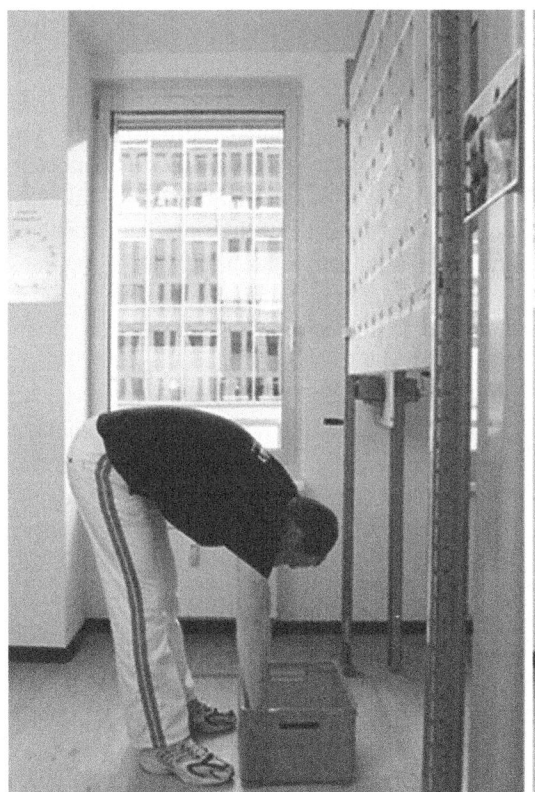
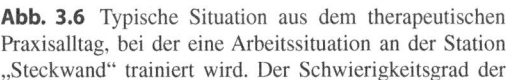
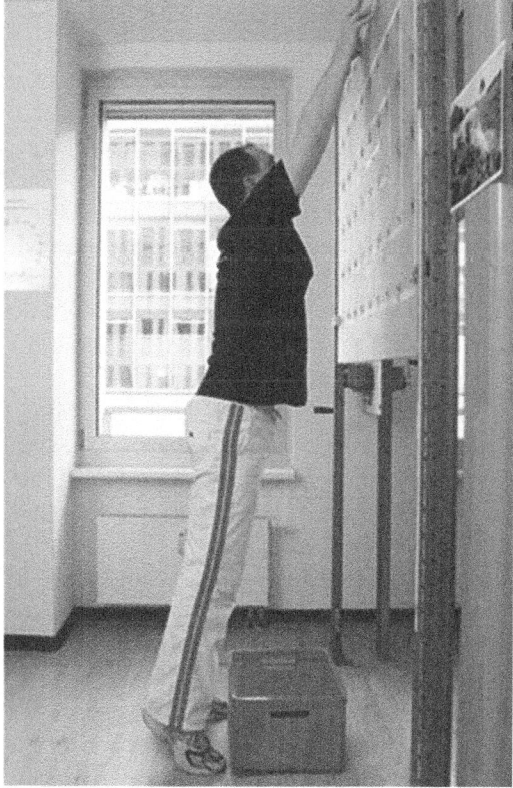

Abb. 3.6 Typische Situation aus dem therapeutischen Praxisalltag, bei der eine Arbeitssituation an der Station „Steckwand" trainiert wird. Der Schwierigkeitsgrad der Übung kann u. a. durch die Höhe der Kiste variiert werden. Die Knie sollen während der Übungsausführung möglichst gestreckt bleiben. (Aus Hamel et al. 2009)

hardening" in der betrieblichen Gesundheitsförderung auch zur Prävention von Rückenschmerzen eingesetzt werden.

3.5   Fazit

Wird dieses Wissen nun in der betrieblichen
Gesundheitsförderung angewendet, erklärt sich
dem Physio- und Ergotherapeuten, dass ein falsch
eingestellter Bürostuhl zwar funktionelle und
strukturelle Auswirkungen haben kann. Das ist
biomechanisch plausibel. Aber: Nicht jeder
Rückenschmerz lässt sich durch einen falsch eingestellten Bürostuhl, einen fehlenden Vorlagenhalter oder ein fehlendes Gelkissen erklären.
Auch nicht-biomechanische Einflüsse wie
Arbeitsorganisation oder Arbeitszufriedenheit
können bei der Entstehung von Rückenschmerzen
einen Einfluss haben und zu gesundheitlichen
Ungleichheiten bei Beschäftigen führen.

Büroarbeitsplätze werden eher den be-
lastungsarmen Arbeitsplätzen zugeordnet. Durch
die dabei häufig auftretenden Phänomene wie
Bewegungsmangel und die einseitige, statische
Körperhaltung kann – bedingt durch Vor-
erkrankungen und/oder Vorschädigungen – das
Entstehen von Rückenschmerzen begünstigt bzw.
die Progredienz bestehender Rückenschmerzen
gefördert werden. In der Folge können Schmerzen und Verspannungen auftreten, insbesondere
die Schulter-Nacken-Region und die Lenden-
region sind dabei häufig betroffen.

Die am Bewegungsapparat durch Bildschirmarbeit auftretenden Einflüsse auf die Skelett-
muskulatur und/oder die knöchernen Strukturen
sind jedoch nicht so erheblich, dass sie als Be-
rufskrankheit anerkannt werden.

Aktuelle Forschungsergebnisse zeigen, dass
Rückenpatienten ohne Garantie auf einen besseren Behandlungserfolg im Vergleich zur konser-
vativen Behandlung sehr häufig operiert werden.
Dieses Vorgehen ist – zusätzlich zu den medizinischen Risiken einer Operation (Infektionen, Post-
diskotomiesyndrom) – kostspielig für den Patienten bzw. seine Krankenversicherung.

Wirksamer ist es hingegen die Patienten zu
beraten und ihnen somit die Angst vor dem

Schmerz zu nehmen. Weiterhin sollte die Aktivität gefördert und das Vertrauen in die Wirksamkeit der Therapie gestärkt werden. Abgrenzbare,
isolierte Einzelbefunde sollten nicht so stark im
Vordergrund stehen, vielmehr sollte der Patient
in seiner Gesamtheit betrachtet werden. Der
schottische Orthopäde Gordon Waddell hat es
wie folgt formuliert: „Treating patients rather
than spines" (Wadell 1987). Neben dem klassischen Bild der Physiotherapie als einer hand-
werklichen, hands-on- und übungsorientiert dominierenden Tätigkeit wird die Aufgabe der Beratung und Motivation immer wichtiger. Gerade
in der betrieblichen Gesundheitsförderung können ganzheitlich informierende und aktivierende
Elemente sehr gut in präventiven Maßnahmen
verknüpft werden. Den durch Büroarbeitsplätze
häufig verursachten Bewegungsmangel und den
damit verbundenen muskulären Insuffizienzen
und Dysbalancen sollte durch gezielte Übungen
entgegengewirkt werden. Das kann zu einer Verhinderung, Linderung und sogar zur völligen Be-
schwerdefreiheit von Rückenschmerzen führen
(Kap. 8). Zudem können zur Prävention von
Rückenschmerzen weitere Maßnahmen am
Arbeitsplatz effektiv sein wie z. B. ergonomische
Verhältnisse verbessern, mehr Entscheidungs-
freiheit, Erhöhung der Arbeitsplatzzufriedenheit
und Fehlhaltungen reduzieren. In der betrieblichen Gesundheitsförderung können Physio-
und Ergotherapeuten einen wichtigen Beitrag zur
Prävention von Rückenschmerzen leisten. Es verbirgt sich enormes Potenzial, durch präventive
Maßnahmen den häufig vorkommenden Rückenschmerzen vorzubeugen und im Rahmen der Se-
kundär- und Tertiärprävention das Wiederauftreten von Rückenschmerzen zu verhindern
sowie eine etwaige Progredienz hinauszuzögern.

Literatur

Basler HD, Jäkle C, Keller S, Baum E (1999) Selbstwirk-
    samkeit, Entscheidungsbalance und die Motivation zu
    sportlicher Aktivität – Eine Untersuchung zum Trans-
    theoretischen Modell der Verhaltensänderung. Z Dif-
    ferentielle und Diagnostische Psychologie 20:203–216
Berufskrankheiten-Verordnung vom 31. Oktober 1997
    (BGBl. I S. 2623), die zuletzt durch Artikel 1 der Ver-

ordnung vom 29. Juni 2021 (BGBl. I S. 2245) geändert worden ist

Birnkammer M, Schilling J, Wellmann H. (2018) iga.Wegweiser Junge Beschäftigte in Ausbildung. Gesundheitsförderung und Prävention in Berufsschule und Betrieb

Bölcskei PL, Davis-Wagner P, Grundnig J, Pommer P (2013) Aktuelle Strategien der Raucherentwöhnung. Dtsch Med Wochenschr 002013 138(00): 902–907

Brömme J, Mohokum M, Disch AC, Marnitz U (2015) Multidisciplinary outpatient care program vs. usual care. Cost-benefit analysis in patients with chronic low back pain. Schmerz 29(2):195–202

Bundesanstalt für Arbeitsschutz und Arbeitsmedizin (2016) Arbeitswelt im Wandel – Zahlen, Daten, Fakten. Ausgabe 2016

Buruck G, Tomaschek A, Wendsche J, Ochsmann E, Dörfel D (2019) Psychosocial areas of worklife and chronic low back pain: a systematic review and meta-analysis. BMC Musculoskelet Disord 20:480

Deutsche Gesetzliche Unfallversicherung (2014) „Denk an mich. Dein Rücken" Eine Befragung zu Rückengesundheit und Präventionskultur in Unternehmen, IAG Report 1/2014. Eigenverlag, Berlin

Deutsche Gesetzliche Unfallversicherung (Hrsg) (2019) DGUV Information 215-410. Bildschirm- und Büroarbeitsplätze. Leitfaden für die Gestaltung Eigenverlag, Berlin

DIN EN ISO 10075-1, Ergonomische Grundlagen bezüglich psychischer Arbeitsbelastung – Teil 1: Allgemeine Aspekte und Konzepte und Begriffe (ISO 10075-1:2017). Deutsche Fassung EN ISO 10075-1:2017

DIN EN ISO 6385:2016-12, Grundsätze der Ergonomie für die Gestaltung von Arbeitssystemen

Ernst G, Franke A, Franzkowiak P (2022) Stress und Stressbewältigung. In: Bundeszentrale für gesundheitliche Aufklärung (BZgA) (Hrsg) Leitbegriffe der Gesundheitsförderung und Prävention. Glossar zu Konzepten, Strategien und Methoden. https://doi.org/10.17623/BZGA:Q4-i118-2.0

GBD 2021 Low Back Pain Collaborators (2023) Global, regional, and national burden of low back pain, 1990–2020, its attributable risk factors, and projections to 2050: a systematic analysis of the Global Burden of Disease Study 2021. Lancet Rheumatol 5:e316–e329

Hamel M, Maier A, Weh L, Klein A, Lucan S, Marnitz U (2009) „Work hardening" for chonic back pain. An integral component of multimodal therapy programs. Orthopade 38(10):928, 930–936

Holzgreve F, Schulte L, Oremek G, Ohlendorf D (2023) Allgemeine und arbeitsplatzbezogene Risikofaktoren von Muskel-Skelett-Erkrankungen und deren Bestimmungsmethoden. Zbl Arbeitsmed 73:182–189. https://doi.org/10.1007/s40664-023-00500-5

Ibrahim ME, Weber K, Courvoisier DS, Genevay S (2019) Recovering the capability to work among patients with chronic low Back pain after a four-week, multidisciplinary biopsychosocial rehabilitation program: 18-month follow-up study. BMC Musculoskelet Disord. 10/20(1):439. https://doi.org/10.1186/s12891-019-2831-6

Johnson JV (1989) Control, collectivity and the psychosocial work environment. In: Sauter SL, Hurrell JJ, Cooper CL (Hrsg) Job control and worker health. Wiley, Chichester, S 56–65

Jordan S (2023) Gesundheitskompetenz/Health Literacy. In: Bundeszentrale für gesundheitliche Aufklärung (BZgA) (Hrsg) Leitbegriffe der Gesundheitsförderung und Prävention. Glossar zu Konzepten, Strategien und Methoden. https://doi.org/10.17623/BZGA:Q4-i065-3.0

Karasek RA, Theorell T (1990) Healthy Work: stress, productivity and the reconstruction of working life. Basic Books, New York

Karasek RA, Theorell T, Schwartz JE, Schnall PL, Pieper CF, Michela JL (1988) Job characteristics in relation to the prevalence of myocardial infarction in the US. Health Examination Survey (HES) and the Health and Nutrition Examination Survey (HANES). Am J Public Health 78:910–918

Knieps F, Pfaff H (2023) BKK-Gesundheitsreport. Gesunder Start ins Berufsleben. MWV Medizinisch Wissenschaftliche Verlagsgesellschaft, Berlin

Laurig W (2015) Belastungs-Beanspruchungs-Konzept und Gefährdungsbeurteilung. http://www.ergonassist.de/bel-bean_gefaehrdung/Belastung_Beanspruchung_Gefaehrdung.htm. Zugegriffen am 26.06.2016

von der Lippe E, Krause L, Porst M, Wengler A, Leddin J, Müller A, Zeisler M-L, Anton A, Rommel A, BURDEN 2020 study group (2021) Prävalenz von Rücken- und Nackenschmerzen in Deutschland. Ergebnisse der Krankheitslast-Studie BURDEN 2020, J Health Monitoring 6:3

Lippke S, Schüz B, Godde B (2019) Modelle gesundheitsbezogenen Handelns und Verhaltensänderung. In: Tiemann M, Mohokum M (Hrsg) Prävention und Gesundheitsförderung. Springer Reference Pflege – Therapie – Gesundheit. Springer, Berlin/Heidelberg. https://doi.org/10.1007/978-3-662-55793-8_8-1

Lohmann-Haislah A (2012) Bundesanstalt für Arbeitsschutz und Arbeitsmedizin. Stressreport Deutschland 2012. Psychische Anforderungen, Ressourcen und Befinden

Meyer M, Meinicke M, Schenkel A (2023) Krankheitsbedingte Fehlzeiten in der deutschen Wirtschaft im Jahr 2022. In: Badura B, Ducki A, Baumgardt J, Meyer M, Schröder H (Hrsg) Fehlzeiten-Report 2023. Fehlzeiten-Report, Bd 2023. Springer, Berlin/Heidelberg. https://doi.org/10.1007/978-3-662-67514-4_29

Mohokum M, Marnitz U (2014) Training der Tiefenmuskulatur im Rahmen der multimodalen Schmerztherapie. Manuelle Medizin 52:151–154

Nimier K (2021) Viele Wege führen zum Rückenschmerz. Ursachen und Einflussfaktoren erkennen – Chronifizierung vermeiden. Ars Medici 21, 650–654

Nobis HG (2024). https://www.schmerzgesellschaft.de/topnavi/patienteninformationen/netzwerke-der-versorgung/interdisziplinaer-multimodale-schmerztherapie. Zugegriffen am 13.09.2024

Ochsenkuehn FR, Crispin A, Weigl MB (2022) Chronic low back pain: a prospective study with 4 to 15 years follow-up after a multidisciplinary biopsychosocial rehabilitation program. BMC Musculoskelet Disord 23(1):977. https://doi.org/10.1186/s12891-022-05963-w. PMID: 36369042; PMCID: PMC9650911

Pfingsten M (2001) Functional restoration – it depends on an adequate mixture of treatment. Schmerz 15:492–498

Pornschlegel H, Scholz H (1978) Arbeitswissenschaft in der Gesellschaftspolitik. Duncker und Humblot, Berlin, S 159

Prochaska JO, DiClemente CC (1982) Transtheoretical therapy: toward a more integrative model of therapy. Psychotherapy: Theory, Research, and Practice 19:267–288

Prochaska JO, DiClemente CC (1983) Stages and process of self-change in smoking: toward an integrative model of change. J Consult Clin Psychol 5:390–395

Resch M (1997) Arbeit als zentraler Lebensbereich. In: Luczak H, Volpert W (Hrsg) Handbuch Arbeitswissenschaft. Schäffer-Poeschel, Stuttgart, S 229–233

Richter M, Mohokum M (2017) Selbstmanagement in der Manualtherapie bei Patienten mit chronischen Rückenschmerzen. Manuelle Medizin. Ausgabe 4, Jahrgang 55

Rohmert W (1984) Das Belastungs-Beanspruchungs-Konzept. Z Arbeitswissenschaft 38:193–200

Rohmert W, Rutenfranz J (1975) Arbeitswissenschaftliche Beurteilung der Belastung und Beanspruchung an unterschiedlichen industriellen Arbeitsplätzen. Der Bundesminister für Arbeit und Sozialordnung, Referat Öffentlichkeitsarbeit, Bonn

Schaeffer D, Berens EM, Vogt D, Gille S, Griese L, Klinger J, Hurrelmann K (2021) Health literacy in Germany – findings of a representative follow-up survey. Dtsch Arztebl Int 118:723–729. https://doi.org/10.3238/arztebl.m2021.0310

Schuntermann (2009) Einführung in die ICF: Grundkurs – Übungen – offene Fragen. ecomed medizin

Techniker Krankenkasse (2024) Gesundheitsreport 2024 – Arbeitsunfähigkeiten. Eigenverlag, Hamburg

Wadell G (1987) Volvo award in clinical sciences. A new clinical model for the treatment of low-back pain. Spine (Phila Pa 1976) 12(7):632–644

WHO (2001) ICF – International Classification of Functioning, Disability and health. Genf

WHO, Kickbusch I, Pelikan JM, Apfel F, Tsouros AD (Hrsg) (2013) Health Literacy, The solid facts

Wissenschaftliches Institut der AOK (WidO) (2023) Gesundheitsatlas Deutschland Rückenschmerzen. Berlin

Wittig P, Nöllenheidt C, Brenscheid S, Bundesanstalt für Arbeitsschutz und Arbeitsmedizin (2013) Grundauswertung der BIBB/Baua Erwerbstätigenbefragung 2012 mit den Schwerpunkten Arbeitsbedingungen, Arbeitsbelastungen und gesundheitliche Beschwerden

Betriebliche Gesundheitsförderung findet regelmäßig als Projektarbeit statt. Physio- und Ergotherapeuten sind im Rahmen der betrieblichen Gesundheitsförderung in verschiedenen Konstellationen innerhalb von Projekten tätig. Aus diesem Grund werden an dieser Stelle die Grundlagen des Projektmanagements erklärt und mit praktischen Beispielen illustriert. Es werden unterschiedliche Methoden zur Projektführung, -steuerung, -kontrolle und zur Zielerreichung vorgestellt. Der Leser soll die Relevanz des Projektmanagements verstehen und Projektmanagement im Kontext der betrieblichen Gesundheitsförderung praktisch anwenden können. Ein weiterer wichtiger Bestandteil stellt die Evaluation von Konzepten, Maßnahmen und Projekten in der betrieblichen Gesundheitsförderung dar. Der Leser lernt unterschiedliche Möglichkeiten der Evaluation kennen, die er dann im jeweiligen Setting anwenden kann.

4.1 Projektarbeit

BGF-Maßnahmen sind oft als Projekt angelegt oder zumindest in Projekte eingebettet. Als Physio- oder Ergotherapeut in der BGF arbeitet man daher häufig in Projektstrukturen. Abhängig vom Projekt wird dies durch einen Physio- oder Ergotherapeut sogar geleitet. Deshalb sind Grundlagen zum professionellen Projektmanagement

wichtig und werden im Folgenden mit praktischen Beispielen erklärt.

4.1.1 Was ist eigentlich ein Projekt und was zeichnet es aus?

▶ **Definition Projekt: Ein Projekt ist die Gesamtheit aller Aktivitäten, die notwendig sind, um innerhalb einer bestimmten Zeit mit festgelegten Mitteln ein bestimmtes Ergebnis zu erzielen. (Definition nach DIN 69901:2009-01)**

Ein Projekt ist durch verschiedene Merkmale gekennzeichnet

- Einmaligkeit der Situation: Bei einem Projekt geht es um die Bewältigung einer neuen, innovativen Aufgabe (relative Neuartigkeit).
- Spezifische Herausforderungen: In Projekten müssen Probleme gelöst werden, die zusammen mit den Rahmenbedingungen so nur in diesem Projekt auftreten.
- Zeitschiene: Projekte haben einen klar definierten Start- und Endpunkt. Es herrscht für alle Beteiligten enormer Termindruck.
- Interdisziplinärer Charakter: In einem Projekt arbeiten häufig Personen mit unterschiedlichen Qualifikationen aus unterschiedlichen Bereichen zusammen. Ein zentraler Erfolgsfak-

M. Mohokum, J. Wolf, *Betriebliche Gesundheitsförderung in der Physiotherapie und Ergotherapie*, https://doi.org/10.1007/978-3-662-71249-8_4

tor ist dabei, kommunikative Barrieren an Schnittstellen zu überwinden.

- Organisationsstruktur: Die Arbeit in einem Projekt besitzt häufig eine eigene, von der traditionellen Hierarchie im Unternehmen abweichende Organisationsstruktur.
- Komplexität: Jedes Projekt in sich ist komplex. Die Komplexität entsteht durch die Gesamtheit der Bedingungen, z. B. durch projektspezifische Organisationsstruktur, personelle Ressourcen, Zielvorgaben, Interdisziplinarität, Budget.

▷ **Definition Ressourcen: Sammelbezeichnung für alle vorhandenen oder bereitgestellten finanziellen, materiellen und personellen Bedingungen.**

- Erfolgserwartung: Die Projektmitarbeiter, insbesondere der Projektleiter, stehen während des gesamten Projekts unter besonderem Erfolgs- und Leistungsdruck.

Sind die Bedingungen erfüllt, handelt es sich um ein Projekt.
Beispielprojekte:

- Einführung eines BGF-Konzepts in einem Unternehmen
- Einführung einer digitalen Patientenakte im Krankenhaus
- Einführung eines Beschwerdemanagements im Rehazentrum
- Aufbau eines neuen Geschäftsfeldes BGF in einer Ergotherapiepraxis

Tätigkeiten, bei denen es sich nicht um ein Projekt, sondern um Routinetätigkeiten handelt, sind: Rechnungen schreiben, Terminservice, Vorträge halten zur Prävention von Rückenschmerzen etc.

Ein Projekt kann auch als Sondervorhaben bezeichnet werden und ist von einem normalen Vorhaben abzugrenzen. Vorhaben umfassen generell regelmäßige, sich wiederholende Routineaufgaben. Vorhaben können durch eine einzelne Person erledigt werden und haben keinen fest definierten Endpunkt.

Tab. 4.1 Checkliste: Projekt oder Vorhaben. (Mod. nach Rösch 2013)

	Projekt	Vorhaben
Relative Neuartigkeit	X	
Routinetätigkeit		X
Termindruck	X	
Arbeitsergebnis/Ziel muss zu keinem genau definierten Termin festliegen		X
Aufgabenstellung ist komplex	X	
Regelmäßige, sich wiederholende Tätigkeit		X
Interdisziplinärer Charakter	X	
Für die Bewältigung der Aufgabe ist nur eine Person notwendig		X
Eigene Zielsetzungen	X	
Begrenztes Budget	X	
Es herrscht besonderer Druck	X	
Im normalen Arbeitsalltag stattfindende Besprechungen		X

Tab. 4.2 Handelt es sich um ein Projekt?

	Ja	Nein
Einführung eines BGF-Konzepts in einem Unternehmen	X	
Rechnungen schreiben		X
Aufbau einer digigalen Physiotherapiepraxis	X	
Beratung von Klienten		X
Einführung einer digitalen Patientenakte im Krankenhaus	X	
Terminvereinbarungen		X
Einführung eines Beschwerdemanagements in einem Rehazentrum	X	
Servicedienstleistungen durchführen		X
Aufbau einer neuen Sparte BGF in einer Ergotherapiepraxis	X	

Prüfen Sie mithilfe von Tab. 4.1 und 4.2, ob es sich um ein Projekt oder ein Vorhaben handelt.

In einem Projekt gibt es drei wichtige Hauptkomponenten, die sich in einer gegenseitigen Abhängigkeit zueinander befinden. Die drei Hauptkomponenten des Projektmanagement Zeit, Geld und das Ergebnis bzw. das Ziel können grafisch als dynamisches Dreieck dargestellt werden. Dabei sind Zeit und Geld Aufwendungen, die in ein Projekt investiert werden, und das Ergebnis stellt den Ertrag dar, der generiert wird. Ein Projekt befindet sich immer im Spannungsfeld zwischen In- und Output. Aufgabe eines Projektmanagers ist es, das Projekt-

Abb. 4.1 Dynamisches Dreieck
des Projektmanagements.
(Mod. nach Bohinc 2013)

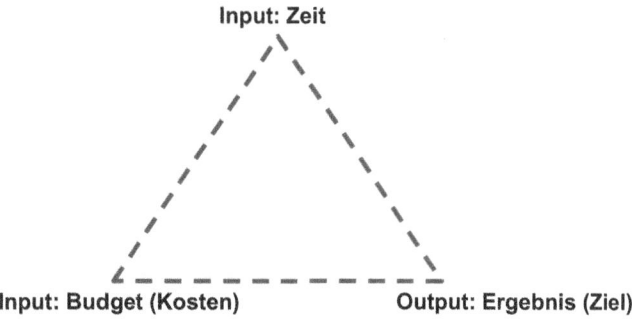

Projektmanagementdreieck

Input: Zeit

Input: Budget (Kosten)   **Output: Ergebnis (Ziel)**

Grundparameter, die im dynamischen Dreieck in einer gegenseitigen
Wechselbeziehung zueinander stehen.

ziel zu erreichen und dabei ein möglichst günstiges Verhältnis zwischen den Komponenten
herzustellen (Abb. 4.1).

4.1.2 Für die Steuerung, Koordination und Überwachung von Projekten ist das Projektmanagement zuständig

▷ **Definition Projektmanagement: Die DIN
Norm 69901 definiert Projektmanagement
als die Gesamtheit von:**

- **Führungsaufgaben**
- **Führungsorganisation**
- **Führungstechniken**
- **Führungsmittel zur Abwicklung eines
  Projektes**

Führungsaufgaben
Zu den Führungsaufgaben in einem Projekt gehört es, die Richtung vorzugeben, bei den
Mitarbeitern Motivation auszulösen, Projektfort-
schritte zu kontrollieren/zu überwachen, zu entscheiden, zu delegieren, zu koordinieren, zu
informieren und insbesondere viel zu kommunizieren. Für Führungsaufgaben ist Führungskompetenz äußerst wichtig. Führungskompetenz
lässt sich durch Seminare und Trainings erlernen,

manche Menschen verfügen auch über eine natürliche Führungskompetenz.

Praxistipp
Für die Mitarbeitermotivation zur Teilnahme an Maßnahmen der BGF ist es
wichtig, dass die Unternehmensführung
hinter BGF-Maßnahmen steht und dies in
einem Commitment bekräftigt. Das kann
durch öffentliche Bekundungen und z. B.
durch den Aushang eines Plakats geschehen.

Rollen des Projektleiters
Projektleiter nehmen innerhalb eines Projekts
unterschiedliche Rollen ein. Dies geschieht
manchmal gleichzeitig oder auch zu unterschiedlichen Zeitpunkten. Je nach Konstellation
kann der Physio- oder Ergotherapeut in der BGF
ebenfalls die Rolle eines Projektleiters einnehmen. Er sollte sich daher der unterschiedlichen
Rollenbilder bewusst sein, die er in diesem Kontext zu einem oder mehreren Zeitpunkten evtl.
übernimmt (Abb. 4.2).

Führungsorganisation
Mit der Führungsorganisation ist die Struktur
und der Aufbau des Unternehmens gemeint. Die

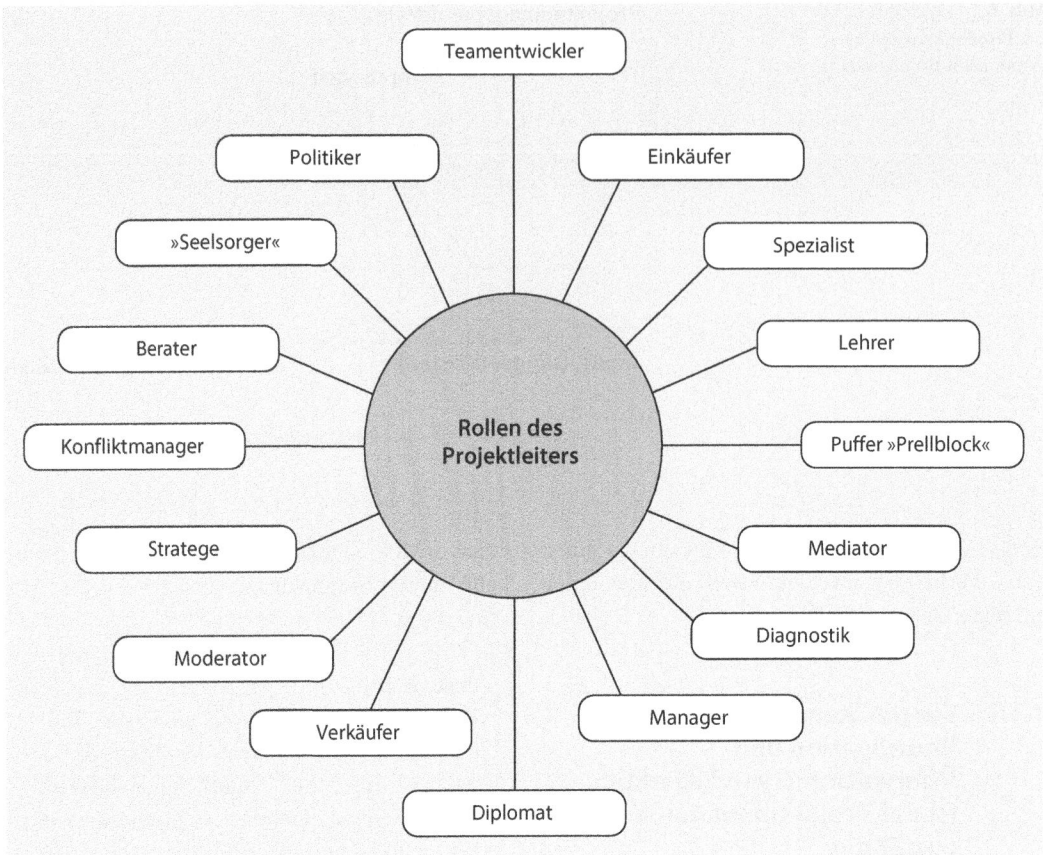

Abb. 4.2 Projektarbeit stellt an den Projektleiter hohe soziale Anforderungen. (Mit freundl. Genehmigung von Prof. Dr. Hans-Erich Lorke, Duale Hochschule Baden-Württemberg)

Beziehung zu den nachgelagerten Hierarchie-ebenen hängt davon ab, welche Kompetenzen die Unternehmensführung in sich vereint und ggf. welche Kompetenzen an anderer Stelle im Unter-nehmen angesiedelt sind (von Werder 2008).

Führungstechniken
Für die Führungskraft ist es eine Kunst, mit der richtigen Technik und den zugeordneten Mit-arbeitern das angestrebte Ergebnis zu erreichen. Es existieren mehrere Techniken, wobei zur Ver-deutlichung an dieser Stelle nur die gängigsten genannt werden. Generell können von einer Führungsperson auch unterschiedliche Techni-ken angewendet werden – je nach Situation.

- **Management-by-exception:** Die Mitarbeiter haben innerhalb gewisser Grenzen einen

hohen Grad an eigenen Gestaltungsmöglich-keiten. Die Führungskraft greift erst ein, wenn es zu Abweichungen oder ungewünschten Er-gebnissen kommt. Der Vorteil besteht darin, dass die Führungsebene entlastet wird.
- **Management-by-delegation:** Bis auf die Führungsaufgaben werden den Mitarbeitern klar definierten Aufgabenbereiche übertragen. Es werden Einzelaufgaben oder ganze Arbeits-pakete erledigt, die Verantwortung trägt weiterhin die Führungskraft. Der Nachteil ist, dass Mitarbeiter Aufgaben übertragen bekom-men, hinter denen sie nicht unbedingt selbst stehen, da sie ihnen „übergestülpt" wurden.
- **Management-by-objectives (Zielverein-barungen):** Aus den Unternehmenszielen werden einzelne Ziele für den Mitarbeiter ab-geleitet. Diese machen Leistungen der Mitar-

beiter nachvollziehbar. Vorteil für den Mitarbeiter: er kann den Fokus seiner Arbeit stärker priorisieren und auf das vereinbarte Ziel ausrichten. Für Vorgesetzte dient die Zielvereinbarung zur Leistungsbeurteilung der Mitarbeiter.

- **Management-by-results:** Ähnlich wie Management-by-objectives. Der Fokus ist jedoch stärker ergebnisorientiert.
- **Management-by-systems:** Diese Technik verfolgt einen systemorientierten Ansatz. Durch formal festgelegte Verfahrensanweisungen werden die Handlungen der Mitarbeiter gesteuert und gelenkt.
- **Management-by-participation:** Die Mitarbeiter werden an Entscheidungsprozessen im Unternehmen beteiligt. Dies führt zu einer höheren Motivation und Identifikation mit den Zielen des Unternehmens.

Führungsmittel zur Abwicklung eines Projekts

Mit Führungsmitteln sind Methoden gemeint, die eingesetzt werden können, um auf die Mitarbeiter steuernd einzuwirken und so ein beabsichtigtes Ziel zu erreichen.

- Informieren: Informationen vom Vorgesetzten zum Mitarbeiter, Informationen vom Mitarbeiter zum Vorgesetzten, Informationen über den Mitarbeiter
- Kommunikation: Besprechungen, Verhandlungen, Vorträge, Gespräche, Workshops
- Mitarbeiterbeurteilungen: Anerkennung, Lob, Kritik
- Kontrolle: Stellenbeschreibungen, Unternehmensrichtlinien, Erfolgskontrollen

4.1.3 Instrumente (Tools) des Projektmanagements

- Projektauftrag und -leitung: Es liegt ein schriftlicher Projektauftrag vor und eine Projektleitung wird ernannt.
- Projektinitialisierung: Es findet eine Startveranstaltung statt, eine sogenannte Kick-off-

Veranstaltung. Sie ist ein Pflichttermin für alle Projektverantwortlichen.

- Projektstrukturplanung: Über den Projektstrukturplan wird das Projekt geplant, gesteuert und kontrolliert. Er gliedert das Projekt in überschaubare kleinere Elemente. Es werden Arbeitspakete geschnürt und verteilt.
- Projektdokumentation: Der Projektfortschritt wird laufend dokumentiert. Das kann durch Sitzungsprotokolle, Vereinbarungen etc. geschehen.
- Projektabschluss: feierlicher Projektabschluss „Happening", offizieller Abschlussbericht liegt vor, Reflexion der Projektteilnehmer.

4.1.4 Projektteam

Kennzeichnend für Projekte ist, dass mehrere Menschen aus unterschiedlichen Bereichen vereint und mit unterschiedlichem fachlichen Hintergrund ein gemeinsames Thema bearbeiten. Die Stärke eines inter- bzw. multidisziplinären Projektteams besteht darin, dass verschiedene Perspektiven eingenommen werden können und dass das Thema von möglichst vielen Seiten beleuchtet wird. Es gibt keine festgelegte Größe für ein Projektteam. Generell gilt: je kleiner, desto schneller können Entscheidungen getroffen und Konflikte innerhalb des Projektteams gelöst werden. Es ist empfehlenswert, das Projektteam mit einer arbeitsfähigen Größe von ca. 5 bis 6 Personen zu besetzen. Für spezielle Fachthemen können dann entsprechende Fachleute vorübergehend hinzugezogen werden. Im Rahmen der BGF könnte zum Beispiel folgende Konstellation im Projektteam möglich sein: Betriebsarzt, Koordinator für die betriebliche Gesundheitsförderung, Physio- oder Ergotherapeut, Betriebsrat und zentrale Personalabteilung.

4.1.5 Zielsetzung

Um den Erfolg und die Qualität der BGF-Maßnahme sicherzustellen und um sie hinterher evaluieren zu können, ist es wichtig, eine oder mehrere konkrete Zielsetzung(en) im Vorfeld zu definieren. Ziele sind in die Zukunft gerichtet und beschreiben beabsichtigte Zustände, die im Falle der BGF zum Beispiel ein Unternehmen mit seinen Arbeitnehmern erreichen möchte.

Hinter der Formulierung einer guten Zielsetzung steckt auch immer ein gutes Stück Arbeit. Zu allgemein gehaltene Ziele sind austauschbar, wodurch die Gefahr besteht, dass sie von den Akteuren, vor allem von der Führung und den Beschäftigen, nicht ernst genommen werden. Für den Erfolg einer Maßnahme ist es daher wichtig, dass sich möglichst alle Projektteilnehmer mit den festgelegten Zielen identifizieren können und dahinter stehen.

Um eine gute Zielsetzung zu formulieren, werden als Ausgangsbasis weitergehende Informationen über das Unternehmen, die Unternehmenskultur, das Kollektiv der Arbeitnehmer etc. benötigt. Als Informationsquelle kann z. B. das Gespräch mit den BGF-Beauftragten dienen und/oder die Arbeitsplatzanalyse bei den Mitarbeitern.

Über eine Arbeitsplatzanalyse sowie über Mitarbeiterbefragungen am Beginn der Maßnahme kann der IST-Zustand bestimmt werden. Die IST-Analyse ist geeignet, um sich einen Überblick über die Gesamtheit der Zustände/Gesundheitszustände und Gesundheitsressourcen der Mitarbeiter zu verschaffen. Sie kann allgemein gehalten sein oder sich auf einen speziellen Bereich fokussieren. Der Physio- oder Ergotherapeut kann sein Augenmerk beispielsweise insbesondere auf potenzielle ergonomisch bedingte Belastungen der oberen Extremität richten.

In Übereinstimmung mit Gesetzen, Normen und Richtlinien soll anschließend gemeinsam mit der Unternehmensführung der SOLL-Zustand definiert werden.

Anhand des SOLL-Zustands wird der Handlungsbedarf ermittelt und entsprechend in die Zielsetzung implementiert. Der Vergleich zwischen SOLL- und IST-Zustand ermöglicht, den Grad der Zielerreichung und damit den Konzepterfolg zu bestimmen und zu evaluieren. Defizite können so systematisch beseitigen werden.

Für die Zielformulierung in der BGF eignet sich die SMART-Regel, die auch in anderen Bereichen angewendet wird (Doran 1981):

- **S**pezifisch = Ziel sollte auf die Situation und den Betrieb ausgerichtet sein. Die Formulierung sollte eindeutig und präzise sein.
- **M**essbar = Ziele sollten so formuliert sein, dass eine Überprüfung möglich ist.
- **A**ttraktiv = Ziele sollen im Einklang mit den Zielen der Beteiligten stehen.
- **R**ealistisch = Ziele sollten so definiert werden, dass sie mit den zur Verfügung stehenden Mitteln erreicht werden können. Zu hoch gesteckte Ziele können demotivierend wirken. Besser ist es, ein realistisches Ziel zu formulieren. Das schafft für die Beteiligten bei Erreichen des Ziels hinterher einen positiven Eindruck.
- **T**erminiert = Klare und realistische Zeitangaben gehören ebenfalls in die Zielsetzung.

Über die fertig ausformulierte Zielsetzung wird der Konzepterfolg definiert und kann darüber operationalisiert, also umgesetzt werden.

In einem Projekt können darüber hinaus Haupt-, Teil- und Nebenziele formuliert werden.

Hauptziele: Aus den Hauptzielen definiert sich der Gesamtprojekterfolg. Die Entscheidung, ob es sich um ein Hauptziel oder Nebenziel handelt, hängt von der Gewichtung ab.

Nebenziele: Dementsprechend besitzen Nebenziele eine geringere Gewichtung als das Hauptziel.

Teilziele: Die Erreichung von Teilzielen trägt zur Realisation der Hauptziele bei. Sie können sich auch erst später entwickeln, wenn z. B. eine Projektphase bereits abgeschlossen ist.

Praxisbeispiel
Beispiel 1
Durch die Arbeitsplatzanalyse wurde festgestellt, dass die Arbeitstische, Bürostühle und Monitore der Mitarbeiter in einem Unternehmen nicht nach ergonomischen Gesichtspunkten eingestellt waren.

Zielsetzung ist es, alle Arbeitstische, Bürostühle und Monitore in den nächsten zwei Wochen ergonomisch richtig anzupassen.

Praxisbeispiel
Beispiel 2: BGF-Maßnahme in einer Kindertagesstätte
Aus einer Befragung der Erzieher wurden folgende Haupt- und Nebenziele erarbeitet.

Hauptziel: Die von einem Physiotherapeuten durchgeführten Maßnahmen sollen dazu dienen, berufsbedingten Beschwerden von Erziehern präventiv und langfristig entgegenzuwirken.

Teilziele:

- Interesse und Motivation der Erzieher (Zielgruppe) wecken
- Den Beschäftigten theoretische und praxisrelevante Grundlagen zur Entstehung von Muskel-Skelett-Beschwerden vermitteln
- Beanspruchungen von unterschiedlichen Körperhaltungen erläutern sowie Empfehlungen für Ausgleichsmöglichkeiten wie zum Beispiel gymnastische Übungen aussprechen
- Gesundheitsförderliches Verhalten in den Alltag integrieren

Der Begriff der betrieblichen Gesundheitsförderung erzeugt nicht immer unmittelbar Freude bei den Mitarbeitern oder löst Motivation aus. BGF-Maßnahmen werden von einigen Beschäftigten als Instrument angesehen, das vor allem einseitig die Interessen der Unternehmensführung verfolgt. Natürlich profitiert das Unternehmen von einer erfolgreich durchgeführten BGF-Maßnahme, der Nutzen ist aber oft vielschichtig. Vor allem Beschäftigte müssen in erster Linie natürlich davon profitieren. Von daher kann ein Ziel sein, den in manchen Fällen negativ konnotierten Begriff der betrieblichen Gesundheitsförderung positiv zu besetzen, am besten für den Beschäftigen haptisch erfahrbar mit der Teilnahme an praktischen Maßnahmen und Erfolgserlebnissen. Viele Erzieher sitzen bei der Arbeit auf niedrigen Stühlen und arbeiten an niedrigen

Tischen, wodurch Gelenke, Muskeln und Bänder stärker belastet werden und die LWS nicht in die physiologische Lordosestellung gebracht werden kann. Diese Zwangshaltung kann bei vielen Erziehern zu Rückenschmerzen führen. Ein Physiotherapeut zeigt den Erziehern Ausgleichsübungen zur Mobilisation der LWS sowie Bewegungs- und Dehnübungen. Außerdem empfiehlt der Physiotherapeut die Verwendung von ergonomischen Arbeitsstühlen und -Möbeln, die speziell auf die Bedürfnisse und die Arbeitsumgebung von Erziehern abgestimmt sind. Nach Durchführung der Maßnahme und Umsetzung der Verbesserungsvorschläge konnten die Erzieher die positiven Effekte der BGF nun selbst erleben.

4.1.6 Projektphasen und Meilensteine

Eine Projektphase ist nach DIN 69 901 definiert als „zeitlicher Abschnitt eines Projektablaufes, der sachlich gegenüber anderen Abschnitten getrennt ist."

Die einzelnen Projektphasen werden in der Regel durch Meilensteine voneinander getrennt. Meilensteine sind Entscheidungspunkte, die meist am Ende einer Projektphase liegen. Damit sind wichtige Teilerfolge innerhalb eines Projekts gemeint. Das kann zum Beispiel ein Vertragsabschluss sein. Das Erreichen eines Meilensteines und die darauffolgende Betrachtung der Ergebnisse der entsprechenden Projektphase können somit Nachbesserungen notwendig machen oder eine Neustrukturierung des Projekts zur Konsequenz haben. Wurde ein Meilenstein erreicht, kann ein Piccolo geöffnet werden. Ist das gesamte Projekt erfolgreich abgeschlossen, so darf schließlich die große Flasche geöffnet werden.

Umsetzungsschritte in der BGF
Wird ein Auftrag in der BGF erteilt, müssen mehrere (Teil-)Schritte erfolgreich bewältigt werden (Abb. 4.3).

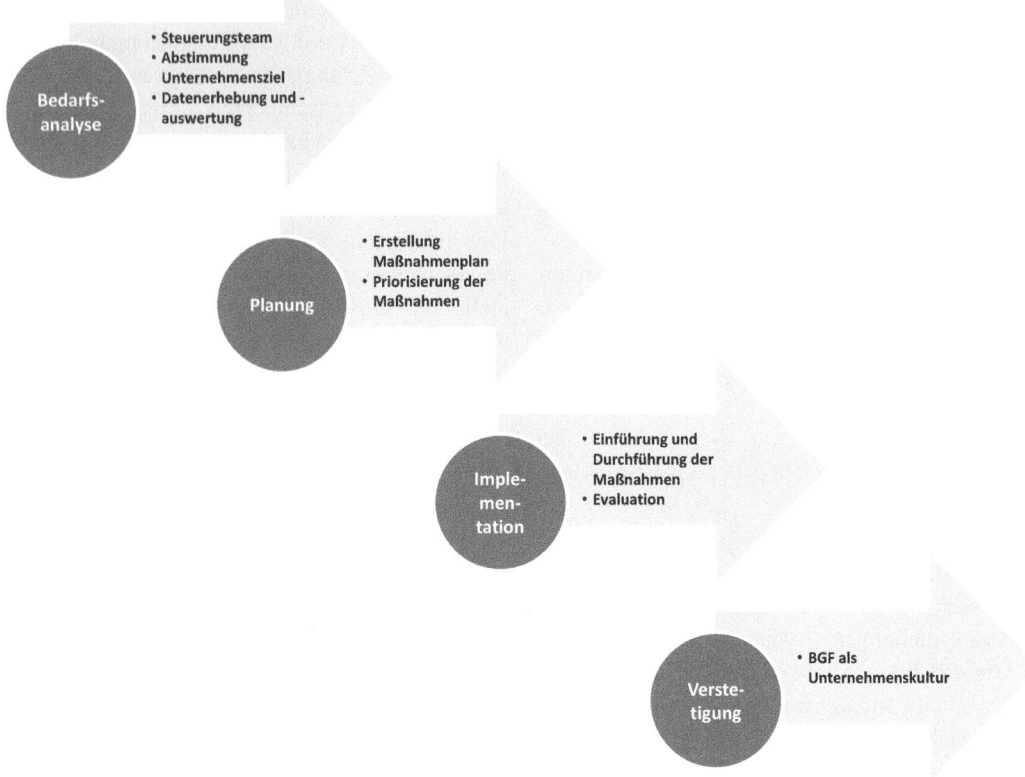

Abb. 4.3 Umsetzungsschritte von BGF in der Praxis in einem Betrieb. (Mit freundlicher Genehmigung, Walter und Brandes 2016, BKK Gesundheitsreport)

- **1. Schritt Ist-Analyse (Bedarfsanalyse):** Zunächst wird analysiert, welche Probleme in dem Betrieb/Unternehmen vorliegen, welche Gesundheitsrisiken bestehen bei den Beschäftigten, welche Gesundheitspotenziale sind vorhanden. Bei der Ist-Analyse sollten gleichzeitig die Ressourcen geprüft werden, die zur Verfügung stehen, um positiv auf die Mitarbeitergesundheit einzuwirken. Über eine Ist-Analyse können der Gesundheitszustand der Belegschaft oder betriebsinterne Belastungsschwerpunkte herausgefiltert werden. Sie kann mit unterschiedlichen Methoden vorgenommen werden. Die vorgestellten Methoden können einzeln oder in Kombination angewendet werden. Werden die Methoden miteinander kombiniert, erhöht sich die Aussagefähigkeit. Infrage kommen u. a.:

- Arbeitsplatzbegehungen (Abschn. 4.4.1)
- Mitarbeiterbefragungen (als Fragebogen oder Interview)
- Interviews von Personen/-gruppen mit besonderen Funktionen wie Betriebsleitung, Steuerungsgruppe Gesundheitsförderung, Betriebsrat oder Kooperationspartnern
- Experteneinschätzung, z. B. Betriebsarzt
- Gefährdungsbeurteilungen (Abschn. 4.4.9)
- Gesundheitsbericht/Gesundheitsreport: ein Gesundheitsbericht oder ein Gesundheitsreport kann durch eine Krankenkasse erstellt und ausgegeben werden, die viele Versicherte in dem jeweiligen Betrieb hat. Dabei werden unter Beachtung des Datenschutzes betriebliche Krankenstände aus Arbeitsunfähigkeitsdaten mit Diagnosegruppen, -häufigkeiten und -dauer erfasst.

Für eine Einschätzung können diese Daten dann mit anderen Betrieben oder Branchenwerten verglichen werden.

- Beispiele für mögliche Probleme am Arbeitsplatz:
  - Bewegungsmangel bei der Arbeit
  - Einseitige, monotone Belastungen, z. B. Dauersitzen oder Dauerstehen
  - Schwere körperliche Arbeiten, z. B. Heben und Tragen
  - Körperliche Zwangshaltungen, z. B. gebückte Haltung
  - Grelles Licht, Beleuchtung
  - Schlechte Belüftung, Zugluft, kalte Umgebung, Klimaanlage
  - Geräuschkulisse
  - Psychische Belastungsfaktoren wie Stress, Termin- und Leistungsdruck
  - Konflikte am Arbeitsplatz
  - Häufige Unterbrechungen von Arbeitsvorgängen im Sekretariat durch ständigen Kundenverkehr (keine festen Sprechzeiten vorhanden)
  - Ärger und Stress mit Kunden wie z. B. verbale Attacken und Beleidigungen

- **2. Schritt Planung:** Entsprechend der zur Verfügung stehenden Mittel werden nun eine oder mehrere Maßnahmen konzipiert. Diese müssen am Ende mit dem Auftraggeber abgestimmt werden und von diesem freigegeben werden. Zur Planung gehört auch, wie die Mitarbeiter über die Maßnahme informiert (Mitarbeiterinformation) werden und die Auswahl geeigneter Evaluationsansätze und -methoden.
- **3. Schritt Intervention:** Die eigentliche Durchführung der Maßnahme (Abschn. 4.4).
- **4. Schritt Evaluation:** Erfolg der Maßnahme wird erhoben und gemessen (Abschn. 4.7).
- **5. Verstetigung:** Die Maßnahme oder das Konzept wird regelmäßig im normalen Arbeitsalltag umgesetzt. Der anfängliche Projektcharakter ist normaler Alltagsroutine gewichen.

Beispielprojekt
Durchführung einer ergonomischen Arbeitsplatzberatung an Bildschirmarbeitsplätzen durch Physiotherapeuten bei einem großen Versicherungsunternehmen (Abb. 4.4).

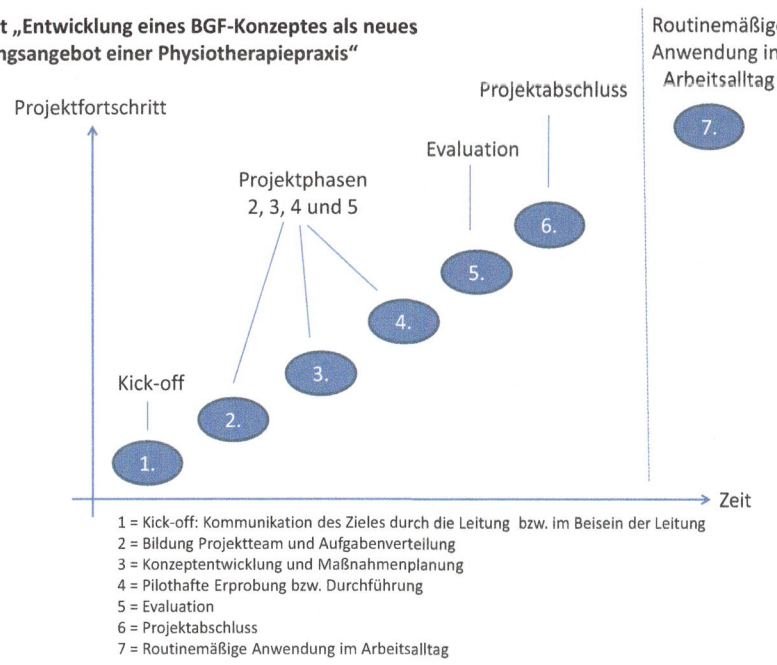

Projekt „Entwicklung eines BGF-Konzeptes als neues Leistungsangebot einer Physiotherapiepraxis"

Routinemäßige Anwendung im Arbeitsalltag

Projektfortschritt

Projektabschluss

Evaluation

Projektphasen 2, 3, 4 und 5

Kick-off

Zeit

1 = Kick-off: Kommunikation des Zieles durch die Leitung bzw. im Beisein der Leitung
2 = Bildung Projektteam und Aufgabenverteilung
3 = Konzeptentwicklung und Maßnahmenplanung
4 = Pilothafte Erprobung bzw. Durchführung
5 = Evaluation
6 = Projektabschluss
7 = Routinemäßige Anwendung im Arbeitsalltag

Abb. 4.4 Beispielschritte in der BGF von der Kick-off-Veranstaltung bis zum Projektende

Sie haben an einer Ausschreibung einer großen Versicherungsgesellschaft mit Erfolg teilgenommen. Nach dem Vorstellungstermin vor Ort sowie der Präsentation Ihrer Physiotherapiepraxis mit Ihrem Kompetenzprofil haben Sie den Zuschlag zur Durchführung des Auftrags erhalten. Ein Vertrag wurde von beiden Seiten unterzeichnet (Meilenstein).

Wichtig ist, bei der Planung zu berücksichtigen, dass Maßnahmen auch wirklich die betroffene Zielgruppe erreichen. Um eine Fehlallokation von Ressourcen zur vermeiden, sollte auf eine gute Bedarfsanalyse und einer an den Bedürfnissen der Zielgruppe ausgerichteten Maßnahme geachtet werden.

Praxisbeispiel

Es wird ein freiwilliger Laufworkshop angeboten, um Beschäftigte, bei denen ein Bewegungsmangel vorliegt, anzusprechen. Um die Attraktivität der Maßnahme zu erhöhen, wird die beste Laufleistung prämiert. Für die Leitung des Laufworkshops wurde eigens ein ehemaliger Lauf-Olympiasieger engagiert. Am Ende melden sich womöglich nur die Mitarbeiter an, die sich ohnehin regelmäßig bewegen und in ihrer Freizeit mehrmals wöchentlich joggen gehen. Mitarbeiter, die rauchen, übergewichtig sind, keinen Sport treiben und sich auch sonst wenig bewegen, nehmen möglicherweise nicht an dieser Veranstaltung teil. Eine Maßnahme sollte so konzipiert sein, dass sie die Zielgruppe anspricht.

4.2   Projekterfolg

Wird ein Projekt ein voller Erfolg, haben immer mehrere Faktoren eine Rolle gespielt. Neben den äußeren Faktoren wie Etat, Zeit und Material wird vor allem die Zusammenarbeit der einzelnen Projektteilnehmer im Team als äußerst wichtig angesehen. Diese hängt wiederum stark von den sogenannten Soft Skills ab, also von den weichen Faktoren. An die Kommunikation der Beteiligten, ein wichtiger Soft Skill, werden während eines Projekts meist hohe Anforderungen gestellt. Als weitere wichtige Erfolgsfaktoren gelten eine strukturierte, akribi-

sche Planung, klare Zielsetzungen und eine eindeutige Rollenverteilung im Team. Durch die ständige Arbeit mit Menschen und das ständige Einstellen auf unterschiedliche Patientencharaktere haben Physio- und Ergotherapeuten oft eine hohe Sozialkompetenz ausgebildet. Diese hohe Sozialkompetenz ist eine wichtige Grundlage in der Projektarbeit.

4.2.1   Zeitplan

Der Zeitplan ist in Projekten ein sehr wichtiges Element, er zeigt allen Beteiligten die wichtigsten Meilensteine innerhalb eines Projekts transparent auf: innerhalb welcher Zeitspanne welche Projektinhalte bearbeitet werden und wann die entsprechenden Bearbeitungsschritte laut Projektplan erreicht sein sollen (Abb. 4.5). Der Zeitplan sollte möglichst realistisch aufgestellt sein. Werden viele Bearbeitungsschritte unrealistisch geplant, besteht die Gefahr, dass der Zeitplan von den Beteiligten nicht ernst genommen wird. Verzögerungen, die selbst bei normaler Zeitplanung in Projekten auftreten können, wirken sich bei einem überambitionierten Zeitplan sehr viel stärker aus. Sie können ein Projekt eher aus dem Gleichgewicht bringen.

4.2.2   Gründe für das Scheitern von Projekten/ Misserfolgsfaktoren

Studien haben gezeigt, dass Projekte an genau den Items versagen, die auch zum Projekterfolg beitragen (Reichert 2009):

1. Mangelnde Kommunikation: Der Klassiker. Es wird zu wenig kommuniziert, die Verständigung bleibt unter dem notwendigen Niveau zurück.
2. Ungenügende Projektplanung und -vorbereitung: Die Ziele sind zu schwammig formuliert, die Projektteilnehmer stehen nicht dahinter.
3. (Nicht)Vorhandensein von Ressourcen: Viele Projekte werden unter großem Beifall auf die

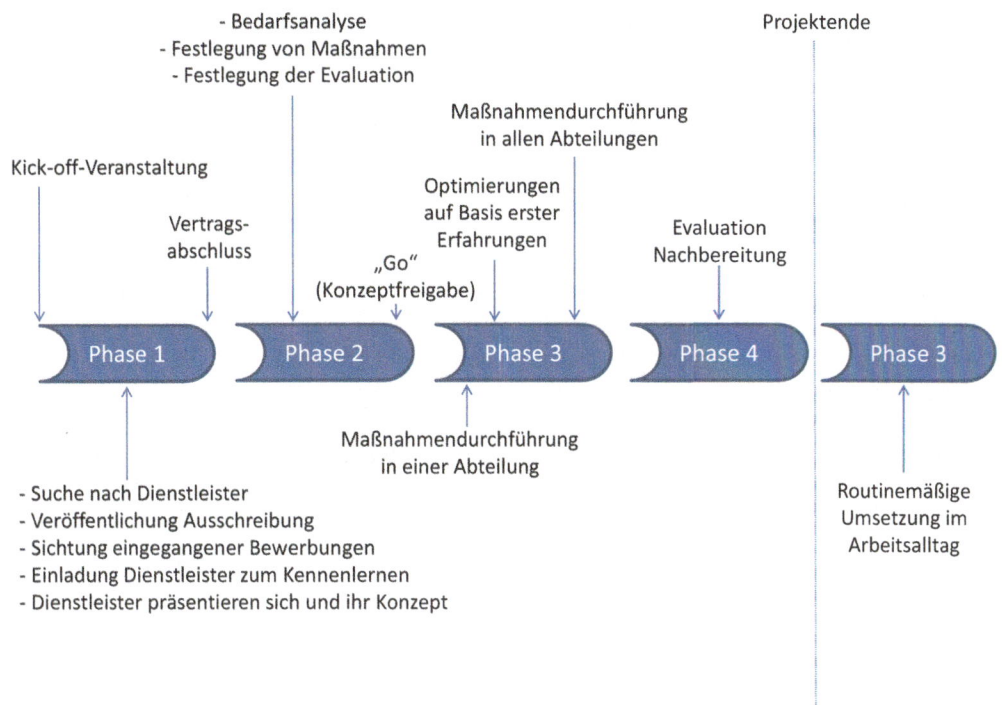

Abb. 4.5 Prozessphasen (inhaltlich)

Beine gestellt, hinterher aber nicht mit den notwendigen Ressourcen ausgestattet. Zusätzlich zum ohnehin belastenden Tagesgeschäft wird den Mitarbeitern das Projekt „übergestülpt". Das führt zu einer Zusatzbelastung, von der mangelnden Mitarbeitermotivation ganz abgesehen.

4. Überoptimistische Planung: Ein zu enger Zeitplan, zu wenig Ressourcen, zu wenig Raum für Abstimmungen. Die Liste ließe sich beliebig verlängern. Manchmal handelt es sich dabei um eine ganz gezielte Strategie des Managements, den Zeitplan entsprechend straff zu gestalten, um die Ziele bzw. die Hürden für das Projektteam hoch zu halten. Spätestens im weiteren Verlauf merken dann aber verärgerte Kunden, Mitarbeiter und Führungskräfte, dass etwas nicht stimmt.

5. Rollenkonflikte: Wenn Projekte außerhalb der traditionellen Linienstruktur von Unternehmen stattfinden, stehen die Projektmitarbeiter plötzlich in einer anderen hierarchischen Konstellation zueinander. Die Rangordnung muss neu ausgekämpft werden, Konflikte sind absehbar.

4.3 Organisationsstrukturen Projekt

Jedes Projekt kann in Bezug auf die Struktur unterschiedlich aufgebaut sein. Einem reflektierten Praktiker sollten die verschiedenen Modelle mit den jeweiligen Handlungsspielräumen bewusst sein, um entsprechend adäquat innerhalb des Projektteams agieren zu können. Natürlich können in der Praxis auch Mischformen vorkommen.

4.3.1 Integriertes Projektmanagement

Bei dieser Form des Projektmanagements verbleiben die Mitarbeiter in der mit ihrem Stellenprofil verbundenen hierarchischen Ebene.

Kommt die Projektleitung von außen oder aus einem anderen Bereich, hat sie in der Regel keinerlei Weisungsbefugnis. Sie kann die Mitarbeiter nur dann motivieren, indem sie sie überzeugt. Das erfordert für die Projektleitung einen hohen Kommunikationsaufwand. Deshalb wird die Projektleitung häufig von Führungskräften aus demselben Funktionsbereich übernommen. Die horizontale Struktur bleibt bestehen. Zusätzlich wird eine vertikale Unterteilung geschaffen. Der Vorteil bei diesem System besteht darin, dass der Einrichtungsaufwand für die Projektorganisation niedrig ist. Der bestehenden Linienstruktur fehlt es häufig aber an Flexibilität, Probleme können nur schwerfällig gelöst werden. Diese Struktur empfiehlt sich für weniger große und nicht komplexe Aufgaben (Abb. 4.6).

4.3.2 Autonomes Projektmanagement

Das Projekt wird außerhalb der normalen Linienorganisation bearbeitet. Diese Form hat Sinn, wenn komplexere und größere Projekte bearbeitet werden. Der Projektleiter ist vollständig für den Erfolg des Projekts verantwortlich, die beteiligten Funktionsbereiche und Projektmitarbeiter sind ihm fachlich und disziplinarisch unterstellt (Abb. 4.7).

4.3.3 Matrixstruktur

Die Matrixstruktur ist eine Mischung aus integriertem und autonomem Projektmanagement. Die

Abb. 4.6 Organigramm integriertes Projektmanagement. (Mod. nach Heinrich und Lehner 2005)

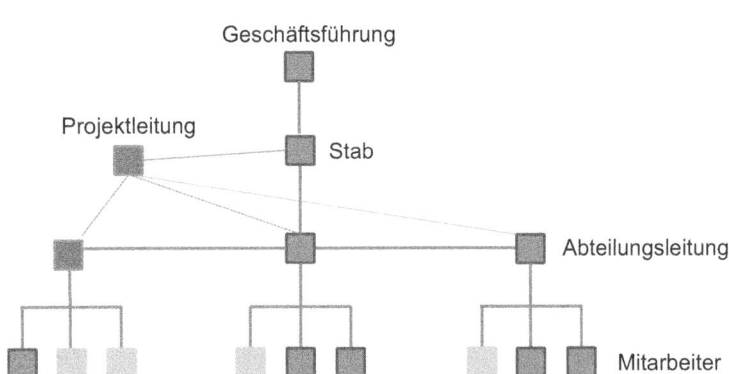

Projektteam: die Hierarchie innerhalb der Linienstruktur bleibt bestehen.

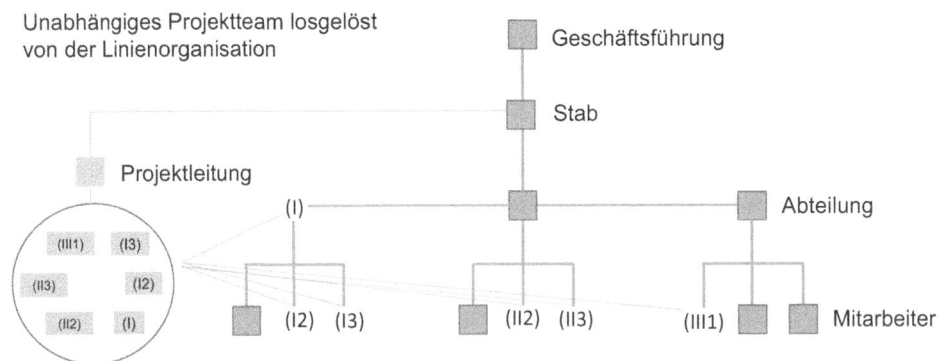

Abb. 4.7 Organigramm autonomes Projektmanagement. (Mod. nach Heinrich und Lehner 2005)

Projektmitarbeiter arbeiten gleichzeitig in der Linien- sowie in der Projektstruktur. Der Projektleiter hat innerhalb des Projekts fachliche Weisungsbefugnis und Koordinierungsfunktion, die Personalverantwortung verbleibt jedoch meist in der Linienstruktur. Bei dieser Form bleibt die Linienstruktur erhalten und wird nur durch das autonome Projektmanagement ergänzt. Die Mitarbeiter können flexibel in der Linie sowie im Projekt eingesetzt werden, sind aber zwei unterschiedlichen Vorgesetzten zugeordnet. Die Kompetenzaufteilung bzw. die Befugnisse zwischen Projekt und Linie sind in der Praxis nicht immer scharf voneinander getrennt, was häufig zu Konflikten führt. Der Projektleiter hat bei dieser Konfiguration meist eine hohe Verantwortung, dafür aber verhältnismäßig geringe Befugnisse (Abb. 4.8).

Bei Projekten im Bereich der BGF unter physio- oder ergotherapeutischer Beteiligung sollte die Organisationsstruktur innerhalb eines Betriebes nicht ungeachtet bleiben. Der von außen hinzukommende Physio- oder Ergotherapeut sollte die Gesamtkonstellation bzw. die Konstellation der beteiligten Projektmitarbeiter zueinander kennen. Das kann für die spätere inhaltliche Projekt- und Abstimmungsarbeit hilfreich sein. Insofern ist es gerade am Anfang wichtig zu verstehen, wie die Konstellation innerhalb des Unternehmens und des Projektes ist.

4.3.4 Konzeptentwicklung für Projekte

In der BGF können die Projekte unter physio- oder ergotherapeutischer Beteiligung sehr unterschiedliche inhaltliche und organisatorische Zielsetzungen verfolgen. Beispielsweise kann ein BGF-Projekt mit Erzieherinnen folgende Zielsetzung haben: „Entspannung und Ausgleich – Wege zu mehr Stressentlastung in der Arbeit mit Kindern", während ein Projekt in einer Krankenkasse die „Aktivierung und Bewegung im Büroalltag" zum Ziel haben kann.

Organisatorisch können BGF-Projekte z. B. als Workshop, im Rahmen von Vorträgen oder als praktische Maßnahme direkt am Arbeitsplatz durchgeführt werden. Welche Form gewählt wird, hängt von mehreren Faktoren und der Zielsetzung ab:

- Thema: Wie können die Inhalte didaktisch so vermittelt werden, dass sie bei der Zielgruppe möglichst nachhaltig umgesetzt werden können?
- Ressourcen: Ein Gruppencoaching oder Vortrag ist wesentlich preisgünstiger und damit ressourcenschonender, da viele Mitarbeiter gleichzeitig geschult werden können.
- Organisationsstruktur: Erlauben es die betrieblichen Abläufe, dass nur eine bestimmte

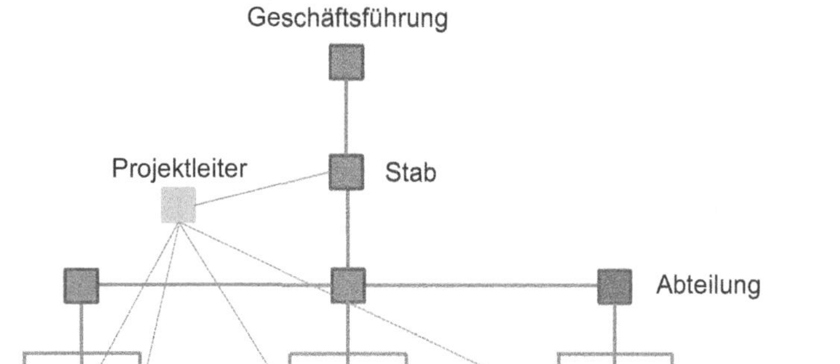

Abb. 4.8 Organigramm Matrixstruktur. (Mod. nach Heinrich und Lehner 2005) Hybridform: Projektteam arbeitet unter Beibehaltung der Linienorganisation teilweise für das Projekt. Kompetenzaufteilung zwischen Linienstruktur und Projektleitung

Geschäftsführung

Projektleiter

Stab

Abteilung

Mitarbeiter

Anzahl an Mitarbeitern gleichzeitig an einem Gruppencoaching teilnehmen kann?

- Infrastruktur: Gibt es ausreichend große Räumlichkeiten mit einem Beamer, einer Leinwand etc., um einen Vortrag halten zu können? Ist unter Umständen zu überlegen, für den Vortrag Schulungsräume in einem nahe gelegenen Hotel anzumieten?

Je nach Auftrag haben Unternehmen/Kunden klare Vorstellungen, was das Konzept anbelangt. Das ist meist dann der Fall, wenn sich im Unternehmen mit der Aufgabe betraute Mitarbeiter bereits mit dem Thema auskennen oder sogar schon Erfahrungen gemacht haben. Die Position des BGF-Beauftragten ist in manchen Unternehmen durch z. B. Physiotherapeuten besetzt. In anderen Fällen wünschen sich die Unternehmen eine Beratung hinsichtlich des Konzepts, sind auf Vorschläge von externen Fachpersonen angewiesen. Je nachdem, wie der Kontakt mit dem Unternehmen zustande gekommen ist (Ausschreibung, Telefonanfrage etc.), sind im Vorfeld bereits konkrete Informationen zum Auftrag bekannt gegeben worden.

▶ **Der Physio- oder Ergotherapeut kann Vorschläge machen und das Konzept erarbeiten. Am Ende bestimmt der Auftraggeber.**

Es ist wichtig, von Anfang an sehr aufmerksam mögliche Wünsche und Bedürfnisse des Auftraggebers zu erfassen. Die Informationen darüber können systematisch mitgeteilt werden, z. B. schriftlich zusammengefasst oder auch im formellen Gespräch. Jedoch werden wichtige Informationen z. B. manchmal auch informell, also ohne bewussten Rahmen übermittelt. Darauf gilt es ebenfalls zu achten.

Der Physio- oder Ergotherapeut sollte zu einem möglichen ersten Begehungstermin in einem Unternehmen für sich selbst eine Checkliste bzw. einen Fragenkatalog erarbeitet haben. Diese hilft, wesentliche Punkte gleich am Anfang festzulegen, Gegebenheiten vor Ort zu erfassen und diese gemeinsam mit dem Auftraggeber abzustimmen. Falls erlaubt, können je nach Bedarf auch Fotos gemacht werden, um die IST-Situation (Bürostuhl-

typen, Anordnung der Schreibtische) vor Ort genau festzuhalten. Falls mehrere Fachpersonen an der Auftragsdurchführung beteiligt sind, können die Checkliste/der Fragenkatalog und die Fotos die Koordination und Kommunikation innerhalb der durchführenden Therapeuten unterstützen. Je nach Auftrag sollte die Person, die am Begehungstermin vor Ort teilnimmt die Checkliste/den Fragenkatalog (Abb. 4.9) im Kopf haben oder ausgedruckt zum Begehungstermin mitbringen.

> **Praxistipp**
>
> Entscheidet sich der Physio- oder Ergotherapeut dafür, eine Checkliste/einen Fragenkatalog zu verwenden und zum ersten Begehungstermin im Betrieb mitzubringen, sollte er sich im Gespräch mit dem Auftraggeber aber nicht daran festklammern. Die Checkliste soll als Leitfaden dienen, um auftragsspezifische Details zu klären und festzuhalten.

Sollte gerade ein geeigneter Praktikant/Student zur Verfügung stehen, kann dieser zum Termin mitgenommen werden. Er kann das Gespräch mit dem Auftraggeber anhand der Checkliste/des Fragenkatalogs protokollieren. Das ermöglicht es dem Physio- oder Ergotherapeuten, sich stärker auf den Auftraggeber und das Gespräch zu konzentrieren; der Praktikant/Student erhält gleichzeitig wertvolle Einblicke in die operative Umsetzung von BGF-Maßnahmen.

Unterschied formell und informell
Formell
Bedingt durch die offizielle Organisationsstruktur werden Mitarbeiter in Abteilungen und Arbeitskreisen zu Subsystemen zusammengeführt. Die Zusammenarbeit und Kommunikation zwischen den Gruppen wird durch vorgegebene Regeln bestimmt.

Informell
Außerhalb dieser offiziellen Organisationsstruktur gibt es zusätzliche Werteysteme, die aus den individuellen Mitarbeiterbedürfnissen heraus entstehen.

Datum der Begehung:

Teilnehmer seitens des Betriebs:
- Name, Position und Funktion

Betrieb
- Firmierung
- Mitarbeiteranzahl
- Anreise: Parkmöglichkeiten, ÖPNV-Anbindung

Wichtige Ansprechpartner
- Name
- Position und Funktion
- E-Mail-Adresse
- Telefonnummer
- zeitliche Erreichbarkeit

Gewünschte Leistungen
- Gesundheitstag
- Vorträge zu den Themen Bewegung und Entspannung
- Arbeitsplatzergonomie
- Workshop
- Aktives Bewegungsprogramm

Arbeitsplätze
- Arbeitsplätze: Produktionsarbeitsplätze, Büro z.B. Großraumbüro, Einzelbüro

Arbeitsmittel
- Wer ist für die Einstellung der richtigen Arbeitstischhöhe zuständig z.B. Facility-Management
- Welche ergonomischen Hilfsmittel stehen zur Verfügung bzw. können durch Physio- bzw. Ergotherapeut empfohlen werden, z.B. Ergonomiemaus? Gelkissen? Vorlagenhalter?

Arbeitsumgebung
- Lichtverhältnisse
- Lärm
- Raumklima

Arbeitszeit
- Arbeitszeitmodelle: Kernarbeitszeit, Schichtarbeit, Gleitzeit
- Möglichkeit von Homeoffice

Vorherige und aktuelle gesundheitsförderliche Maßnahmen im Betrieb
- Wurden in der Vergangenheit gesundheitsförderliche Maßnahmen durchgeführt? Mit welchem Erfolg?
- Gibt es neben dem gegenwärtigen Auftrag aktuell zusätzliche Gesundheitsangebote für Beschäftigte?

Beanspruchungsschwerpunkte
- Sind bereits mögliche Beanspruchungsfaktoren (Geräusche, Licht, Zugluft, einseitige Bewegung, Bewegungsmangel) bekannt?

Mitarbeiterrekrutierung
- Wie werden die Beschäftigten über das betriebliche Gesundheitsangebot informiert?
- Wie und bis wann erfolgt die Anmeldung zur Teilnahme

Abb. 4.9 Beispiel Checkliste Fragenkatalog

Maßnahme
- Teilnahme während der Arbeitszeit*?
- Teilnahme freiwillig, verpflichtend?
*Oft ist die Beteiligung der Beschäftigten größer, wenn das Angebot während der Arbeitszeit stattfindet. Findet das Angebot außerhalb der Arbeitszeit statt, werden die Angebote zumeist nicht so häufig wahrgenommen.

Während der Maßnahme
- Kann sich der Mitarbeiter während der Durchführung voll auf die Maßnahme konzentrieren oder muss er zeitgleich andere Aufgaben erledigen z.B. Telefonbereitschaft?

Termine / Zeitplan
- Wann soll die Maßnahme stattfinden? Datum / Uhrzeit
- Eingrenzungen: Gibt es bestimmte Zeiten, an denen die Maßnahme aus betrieblichen Gründen nicht stattfinden kann, z.B. morgens um 7.00 Uhr, weil die meisten Mitarbeiter erst um 9.00 Uhr beginnen?
- Sollen Nachholtermine angeboten werden z.B. wenn Beschäftigte krank sind
- Bis wann soll der Auftrag erledigt werden bzw. alle Mitarbeiter erreicht worden sein?

Evaluation und Dokumentation
- Wie soll die Wirksamkeit der Maßnahme untersucht werden?
- Anzahl der durchgeführten Einzeltrainings pro Zeiteinheit (Stunde, Tag etc.)?
- Gruppenschulungen: Anzahl der Teilnehmer pro Termin?
- Anzahl der vorgenommenen Verbesserungen?
- Fragebögen?

Reporting
- Wann und wem soll Bericht erstatten werden?
- Wer soll das Reporting durchführen? Der durchführende Therapeut? Ein zentraler Ansprechpartner der therapeutischen Praxis?

Sonstiges
- Gibt es bisher nicht angesprochene Besonderheiten?
- Dürfen bestimmte Arbeitsbereiche nicht betreten werden?
- Sollen Beschäftigte auf besondere Gesundheitsangebote aufmerksam gemacht werden z.B. Augenvorsorgeuntersuchung oder Rückenschulkurs
- Sollen bestimmte Arbeitsbereiche / Abteilungen favorisiert werden?
- Informationen zur Maßnahme: Können Informationen zur Maßnahme zusätzlich digital zur Verfügung gestellt bzw. an die Beschäftigten ausgegeben werden?

Abb. 4.9 (Fortsetzung)

Beispiel informell

Gerade Mitarbeiter, die lange in einem Unternehmen arbeiten und über sehr viel Erfahrung verfügen, werden von anderen Kollegen häufig als Autoritäts- und Respektperson angesehen, obwohl sie keine offizielle Führungsposition einnehmen.

Ein Therapeut sollte auf darauf achten und zwischen beiden unterscheiden. Eine informelle Information kann eine betriebliche Angelegenheit mit formalem Charakter betreffen, die an den durchführenden Physiotherapeuten außerhalb des offiziellen Kommunikationsweges herangetragen wird.

Ein Therapeut, der eine BGF-Maßnahme in einem Unternehmen durchführt, egal ob erst seit Kurzem oder schon länger, sollte sich bewusst machen, dass er gegebenenfalls eine von Spannungen und konträren Interessen geprägte Umgebung antrifft.

Praxisbeispiel

Ein Ergotherapeut führt eine BGF-Maßnahme in der Filiale einer größeren Bank durch. Es wurde ein Konzept in Abstimmung mit der formellen Ansprechpartnerin der Bank, der BGF-Beauftragten, ausgearbeitet und genehmigt. Das Konzept sieht u. a. vor, dass Einzeltrainings mit den Mitarbeitern am Arbeitsplatz durchgeführt werden sollen (formell). Bei der anschließenden praktischen Durchführung der eigentlichen Maßnahme teilt dem Ergotherapeuten ein Mitarbeiter vertraulich mit, dass die Maßnahme völlig überflüssig sei, da im nächsten Jahr sowieso Umstrukturierungen stattfinden sollen und alle Mitarbeiter andere Arbeitsplätze erhalten würden (informell).

> **Praxistipp**
> Ein Physio- oder Ergotherapeut sollte sich auf jeden Fall professionell verhalten! Eine unprofessionelle oder negative Äußerung durch den Physiotherapeuten kann zu erheblichen Konflikten mit dem Auftraggeber bis hin zum Auftragsverlust führen, wenn dieser von der Äußerung erfährt. Als externer Dienstleister sollte sich der Physio- oder Ergotherapeut neutral verhalten und auf keinen Fall von etwaigen innerbetrieblichen Angelegenheiten, die er auf informellen, also auf inoffiziellen Wegen aus der Belegschaft erfährt, zu sehr beeinflussen lassen.

4.4 Maßnahmen eines betrieblichen Konzepts

4.4.1 Arbeitsplatzanalyse

Eine Arbeitsplatzanalyse ist eine systematische Begutachtung eines Arbeitsplatzes. Häufige und typische Arbeitsvorgänge für den entsprechenden Arbeitsplatz werden beobachtet und analysiert. Der Mitarbeiter an dem entsprechenden Arbeitsplatz wird interviewt. Dabei werden möglichst alle gesundheitsrelevanten Einflussfaktoren erhoben:

- Ergonomische Gestaltung des Arbeitsplatzes (Höhenverhältnisse, Abstand zum Bildschirm, Bürostuhl etc.)

- Tätigkeiten (Arbeiten an zwei Bildschirmen gleichzeitig etc.)
- Arbeitsmittel (Laptop, Headset, Vorlagenhalter etc.)
- Arbeitsumgebung (Beleuchtung, Geräuschkulisse, Raumklima etc.)
- Individuelle Verhaltensweisen der Mitarbeiter (z. B. das Klemmen des Telefonhörers ans Ohr mit Anspannung des m. trapezius pars descendes)

Aufgrund der Ergebnisse der Arbeitsplatzanalyse werden Empfehlungen ausgesprochen und Optimierungen nach aktuellen Standards und Erkenntnissen eingeleitet. Abhängig vom Auftrag kann ein Bericht oder Kurzbericht hierüber erstellt werden.

4.4.2 Einzeltraining

Bei einem Einzeltraining handelt es sich um eine individuelle und persönliche Analyse und Beratung eines Arbeitnehmers. Die Zeitdauer richtet sich nach dem Umfang und den geplanten Inhalten. Sie erfolgt in Abstimmung mit dem Auftraggeber. Je nachdem, ob es sich um eine reine arbeitsergonomische Konfiguration des jeweiligen Arbeitsplatzes handelt oder ob es darum geht, dem Mitarbeiter zusätzlich noch funktionelle Grundlagen und ein Übungsprogramm zu erklären, variiert die Zeitdauer. Der Vorteil eines Einzeltrainings ist der hohe Grad an individueller Betreuung. Der Physio- oder Ergotherapeut kann das Einzeltraining spezifisch auf den jeweiligen Mitarbeiter ausrichten. Der Nachteil ist, dass die Durchführung von vielen Einzeltrainings in einem Betrieb sehr zeitaufwendig ist. Viele Einzeltrainings erhöhen den Arbeitsaufwand und führen damit, je nach betriebswirtschaftlicher Kalkulation, zu höheren Kosten für den Auftraggeber. Abhängig von der Auftragsgestaltung kann bei den Mitarbeitern in einem Abstand von beispielsweise 4 bis 6 Wochen ein zweites oder drittes Einzeltraining stattfinden, in dem die Umsetzung der vermittelten Inhalte überprüft, gefestigt und weiter vertieft werden.

4.4.3 Gruppenschulung

Bei der Gruppenschulung werden mehrere Mitarbeiter zu einer Gruppe zusammengefasst. Anders
als beim Vortrag kann eine Gruppenschulung
z. B. direkt am Arbeitsplatz stattfinden. Je nach
Setting variiert die optimale Gruppengröße. Sie
kann zwischen 6 und 8 Teilnehmern betragen
oder auch größer sein. Die Entscheidung, ob eine
Gruppenschulung durchgeführt werden kann,
hängt von vielen Faktoren ab, z. B. von Zielen,
Inhalten, Ressourcen. Es kann sinnvoll sein,
funktionelle   Zusammenhänge,   theoretische
Grundlagen oder auch nur die Demonstration der
richtigen Einstellung eines ergonomischen Bürostuhls in der Gruppe zu vermitteln, während für
eine individuelle Arbeitsplatzanalyse ein Einzeltraining das geeignetere Setting ist. Eine
Gruppenschulung ist meist effizienter als ein
Einzelcoaching.

Bei der Effektivität wird das Verhältnis zwischen erreichtem und geplantem Ziel betrachtet,
das Synonym wäre hier der Erfolg. Dagegen wird
bei der Effizienz ein möglichst günstiges Verhältnis zwischen Output und Input angestrebt, das
Synonym wäre hier die Produktivität. Beispiel:
(Fleßa und Greiner 2020)

Ein weiterer Vorteil des Gruppencoachings
können der Austausch und die Diskussion von
entsprechenden Themen in der Gruppe sein.
Natürlich können Einzeltrainings und Gruppenschulungen auch miteinander kombiniert werden. Auftaktveranstaltung kann eine Gruppenschulung sein, anschließend werden bei jedem
Teilnehmer spezifische Einzeltrainings durchgeführt. Im Rahmen einer Gruppenschulung lässt
sich beispielsweise die Funktionsweise eines
ergonomischen Bürostuhls praktisch demonstrieren (Mohokum und Dölp 2014).

4.4.4 Aktive Pause

Eine beliebte und häufig durchgeführte Maßnahme in Unternehmen ist die aktive Pause.
Dafür gibt es gleich mehrere Synonyme: bewegte
Pause, Bewegungspause oder Pausengymnastik.
Eine aktive Pause ist ein niedrigschwelliges Angebot, das zum Einstieg oder als regelmäßig statt-
findende Maßnahme in Betrieben und Unternehmen jederzeit gut integriert werden kann.
Niedrigschwellig meint, dass der Auftraggeber
nicht viel investieren muss (Zeit, Geld, planeri-
scher Aufwand), um die Maßnahme in Anspruch
nehmen zu können. Eine aktive Pause verfolgt
unterschiedliche Zielsetzungen: Entspannung,
Aktivierung, Mobilisation. Wie ihr Name schon
sagt, wird sie während einer Pause durchgeführt,
z. B. in einer Besprechungspause. Gerade bei
mehrstündigen Sitzungs- oder Besprechungs-
marathons ist es wichtig, zwischendurch für Ausgleich zu sorgen. Eine aktive Pause bringt den
nötigen Frischekick und fördert die Konzentration und Aufmerksamkeit der Teilnehmer. Nach
einer aktiven Pause können sich die Teilnehmer
wieder mit klarem und wachem Geist auf die
Agenda stürzen. Diese Maßnahme ist für sich genommen oder als Einstieg für größer angelegte
Maßnahmen gut geeignet.

4.4.5 Vortrag

Bei einem Vortrag geht es darum, fachliche Inhalte und Themen verständlich, anschaulich und
interessant zu vermitteln. Vorträge lassen sich in
unterschiedlicher Weise durchführen. Ein guter
Vortrag kann mit einer Powerpoint-Präsentation,
mithilfe eines Flipcharts oder einer Tafel, durch
Anschauungsmaterial wie einen Pezziball oder
gänzlich ohne Hilfsmittel gehalten werden. Der
vortragende Physio- oder Ergotherapeut kann
selbst oder in Abstimmung mit dem Auftraggeber
entscheiden, welche Variante er für sinnvoll und
zielführend erachtet. Jede Methode besitzt eigene
Vorteile. Die Dauer ist abhängig von der Zielsetzung und den Inhalten. Während eine Gruppenschulung auch Übungen und eine aktive Beteiligung der Teilnehmer beinhalten kann, ist ein Vortrag   primär   als   Informationsveranstaltung
ausgelegt. Bei einer Angebotskalkulation sollte
bedacht werden, dass eine Präsentation eventuell
neu erstellt werden muss, jedenfalls sollte auch
eine bereits vorliegende Präsentation immer auf
die aktuelle Situation angepasst werden. Möglicherweise kann die Grundstruktur einer einmal

erstellen Präsentation auch für andere Aufträge verwendet werden.

> **Praxistipp**
> Bei der Powerpoint-Präsentation können die vorgetragenen Inhalte sehr gut visualisiert werden, das macht vieles für den Zuhörer schnell und einfach verständlich. Der Vortragende sollte sich allerdings nicht an der Präsentation festklammern und nur ablesen.

4.4.6 Workshop/Seminar

Workshops und Seminare können für unterschiedliche Zielgruppen im Unternehmen konzipiert und durchgeführt werden: Auszubildende, Mitarbeiter und Führungskräfte. Inhalte für Führungskräfte wären beispielsweise gesundheitsgerechte Mitarbeiterführung, wertschätzende Kommunikation oder gesunder Umgang mit Spannungen im Führungsumfeld. Auszubildende hingegen können gleich am Anfang ihres Berufslebens für relevante Gesundheitsthemen wie Arbeitsplatzergonomie oder stressfreie Prüfungsvorbereitung sensibilisiert werden. Workshops können auch von mehreren Personen gleichzeitig oder unter Beteiligung von weiteren Berufsgruppen (Physiotherapeut, Ergotherapeut, Arzt, Psychologe, Sportwissenschaftler) geleitet werden. Beispielworkshop zum Thema „Gesunder Rücken in der Arbeitswelt":

- 1. Workshopteil: Aktivierung und Bewegung (Physiotherapeut, B. Sc., Schwerpunkt muskuloskelettales System)
- 2. Workshopteil: Schulung zum Thema Ergonomie und körperliche Belastungen (Ergotherapeut, B.Sc.)
- 2. Workshopteil: Schulung zum Thema Stressmanagement (Diplom-Psychologe, Schwerpunkt Rücken, Stress und Arbeitswelt)
- 3. Workshopteil: Entspannungstraining (Physiotherapeut, B. Sc., Schwerpunkt Progressive Muskelentspannung nach Jacobsen oder Autogenes Training)

4.4.7 Gesundheitstag

Die Beteiligung oder die Ausgestaltung von Gesundheitstagen ist eine spannende Herausforderung. Bei Gesundheitstagen steht im Fokus, das Interesse der Mitarbeiter für Gesundheitsthemen zu wecken bzw. für Gesundheitsthemen zu sensibilisieren. Die interessante und gleichzeitig kreative Herausforderung dabei ist, mit welchen Aktionen, Impulsvorträgen oder ähnlichen Angeboten die Mitarbeiter angesprochen werden können. Mögliche Ideen wären die Demonstration eines Übungsprogramms gegen Verspannungen in der Schulter-Nacken-Region, ein Infostand zum Thema Prävention von Rückenschmerzen im Büroalltag oder das Angebot eines Kneipp'schen Armbades für Beschäftigte mit Beanspruchungen der oberen Extremität.[1] Der Kreativität sind keine Grenzen gesetzt. An einem Gesundheitstag sind meist mehrere Akteure und Dienstleister beteiligt. Die organisatorische Leitung ist dafür verantwortlich, dass das Programm abwechslungsreich, spannend, erlebbar und informativ ist.

4.4.8 Entwicklung eines spezifischen Übungsprogramms

Abhängig vom Auftrag und von der Tätigkeit der Mitarbeiter können Physio- oder Ergotherapeuten passende Übungsprogramme zusammenstellen. Ob Bäcker, Zahnarzt, Automechaniker – die Auswahl der passenden Übungen ist so unterschiedlich wie die Tätigkeiten der einzelnen Berufe. Wenn es gewünscht wird, können zusätzlich eine Broschüre, ein Handout oder Ähnliches mit den jeweiligen Übungen sowie Erklärungen zur Wirkungsweise erstellt werden. Das erhöht die Nachhaltigkeit der Maßnahme, da die Übungen

---

[1]Es existieren einige Veröffentlichungen und randomisierte kontrollierte Studien, die sich mit der Wirksamkeit der Kneipp'schen Hydrotherapie beschäftigen und teilweise positive Effekte auf das venöse System, die Hirnleistung (kalter Gesichtsguß) und die Symptome bei leichter Herzinsuffizienz feststellen konnten (Döring et al. 1999, 2001; Ernst et al. 1991, 1992; Rodziewicz und Jung 1995).

in Eigenregie leichter durchzuführen sind und die Broschüre oder das Handout als Reminder fungieren. Ein Kriterium, welches den Erfolg einer Maßnahme wesentlich mitbestimmt, ist die Mitarbeitermotivation. Denn nur ein Mitarbeiter, der überzeugt hinter der Sache steht, setzt entsprechende Verbesserungen auch erfolgreich um. Transparenz und die Kommunikation der Sinnhaftigkeit einer Maßnahme spielen dabei stets eine erhebliche Rolle.

4.4.9   Gefährdungsbeurteilungen

Arbeitgeber müssen eine Gefährdungsbeurteilung über alle relevanten Gefährdungen in Verbindung mit dem Arbeitsplatz, seien sie physischer oder psychischer Art, ermitteln und schriftlich dokumentieren. Die gesetzliche Grundlage für Gefährdungsbeurteilungen ist das Arbeitsschutzgesetz (ArbSchG). Diese Pflicht ist in § 5 im Arbeitsschutzgesetz festgelegt. Auch Kleinbetriebe sind dazu verpflichtet. Eine Gefährdungsbeurteilung ist nicht zwingend für jeden Arbeitsplatz separat durchzuführen. Vielmehr genügt bei gleichartigen Arbeitsplätzen oder Tätigkeiten die Beurteilung nur eines Arbeitsplatzes bzw. einer Tätigkeit. Die gesetz-

liche Grundlage für Gefährdungsbeurteilungen ist das Arbeitsschutzgesetz (ArbSchG). Eine Gefährdungsbeurteilung kann durch Mitarbeiterbefragungen oder Betriebsbegehungen vorgenommen werden (Abb. 4.10). Wenn eine Gefährdungsbeurteilung in einem Unternehmen zum ersten Mal vorgenommen wird, empfiehlt es sich schrittweise vorzugehen, d. h. die Arbeitsplätze sollten nacheinander untersucht werden. Diese Untersuchung sollte dann in regelmäßigen Abständen wiederholt werden (Ellegast und Hartmann 2021).

Die Beurteilung der Gefährdungen der Mitarbeiter ist eine Grundpflicht des Arbeitgebers. Aus den Ergebnissen der Gefährdungsbeurteilung werden Arbeitsschutzmaßnahmen abgeleitet. Ziel ist es, arbeitsbezogene gesundheitsgefährdende Risiken und Belastungen möglichst klein zu halten bzw. zu minimieren. Die Wirksamkeit ist durch den Arbeitgeber zu überprüfen und zu dokumentieren. Für die ordnungsgemäße Durchführung ist der Arbeitgeber bzw. sein gesetzlicher Vertreter verantwortlich (ArbSchG). Allerdings wird durch den Gesetzgeber keine Berufsgruppe oder eine spezielle Qualifikation vorgegeben, es wird lediglich gesagt, dass der Arbeitgeber „zuverlässige und fachkundige Personen schriftlich damit beauftragen" kann

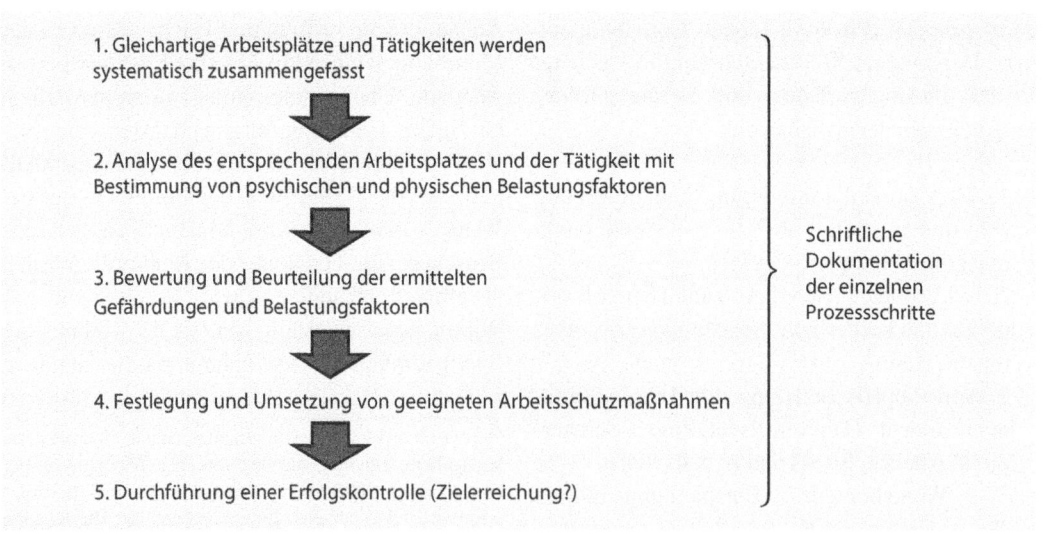

Abb. 4.10 Ablaufschritte bei der Durchführung einer Gefährdungsbeurteilung. (Mod. nach BDA Bundesvereinigung der Deutschen Arbeitgeberverbände 2013)

(ArbSchG), weshalb eine Durchführung bzw. beratende Tätigkeit durch Physio- oder Ergotherapeuten hier ebenfalls durchaus möglich ist.

Berufsgruppen wie beispielsweise Betriebsärzte, Fachkräfte für Arbeitssicherheit, Psychologen, Sportwissenschaftler und Sicherheitsingenieure nehmen in der Praxis ebenfalls Gefährdungsbeurteilungen vor bzw. sind daran beteiligt.

Ablaufschritte einer Gefährdungsbeurteilung
- 1. Ablaufschritt: Anhand der Arbeitsplätze und Tätigkeiten werden systematisch Beurteilungsgruppen gebildet. Die Kriterien für die Einteilung sollen transparent und plausibel sein.
- 2. Ablaufschritt: Relevante physische und psychische Einflüsse für die entsprechende Beurteilungsgruppe werden erfasst. Beurteilt werden sollen dabei u. a. folgende Bereiche:
  – Arbeitsstätte
  – Arbeitsplatz, z. B. Raum, in dem die Tätigkeit verrichtet wird
  – physikalische, chemische und biologische Einwirkungen, z. B. mikrobiologische Belastung der Raumluft durch Schimmelpilze
  – Arbeitsmittel, z. B. PC inkl. der verwendeten Software, Telefon
  – Arbeitsstoffe, z. B. Blut, Körpersekrete oder parfümierte Massagelotion
  – Arbeitsabläufe und Arbeitszeit, z. B. Schichtarbeit
  – unzureichende Qualifikation und Unterweisung der Beschäftigten
  – psychische Belastungen bei der Arbeit, z. B. Mobbing
- 3. Ablaufschritt: Es wird eine Bewertung und Beurteilung der Gefährdungen und Belastungsfaktoren einschließlich des damit möglichen Gesundheitsrisikos vorgenommen.
- 4. Ablaufschritt: Belastungsfaktoren, für die ein erhöhtes bzw. hohes Gesundheitsrisiko besteht, müssen festgelegt werden sowie entsprechende Gegenmaßnahmen eingeleitet und umgesetzt werden.
- 5. Ablaufschritt: Das ArbSchG verlangt vom Arbeitgeber eine Wirksamkeitskontrolle der eingeleiteten Maßnahmen.

Die Durchführung einer Gefährdungsbeurteilung ist zwar Aufgabe des Arbeitgebers, staatliche Aufsichtsbehörden überwachen jedoch die Qualität und Korrektheit (Geschäftsstelle der Nationalen Arbeitsschutzkonferenz 2015; BAuA 2016; ArbSchG).

4.4.10 Leitmerkmalmethode (LMM)

Die Leitmerkmalmethode ist ein Analysetool, welches von der Bundesanstalt für Arbeitsschutz und Arbeitsmedizin (BAuA) und dem Länderausschuss für Arbeitsschutz und Sicherheitstechnik (LASI) entwickelt wurde. Die Leitmerkmalmethode ist geeignet, um objektiv Arbeitsbelastungen bei gewerblichen Arbeitsplätzen abschätzen zu können und kritische Beanspruchungssituationen zu erkennen. Gewerbliche Arbeitsplätze sind Arbeitsplätze, bei denen der Mitarbeiter die Arbeitsleistung in der Produktion oder auf der Baustelle erbringt. Angestellte hingegen sind Mitarbeiter, die Tätigkeiten im Büro ausüben. Die Durchführung der LMM setzt gute Arbeitsplatzkenntnisse, aber nicht zwingend spezielle Fachkenntnisse voraus. Sie kann von betrieblichen Praktikern, Physiotherapeuten, Ergotherapeuten, Arbeitsschutzfachleuten und Betriebsärzten durchgeführt werden. Auf Basis der Ergebnisse der LMM können Defizite in der Arbeitsgestaltung erkannt und entsprechende Präventionsansätze herausgearbeitet werden.

Bei der Leitmerkmalmethode werden die vier Leitmerkmale (Zeit, Last, Körperhaltung und Ausführungsbedingungen) erhoben und klassifiziert. Die LMM wird für unterschiedliche Arbeitsbedingungen angewandt und ist für jede der nachfolgenden Belastungsarten separat vorhanden:

- manuelles Heben, Halten und Tragen von Lasten,
- manuelles Ziehen und Schieben von Lasten,
- manuelle Arbeitsprozesse,
- Ganzkörperkräfte,
- Körperfortbewegung,
- Körperzwangshaltung

Auf der Internetseite https://www.baua.de/DE/Themen/Arbeitsgestaltung/Gefaehrdungsbeurteilung/Leitmerkmalmethode/Leitmerkmalmethode_node.html der Bundesanstalt für Arbeitsschutz und Arbeitsmedizin sind die entsprechenden Formblätter mit inkludierter Rechenhilfe kostenlos downloadbar.

4.4.11 Feedbackgespräch

Bei einem Feedbackgespräch geht es um eine fachliche Rückmeldung an den Auftraggeber zu den durchgeführten Maßnahmen. Bei größeren Maßnahmen empfiehlt sich ein systematisches Feedback durch die hauptverantwortlich durchführende Person und ggf. zusätzlich durch eine ausführende Fachkraft, bei kleineren Aufträgen ist ein Feedback durch die ausführende Fachkraft meist zielführender und authentischer. Je nach Auftrag sollte hierfür ein Zeitfenster eingeplant werden. Ein kompetentes und strukturiertes Feedback an den Auftraggeber sollte entsprechend geplant und vorbereitet werden.

Welche Informationen in welcher Ausführlichkeit übermittelt werden, sollte bereits am Anfang

mit den beteiligten Akteuren festgelegt werden. Falls in dem Betrieb ein Betriebsrat vorhanden ist, sollte dieser – je nach Zielsetzung – frühzeitig einbezogen werden. Der Datenschutz und die Schweigepflicht sind unbedingt einzuhalten (Beschäftigtendatenschutzgesetz, Strafgesetzbuch [StGB]).

In Abb. 4.11 wird exemplarisch eine Zeitschiene für den Ablauf einer Maßnahme, bestehend aus Arbeitsplatzanalyse, Einzel- und Gruppencoaching, Evaluation und Feedbackgespräch dargestellt.

Die einzelnen Elemente können wie Bausteine miteinander kombiniert werden – abhängig von Zielstellung, Bedarf, Ressourcen und vorhandener Evidenzlage (Abb. 4.12).

Eine Angebotskalkulation sollte Absage- bzw. Stornoregelungen enthalten. Es muss bedacht werden, dass in einer Physio- oder Ergotherapiepraxis gängige Absageregelungen nicht 1:1 auf BGF-Maßnahmen übertragen werden können. Mancherorts gilt, dass Behandlungstermine 24-Stunden vorher abgesagt werden müssen, bevor diese andernfalls in Rechnung gestellt werden. BGF-Maßnahmen sind verständlicherweise oft zeitaufwendig– Mitarbeiter in Physio- oder

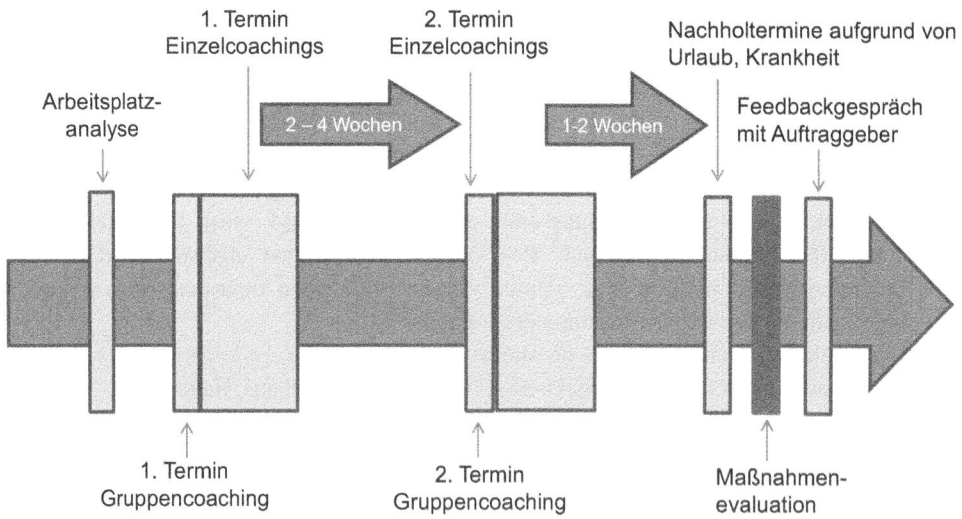

Zeitlicher Ablauf einer Maßnahme

Abb. 4.11 Zeitlicher Ablauf einer Maßnahme bestehend aus Arbeitsplatzanalyse, jeweils 2 Einzel- und 2 Gruppencoachings im Abstand von 2–4 Wochen, Nachholtermine, Evaluation und Feedbackgespräch

Sehr geehrter Herr Bernstein,

im Rahmen unserer Besprechungen hatten wir uns bei der Durchführung des Gruppen- und Einzelcoachings auf konkrete Vorgehensweisen geeinigt.

Da verschiedene Personen aus verschiedenen Bereichen in Ihrem Haus an der Durchführungsplanung beteiligt sind, möchte ich nochmal die wichtigsten Punkte zusammenfassen. Sollten bestimmte Punkte aus Ihrer Sicht anders kommuniziert worden sein, bitte ich Sie, dies anzumerken. Vielen Dank schon jetzt dafür!

● **Infrastruktur**
Für die Durchführung des Gruppencoachings werden ein Beamer und ein Laptop benötigt. Ebenfalls wird ein Bürostuhl der Marke Premium-Sit vom Typ „Wolke", für eine praktische Schulungseinheit im Rahmen des Gruppencoachings benötigt.

● **Gespräch mit dem Betriebsarzt**
Bevor mit dem Gruppen- und Einzelcoaching in einer neuen Abteilung oder einem neuen Arbeitsbereich begonnen wird, soll vorher stets ein Gespräch zwischen dem durchführenden Therapeuten und dem Betriebsarzt, Herrn Dr. Mustermann, stattfinden.

● **Begehungsprotokolle/Gefährdungsbeurteilungen**
Aus vorherigen Unterweisungen/Begehungen liegen für bestimmte Arbeitsplätze bereits Gefährdungsbeurteilungen und Begehungsprotokolle vor. Die Gefährdungsbeurteilungen und Begehungsprotokolle werden spätestens zwei Wochen vor dem jeweiligen Termin per E-Mail an den Dienstleister, das Physiozentrum (info@ergonomie-physiopraxis.de), versendet.

● **Terminvereinbarungen**
Für das Gruppencoaching wird ein einstündiger Termin angesetzt. Das Gruppencoaching ist für alle Mitarbeiter verbindlich. Im Anschluss an das Gruppencoaching besteht für die Mitarbeiter die Möglichkeit, an einem freiwilligen Einzelcoaching teilzunehmen, welches ca. 30 Minuten dauert. Für die Einzelcoachings wird nach dem Gruppencoaching stets ein Zeitfenster von 2 Stunden zur Verfügung gestellt, d.h. zunächst 4 Mitarbeiter können im Anschluss an das Gruppencoaching ein Einzelcoaching erhalten. Bei großer Nachfrage kann ein zweiter Termin für weitere Einzelcoachings vereinbart werden. Bei größerer Nachfrage ist es möglich ein größeres Zeitfenster für Einzelcoachings bereitzuhalten. Aus organisatorischen Gründen wird seitens der Physiopraxis eine Vorlaufzeit von 2 Wochen benötigt, wenn ein längeres Zeitfenster für das Einzelcoaching gewünscht wird. Eine kurzfristige Verlängerung ist auslastungsabhängig und kann nicht garantiert werden.

Zusätzlich geplant:

● PowerPoint Präsentation für das Gruppencoaching soll ins Intranet gestellt werden

● Erstellung eines Plakats mit Übungen (Idee von Herrn Mertens)

● Bildschirmschoner für alle Beschäftigten mit Lockerungsübungen (Idee von Frau Gräfe)

Die Physiopraxis kann bei den einzelnen Punkten selbstredend unterstützend tätig werden. Dies müsste entsprechend beauftragt werden.

Um es mit den Worten von Ihres Geschäftsführers zu formulieren: „Wir lernen zusammen." Anpassungen und Veränderungen können jederzeit neu besprochen werden. Was ist zielführend? Was brauchen wir noch?

Folgende Unterlagen werden zur Freigabe vorgelegt:

Abb. 4.12 Beispiel für einen schriftlichen Abstimmungsprozess mit einem größeren Auftraggeber im Bereich BGF

• PowerPoint Präsentation Gruppencoaching

• Checkliste Einzelcoaching

Die Broschüre mit dem spezifischen Übungsprogramm kann bis auf weiteres so verwendet werden. Ein Angebot (Druckkosten) für die Broschüre und die Checkliste werden gesondert an Sie verschickt.

Wenn Ihrerseits keine weiteren Änderungswünsche zu den angehängten Unterlagen bestehen, können ab dem 15. Oktober 2025 die ersten Termine für Gruppen- und Einzelcoachings vereinbart werden.

Folgende Änderungen wurden an der PowerPoint Präsentation vorgenommen:

1) Einkürzung „Geschichte der Arbeitsergonomie"

2) Zusätzliche Folien „Grundlagenwissen Wirbelsäule"

3) Einfügen einer zusätzlichen Folie mit den Kontaktdaten des Betriebsarztes.

4) Einfügen einer zusätzlichen Folie mit dem Hinweis auf die Untersuchung der Augen und des Sehvermögens als Angebotsvorsorge

5) Die Folie „Die richtige Sitzhaltung" wird erweitert durch folgende Punkte:
   - Ermittlung der korrekten Tischhöhe (wird im Gruppencoaching mit dem Zollstock demonstriert)

Weitere Inhalte im Gruppencoaching:
1) Einbeziehung von praktischen Elementen
   a. Angebot an die Teilnehmer des Gruppencoachings, dem Vortrag beispielsweise auch im Stehen zu folgen
   b. Praktische Umsetzung der verschiedenen Bewegungsmöglichkeiten der Wirbelsäule im Stand im Anschluss an das Kapitel „Haltungsvariationen im Arbeitsalltag". In diesem Zusammenhang erlernen die Teilnehmer die ersten drei Übungen aus der Broschüre

2) Demonstration Bürostuhl unter Einbeziehung der Teilnehmer

Noch zu klären:

• **Liste Einzelcoaching**
Wann findet die Austeilung zum Eintragen für die Mitarbeiter statt? Durch wen?

• **Liste Gruppencoaching**
Wer erstellt die Liste mit den Namen der Mitarbeiter?

Die ersten Unterweisungen sollen in folgenden Abteilungen beginnen:
   1. IT-Abteilung
   2. Human Ressources

Abb. 4.12 (Fortsetzung)

Ergotherapiepraxen werden dafür nicht selten für mehrere Stunden, manchmal auch ganze Tage im Dienstplan freigestellt. Wird eine solche Maßnahmen vom Auftraggeber sehr spät abgesagt oder verschoben, bleibt meist wenig Zeit den Dienstplan anderweitig zu füllen. Deshalb müssen Absage- bzw. Stornoregelungen vorher mit dem Auftraggeber besprochen bzw. vereinbart werden, damit dies nicht zu Lasten des jeweiligen Dienstleisters geht.

4.5 Datenschutz und Schweigepflicht

Bei der gesamten Konzeptentwicklung und -durchführung sowie darüber hinaus muss unbedingt auf die Einhaltung des Datenschutzes geachtet werden. Ähnlich wie bei der Schweigepflicht dürfen vertrauliche Informationen, die der Therapeut im Rahmen seiner Tätigkeit von Mitarbeitern erfährt, nicht ohne Weiteres an Dritte wie beispielsweise Vorgesetzte weitergegeben werden.

Praxisbeispiel
Ergotherapeut Meyer führt in einer Supermarktkette ein Einzeltraining am Arbeitsplatz bei Kassierern durch. Im Gespräch erzählen ihm die Mitarbeiter von persönlichen Krankheiten wie Darmerkrankungen, Allergien, Rückenschmerzen etc. Am Ende der Maßnahme wird Ergotherapeut Meyer von der BGF-Beauftragen gefragt, wie die Einzeltrainings am Arbeitsplatz verlaufen sind und ob es irgendwelche Auffälligkeiten gab. Des Weiteren soll Ergotherapeut Meyer noch zu Themen wie Motivation der Mitarbeiter Auskünfte geben.

Welche Informationen Ergotherapeut Meyer an die BGF-Beauftragte weiterleitet, sollte vor der Durchführung der Maßnahme mit allen Beteiligten besprochen werden. Ohne Zustimmung des Mitarbeiters dürfen keinerlei persönliche Informationen der Mitarbeiter an die BGF-Beauftragte weitergeleitet werden. Die Rückmeldung sollte daher eher allgemein gehalten werden (Bundesdatenschutzgesetz [BDSG], § 32).

4.6 Projektanalyse und -planung

4.6.1 SWOT-Analyse

SWOT ist eine Abkürzung, die für die englischen Begriffe **Strength, Weaknesses, Opportunities** und **Threats** steht. Ins Deutsche übersetzt sind damit Stärken, Schwächen, Chancen und Risiken gemeint. Die SWOT-Analyse ist ein Bestandteil von Businessplänen. Sie ist ein praktisches Tool, mit dem sich die strategische Planung für ein Projekt oder eine Geschäftsidee formalisieren und analysieren lässt. Weiterhin prüft die SWOT-Analyse die operative Umsetzbarkeit des Projekts. Einerseits richtet sie den Blick nach innen und hilft, die Stärken und Schwächen des eigenen Konzepts bzw. der eigenen Praxis herauszuarbeiten, auf der anderen Seite stellt sie die externe Betrachtung des Umfeldes bzw. des Marktes, in dem Chancen und Risiken zugleich liegen, der internen Perspektive gegenüber (Abb. 4.13).

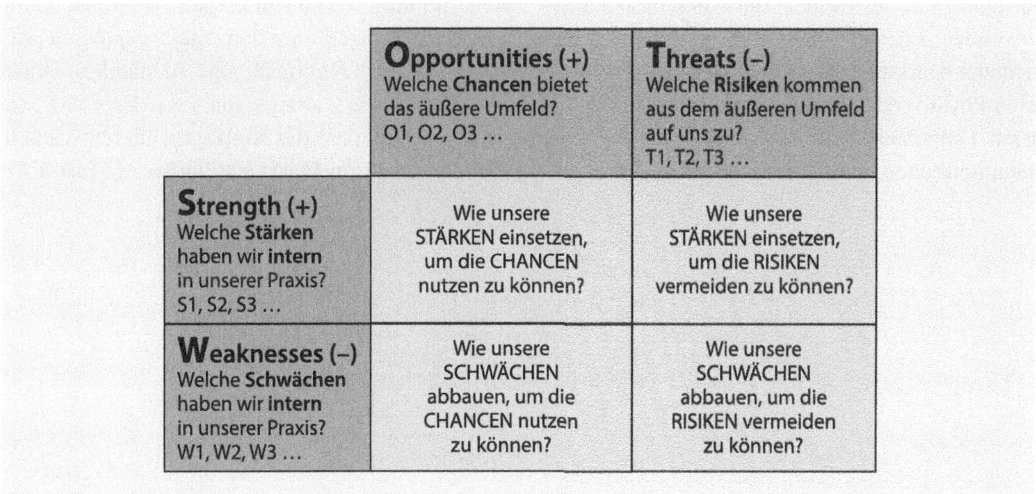

Abb. 4.13 Schema einer SWOT-Analyse. (Aus Betz 2014)

Stärken (Strength)

Das sind Faktoren oder Merkmale, die der Physio- oder Ergotherapiepraxis einen Vorteil verschaffen. Vorteile sind beispielsweise die zentrale Lage der Praxis, die günstigen Parkmöglichkeiten oder die fachliche Ausrichtung der Praxis.

Schwächen (Weaknesses)

Das sind Faktoren oder Merkmale, die der Physio- oder Ergotherapiepraxis Wettbewerbsnachteile verschaffen. Dazu können eine Abhängigkeit vom Verordnungsverhalten der umliegenden Ärzte, eine geringe Liquiditätsstruktur des Patientenstamms oder ein geringes Angebot für Selbstzahler gezählt werden.

Chancen (Opportunities)

Dazu zählen Faktoren, die die Entwicklungsmöglichkeiten der Physio- oder Ergotherapiepraxis auf dem Markt fördern. Das kann die allgemein ansteigende Bereitschaft sein, Geld für Gesundheit auszugeben oder die besonders liquide Bevölkerungsstruktur in der näheren Umgebung. Auch viele ältere Menschen mit Erkrankungen können für bestimmte physio- oder ergotherapeutische Geschäftsfelder eine lukrative Chance sein.

Risiken (Threats)

Dies sind Faktoren, die sich im Umfeld der Physio- oder Ergotherapiepraxis befinden und sich nachteilig auf die weitere Entwicklung der Physio- oder Ergotherapiepraxis auswirken. Das kann der Markteintritt (Neueröffnung) einer weiteren Physio- oder Ergotherapiepraxis in der näheren Umgebung sein oder die Kündigung der Räumlichkeiten durch den Vermieter, was mit einem Umzug in eine schlechtere Lage verbunden sein kann.

Anwendung/Durchführung

Am Anfang geht es darum, die wichtigsten Informationen zusammenzutragen, die sich positiv oder negativ auf das eigene BGF-Konzept auswirken. Einerseits geht es um innere Einflusskräfte, also praxisinterne Größen, und andererseits um Informationen über förder- oder hinderliche Bedingungen des äußeren Umfeldes. Informationen von außen können über eine Konkurrenz- und Umfeldanalyse ermittelt werden. Diese werden dann in der SWOT-Matrix entweder als Chance oder Risiko gewertet.

Im Stärke-/Schwächeprofil kann eine weitere Unterteilung in Marketing-, Personal- und Finanzkriterien erfolgen (Betz 2014). Da unter einem Punkt jeweils mehrere Faktoren gleichzeitig vorhanden sein können, können diese in der Analyse nach der Relevanz auf- oder absteigend in der SWOT-Matrix sortiert werden und mit S1, S2, S3 etc. bezeichnet werden.

Nachdem eine SWOT-Analyse durchgeführt wurde, können, bezogen auf die einzelnen Items, Maßnahmen eingeleitet werden, die die positiven Potenziale verstärken und die negativen minimieren oder sogar ganz aufheben.

Ein entwickeltes BGF-Konzept sollte man von Anfang an durch eine SWOT-Analyse prüfen, um so möglichst frühzeitig optimierend bzw. steuernd tätig werden zu können. Auch nachdem ein BGF-Konzept an den Start gegangen ist, sollte es in regelmäßigen Abständen einer SWOT-Analyse unterzogen werden. So ist gewährleistet, dass das Konzept weiterentwickelt und dauerhaft am Markt etabliert wird (Tab. 4.3).

Tab. 4.3 Beispiel einer SWOT-Analyse für die Erweiterung des Geschäftsfeldes im Bereich BGF in einer Physiotherapiepraxis. (Mod. nach Betz 2014)

Strength/Stärken	Opportunities/Chancen
– S1: Motivierte und qualifizierte Mitarbeiter in der Praxis teilweise mit abgeschlossenem Physiotherapiestudium – S2: Über Patienten bestehen Kontakte zu Betrieben aus der näheren Umgebung – S3: BGF-Konzept beinhaltet Alleinstellungsmerkmale – S4: Profilbildung der Praxis mit Praxisschwerpunkten im Bereich muskuloskelettales System – S5: Teilhabe an Trends und aktuellen Entwicklungen	– O1: Viele kleine und mittelständische Unternehmen im näheren Umkreis – O2: Förderliche Rahmenbedingungen für BGF nehmen zu – O3: bisher kaum Mitbewerber, da potenzielle Konkurrenten sich mehr auf Therapiebereich konzentrieren, anstatt auf Prävention – O4: Krankenkassen vor Ort suchen geeignete Praxispartner für die Maßnahmendurchführung in Betrieben – O5: Erhöhung des Bekanntheitsgrades der Praxis – O6: Gewinnung von neuen Patienten/Kunden, die in die Praxis kommen und Dienstleistungen in Anspruch nehmen – O7: Zusätzliche Einnahmequelle/weiteres Standbein
Weakness/Schwächen	Threats/Risiken
– W1: Bisher wurde noch kein Auftrag in einem Unternehmen erfolgreich durchgeführt (fehlende Erfahrung) – W2: Bisher kaum Integration des BGF-Konzeptes (Mitarbeiterschulungen, Arbeitspläne, Anmeldung etc.) in normale Praxisabläufe	– T1: Eintritt neuer Marktteilnehmer (weitere Physiotherapiepraxen), die auch BGF-Konzepte anbieten – T2: Preisdumping – T3: Verschlechterung der gesellschaftlichen Rahmenbedingungen für BGF – T4: Eigene, auf BGF-spezialisierte Mitarbeiter wechseln Arbeitgeber/machen sich selbstständig

4.7 Evaluation von Maßnahmen der BGF

In der therapeutischen Praxis wird der Therapieerfolg heutzutage routinemäßig mit unterschiedlichen Assessmentverfahren evaluiert. Wird ein Patient mit einer Knie-TEP postoperativ nachbehandelt, so wird im Rahmen der Physiotherapie regelmäßig überprüft, ob Besserungen im Sinne einer Beweglichkeitssteigerung oder Schmerzreduktion eingetreten sind. Diese Messungen werden z. B. mittels visueller Analogskala (VAS) und/oder Goniometer durchgeführt.

Auftraggeber von Maßnahmen der betrieblichen Gesundheitsförderung sind ebenfalls an Ergebnissen interessiert, die den Erfolg der beauftragten Maßnahmen dokumentieren.

Theoretisch einfach erscheint es, das anfangs festgelegte Projektziel sowie die daraus abgeleiteten Teilziele zur Evaluation heranzuziehen. Wurden die Projektziele sowie die Teilziele erreicht, so war die Maßnahme erfolgreich.

Allerdings gibt es viele unterschiedliche Möglichkeiten und Konzepte, eine Evaluation in der BGF durchzuführen (Mohokum und Wetzstein 2019). Die Erfolgskontrolle in der BGF sollte sorgfältig geplant und mit dem Auftraggeber besprochen werden.

> **Praxistipp**
> Es sollten zur Evaluation möglichst Parameter oder Kennzahlen gemessen werden, die sich erwartungsgemäß durch die Maßnahme ändern.

Eine Problematik besteht darin, dass der gewünschte Effekt von Präventionsmaßnahmen häufig zeitverzögert auftritt. So kann zwischen den entstandenen Kosten für den Betrieb, der Durchführung der Maßnahme und dem eingetretenen Nutzen ein größerer Zeitraum liegen.

Und eine ergonomische Beratung bei Pflegepersonen führt nicht unbedingt dazu, dass sofort nachweisbar weniger krankheitsbedingte Arbeitsausfälle aufgrund von Rückenschmerzen vorkommen. Eine zusätzliche Herausforderung stellt die Messung von Ereignissen dar, die durch Präventionsmaßnahmen verhindert werden sollen. So ist beispielsweise das Nichtauftreten von Rückenschmerzen in vielen Fällen nur schwer zu dokumentieren. Man muss sich bewusst machen, dass BGF-Projekte „… anspruchsvolle Eingriffe in komplexe soziale Systeme, die ihre vollen Wirkungen häufig erst längerfristig entfalten." (Ackermann 2005, S. 14) sind. Dadurch ist es nicht so leicht, eine Aussage darüber zu tätigen, ob und in welcher Weise BGF-Maßnahmen tatsächlich die Gesundheit der anvisierten Zielgruppe wie beabsichtig beeinflussen.

Bei kleineren Maßnahmen ist zu überlegen, wie groß der erwartete Effekt auf die entsprechenden Kennzahlen ist und ob die Erhebung von anderen Daten, z. B. die Mitarbeitermotivation oder das Abfragen der Zufriedenheit der Beschäftigten mit der Intervention sinnvoller wäre.

Aus marketingtechnischer Sicht kann die Durchführung und die Finanzierung von BGF-Maßnahmen durch den Arbeitgeber das Unternehmensimage steigern, was aber sehr aufwendig ist, würde es im Zusammenhang mit einer einzelnen Maßnahme gemessen werden. Meist steht dieser Aspekt jedoch nicht im Vordergrund.

Tangible und intangible Effekte
Tangible und intangible Effekte unterscheiden sich hinsichtlich der Messbarkeit. Bei tangiblen Effekten lässt sich der Erfolg unmittelbar in Geldeinheiten ausdrücken, bei intangiblen Effekten wird der Effekt nur qualitativ gemessen, eine unmittelbare monetäre Bewertung ist nicht möglich (Schöffski und von der Schulenburg 2012).

Beispiele für tangible Effekte: Anzahl der Wegeunfälle und daraus entstehende Behandlungskosten sowie Produktionsausfälle

Beispiele für intangible Effekte: Wohlbefinden, Betriebsklima, Arbeitsmoral, Kommunikation.

4.7.1 Planungs-,-Struktur-, Prozess- und Ergebnisqualität

Im Qualitätsmanagement wird zwischen vier verschiedenen Qualitätsarten unterschieden (Kolip 2022; Donabedian 1988):

1. **Planungsqualität:** beinhaltet die Planung der entsprechenden Präventionsmaßnahme. Eine gute Planungsqualität inklusiv Zielformulierung ist für den Erfolg einer BGF-Maßnahme essenziell.
2. **Strukturqualität:** bezieht sich auf strukturelle Voraussetzungen im Bereich der BGF. Dazu gehören u. a. das Angebotsspektrum an BGF-Maßnahmen, die Qualität und Auswahl der eingesetzten Arbeitsmittel sowie die Qualifikation der Trainer.

Praxisbeispiel
Eine BGF-Schulungsmaßnahme wird für Büromitarbeiter angeboten. Die Maßnahme soll möglichst viele Mitarbeiter erreichen. Da die Kernarbeitszeit zwischen 9.00 Uhr und 17.00 Uhr liegt, findet die BGF-Schulungsmaßnahme um 11.00 Uhr statt. Damit ist eine gute Verfügbarkeit für die Mitarbeiter gewährleistet. Ab einer Gruppengröße von 25 Mitarbeitern wird ein zweiter Trainer hinzugezogen, damit eine gute Betreuung aller Teilnehmer gegeben ist. An die Qualifikation der durchführenden Therapeuten werden zudem besondere Anforderungen gestellt, z. B. mindestens drei Jahre Berufserfahrung und Erfahrung mit Patienten mit muskuloskelettalen Beschwerden. Alle Punkte beziehen sich auf die Strukturqualität einer Maßnahme.

3. **Prozessqualität:** beurteilt die Durchführung, den Ablauf und das Verhalten der handelnden Akteure.
4. **Ergebnisqualität:** beurteilt das, was am Ende durch die Maßnahme erreicht wurde, z. B. eine höhere Mitarbeiterzufriedenheit. Die Ergebnisqualität kann auf unterschiedliche Art und Weise – je nach Zielstellung – gemessen werden. So könnte auch das Ergebnis einer Maßnahme sein, dass sich der Finger-Boden-

Abstand (FBA) bei den Mitarbeitern um durchschnittlich 10 cm verringert hat. Allerdings sind Auftraggeber zumeist an der Ergebnisqualität im größeren Kontext, wie z. B. der Verringerung der Krankenstände der Belegschaft interessiert. Jedoch lässt sich diese nicht immer valide und einfach messen. Daher kann alternativ auf andere, im Praxisalltag einfacher anzuwendende Methoden wie beispielsweise Mitarbeiterbefragungen zurückgegriffen werden.

- D steht für Do (engl. umsetzen). In dieser Phase werden Methoden und Strategien angewandt, um die festgelegten Ziele zu erreichen.
- C steht für Check (engl. überprüfen, kontrollieren). Es wird überprüft, inwiefern die festgelegten Ziele erreicht wurden.
- A steht für Act (engl. handeln).

Interview mit Sonngrit Böhme auf http://extras.springer.com/ 978-3-662-71248-1

4.7.2 PDCA-Zyklus

Der PDCA-Zyklus wird auch Deming-Zyklus genannt, da er von dem amerikanischen Physiker William Edward Deming entworfen wurde. Deming gilt als Managementpionier und Vater des Qualitätsmanagements. Obwohl er seine Entwicklungsarbeiten zum Thema Qualitätsmanagement bereits in den 1940er-Jahren begonnen hatte, haben sie sich bis heute als praxistauglich erwiesen und werden daher noch immer angewendet. Sein PDCA-Zyklus enthält vier Phasen, die im Projektmanagement auf einen ständigen Verbesserungsprozess abzielen (Abb. 4.14). Sie werden immer wieder durchlaufen – vergleichbar mit einem Rad, das sich immer dreht:

- P steht für Plan (engl. Konzept entwickeln, einen Plan machen). In dieser Phase werden Ziele definiert und eine Maßnahmenplanung erstellt. Probleme müssen identifiziert und erkannt sowie Verbesserungspotenziale festgelegt werden.

4.7.3 Gesundheitszirkel

Gesundheitszirkel sind für eine bestimmte Dauer angelegte innerbetriebliche Kleingruppen, an denen überwiegend Beschäftigte sowie ein Moderator teilnehmen. Im Gesundheitszirkel werden gesundheitsrelevante Probleme im Betrieb identifiziert und konkrete Lösungsvorschläge unter Einbeziehung von Gesundheitsexperten erarbeitet, eingeleitet und überwacht. Weitere Teilnehmer sind optional eine Fachkraft für Arbeitssicherheit, ein Betriebsarzt und ein Arbeitgebervertreter. Diese Konstellation sorgt dafür, dass die Beschäftigten mit ihrem Erfahrungswissen selbst an der gesundheitsfördernden Gestaltung ihres Arbeitsplatzes mitwirken und hinter den eingeleiteten Maßnahmen stehen. Der Moderator kommt idealerweise von extern hinzu, um eine größere Neutralität zu gewährleisten. Ein Gesundheitszirkel ist kein eigentliches Evaluationsinstrument, aber die durchgeführten Maßnahmen können hinterher im Gesundheitszirkel besprochen und ausgewertet werden. Die

Abb. 4.14 PDCA-Zyklus nach Deming (1900–1993). (Aus Schmidt 2016)

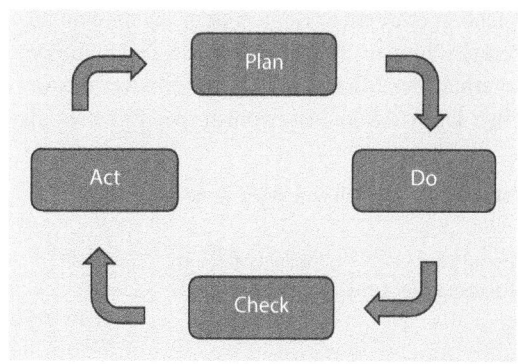

Einrichtung eines Gesundheitszirkels nimmt einige Zeit und Ressourcen in Anspruch.

4.7.4 Kennzahlen

Zahlen, Daten und Fakten spielen in Unternehmen eine wichtige Rolle. Um die Wirksamkeit bzw. den Erfolg einer Maßnahme darzustellen und zu beurteilen, sollten entsprechende Evaluationskonzepte erarbeitet bzw. bereitgehalten werden. Folgende Kennzahlen werden bei Maßnahmen oft herangezogen:

- Anzahl direkt erreichter Mitarbeiter (einfach)
- Zufriedenheit der Mitarbeiter vor und nach der Maßnahme (Fragebogen, einfach)
- Anzahl der Unfälle in einem bestimmten Zeitraum vor und nach der Maßnahme (aufwendiger, Datenschutz)
- Anzahl der Arbeitsunfähigkeitstage vor und nach der Maßnahme (aufwendiger, Datenschutz)
- Produktivität in einem bestimmten Zeitraum vor und nach der Maßnahme (aufwendiger).

4.7.5 Goal Attainment Scale

Die Goal Attainment Scale (GAS) ist eine übergreifende Zielerreichungsskala. Durch die GAS werden individuelle, realitätsnahe Ziele überprüft. Sie gibt Auskunft über den Grad der Zielerreichung. Über sogenannte Indikatoren wird das formulierte Ziel messbar gemacht bzw. operationalisiert. Die Ziele werden von den beteiligten Akteuren gemeinsam möglichst präzise und erreichbar erarbeitet. Kein Akteur kann den anderen Akteur zu einem bestimmten Ziel zwingen, so erhält der Mitarbeiter mehr Selbstverantwortung. Die GAS kann sowohl in der Prozess- als auch der Ergebnisevaluation eingesetzt werden. Mögliche Ziele in Bezug auf die GAS können sowohl in der Veränderung des Verhaltens (Verhaltensprävention) als auch in der Veränderung der Verhältnisse (Verhältnisprävention) der Betroffenen angesiedelt sein. Die GAS sollte möglichst früh, also bereits in der Planungsphase, spätestens aber vor Beginn der Durchführung implementiert werden. Allerdings setzt der Einsatz der GAS eine gewisse Erfahrung des Anwenders voraus, was gegebenenfalls eine vorherige Schulungsmaßnahme durch Dritte erforderlich macht (Schaefer und Kolip 2010; Kolip und Schaefer 2013; Schaefer 2015; Schädler 2006).

4.7.6 Balance Score Card

Die Balcance Score Card (BSC) dient dazu, die Unternehmensmission und -strategie in Zielen, Kennzahlen und Maßnahmen abzubilden und entsprechend umzusetzen. Sie stellt eine Weiterentwicklung der tradierten, eindimensionalen, rein auf Finanzen ausgerichteten Kennzahlensysteme dar. Es werden hierbei auch nichtfinanzielle Kennzahlen genutzt. Die BSC wurde von R. S. Kaplan und D. P. Norton Anfang der 1990er-Jahre in den USA entwickelt. Sie beinhaltet vier Perspektiven:

- finanzwirtschaftliche Perspektive
- Kundenperspektive (Tab. 4.4)
- Prozessperspektive
- Lern- und Entwicklungsperspektive

Die vier Perspektiven stehen gleichberechtigt und in einer gegenseitigen Wechselbeziehung zueinander, d. h., gut strukturierte Abläufe (Prozesse) wirken sich positiv auf den Unternehmensgewinn (Finanzen) aus und umgekehrt können sich unmotivierte Mitarbeiter (Lernen und Ent-

Tab. 4.4 Beispiel für eine BSC, Kundenperspektive

Perspektive	Strategisches Ziel	Kennzahl	Operatives Ziel	Spezifisches Aktionsprogramm
Kundenperspektive	Servicequalität erhöhen	Service-Qualitäts-Index (SQI)	SQI > 75 %	Kundenbefragung und Analyse der Verbesserungsvorschläge

wicklung) negativ auf die Kundenbindung (Kunden) auswirken.

Im Rahmen der Erstellung einer BSC können viele verschiedene Ziele formuliert werden. Wie viele strategische Ziele letztendlich definiert werden, ist nicht klar vorgeschrieben. Auch die Operationalisierung der Ziele kann sehr unterschiedlich ausfallen (Springer-Gabler 2018; Horváth et al. 2009; Kaplan und Norton 1997; Horváth et al. 2008).

4.7.7 Praktische Messung von Parametern mittels klinischer Assessments

Assessmentverfahren, die im klinisch-praktischen Arbeitsalltag eingesetzt werden, sind Physio- und Ergotherapeuten häufig sehr vertraut. Sie können teilweise ebenso zur Evaluation von Maßnahmen in der BGF eingesetzt werden. Das Buch stellt lediglich eine kleine Auswahl möglicher Assessmentverfahren vor. Die letztendliche Entscheidung für ein entsprechendes Assessmentverfahren und die Prüfung auf Angemessenheit in der entsprechenden Situation obliegt dem jeweiligen Anwender. Bezüglich des Aufwandes, der benötigten Erfahrung und des notwendigen Vorwissens sind die genannten Assessmentverfahren sehr unterschiedlich. Nicht alle Assessmentverfahren sind für den Einsteiger und die ersten Aufträge geeignet. Für eine möglichst umfangreiche Gesamtperspektive wurden daher auch aufwendigere und Assessmentverfahren beschrieben, die in komplexen Rehabilitationsprogrammen und in der beruflichen Wiedereingliederung eingesetzt werden.

Finger-Boden-Abstand
Der Finger-Boden-Abstand (FBA) ist im klinischen Praxisalltag von Therapeuten schnell und einfach zu erheben. Er wird zur Verlaufsdokumentation und zur klinischen Entscheidungsfindung herangezogen. Dabei wird bei gestreckten Knien die Beweglichkeit der Hüftgelenke, der Wirbelsäule, der ischiocruralen Muskulatur, der neuromeningealen Strukturen und der Schultergelenke untersucht (Oesch

2017). Da der FBA nur die Beweglichkeit von mehreren Gelenken gleichzeitig misst, sagt das Testergebnis weniger etwas über die isolierte Beweglichkeit in einem spezifischen Abschnitt, zum Beispiel im Lumbalbereich aus. Vielmehr gibt er Auskunft über die allgemeine Rumpf- und Hüftflexion im Stehen. Die Testgüte wurde in mehreren Studien mit Patienten (Rückenschmerzen, Morbus Bechterew) sowie gesunden Probanden untersucht. Dabei konnte gezeigt werden, dass die Tageszeit, zu der gemessen wurde, einen Einfluss auf das Testergebnis hat (Blasimann et al. 2013; Gifford 1987).

Range of Motion
Das Bewegungsausmaß (ROM) wird im physiotherapeutischen Arbeitsalltag ständig gemessen. Dabei stehen dem Untersucher unterschiedliche Messinstrumente zur Verfügung, u. a. ein Goniometer, ein Hydrogoniometer, ein Cervical Range of Motion Instrument oder ein Back Range of Motion Instrument, welches speziell für die Messung der Beweglichkeit im Halswirbelsäulenbereich und im Lendenwirbelsäulenbereich geeignet ist (Oesch 2017). Inzwischen gibt es sogar Apps für das Smartphone, die die Beweglichkeit der LWS messen (Pourahmadi et al. 2016). Um den Effekt von Maßnahmen in der betrieblichen Gesundheitsförderung zu belegen, können Beweglichkeitsmessungen bei der Zielgruppe durchgeführt werden.

Schmerzintensität
Mithilfe der visuellen Analogskala (VAS) oder der numerischen Rating-Skala (NRS) wird das subjektive Schmerzempfinden ermittelt. Bei beiden Verfahren soll die befragte Person zwischen den extremen Polen „keine Schmerzen" und „stärkste vorstellbare Schmerzen" die eigenen Schmerzen einschätzen. Die Schmerzintensität kann zu unterschiedlichen Zeitpunkten (z. B. „heute") oder während bestimmter Zeiträume (z. B. „in den letzten drei Monaten") abgefragt werden. Bei der NRS soll die Person die Schmerzintensität mit einem konkreten Zahlenwert zwischen 0 und 10 bzw. 0 und 100 angeben, bei der VAS hingegen soll der Patient den abgefragten Schmerz auf einer horizontalen oder vertikalen

Linie mit den zwei entsprechenden Endpunkten einzeichnen. Das exakte Ergebnis wird ausgemessen, nachdem die Person die Eintragung vorgenommen hat. Alternativ kann auch ein Schieberegler mit unterschiedlichen Gesichtsausdrücken von lachend bis schmerzverzerrt verwendet werden. Auf der Rückseite des Schiebereglers kann die angegebene Schmerzintensität in Millimetern hinterher abgelesen werden. Schmerz ist ein sehr individuell empfundenes Sinneserleben. Bis heute gibt es kein objektives Verfahren, welches ohne die subjektive Angabe von Personen zum Schmerz auskommt. In der betrieblichen Gesundheitsförderung kann die VAS oder die NRS eingesetzt werden, um zu zeigen, dass z. B. durch die durchgeführten Maßnahmen weniger Rückenschmerzen bei der entsprechenden Zielgruppe aufgetreten sind (Giske et al. 2010; Tiplady et al. 1998; Childs et al. 2005).

Progressive Isoinertial Lifting Evaluation

Der sogenannte PILE-Test (Progressive Isoinertial Lifting Evaluation) von Mayer et al. (1988a) untersucht die Hebefähigkeit von Gewichten in zwei verschiedenen Einstellungen: dem unteren, lumbalen Hebetest und dem oberen, cervikalen Hebetest (Mayer et al. 1988b). Beim lumbalen Hebetest wird die Hebefähigkeit vom Boden zur Hüfte und beim cervikalen Hebetest von der Hüft- zur Schulterhöhe getestet. Ein zu hebendes Gewicht muss innerhalb einer Zeit von 20 Sek. 4-mal vom Boden auf eine Ablagefläche in der entsprechenden Höhe gehoben werden. Das Startgewicht bei den Männern liegt bei 6,5 kg (Kiste + 5 kg) und bei den Frauen bei 4,0 kg (Kiste + 2,5 kg). Nach jedem erfolgreich absolvierten Bewegungszyklus wird das Gewicht bei den Männern um 5,0 kg und bei den Frauen um 2,5 kg gesteigert. Ein Testabbruch tritt dann ein, wenn die zu testende Person physisch den Bewegungszyklus nicht mehr ausführen kann oder Erschöpfung oder Unwohlsein angibt. Die Herzfrequenz der Testperson während des Tests darf zudem 85 % der maximalen Herzfrequenz nicht erreichen oder gar überschreiten. Schließlich gilt der Test auch dann als beendet, wenn das gehobene Gewicht 55–60 % des eigenen Körpergewichts überschreitet. Die Testgüte wurde u. a. mehrfach an Patienten mit chronischen Rückenschmerzen getestet (Mayer et al. 1988b; Smeets et al. 2006; Oesch et al. 2015).

Evaluation und funktionelle Leistungsfähigkeit nach Isernhagen

Beim sogenannten EFL-Test (Evaluation und funktionelle Leistungsfähigkeit) handelt es sich um eine komplexe und aufwendige Testbatterie mit insgesamt 29 standardisierten Leistungstests zur Evaluation der physischen Leistungsfähigkeit in Bezug auf realistische, arbeitsbezogene Belastungen. Zu den Leistungstests gehören u. a. Treppe steigen, Heben, Tragen, wiederholte Kniebeugen, vornübergebeugt Stehen, Stoßen, Handkoordination. Das Testverfahren wurde von Susan Isernhagen in den 1980er-Jahren auf Drängen von amerikanischen Versicherungsunternehmen entwickelt. Der Aufwand für die Testdurchführung ist relativ hoch, da der Test an zwei Halbtagen (pro Halbtag ca. 3 Std.) vorgenommen wird. Am Ende wird eine Konsistenzprüfung durchgeführt und eine Beurteilung vorgenommen, inwiefern die gezeigten Einschränkungen mit den klinischen Beobachtungen (u. a. Mimik, Gesichtsausdruck, Körperhaltung, Muskelanspannung etc.) übereinstimmen. Für die Auswertung, die Besprechung mit dem Arzt und das Erstellen des Abschlussgutachtens mit Empfehlungen bezüglich der weiteren beruflichen Perspektive (arbeitsbezogenes Problem, Leistungsbereitschaft, Plausibilität der Ergebnisse, ggf. weitere Therapien, Wiedereingliederung) sollte nochmals ein weiteres Zeitfenster eingeplant werden. Der EFL-Test ist aufgrund seiner Komplexität für einfache Maßnahmen in der BGF nicht zu empfehlen. Vielmehr sollen die einzelnen Testitems einen Überblick geben, welche Bewegungsaufgaben bezogen auf die Arbeit untersucht werden können. Allerdings hat der Test in verschieden Ländern unterschiedliche Ergebnisse hervorgebracht. Vermutet wird ein unterschiedlicher psychosozialer Kontext (Reneman et al. 2006). Er wird vor allem in komplexen Reha- und Therapieprogrammen eingesetzt, z. B. in interdisziplinären, multimodalen Therapieprogrammen. Einsteiger sollten sich auf jeden

Fall vor der Testdurchführung schulen lassen (Isernhagen 1988a, b; Oesch 2017; Isernhagen 1995; Matheson 2003; Isernhagen 1992).

Load-Reach-Test
Der von Simmonds et al. 1997 entwickelte Test untersucht die funktionelle Leistungsfähigkeit in Bezug zum Körpergewicht. Eine Last soll in Schulterhöhe im Stand mit gebeugtem Rumpf so weit wie möglich nach vorne gehalten werden. Die Last soll dabei 5 % des Körpergewichts betragen und insgesamt 5 kg nicht überschreiten. Verglichen wird die Ausgangs- und Endposition, dokumentiert als Differenz in Zentimetern. Der Test wurde mehrfach an Patienten mit Rückenschmerzen untersucht (Simmonds et al. 1998; Simmonds und Claveau 1997).

Performance Assessment und Capacity Testing
1989 veröffentliche der amerikanische Psychologe Leonard Matheson den PACT-Test (Performance Assessment und Capacity Testing), ein Assessmentsystem, mithilfe dessen die Leistungsfähigkeit durch die Untersuchungsperson selbst eingeschätzt wird. Er ermöglicht eine Aussage über die subjektive Leistungstoleranz in Beruf und Alltag. Verschiedene typische alltägliche und berufsbezogene Tätigkeiten sind auf 50 ausgewählten, leicht verständlichen Abbildungen mit kurzer Legende zu sehen. Die ausgewählten Abbildungen wurden auf Ihre Reliabilität hin bestätigt. Der Fragebogen orientiert sich nur an Funktionen, nicht an Schmerzen. Die Untersuchungsperson soll auf einer 5-stufigen Likert-Skala beurteilen, ob die abgebildeten Tätigkeiten problemlos, mit wenig Mühe, mit großer Mühe, mit sehr großer Mühe oder nicht zu bewältigen sind. Falls mit der vorgegebenen Auswahlmöglichkeit keine Beurteilung möglich ist, so kann alternativ ein Fragezeichen gewählt werden. Die Punktevergabe und der sich daraus addierende PACT-Indexwert richten sich nach den gegebenen Antworten. Je weniger Punkte erreicht werden, desto höher ist demnach das selbsteingeschätzte Arbeitsbelastungsniveau entsprechend dem US Department of Labor (Dictionary of Occupational Titles DOT): „minimal", „vorwiegend sitzend (max. 5 kg mit Lasten hantieren)", „leicht" (5–10 kg), „mittel" (10–25 kg), „schwer" (25–45 kg) und „sehr schwer" (> 45 kg) (Gibson und Strong 1996).

4.7.8   Fragebögen

Vorsicht! Der Einsatz von Fragebögen, die dem Copyright unterliegen, kann mit Nutzungsgebühren verbunden sein. Auch ist das Hinzufügen oder Weglassen von einzelnen Fragen bei validierten Fragebögen nicht ohne Weiteres zulässig. Vor der Verwendung sollten die Nutzungsbedingungen geprüft werden.

Fragebogen zu Muskel-Skelett-Beschwerden
Im betrieblichen Kontext wird oft eine Modifikation des Nordischen Fragebogens Nordic Musculoskeletal Questionnaire (NMQ) für die systematische Erfassung von Muskel-Skelett-Beschwerden sowohl in der Praxis als auch in internationalen Studien eingesetzt (Kuorinka et al. 1987). Mit dem NMQ wird die Prävalenz von Muskel-Skelett-Beschwerden in verschiedenen Körperregionen im betrieblichen Kontext erfasst. Mit dem NMQ lassen sich körperliche Belastungen im Beruf darstellen. Basierend auf den Ergebnissen des NMQ sind Aussagen zu verschiedenen Parametern wie Chronizität und funktionellen Einschränkungen in Beruf und Freizeit möglich. Aktuell ist leider keine validierte einheitliche deutsche Version des NMQ vorhanden, standardisierte Übersetzungen und Validierungen in anderen Sprachen hingegen schon (Kreis et al. 2021). Wenn körperliche Belastungen des Muskel-Skelett-Systems am Arbeitsplatz vorhanden sind, muss Beschäftigten eine arbeitsmedizinische Vorsorge angeboten werden (ArbMeVV 2008). Dafür wird ein geeignetes und zuverlässiges Instrument benötigt. Aus diesem Grund hat die Bundesanstalt für Arbeitsschutz und Arbeitsmedizin (BAuA) zusammen mit der BGW einen neuen Fragebogen zu Muskel-Skelett-Beschwerden (FB*MSB) entwickelt und getestet, der auf der Originalversion des Nordischen Fragebogens basiert (Liebers et al. 2024).

Freiburger Fragebogen zur körperlichen Aktivität

Dieser Fragebogen ist ein Selbsteinschätzungsinstrument für Menschen im Alter von 18–78 Jahren, welcher gesundheitsfördernde Alltagsaktivitäten in der letzten Woche oder im letzten Monat erfasst. Er besteht aus 12 Fragen. Die Fragen beziehen sich auf allgemeine Aktivitäten (wie zum Beispiel Treppensteigen), Freizeitaktivitäten (wie zum Beispiel Tanzen) und Sportaktivitäten. Auch Schlaf- und Entspannungsphasen, eine Selbsteinschätzung der körperlichen Aktivität und des eigenen körperlichen Zustandes werden abgefragt. Es werden nicht nur Effekte von körperlicher Aktivität auf hohem, sondern auch auf niedrigem bis mittlerem Niveau erhoben. Der Fragebogen bezieht sich auf keine konkrete Zielgruppe und kann daher universal eingesetzt werden. Am Ende wird ein Summenscore, der die Gesamtaktivitätszeit in Stunden/in der Woche darstellt, berechnet. Zusätzlich wird die Intensität der Aktivitäten bewertet. Die Bearbeitungszeit ist mit ca. 5 min sehr kurz.

EPIC-Fragebogen zur körperlichen Aktivität

Die Kurzfassung erhebt in vier Kernfragen in den Domänen Beruf, Freizeit, Haushalt das Bewegungsverhalten und die Aktivitäten in einer normalen Woche der vergangenen 12 Monate:

- Frage 1: Frage zur Arbeitstätigkeit
- Frage 2: Körperliche Aktivitäten der vergangenen zwölf Monate wie Gehen, Radfahren, Gartenarbeit, Hausarbeit, handwerkliche Tätigkeiten und Sport einer normalen Arbeitswoche
- Frage 3: Starke körperliche Aktivität in Stunden pro Woche
- Frage 4: Treppensteigen: Anzahl der Stockwerke pro Tag

Der Fragebogen ist für Personen zwischen 40 und 65 Jahren geeignet. Die Selbsteinschätzung mittels EPIC-Fragebogen dauert weniger als 5 min.

Beurteilung der Funktionskapazität im Zusammenhang mit Rückenschmerzen

Der Funktionsfragebogen Hannover für Rückenschmerzen (FFbH-R) ist ein Fragebogen, der von Kohlmann und Raspe 1996 entwickelt wurde. Der Fragebogen untersucht Alltagsaktivitäten, die mit einer möglichen Einschränkung der Leistungsfähigkeit verbunden sind und im Zusammenhang mit wirbelsäulenbedingten Beschwerden stehen.

Ein Vorteil bei der Selbsteinschätzung besteht darin, dass der FFbH-R sehr sensitiv ist und bereits leichte bis mittelgradige Funktionseinschränkungen zeigen kann. Insgesamt werden 12 Items abgefragt, die auf einer 3-stufigen Likert-Skala beurteilt werden (Kohlmann und Raspe 1996).

Aus den Ergebnissen wird mithilfe einer Formel die Funktionskapazität bestimmt.

$$Funktionskapazität\,(in\,\%) = \frac{Erreichte\ Punktzahl \times 100}{2 \times Anzahl\,der\,gültigen\,Antworten}$$

Auswertung:

Je höher der Prozentwert im FFbH-R, desto höher das Leistungsniveau bzw. die Funktionskapazität:

- > 100–80 % normale Funktionskapazität
- 70–80 % mäßige Funktionsbeeinträchtigung
- 60–70 % auffälliger Befund
- < 60 % klinisch-relevante Funktionsbeeinträchtigung

Godin Leisure-Time Exercise Questionnaire

Über den Selbsteinschätzungsfragebogen wird der Umfang des Freizeitsportverhaltens von Erwachsenen bestimmt. Der Selbsteinschätzungsfragebogen erkennt Änderungen im Freizeitsportverhalten, also ob eine Person etwa plötzlich Sport zu treiben beginnt oder nicht mehr am zweimal in der Woche stattfindenden Aquafitnesskurs teilnimmt. Zur Auswertung wird ein „Total Leisure Activity Score" berechnet, eingeteilt in drei Kategorien nach der Intensität der

Aktivitäten leicht, mäßig und stark. Die Summe aus den jeweiligen Intensitätskategorien der letzten sieben Tage multipliziert mit der entsprechenden Häufigkeit pro Woche ergibt den Total Leisure Activity Score.

Wurde der GLTEQ zunächst für Erwachsene entwickelt, so wird er inzwischen auch für Menschen im jüngeren Erwachsenenalter eingesetzt. In der BGF könnte mithilfe des GLTEQ die Aktivität in der Freizeit untersucht werden (Godin und Shephard 1985, 1997).

Der Fragebogen zur Erfassung des motorischen Funktionsstatus

Der Fragebogen zur Erfassung des motorischen Funktionsstatus (FFB-MOT) erfasst den motorischen Funktionsstatus von Personen zwischen 18 und 80 Jahren über Selbsteinschätzung. Er ist insbesondere dann gut geeignet, wenn sportmotorische Tests und apparative Verfahren zu aufwendig erscheinen. Der FFB-MOT umfasst insgesamt 28 Items zu den motorischen Dimensionen Kraft, Ausdauer, Beweglichkeit und Koordination. Diese werden wie folgt abgefragt:

- Kraft: Tragen von schweren Gewichten, z. B. Getränkekiste, Einkaufskorb
- Ausdauer: Treppe hochgehen
- Beweglichkeit: im Stand Schuhe zubinden, das Schulterblatt von unten mit einer Hand berühren
- Koordination: Einbeinstand, mit Abstützen über einen 1 m hohen Zaun springen

Die Standardskala enthält 20 Items für die Normalbevölkerung. Je vier weitere Items messen die minimale körperliche Leistungsfähigkeit und die sportliche Leistungsfähigkeit. Die Reliabilität hat sich sowohl bei Männern mit 0,9 als auch bei Frauen mit 0,89 als sehr hoch erwiesen. Zur Untersuchung der Validität wurde der FFB-MOT mit sportmotorischen Tests unter-

sucht und bestätigte ebenfalls hohe Korrelation mit den anderen Fitnessleistungsmessungen. Die Bearbeitungszeit ist mit 5–10 min relativ kurz (Bös und Krell-Rösch 2022).

Psychosoziale Belastungen am Arbeitsplatz – Copenhagen Psychosocial Questionnaire

Der Copenhagen Psychosocial Questionnaire (COPSOQ) ist ein Fragebogen zur Erfassung psychischer Belastungen und Beanspruchungen bei der Arbeit – und das branchen- und berufsunabhängig. Er erfasst die Arbeitssituation (Belastungen) und die daraus resultierenden Wirkungen beim Menschen (Beanspruchungsfolgen). Er wurde in Kopenhagen am dänischen Institut for Occupational Health entwickelt. Seit seiner Entwicklung wird der COPSOQ in vielen Ländern in unterschiedlichen Modifikationen und Übersetzungen angewendet. So wurde er auch für die Anwendung in Deutschland getestet (Nübling et al. 2005).

4.7.9 Zufriedenheit

Die Zufriedenheit der Teilnehmer kann gut mittels Fragebögen erhoben werden. Es sollte möglichst auf bereits validierte Befragungsbögen zurückgegriffen werden. Ist das nicht möglich oder sollen betriebliche Besonderheiten abgefragt werden, können auch eigene Fragebögen entsprechend dem Beispiel in Abb. 4.15 (Fragebogen für Zufriedenheit) entwickelt werden. Die einzelnen Items werden hier über eine 4-stufige Likert-Skala abgefragt. Zusätzlich hat der Mitarbeiter die Möglichkeit, den Bereich zu bestimmten, in dem mögliche Verbesserungen seiner Meinung nach vorgenommen werden sollten. Weitere Items können individuell hinzugefügt werden.

Darüber hinaus existieren viele weitere Tests und Assessmentverfahren, die zur Evaluation eingesetzt werden können. Die ausgewählten

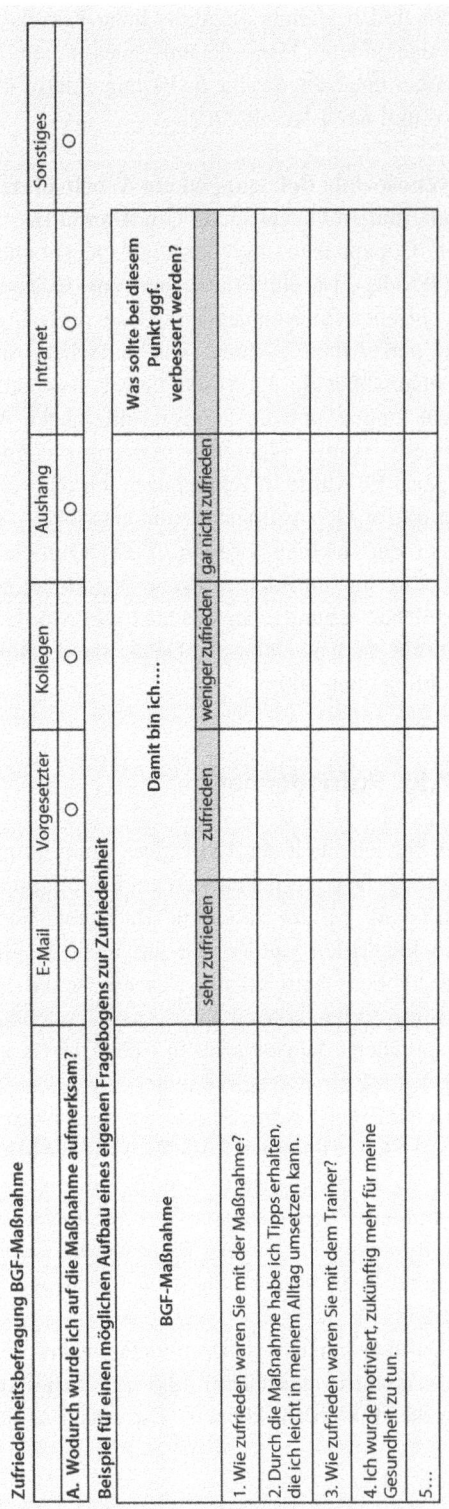

Abb. 4.15 Beispiel für den Aufbau eines eigenen Fragebogens zur Zufriedenheit

Fragebögen und Tests stellen nur eine Auswahl an möglichen Assessmentverfahren dar.

4.8 Fazit

Je nach Maßnahme sollte ein geeigneter Evaluationsansatz ausgewählt und mit dem Auftraggeber besprochen werden. In erster Linie sollte die Zielgerichtetheit und Praktikabilität im Vordergrund stehen.

Zu aufwendige oder komplexe Evaluationsansätze sind für einfache Maßnahmen meist ungeeignet. Um einen guten Überblick über die verschiedenen Evaluationsansätze zu erhalten, haben wir in diesem Buch mehrere aufgelistet – von einfach bis sehr aufwendig. Die Autoren empfehlen, gerade bei kleineren Maßnahmen etwaige hohe Ansprüche an die Evaluation etwas herunterzuschrauben. Die entsprechenden Evaluationsansätze müssen zum Unternehmen, zu der jeweiligen Situation und der jeweiligen Maßnahme passen. So empfiehlt sich die Anwendung eines einfachen Fragebogens für eine einfache Bewegungspause.

Werden Maßnahmen von den Krankenkassen gefördert, so halten diese in vielen Fällen sogar eigene Evaluationsbögen bereit, die in Verbindung mit der geförderten Maßnahme eingesetzt werden sollen.

Literatur

Ackermann G (2005) Das Ergebnismodell von Gesundheitsförderung Schweiz. Ein Wegweiser zur guten Praxis. Focus wissen 24:14–17

ArbMedVV (2008) Verordnung zur arbeitsmedizinischen Vorsorge (ArbMedVV) vom 18. Dezember 2008 (BGBl. I S. 2768), zuletzt geändert durch Artikel 1 der Verordnung vom 12. Juli 2019 (BGBl. I S.1082)

Betz B (2014) Praxis-Management für Physiotherapeuten, Ergotherapeuten und Logopäden. Springer, Berlin/Heidelberg

Blasimann A, Klingler R, Leuenberger S, Radlinger L (2013) Veränderungen des Finger-Boden-Abstands bei jungen Frauen im Tagesverlauf. manuelletherapie 17(05):233–238

Bohinc T (2013) Grundlagen des Projektmanagements. Methoden, Techniken und Tools für Projektleiter, 4. Aufl. GABAL Verlag, Offenbach

Bös K, Krell-Rösch J (2022) Fitnessfragebogen (FFB-Mot). In: Fitness auf dem Prüfstand. Springer, Berlin/Heidelberg

Bundesanstalt für Arbeitsschutz und Arbeitsmedizin (BAuA) (2016) Ratgeber zur Gefährdungsbeurteilung. Handbuch für Arbeitsschutzfachleute

Childs JD, Piva SR, Fritz JM (2005) Responsiveness of the numeric pain rating scale in patients with low back pain. Spine (Phila Pa 1976) 30(11):1331–1334

Donabedian A (1988) The quality of care. How can it be assessed? JAMA 260(12):1743–1748

Doran GT (1981) There's a S.M.A.R.T. way to write management's goals and objectives. Manag Rev 70(11):35–36

Döring TJ, Thiel J, Steuernagel B, Johannes S, Breull A, Niederstadt C, Schneider B, Fischer GC (1999) Changes of laboratory markers of cognitive brain function by thermostimuli in the elderly. Archiv Phys Med Rehabil 80:702–705

Döring TJ, Thiel J, Steuernagel B, Kognitzer M, Niederstadt C, Schneider B, Fischer GC (2001) Veränderung kognitiver Hirnleistungen im Alter durch Kneipp-Anwendungen. Forsch Komplementärmed klass Naturheilkd 8:80–84

Ellegast R, Hartmann B (2021) Gefährdungsbeurteilung am Arbeitsplatz. In Hartmann B, Spallek & Ellegast R (Hrsg), Arbeitsbezogene Muskel-Skelett-Erkrankungen. Ursachen, Prävention, Ergonomie, Rehabilitation. 2., Überarb. u. Ak. Aufl. Ecomed Medizin, Landsberg am Lech

Ernst E, Saradeth T, Resch KL (1991) A single blind randomized, controlled trial of hydrotherapy for varicose veins. Vasa 20:147–152

Ernst E, Saradeth T, Resch KL (1992) Hydrotherapy for varicose veins: a randomized, controlled trial. Phlebology 7:154–157

Fleßa S, Greiner W (2020) Einführung. In: Grundlagen der Gesundheitsökonomie. Springer Gabler, Berlin/Heidelberg

Geschäftsstelle der Nationalen Arbeitsschutzkonferenz (2015) Arbeitsschutz gemeinsam anpacken. Leitlinie Gefährdungsbeurteilung und Dokumentation, Berlin

Gibson L, Strong J (1996) The reliability and validity of a measure of perceived functional capacity for work in chronic back pain. J Occup Reha 6(3):159–175

Gifford LS (1987) Circadian variation in human flexibility and grip strength. Aust J Physiother 33(1):3–9

Giske L, Sandvik L, Røe C (2010) Comparison of daily and weekly retrospectively reported pain intensity in patients with localized and generalized musculoskeletal pain. Eur J Pain 14(9):959–965

Godin G, Shephard RJ (1985) A simple method to assess exercise behavior in the community. Can J Appl Sport Sci 10(3):141–146

Godin G, Shephard RJ (1997) Godin Leisure-time exercise questionnaire. Med Sci Sports Exer 29:S36–S38

Heinrich L, Lehner F (2005) Informationsmanagement, 8. Aufl. Oldenbourg, München/Wien

Horváth P, Gamm N, Isensee J (2008) Einsatz der Balanced Scorecard bei der Strategieumsetzung im Betrieblichen Gesundheitsmanagement. Kapitel 13. In: Fehlzeiten-Report 2008. Springer, Berlin/Heidelberg, S 127–137

Horváth P, Gamm N, Möller K, Kastner M, Schmidt B, Iserloh B, Kliesch G, Otte R, Braun M, Matter M, Pennig St, Vogt J, Köper B (2009) Betriebliches Gesundheitsmanagement mit Hilfe der Balanced Scorecard, Forschung Projekt F 2126, Bundesanstalt für Arbeitsschutz und Arbeitsmedizin

Isernhagen S (1995) Contemporary issues in functional capacity evaluation. In: Isernhagen S (Hrsg) The comprehensive guide to work injury management. Aspen Publishers, Gaithersburg, S 410–429

Isernhagen SJ (1988a) Functional capacity evaluation procedure manual. Isernhagen Work Systems, Duluth

Isernhagen SJ (1988b) Functional capacity evaluation. In: Isernhagen SJ (Hrsg) Work injury: management and prevention. Aspen, Rockville, S 139–174

Isernhagen SJ (1992) Return to work testing: functional capacity and work capacity evaluation. Ortho Phys Ther Clin Ind Phys Ther 1(1):83–97

Kaplan RS, Norton DP (1997) Balanced Scorecard: Strategien erfolgreich umsetzen. Schäffer-Poeschel, Stuttgart

Kohlmann T, Raspe HH (1996) Der Funktionsfragebogen Hannover zur alltagsnahen Diagnostik der Funktionsbeeinträchtigung durch Rückenschmerzen (FFbH-R). Rehabilitation 35:I–VIII

Kolip P (2022) Qualitätssicherung, Qualitätsentwicklung, Qualitätsmanagement. In: Bundeszentrale für gesundheitliche Aufklärung (BZgA) (Hrsg). Leitbegriffe der Gesundheitsförderung und Prävention. Glossar zu Konzepten, Strategien und Methoden. https://doi.org/10.17623/BZGA:Q4-i100-2.0

Kolip P, Schaefer I (2013) Goal attainment scaling as a tool to enhance quality in community-based health promotion. Intern J Public Health 58(4):633–636

Kreis L, Liebers F, Dulon M et al (2021) Verwendung des Nordischen Fragebogens zu Muskel-Skelett-Beschwerden. Zbl Arbeitsmed 71:184–191

Kuorinka I, Jonsson B, Kilbom A et al (1987) Standardised Nordic questionnaires for the analysisofmusculoskeletal symptoms. Appl Ergon 18:233–237

Liebers F, Freyer M, Dulon M et al (2024) Neuer deutschsprachiger Fragebogen zur standardisierten Erfassung von Muskel-Skelett-Beschwerden im Betrieb. Zbl Arbeitsmed 74:13–25

Lorke HE (2016) Erweiterte Rollen des Projektmanagers im Projektteam, Skript zur Vorlesung ABWL WS 2016 und Projektmanagement WS 2016 an der DHBW Stuttgart und Horb

Matheson L (2003) The functional capacity evaluation. In: Andersson G, Demeter S, Smith G (Hrsg) Disability evaluation, 2. Aufl. Mosby, Chicago

Mayer TG, Barnes D, Kishino ND, Nichols G, Gatchel RJ, Mayer H, Mooney V (1988a) Progressive isoinertial lifting evaluation. I. A standardized protocol and normative database. Spine 13:993–997

Mayer TG, Barnes D, Kishino ND, Nichols G, Gatchel RJ, Mayer H, Mooney V (1988b) Progressive isoinertial lifting evaluation. II. A comparison with iso-kinetik lifting in a disabled chronic low-back pain industrial population. Spine 13:998–1002

Mohokum M, Dölp F (2014) Betriebliche Gesundheitsförderung in Firmen. pt_Zeitschrift für Physiotherapeuten 9:47–51

Mohokum M, Wetzstein A (2019) Evaluation und Assessmentverfahren in der betrieblichen Gesundheitsförderung. In: Tiemann M, Mohokum M (Hrsg) Prävention und Gesundheitsförderung. Springer Reference Pflege – Therapie – Gesundheit. Springer, Berlin/Heidelberg. https://doi.org/10.1007/978-3-662-55793-8_129-1

Nübling M, Stößel U, Hasselhorn H-M, Michaelis M, Hofmann F (2005) Methoden zur Erfassung psychischer Belastungen – Erprobung eines Messinstrumentes (COPSOQ), 1. Aufl. Wirtschaftsverlag NW Verlag für neue Wissenschaft GmbH, Bremerhaven. (Schriftenreihe der Bundesanstalt für Arbeitsschutz und Arbeitsmedizin: Forschungsbericht , Fb 1058)

Oesch P (2017) Assessments in der Rehabilitation: Bd. 2: Bewegungsapparat, 3., überarb. u. akt. Aufl. Verlag Hans Huber/ Hogrefe, Bern

Oesch P, Meyer K, Jansen B, Kool J (2015) Functional capacity evaluation: performance of patients with chronic non-specific low back pain without waddell signs. J Occup Rehabil 25:257

Pourahmadi MR, Taghipour M, Jannati E, Mohseni-Bandpei MA, Ebrahimi TI, Rajabzadeh F (2016) Reliability and validity of an iPhone'®' application for the measurement of lumbar spine flexion and extension range of motion. Peer J 4:e2355. https://doi.org/10.7717/peerj.2355. eCollection 2016

Reichert T (2009) Projektmanagement. Die häufigsten Fehler, die wichtigsten Erfolgsfaktoren. Haufe Verlag, Freiburg

Reneman MF, Kool J, Oesch P, Geertzen JH, Battie MC, Gross DP (2006) Material handling performance of patients with chronic low back pain during Functional Capacity Evaluation: a comparison between three countries. Disability Rehabil 28(18):1143–1149

Rodziewicz M, Jung K (1995) Einfluß einer häuslichen Hydrotherapie auf die körperliche Leistungsfähigkeit. Erfahrungsheilk 44:101–105

Schädler S (2006) Goal attainment scale. Physiopraxis 9:34 f

Schaefer I (2015) Leitfaden Goal Attainment Scaling (Zielerreichungsskalen), Fakultät für Gesundheitswissenschaften School of Public Health AG 4 Prävention und Gesundheitsförderung, April 2015

Schaefer I, Kolip P (2010) Unterstützung der Qualitätsentwicklung mit Goal Attainment Scaling. Prävention. Z Gesundheitsförderung 33:66–69

Schmidt S (2016) Das QM-Handbuch: Qualitätsmanagement für die ambulante Pflege. Springer, Berlin/Heidelberg

Schöffski O, von der Schulenburg JM (Hrsg) (2012) Gesundheitsökonomische Evaluationen, 4. Aufl. Springer, Berlin/Heidelberg

Simmonds MJ, Claveau Y (1997) Measures of pain and physical function in patients with low back pain. Physiother Theory Pract 13:53–65

Simmonds MJ, Olson SL, Jones S, Hussein T, Lee CE, Novy D, Radwan H (1998) Psychometric characteristics and clinical usefulness of physical performance tests in patients with low back pain. Spine (Phila Pa 1976) 23(22):2412–2421

Smeets RJ, Hijdra HJ, Kester AD, Hitters MW, Knottnerus JA (2006) The usability of six physical performance tasks in a rehabilitation population with chronic low back pain. Clin Rehabil 20(11):989–997

Tiplady B, Jackson SH, Maskrey VM, Swift CG (1998) Validity and sensitivity of visual analogue scales in young and older healthy subjects. Age Ageing 27(1):63–66

Walter U, Brandes I (2016) Gesundheitsförderung im Setting Betrieb – Hemmnisse und förderliche Faktoren bei der Erreichung der Mitarbeiter. BKK Gesundheitsreport 2016. Eigenverlag, Berlin

von Werder A (2008) Führungsorganisation. Grundlagen der Corporate Governance, Spitzen- und Leitungsorganisation. Springer Gabler, Wiesbaden

Weiterführende Literatur

Bundesdatenschutzgesetz (BDSG) (o.J.) § 32 Datenerhebung, -verarbeitung und -nutzung für Zwecke des Beschäftigungsverhältnisses

DIN 69901:2009-01. (2009) „Projektmanagement – Projektmanagementsysteme".

Gesetz über die Durchführung von Maßnahmen des Arbeitsschutzes zur Verbesserung der Sicherheit und des Gesundheitsschutzes der Beschäftigten bei der Arbeit (Arbeitsschutzgesetz – ArbSchG), 1996, zuletzt geändert am 31.08.2015

Strafgesetzbuch (StGB) § 203 Verletzung von Privatgeheimnissen

Internetseiten

Springer Gabler Verlag (Hrsg) (2018) Gabler Wirtschaftslexikon, Stichwort: Balanced Scorecard. https://wirtschaftslexikon.gabler.de/definition/balanced-scorecard-28000/version-251640 Zugegriffen am 17.09.2024

Angebotsunterbreitung und Vertragserstellung

5

In Projekten zur BGF steckt viel Arbeit und Energie. Damit sich der Aufwand lohnt, ist es wichtig, seine Leistungen erfolgreich an die Zielgruppe heranzutragen, sein Angebot gewinnbringend zu kalkulieren und sich die Zusammenarbeit schriftlich bestätigen zu lassen. In diesem Kapitel wird zunächst erläutert, wie ein zielgruppenorientiertes Angebot erstellt wird. Anhand von Beispielen werden unterschiedliche Angebotsformen, wie beispielsweise eine pauschale oder aufgeschlüsselte Preisangabe, aufgezeigt. Darauf aufbauend folgt das Verfassen von Verträgen. Nach Klärung des Aufbaus von Angebot und Vertrag wird ein besonderes Augenmerk auf die Kostenkalkulation von BGF-Projekten gelegt. Danach folgen rhetorische Tipps zu Vertragsverhandlungen. Das Kapitel schließt mit Informationen zum Versicherungsschutz während der Umsetzung von BGF-Maßnahmen ab.

5.1 Aufbau eines Angebots

Die Grundlage, auf die sich die Angebotserstellung bezieht, ist im Normalfall die Anfrage des Kunden. Diese kann mündlich oder schriftlich erfolgt sein. Je genauer die Kenntnis des Kundenbedarfs ist, desto detaillierter kann die Angebotserstellung sein. Angebote sollten zielgerichtet, übersichtlich sowie leicht verständlich sein. Wird ein schriftliches Angebot erstellt, sollte stets darauf geachtet werden, dass es immer an eine ganz konkrete Person gerichtet ist, z. B. an den Werksleiter, einen Projektleiter oder auch den Geschäftsführer selbst. Auf diese Weise hat der Physio- oder Ergotherapeut vom ersten Moment an einen Ansprechpartner. Der Kern des Angebotes ist die Beschreibung des Leistungsumfangs und die Art der Durchführung. Dann sind die angebotenen Dienstleistungen zu bepreisen. Zuletzt sind kaufmännische und juristische Festlegungen wie Haftungsausschlüsse und Zahlungsziele zu treffen. Aus Sicht der Preispsychologie ist es effektiver ein Angebot nicht mit der Angabe des Preises enden zu lassen, sondern abschließend den Kundennutzen deutlich darzustellen, damit sich dieser in den Gedanken verankert und der Kunde insgesamt weniger über den Preis nachdenkt. Das können ein- zwei Sätze zum Kundennutzen sein, wenn zuvor die Merkmale der Leistung und der Preis benannt wurden (Kmenta 2021).

© Der/die Autor(en), exklusiv lizenziert an Springer-Verlag GmbH, DE, ein Teil von Springer Nature 2025
M. Mohokum, J. Wolf, *Betriebliche Gesundheitsförderung in der Physiotherapie und Ergotherapie*, https://doi.org/10.1007/978-3-662-71249-8_5

Zu beantworten ist, was hat der Kunde und was braucht der Kunde. Das, was dazwischen liegt, das macht den Leistungsumfang des Angebotes aus. Ein Angebot besteht in der Regel aus verschiedenen Modulen. Im Anschluss an den Leistungsumfang ist festzulegen, wie sich der Preis versteht, wie die Zahlung zu erfolgen hat, wie lange das Angebot gilt, welche Fristen anfallen und welche „Allgemeinen Teilnahme- und Kursbedingungen" zugrunde liegen (Schuster 2016).

Der Zweck eines Angebotes kann nach Hoppe et al. (2005) auf verschiedenen Ebenen betrachtet werden. Für das Verfassen eines zielführenden Angebotes ist es demnach wichtig, alle Funktionen eines Angebotes zu beachten; so ergibt sich ein ganzheitliches Konzept.

Formale Funktion
- Juristisch bindende Willenserklärung
- Festlegung der Vertragsgrundlagen

Informelle Funktion
- Überzeugung des zukünftigen Auftraggebers von der Kompetenz und Leistungsfähigkeit des zukünftigen Auftragnehmers

Betriebswirtschaftliche Funktion
- Rechtfertigen und Plausibilisieren des Preises
- Planungsgrundlage für den Auftraggeber

Fehlerteufel, die sich laut Hoppe et al. (2005) einschleichen können, sind u. a.:

- Projektziel, Inhalte und Umfang nicht eindeutig definiert
- Anfallende Aufgaben oder Zusatzaufgaben wurden vergessen
- Aufwandsschätzung zu ungenau oder zu gering

Der klassische Aufbau eines Angebotes enthält:

- Empfänger
- Kontaktdaten der Physio- oder Ergotherapiepraxis
- Aufbau und Umfang des Projektes

- Auflistung der Kosten, entweder aufgeschlüsselt oder als Pauschale
- Kursbedingungen (diese können aber auch im nächsten Schritt, im Vertrag, verankert werden)
- Terminplan
- Firmenstempel, Unterschrift Kunde, Ort, Datum.

5.1.1 Ausgangslage

Die Ausgangslage schafft einen Rahmen für das Angebot und knüpft bestenfalls an einen zuvor stattgefundenen Erstkontakt an.

- Grund des Anschreibens: Dank für die Anfrage (E-Mail, persönlich, Anruf etc.), das Interesse oder den Besuch aussprechen
- Inhalt: Angebot des Physio- oder Ergotherapeuten mit einer Beschreibung der Dienstleistung, Aufbau und Ablauf des Konzepts erläutern
- Schlussteil: Wünsche und Erwartungen zum weiteren Verlauf formulieren.

5.1.2 Leistungen

In diesem Abschnitt des Angebotes werden alle Leistungen verankert, die der Physio- oder Ergotherapeut im Rahmen des BGF-Projektes durchführt.

Vorgespräch mit der Führungsebene
- Zielvorstellungen des Betriebs ermitteln
- Möglichkeiten und Grenzen des Projektes aufzeigen
- Gemeinsame Vorgehensweise bestimmen

Bedarfsermittlung und Zielformulierung
- Berufliche Tätigkeiten und Arbeitsbelastungen erfassen
- Selbsteinschätzung der Mitarbeiter über den Zustand ihrer Gesundheit
- Einschätzung der psychischen Belastung am Arbeitsplatz

Arbeitsplatzbegehungen
- Individuelle Beratungen zur Förderung ergonomischer Arbeitsabläufe
- Einschätzung zu sinnigen oder unsinnigen Bürohilfsmitteln (unnötige Kosten vermeiden)

Zielorientierte und praxisnahe Gruppenschulungen
- Vertiefung entsprechender Themen in der Gruppe

Evaluation/Qualitätssicherung
- Überprüfung der Zielerreichung und ggf. Anpassung der Vorgehensweise

Finanzierungshilfen
(Diese Informationen müssen nicht im schriftlichen Angebot verankert sein, sondern können auch im persönlichen Gespräch erfolgen.)

- Unterstützung über die Krankenkassen
- Steuerlicher Vorteil.

5.1.3 Teilnahme- und Kursbedingungen

Zur Absicherung des Kursleiters können Teilnahme- und Kursbedingungen zwischen ihm und dem Betriebsinhaber vereinbart werden. Diese sind gesondert im Angebot aufzuführen, damit sie schriftlich fixiert sind. Die Bedingungen beziehen sich beispielsweise auf die Zahlungsfristen und Haftungsausschlüsse.

Beispiele für Teilnahme- und Kursbedingungen
- Vergütung ist bis 6 Wochen vor Schulungsbeginn fällig.
- Ist eine Mahnung erfolglos geblieben, besteht Anspruch auf pauschale Ausfallentschädigung von xx % des Gesamtbetrags.
- Als Teilnehmer sind ausschließlich Mitarbeiter des Betriebs zugelassen.

- Es bleibt dem Therapeuten vorbehalten, Kursteilnehmer bei gesundheitlichen Bedenken von der Teilnahme auszuschließen.
- Das Kursangebot findet in den Räumlichkeiten des Auftraggebers statt. Der Anbieter übernimmt keine Haftung für fremdes Eigentum.
- Stornierungsbedingungen

Bei der Erstellung des Angebotes ist besonders auf die Wortwahl zu achten. Ein Kunde kann sich am ehesten mit dem Produkt identifizieren, wenn es Worte enthält, die er auch selbst gewählt hätte. Die Verkaufskommunikation spielt also eine entscheidende Rolle. Dazu zählen bspw. kunden- und branchenspezifische Begriffe, die vielleicht schon in einem Vorgespräch gefallen sind, auf die in dem Angebot Bezug genommen werden kann (Kmenta 2021).

5.1.4 Exemplarisches Angebot mit pauschaler Preisangabe

Abb. 5.1 zeigt exemplarisch ein Angebot zur physiotherapiebasierten BGF, diese Form des Angebots kann ebenso für ergotherapeutische Konzepte angepasst und übernommen werden. In diesem Angebot werden die Inhalte aufgeführt, jedoch nicht die exakte Verteilung der Kosten. Der Gesamtbetrag wird als Pauschale angegeben.

Wurde dem Kunden ein schriftliches Angebot unterbreitet, sollte sich der Physio- oder Ergotherapeut nach einigen Tagen telefonisch informieren, ob

- das Angebot eingetroffen ist,
- es den Wünschen entspricht oder
- noch Fragen zu klären sind.

Durch dieses Nachfragen fühlt sich der Kunde in der Regel gut betreut und merkt, dass er in guten Händen ist. Sinnvoll ist es auch, einen persönlichen Besuch anzubieten, um das erstellte

Musterfirma   Physiotherapiepraxis Schön
z.H. Frau Musterfrau   Mathilda Schön
Musterstr. 00   Graue Str. 3
00000 Musterdorf   12345 Datteln

                                                     xx.xx.xxxx (Datum einfügen)

Angebot zur betrieblichen Gesundheitsförderung

Sehr geehrte Frau Musterfrau,
ich freue mich sehr über Ihr Interesse an unserem Konzept „Ganz Schön fit". In Anlehnung an unser persönliches
Gespräch und Abklärung der Zielvereinbarungen und Rahmenbedingungen, möchte ich Ihnen folgendes Angebot
unterbreiten.

Das Projekt „Ganz Schön fit" beginnt mit einer genauen Beobachtung Ihrer Angestellten in den entsprechenden
Tätigkeitsbereichen. Es ist wichtig alle 13 MitarbeiterInnen einzeln zu beobachten und zu beraten, denn je nach
Konstitution kann die Ausführung der Tätigkeiten und die Arbeitsplatzgestaltung sehr unterschiedlich aussehen.
Auch die Einsatzgebiete und Beanspruchungen können variieren.

Auf die Beobachtung und Auswertung folgen innerhalb der Gruppenschulungen individuell angepasste
Beratungen am Arbeitsplatz. In diesem Zuge wird auch jedem Mitarbeiter ein, mit ihm gemeinsam ausgearbeiteter
Plan mit Denkanstößen und Ausgleichsübungen ausgehändigt.

Es folgen 10 Gruppenstunden à 60 Minuten. Zu den Themen zählen, nach Rücksprache mit Ihnen:
- Wie nutze ich meine Pause?
- Stress im gesunden Maß, Entspannungstechniken
- Vorbeugung von Herz-Kreislauferkrankungen durch Ausdauersport, wie Nordic Walking
- Selbstfürsorge aus physiotherapeutischer Sicht
- Förderung von Kommunikation und Teamgeist durch Bewegung
- Aufbau der Wirbelsäule und Kräftigung des Rückens
- Körperhaltung, Ausdruck und Empfindung
- Gehen und Stehen
- Welches Schuhwerk passt zu mir?
- Zusammenfassung und Fragestunde, bedarfsorientierte Inhalte

Innerhalb der letzten Einheit wird ein Evaluationsbogen ausgeteilt und von mir ausgewertet. Die Ergebnisse
werden innerhalb eines abschließenden Treffens zwischen Ihnen und mir besprochen. Je nach Bedarf sind weitere
Einheiten dazu buchbar.
Die Analyser der Tätigkeitsbereiche kann an zwei aufeinanderfolgenden Tagen stattfinden. Die Gruppenstunden
finden im wöchentlichen Rhythmus statt. Somit ergibt sich vorerst ein zeitlicher Gesamtumfang des Projekts von
ca. 11 Wochen nach der Vorbesprechung.

Das Angebot umfasst 18,5 Stunden (1 Stunde Vorbesprechung, Analyse der Tätigkeitsbereiche, 10 Gruppenstunden und 1 Stunde Abschlussgespräch). Zuzüglich Vor- und Nachbereitung, Fahrtkosten und Materialien,
ergibt sich ein Gesamtpreis von XXXX,XX € zzgl. MwSt.

Als Teilnahme- und Kursbedingungen gilt, dass als Teilnehmer ausschließlich Beschäftigte des Betriebs
zugelassen sind. Bei gesundheitlichen Bedenken, bleibt es dem Physiotherapeuten vorbehalten, Kursteilnehmer
von der Präventionsmaßnahme auszuschließen. Das Kursangebot findet in den Räumlichkeiten des
Auftraggebers statt und der Physiotherapeut übernimmt keine Haftung für fremdes Eigentum. Während der
Präventionsmaßnahmen sind die Beschäftigten über den Betrieb versichert.

Ich würde mich freuen, wenn Ihnen mein Angebot zusagt. Dieses ist bis 4 Wochen nach Ausstellungsdatum gültig.
Bitte geben Sie mir bis zum XX.XX.XX Bescheid, ob und zu welchem Zeitpunkt das Projekt für Sie in Frage
kommt. Die oben genannten Inhalte können auch noch angepasst werden. Bei Fragen stehe ich Ihnen gerne zur
Verfügung.

Mit freundlichen Grüßen

Mathilda Schön

Abb. 5.1 Anschreiben mit pauschaler Preisangabe

Angebot im direkten Gespräch noch einmal im Einzelnen durchzugehen, aufgetauchte Fragen zu klären und eventuell einzelne Punkte noch einmal zu verhandeln.

▶ **Angenommene und unterschriebene Angebote sind ohne eine entsprechende Zusatzklausel für beide Seiten bindend. Alternativ kann ein nichtbindendes Orientierungsangebot erstellt werden (Hoppe et al. 2005).**

5.2 Kosten im Angebot

In einem Angebot gibt es verschiedene Möglichkeiten, den Preis der angebotenen Leistung darzustellen. Der Bereich der Preispsychologie ist ein spannendes Feld und eröffnet viele Möglichkeiten durch unterschiedliche Strategien. Es lohnt sich tiefer in das Thema einzutauchen und entsprechende Literatur hinzuzuziehen. So sollten Therapeuten in der Angebotserstellung bspw. auf Worte verzichten, die den Inhalt abschwächen könnten, es kann effektiv sein die Eurozeichen wegzulassen und im letzten Satz auf die Währung hinzuweisen, häufig angewendet in der Gastronomie (Kmenta 2021). Der Preis kann sich aus den aufgeführten Inhalten des Projektes und den dazu benötigten Materialien sowie dem Zeitaufwand ergeben oder auch als Pauschale angegeben werden.

Beide Varianten haben ihre Vor- und Nachteile. Mit einer detaillierten Auflistung der einzelnen Positionen mit dem entsprechenden Preis sorgt der Physio- oder Ergotherapeut für viel Transparenz. Er kann seine Argumentation schriftlich untermalen oder auch die interdisziplinäre Zusammenarbeit aufzeigen, sodass die Kosten gerechtfertigt sind. Allerdings kann es auch zu Diskussionen kommen, indem der Kunde einzelne Positionen eventuell nicht akzeptiert oder sie ihm zu teuer sind.

Eine pauschale Angabe des Preises wiederum stellt zwar kurz und knapp die wichtigsten Inhalte dar, allerdings ist nicht nachzuvollziehen, wie der Preis entstanden ist. Jedoch kann auf diesem Weg eventuell vermieden werden, dass einzelne Positionen infrage gestellt oder diskutiert werden. In der Regel könnte der Therapeut auch anfangs eine pauschale Angabe treffen und diese bei Bedarf weiter aufschlüsseln.

5.2.1 Beispiel eines Angebots mit aufgeschlüsselten Kosten

Abb. 5.2 zeigt ein exemplarisches Angebot, aus dem die genaue Kostenverteilung auf die einzelnen Positionen hervorgeht. Teilnahme- und Kursbedingungen sind ggf. zu ergänzen (siehe Angebot mit pauschaler Preisangabe) oder spätestens im abschließenden Vertrag.

Musterfirma   Physiotherapiepraxis Schön
z.H. Frau Musterfrau   Mathilda Schön
Musterstr. 00   Graue Str. 3
00000 Musterdorf   12345 Datteln

                                                     xx.xx.xxxx (Datum einfügen)

Angebot zur betrieblichen Gesundheitsförderung

Sehr geehrte Frau Musterfrau,
ich freue mich sehr über Ihr Interesse an unserem Konzept „Ganz Schön fit". In Anlehnung an unser persönliches Gespräch und Abklärung der Zielvereinbarungen und Rahmenbedingungen, möchte ich Ihnen folgendes Angebot machen.

Das Projekt „Ganz Schön fit" beginnt mit einer genauen Beobachtung der einzelnen Angestellten in ihren Tätigkeitsbereichen. Es ist wichtig alle 13 Angestellten einzeln zu beobachten und zu beraten, denn je nach Konstitution kann die Ausführung der Tätigkeiten und die Arbeitsplatzgestaltung sehr unterschiedlich aussehen. Auch die Einsatzgebiete und Beanspruchungen können variieren.

Auf die Beobachtung und Auswertung folgen innerhalb der Gruppenschulungen individuell angepasste Beratungen am Arbeitsplatz. In diesem Zuge wird auch jedem Mitarbeiter ein mit ihm gemeinsam ausgearbeiteter Plan mit Denkanstößen und Ausgleichsübungen ausgehändigt.

Es folgen 10 Gruppenstunden à 60 Minuten. Zu den Themen zählen, nach Rücksprache mit Ihnen:
- Wie nutze ich meine Pause?
- Stress im gesunden Maß, Entspannungstechniken
- Vorbeugung von Herz-Kreislauferkrankungen durch Ausdauersport, wie Nordic Walking
- Selbstfürsorge aus physiotherapeutischer Sicht
- Förderung von Kommunikation und Teamgeist durch Bewegung
- Aufbau der Wirbelsäule und Kräftigung des Rückens
- Körperhaltung, Ausdruck und Empfindung
- Gehen und Stehen
- Welches Schuhwerk passt zu mir?
- Zusammenfassung und Fragestunde, bedarfsorientierte Inhalte

Innerhalb der letzten Einheit wird ein Evaluationsbogen ausgeteilt und von mir ausgewertet. Die Ergebnisse werden innerhalb eines abschließenden Treffens zwischen Ihnen und mir besprochen. Je nach Bedarf sind weitere Einheiten möglich.

Vorbesprechung	1 Stunde	??,?? €
Analyse der Tätigkeitsbereiche	6,5 Std. (30 Min. je Angestellten)	??,?? €
Gruppenstunden	10 Stunden	??,?? €
Nachbesprechung	1 Stunde	??,?? €
Vor- und Nachbereitung	3 Stunden	??,?? €
Fahrtzeit	?? Stunden	??,?? €
Benzinkosten	?? Kilometer x 0,30 €	??,?? €
Materialkosten	?? Kopien	??,?? €
Gesamtbetrag		????,?? €

Das Angebot umfasst somit 18,5 Stunden zuzüglich Vor- und Nachbereitung, Fahrtkosten und Materialien. Daraus ergibt sich ein Gesamtpreis von XXXX,XX € zzgl. MwSt. Die Analyse der Tätigkeitsbereiche kann an zwei aufeinanderfolgenden Tagen stattfinden, die Gruppenschulungen folgen im wöchentlichen Rhythmus. Daraus ergibt sich eine Gesamtdauer von ungefähr 11 Wochen nach der Vorbesprechung.

Ich würde mich freuen, wenn Ihnen mein Angebot zusagt. Dieses Angebot ist für vier Wochen nach Ausstellungsdatum gültig. Bitte geben Sie mir bis zum XX.XX.XX Bescheid, ob und zu welchem Zeitpunkt das Projekt für Sie in Frage kommt. Die oben genannten Inhalte können auch noch angepasst werden. Bei Fragen stehe ich Ihnen gerne zur Verfügung.

Mit freundlichen Grüßen

Abb. 5.2 Angebot mit aufgeschlüsselten Kosten

5.3 Vertrag

Der Vertrag kann inhaltlich neu formuliert werden oder sich auch auf das zuvor gestellte Angebot mit der entsprechenden Angebotsnummer oder dem Angebotsdatum beziehen. Dieser wird dann von beiden Parteien unterzeichnet. Für beide Seiten existiert mindestens ein Exemplar (Abb. 5.3).

5.3.1 Fixe und variable Kosten

Zur Angabe der genauen Kosten innerhalb eines Angebotes sollte vorab eine gründliche Kalkulation des gesamten Projektes erfolgen. Basis der Kalkulation ist die Kenntnis über die fixen und variablen Kosten.

Definition von fixen bzw. variablen Kosten
Die Begriffe Fixkosten bzw. fixe Kosten und variable Kosten sind in Betriebswirtschaftslehre und Wirtschaftspraxis schon lange gebräuchlich. Ursprünglich bezeichnete man mit ihnen den Tatbestand, ob sich Kosten in ihrer Höhe verändern (= variable Kosten) oder nicht (= fixe Kosten), wenn sich die Beschäftigung einer Unternehmung oder eines Teilbereichs von ihr ändert. Da die Kosten einer Unternehmung aber laut Küpper (1993) in Wirklichkeit von verschiedenen Einflussgrößen abhängig sind, wird es heute als zweckmäßig angesehen, die Begriffe fix und variabel auf Änderungen jeder möglichen Kosteneinflussgröße zu beziehen. Charakteristisch für das Begriffspaar fixe/variable Kosten ist demnach seine Abhängigkeit von der jeweils betrachteten und variierten Einflussgröße.

Zusammenfassend ist also nach Küpper (1993) von folgender Definition auszugehen: „Sachlich und zeitlich genau abgegrenzte Kosten nennt man variabel (f i x) hinsichtlich einer bestimmten Einflussgröße, wenn sich die Kostenhöhe bei Variation dieser Größe innerhalb eines angegebenen Intervalls ändert (nicht ändert)."

Praxisbeispiel
In einer physiotherapeutischen Praxis könnte der mittels Break-even-Analyse zu ermittelnde Faktor die Anzahl der zu behandelnden Patienten sein, von der beispielsweise die Materialkosten als variable Kosten abhängen. Hingegen bleibt die Miete der Praxisräume in der Regel annähernd konstant und kann als fixe Kosten gerechnet werden. Für eine einfache und exakte Abgrenzung sollte der Physio- oder Ergotherapeut dabei voraussetzen, dass zur Kennzeichnung fixer und variabler Kostenbestandteile jeweils lediglich die Variation einer Kosteneinflussgröße betrachtet wird. Die Anzahl der Teilnehmer bestimmt die Kopierkosten. Somit sind die Kopierkosten variable Kosten, die je nach Anzahl der Kursteilnehmer variieren. Auch die Fahrtkosten verändern sich je nach Entfernung und zählen somit zu den variablen Kosten. Beiträge beispielsweise für eine Berufshaftpflichtversicherung jedoch bleiben in der Regel konstant und zählen zu den fixen Kosten.

Das betriebswirtschaftliche Ziel des Physio- oder Ergotherapeuten ist es, den Punkt zu ermitteln, an dem er plus minus Null aus der geplanten Maßnahme herauskommt. Somit wird deutlich, welcher Preis mindestens veranschlagt werden sollte, um keine Verluste einstecken zu müssen. Im Umkehrschluss wird auch ersichtlich, ab wann ein Gewinn erzielt wird. Eine Break-even-Analyse gibt Aufschluss darüber, ab welcher Umsatzmenge sich Erlös und Kosten decken (Betz 2014).

Unternehmen können damit den Break-even-Point (BEP), die sogenannte Gewinnschwelle, berechnen. Der Break-even-Point ist die Nullstelle der Gewinnfunktion. Der Wert, der dann darüber hinaus verhandelt wird, bedeutet für den Therapeuten einen Gewinn. In der Kostenkalkulation kommt es darauf an, genau zu arbeiten, keine Kosten zu vergessen und seinen Mindestumsatz zu kennen. Als Richtwert könnte z. B. X Euro pro Minute als reines Gehalt gelten, allerdings zuzüglich anstehender Kosten wie Fahrtgeld, Kopierkosten, Vor- und Nachbereitung etc. (Tab. 5.1).

Vertrag

zwischen

Musterfirma

vertreten durch: Frau Musterfrau

und

Mathilda Schön

- Physiotherapiepraxis -

über die Durchführung des Projekts „Ganz Schön fit", einem Konzept zur Betrieblichen Gesundheitsförderung in der Musterfirma. Der Vertrag ist gemäß des Angebotes vom xx.xx.xxxx.

Ablauf

Inhalt		Datum	Uhrzeit
Vorbesprechung	(1 Stunde)	xx.xx.xxxx	xx:xx - xx:xx Uhr
Einzelberatung Gruppe 1	(7 Stunden)	xx.xx.xxxx	xx:xx - xx:xx Uhr
Einzelberatung Gruppe 2	(6 Stunden)	xx.xx.xxxx	xx:xx - xx:xx Uhr
Gruppenstunde 1- 10	(10 Stunden)	xx.xx.xxxx; xx.xx.xxxx; xx.xx.xxxx; xx.xx.xxxx xx.xx.xxxx; xx.xx.xxxx; xx.xx.xxxx; xx.xx.xxxx; xx.xx.xxxx; xx.xx.xxxx	xx:xx - xx:xx Uhr
Abschlussgespräch (1 Stunde)		xx.xx.xxxx	xx:xx - xx:xx Uhr

Die Physiotherapiepraxis Schön, Graue Str. 3; 12345 Datteln wird im Anschluss an die Vorbesprechung zu den oben genannten Terminen folgende Inhalte theoretisch und praktisch thematisieren.

- Wie nutze ich meine Pause?
- Stress im gesunden Maß, Entspannungstechniken
- Vorbeugung von Herz-Kreislauferkrankungen durch Ausdauersport, wie Nordic Walking
- Selbstfürsorge aus physiotherapeutischer Sicht
- Förderung von Kommunikation und Teamgeist durch Bewegung
- Aufbau der Wirbelsäule und Kräftigung des Rückens
- Körperhaltung, Ausdruck und Empfindung
- Gehen und Stehen
- Welches Schuhwerk passt zu mir?
- Zusammenfassung und Fragestunde, bedarfsorientierte Inhalte

In der letzten Einheit wird von Frau Schön ein Evaluationsbogen ausgeteilt, der innerhalb der darauffolgenden Woche von ihr ausgewertet wird. Dieser dient als Grundlage für das Abschlussgespräch.

Teilnahme- und Kursbedingungen:
- Die Vergütung ist vor Kursbeginn fällig
- Steht die Zahlung noch 14 Tage nach Kursende aus, kann der Anbieter die Kursreihe absagen
- Ist Mahnung erfolglos geblieben, hat der Anbieter Anspruch auf eine pauschale Ausfallentschädigung von 10 % des Gesamtbetrags
- Als Teilnehmer sind ausschließlich Beschäftigte des Betriebs zugelassen
- Es bleibt dem Physiotherapeuten vorbehalten, Kursteilnehmer bei gesundheitlichen Bedenken, von der Teilnahme auszuschließen.
- Kursangebot findet in den Räumlichkeiten des Auftraggebers statt.
- Der Anbieter übernimmt keine Haftung für fremdes Eigentum.

Für das gesamte Projekt inklusive Vor- und Nachbereitung, Fahrtkosten und Materialien ist für die Musterfirma ein Betrag von xxxx,xx € fällig. Dieser Betrag ist von der Musterfirma bis spätestens drei Tage vor Kursbeginn auf das Konto der Physiotherapie Praxis Schön zu überweisen.

Änderungen und Ergänzungen des Vertrages bedürfen der Schriftform.

_____　　　　_____
Ort, Datum　　　　　　　　　　　　　　　　Ort, Datum

_____　　　　_____
Unterschrift Physiotherapeut　　　　　　　Unterschrift Musterfirma

Abb. 5.3 Mustervertrag

Tab. 5.1 Fixe und variable Kosten

Variable Kosten	Fixkosten
Fahrtkosten, Treibstoffe	Miete
Materialkosten/ Rohstoffe	Gehalt
Kopierkosten	Abschreibungen
Telefonkosten	Mindestbeiträge
	Gebühren
	Reinigung, Instandhaltung
	Steuerberatung
	Energiekosten (Licht, Heizung)

Gewinn = Erlöse − Kosten

Gewinn = Preis × Menge −
(fixe Kosten + variable Kosten × Menge)

Es gibt auch Mischkosten, so könnten Energiekosten fix sein, wenn sie nicht direkt von der Arbeit beeinflusst werden. Wird eine einheitliche Raumtemperatur über Thermostate geregelt, sollten sich die Ausgaben nicht groß verändern. Jedoch variieren die Stromkosten für Lichtquellen, je nach Arbeitszeit. Auch die Telefonkosten könnten fix sein. Daher muss bei der Zuordnung individuell geschaut werden.

5.3.2 Break-even-Analyse als Entscheidungshilfe

Mit der Break-even-Analyse ist es, wie oben kurz beschrieben, möglich, den Kostendeckungspunkt zu ermitteln. Er gibt an, wo die Gesamtkosten durch den Umsatz/die Einnahmen gedeckt werden. An diesem Punkt beginnt also die Gewinnzone. Betz (2014) erläutert die Anwendung der Break-even-Analyse in den Gesundheitsfachberufen. In den von ihr genannten Berufen Physiotherapie, Ergotherapie und Logopädie ist die sogenannte „kritische Ausbringungsmenge" beispielsweise die Anzahl an Patienten bzw. Behandlungseinheiten, die benötigt wird, um die Gesamtkosten zu decken. Mit jedem weiteren Patienten bzw. jeder weiteren Behandlungseinheit wird Gewinn erzielt.

Soll ein bestimmter vorgegebener Gewinn erzielt werden, dann lässt sich entsprechend die Anzahl an Behandlungseinheiten errechnen, die dazu benötigt wird. Voraussetzung für die Ermittlung des Break-even-Punktes ist die Kenntnis der Gesamtkosten (Abb. 5.4). Die Gesamtkosten setzen sich zusammen aus den fixen Kosten (Kf) und den variablen Kosten pro Patient bzw. pro Behandlungseinheit (Kv), auch Stückkosten genannt. Darüber hinaus muss bekannt sein, welche Einnahmen/Umsätze (P) pro Patient bzw. Behandlungseinheit erzielt werden, d. h. welche Honorare/Kassensätze abgerechnet werden können. Nachdem diese Informationen vorliegen, kann der Break-even-Punkt nach folgender Formel berechnet werden:

$$Kf + Kv \times X = P \times X$$

Kf = fixe Kosten, Kv = variable Kosten,
P = Preis (z. B. GKV-Honorar),
X = kritische Ausbringungsmenge = kritische Anzahl an Behandlungseinheiten = Gewinnschwelle
Gewinn = Umsatz − Gesamtkosten
Umsatz = P × X
Gesamtkosten = Kf + Kv × X

Betz (2014) stellt die Break-even-Analyse anhand einer Physiotherapiepraxis dar. In dieser Praxis arbeiten neben der Inhaberin noch drei weitere Vollzeitkräfte. Würde nun jeder Therapeut im 20-Minuten-Takt arbeiten, wären max. 24 Behandlungseinheiten pro Therapeut und Tag möglich.

Die Fixkosten sind bekannt, 8.100,00 € fallen für die Praxis mit drei Angestellten und vier Behandlungsräumen, Gehälter, Miete und Nebenkosten, Sonstiges an. Die variablen Kosten betragen 3,00 € pro Behandlungseinheit. Von der AOK (2025) erhält die Inhaberin für eine Einzelbehandlung Krankengymnastik ein Honorar P von 13,53 €.

8.100,00 + 3,00 × X = 13,53 × X
8.100,00 = 10,53 X
X = 769,23

Demnach müssten in der Praxis von den drei Angestellten insgesamt im Monat 769 oder am Tag 12 Patienten behandelt werden, damit der

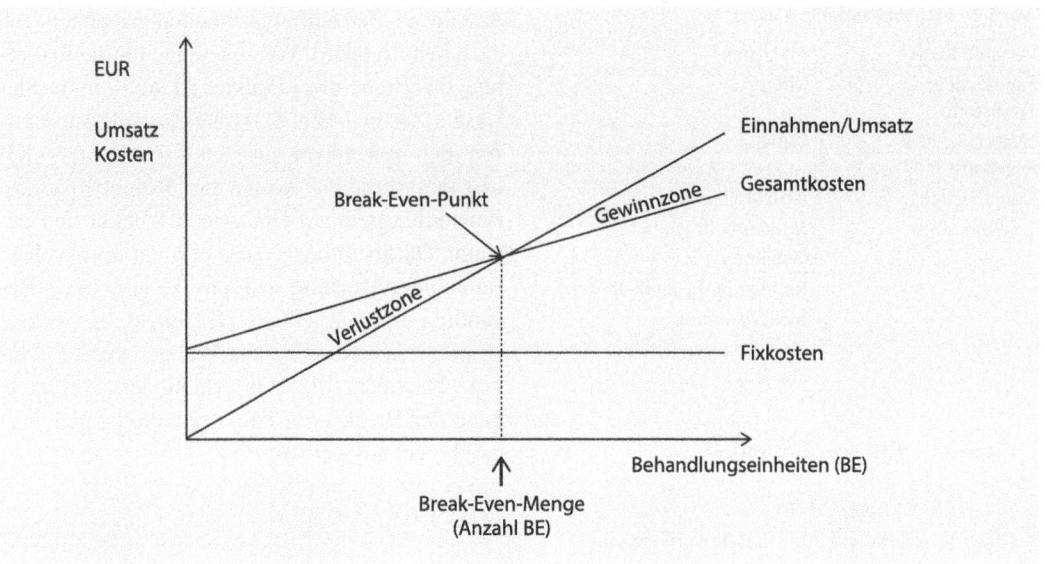

Abb. 5.4 Break-even-Point. (Aus Betz 2014)

Nullpunkt erreicht wird. Ein Angestellter würde in diesem Fall somit im Durchschnitt täglich mindestens ca. 126,00 € erwirtschaften, um die Kosten zu decken. Das bedeutet im Umkehrschluss, dass für ein Projekt in der Betrieblichen Gesundheitsförderung mindestens genauso viel erwirtschaftet werden sollte. Also 126,00 € zzgl. der fixen und variablen Kosten, die für das Projekt anfallen (Vor- und Nachbereitung, Fahrtkosten, Materialien, Kopier- und Telefonkosten etc.). Oder zumindest müsste es zu einer entsprechenden Kombination aus Präventionsmaßnahmen und Patientenbehandlungen kommen. Würde man den GKV Betrag für Krankengymnastik an 2025 anpassen, käme man bei einem Einzelpreis von 30,03 € auf ca. 300 Patienten im Monat und ungefähr 9 am Tag. Jedoch sind auch die Mietpreise uns sonstige Unterhaltungskosten stark angestiegen, so dass diese Rechnung immer an die aktuellen Gegebenheiten angepasst werden muss. Dennoch bleiben die Vorgehens- und Interpretationsweise die gleichen. Da jede Praxis andere Voraussetzungen mit sich bringt, lässt sich keine allgemein gültige Kalkulation aufstellen.

Eine gute und genaue Kalkulation ist sehr wichtig, damit die Praxis von dem Projekt profitiert und es nicht unter seinem Wert verkauft. Preise, die einmal verhandelt sind, sind schwer

nachträglich zu erhöhen. Ist dem Therapeuten der Mindestpreis bekannt, zu dem er seine Maßnahme gewinnbringend anbieten kann, dann können die Verhandlungen kontrolliert ablaufen.

In jeder Kalkulation gibt es auch Stellschrauben, die dem Kunden ein Entgegenkommen signalisieren, aber keine große Verschlechterung für den Therapeuten bedeuten. Handelt es sich bei der Zielgruppe beispielsweise um ein größeres Unternehmen mit mehreren Abteilungen, könnte das Projekt eventuell an einem Tag gleich in zwei Abteilungen nacheinander umgesetzt werden. Der Preis der Leistung reduziert sich auf diesem Weg um die Fahrtkosten. In diesem Fall könnte zwischen Physio- oder Ergotherapeut und Betrieb eine Pauschale verabredet werden, die beiden entgegenkommt. Auch bei Hybridangeboten können Fahrtkosten durch die Kombination aus Präsenzzeiten und Onlineschulungen eingespart werden.

Würde ein Physio- oder Ergotherapeut nun alle fixen und variablen Kosten plus Gewinnzuschlag in der Stunde als Berechnung für die Anzahl zu behandelnder Patienten addieren, wüsste dieser dann auch wieviele Stunden am Tag in den Betrieben absolviert werden müssten, um die Kosten zu decken und dasselbe zu erwirtschaften, was bei einer Vollzeitstelle in einer Praxis am Patienten herauskommt. Da es sich um einen Durchschnittswert handelt, sind natürlich auch Kompaktangebote möglich.

Eine weitere Möglichkeit besteht darin, einen Stundenverrechnungssatz mit in das Angebot und die Kalkulation aufzunehmen. Treten zum Beispiel unerwartete Situationen auf, die eine Verlängerung der Anwesenheitszeit erfordern, könnten diese durch einen pauschalen Satz vergütet werden.

Praxisbeispiel

Der Betriebsinhaber hat ein spontanes Anliegen. Für einen neuen Mitarbeiter soll ein Arbeitsplatz eingerichtet werden und nun möchte der Betriebsinhaber eine kurze Einschätzung des Physio- und oder Ergotherapeuten zu der Ergonomie der Arbeitsmaterialien und deren Anordnung haben. Vereinbart werden könnte, dass für jede angebrochene Viertelstunde ein pauschaler Satz von X Euro anfällt.

Nicht zu vergessen sind außerdem die Opportunitätskosten, auch als entgehende Deckungsbeiträge einer nicht gewählten Handlungsmöglichkeit bezeichnet (Piekenbrock o. J.).

Praxisbeispiel

Benötigt ein Physiot- oder Ergoherapeut beispielsweise 25 min für die Fahrt vom Betrieb zurück in die Praxis, verzichtet er bei einem 20-Minuten-Takt in der Praxis auf einen Gewinn von zwei Patientenbehandlungen. Würde der Therapeut also um 14:25 Uhr zurück in die Praxis kommen, hätte er in der Fahrtzeit von 14:00–14:20 Uhr Patient 1 und von 14:20–14:40 Uhr Patient 2 behandeln können. Jede angebrochene Behandlungszeit sollte bei den Opportunitätskosten mit berücksichtigt werden. Somit sollte die Fahrtzeit in der Kostenkalkulation so aufgerundet werden, dass kein unvermuteter Leerlauf in der Praxis entsteht.

5.3.3 Merkliste Preiskalkulation

Die Frage nach dem angemessenen Preis der angebotenen Dienstleistung ist schwer zu beantworten. Laut Fischer (2002) findet die Preiskalkulation im Dienstleistungssektor häufig ohne jegliche Unterstützung der Kostenrechnung statt, obwohl die Preiskalkulation eine wesentliche Aufgabe dieser ist. Außerdem sind gängige Verfahren der Preiskalkulation industrieller Produkte nur schwer auf den Dienstleistungssektor anzuwenden, und Standardlösungen können ebenfalls nicht auf individuell anpasste Angebote angewandt werden. Ist kein Marktpreis vorhanden, weil die Dienstleistung in genau diesem Umfang sonst nicht vorhanden ist und somit auch nicht an der Nachfrage ausgemacht oder mit der Konkurrenz verglichen werden kann, sollte der Preis vor allem kostenorientiert festgelegt werden. Diese Option kommt der zuvor beschriebenen Break-even-Analyse entgegen (Kostenaddition plus Gewinnzuschlag).

Folgende Faktoren können den Preis beeinflussen
- Angebot und Nachfrage
- Anzahl der Teilnehmer
- Umfang und Qualität der Materialien
- Aufwand für Vor- und Nachbereitung
- Zeitlicher Umfang des Projekts
- Einteilung von physischer Präsenzzeiten und Onlineveranstaltungen
- Fahrtkosten (Fahrtzeit inklusive Parken etc., Benzinpreise, Abnutzungsgebühr)

Einige Unternehmen haben wiederum ganz klare Anforderungen und Vorstellungen, was sie von einem externen Dienstleister erwarten und beeinflussen auf diese Weise ebenso den Preis. Die Anforderungen werden in sogenannten Dienstleistungsbeschreibungen beschrieben.

Aufbau und Inhalt von Dienstleistungsbeschreibungen

Viele Inhalte der der Dienstleistungsbeachreibung richten sich im Falle einer finanziellen Unterstützung beispielsweise durch die Krankenkassen, auch nach deren Vorgaben.

Allgemeine Kurzbeschreibung

In der allgemeinen Kurzbeschreibung wird die Dienstleistung kurz erläutert. Sie dient dazu, wesentliche Informationen über die Maßnahme kurz und übersichtlich darzustellen.

Zielsetzung

In der Zielsetzung werden die beabsichtigen Ziele der Dienstleistung benannt. Mögliche Zielsetzungen können zum Beispiel sein: Kräftigung (Verbesserung der Kraft-Ausdauer, Schnellkraft, Reaktionskraft), Aktivierung des Herz-Kreislauf-Systems, Entspannung besonders belasteter Muskelgruppen oder des vegetativen Nervensystems, Förderung einer ausgewogenen Beanspruchung von Gelenken, Verbesserung der Stabilität von Gelenken und Ökonomisierung von Bewegungsabläufen etc.

Zielgruppe

An dieser Stelle werden die Arbeitsplätze bzw. Berufsgruppen, die die Dienstleistung erhalten sollen, genannt.

Teilnehmeranzahl

Auch kann die minimale und maximale Teilnehmeranzahl je Maßnahme in einer Dienstleistungsbeschreibung festgelegt sein. Nicht für jede Maßnahme ist jede erdenkliche Teilnehmerzahl sinnvoll. Für eine Demonstration der Funktionsweise eines ergonomischen Bürostuhls ist eine kleinere Teilnehmerzahl besser, dagegen können einfache Dehnübungen im Gegensatz dazu auch ohne Weiteres vor 20–40 Mitarbeitern gleichzeitig gezeigt werden – je nach Setting. Soll das Kursangebot durch die Krankenkassen anerkannt werden, darf die Teilnehmerzahl die Vorgaben des Leitfadens Prävention (Kap. 7) nicht überschreiten.

Zeitlicher Umfang

An dieser Stelle ist die zeitliche Planung beschrieben. Folgende Kenngrößen können festgelegt sein:

- Anzahl der Termine
- Dauer der Einzeltermine
- Zeitlicher Abstand zwischen den einzelnen Terminen
- Zeitraum, in dem die gesamte Maßnahme final inkl. Abschlussgespräch abgeschlossen werden soll (z. B. 3 Monate)

Ausbildung

- Qualifikation der ausführenden Personen
- Grundqualifikation (z. B. Physiotherapeut, Ergotherapeut, Sportwissenschaftler etc.)
- Erfahrung
- Zusatzqualifikationen (z. B. Entspannungsverfahren wie Progressive Muskelentspannung nach Jacobsen, Feldenkrais etc.)

Räumliches Umfeld und Ausstattung

Größe und Ausstattung der Räumlichkeiten, in welchen die Maßnahme stattfinden soll (z. B. in einem Schulungsraum im Unternehmen selbst, direkt am Arbeitsplatz oder in einem externen Schulungsraum). Wer ist für die Organisation und Bereitstellung zuständig? Externer Dienstleister oder das Unternehmen?

Evaluation/Auswertung

Mit welchen Instrumenten/Fragebögen etc. eine Maßnahme evaluiert werden soll, kann eindeutig geregelt sein. Hat der Auftraggeber bereits klare Vorstellungen von gewünschten Kennzahlen? Gibt es spezielle Erhebungsbögen, die verwendet werden sollen?

Berichtswesen

An welche Person zu welchem Zeitpunkt eine Rückmeldung über die zu erbringende Maßnahme erfolgen soll, kann in der Dienstleistungsbeschreibung ebenfalls festgelegt sein. Auch kann festgelegt sein, welche Kennzahlen während oder nach Beendigung der Maßnahme übermittelt werden sollen (z. B. Anzahl der Teilnehmer).

Material

Mögliche Anforderungen an das Material (z. B. Kleingeräte):

- voll funktionsfähig
- darf keine Mängel aufweisen
- auf dem neuesten Stand
- eingesetztes Material mit offiziellem Prüfsiegel versehen, z. B. GS (gesetzlich vorgeschriebenes Prüfzeichen, geprüft nach dem

Produktsicherheitsgesetz) und CE (zulässiges Siegel; CE = Conformité Européenne = Europäische Konformität, geprüft nach dem Produktsicherheitsgesetz)

- geprüftes Material wird nur für den eigentlichen Bestimmungszweck verwendet

Kosten

Die Kosten für die Maßnahme können betriebsintern im Vorfeld bestimmt worden sein. Oder eine Preisspanne ist angegeben, die sich nach Qualifikation, Erfahrung und Ausgestaltung des Auftrags richtet.

Teilnahme

Ob die Teilnahme für die Beschäftigten freiwillig oder verpflichtend ist und ob die Maßnahme innerhalb oder außerhalb der normalen Arbeitszeit stattfinden soll, kann für jede Maßnahme in der Dienstleistungsbeschreibung individuell festgelegt sein.

Kommentare

Enthält sonstige Informationen. Zum Beispiel, dass die aktive Pause für Büromitarbeiter so gestaltet werden soll, dass die Teilnehmer durch die Maßnahme nicht ins Schwitzen geraten dürfen, da im Anschluss die normale Tätigkeit sofort wieder aufgenommen werden muss und keine Möglichkeit zum Duschen vorhanden ist.

Auch kann im Kommentar explizit beschrieben werden, dass der ausführende Therapeut darauf achten soll, dass die Übungsauswahl so gestaltet wird, dass bei der Durchführung für die Teilnehmer generell eine geringe Verletzungsgefahr besteht,.

Ansprechpartner im Betrieb

Welche Person bzw. welcher Stelleninhaber für den externen Dienstleister für die jeweilige Maßnahme der zuständige Ansprechpartner ist, kann ebenfalls festgelegt sein.

▶ **Beispiel einer Dienstleistungsbeschreibung für die Durchführung einer aktiven Pause bei Mitarbeitern mit Büroarbeitsplätzen in einem großen Versicherungsunternehmen**

Allgemeine Kurzbeschreibung

Gezielte Bewegungsübungen in Besprechungspausen oder als kurze Impulsveranstaltung. Integration in den normalen Arbeitsalltag. Einfache, schnell durchzuführende präventive Maßnahme, die direkt am eigenen Arbeitsplatz umgesetzt werden kann. Inhalte sind Bewegungs-, Flexibilisierungs--, Kräftigungs- und Koordinationsübungen. Vermittlung von leicht umzusetzenden praktischen Bewegungstipps im Alltag. Auch die Aspekte Spaß, soziale Interaktion und gruppendynamische Prozesse sollten als Bestandteil in die Maßnahme integriert werden.

Zielsetzung

- Ausgleich zur Arbeitstätigkeit schaffen und die Resilienz stärken über:
- Schaffung eines stärkeren Gesundheitsbewusstseins
- Motivation zu gesundheitsförderlichem Verhalten
- Integration von Bewegung, Achtsamkeit und Entspannung in den Berufsalltag
- Kreislaufanregung
- Stressabbau
- Konzentrationsförderung
- Vorbeugen von Ermüdungserscheinungen

Zielgruppe

Büroarbeitsplätze

Teilnehmeranzahl

10–20

Zeitlicher Umfang

- Ca. 10 min pro aktive Pause
- 10 Termine pro Durchgang insgesamt
- Pro Woche ca. 2 Termine

Ausbildung

- Physiotherapeut (mit Bachelorabschluss)
- Ergotherapeut (mit Bachelorabschluss)
- Dipl. Sportwissenschaftler

Weitere Merkmale

- Erfahrung im Anleiten von Gruppen
- Positive Ausstrahlung, sportliches Erscheinungsbild
- Gute kommunikative Fähigkeiten

Räumliches Umfeld und Ausstattung
Großraumbüro, Pausenraum, wird vom Auftraggeber organisiert

Evaluation/Auswertung
Allgemeiner Feedbackbogen, Austeilung und Rücklauf liegt beim durchführenden Trainer

Berichtswesen
Anzahl der Teilnehmer

Material
Einsatz von Kleingeräten gewünscht, z. B. Gymnastikbälle, Igelbälle

Kosten
Nach Aufwand

Teilnahme
Teilnahme verbindlich, findet während Arbeitszeit statt

Kommentare
- Keine schwierigen Übungen, damit Übungen auch alleine umgesetzt werden können
- Nicht zu viele Übungen (Arbeitnehmer nicht überfrachten)
- Anstrengungsgrad sollte so gewählt werden, dass ein Transpirieren der Teilnehmer vermieden wird
- Keine Übungen im Liegen

Ansprechpartner im Betrieb
Mitarbeiter Health Management

5.3.4 Beispiel einer Preiskalkulation

Abb. 5.5 führt exemplarisch relevante Positionen einer BGF-Maßnahme mit den dazugehörigen Kosten auf.

5.3.5 Weitere Einflussfaktoren

Das Steuerrecht spielt keine unerhebliche Rolle. Im klassischen Arbeitsfeld der Physio- und Ergo-

therapie führt der Therapeut Heilbehandlungen aus, behandelt auf der Basis einer Verordnung und unterliegt nicht der Umsatzsteuer (Bundesministerium der Justiz und für Verbraucherschutz (2024b)). Wird jedoch der Selbstzahlersektor zum Beispiel im Bereich Prävention und Wellness ausgeweitet, unterliegen diese Leistungen ab einer bestimmten Grenze der Umsatzsteuer. Das wiederum ist sehr wichtig für die Buchhaltung. Alle Einnahmen sollten entsprechend getrennt aufgeführt und nachvollziehbar sein. Andernfalls könnte es bei einer Prüfung und unklaren Trennung der Bereiche zu einer Gesamtversteuerung der Einnahmen kommen.

Umsatzsteuerregelung ab 1. Juli 2015
Für Leistungen, die ab 1. Juli 2015 erbracht werden, gibt es eine Änderung. Das Bundesfinanzministerium hat beschlossen, dass der ermäßigte Steuersatz nur noch gilt, wenn die Selbstzahlerleistung nach dem Heilmittelkatalog verordnungsfähig ist. Ab Juli 2015 gilt daher Folgendes: Liegt eine Verordnung vor, ist eine Leistung wie oben beschrieben immer umsatzsteuerfrei. Liegt keine Verordnung vor, sind Leistungen des Heilmittelkatalogs zu besteuern. Für Leistungen zur Prävention und Selbsthilfe muss die entsprechende Umsatzsteuer an das Finanzamt abgeführt werden.

Kleinunternehmerregelung
Die Kleinunternehmerregelung bietet bürokratische Entlastung für Selbstständige mit geringen Umsätzen, diese müssen keine Umsatzsteuer zahlen. Für 2025 wurden die Einnahmensgrenzen erhöht, diese können sich fortlaufend jährlich verändern. Als Kleinunternehmer gilt ein selbstständiger Physio- oder Ergotherapeut, wenn die umsatzsteuerpflichtigen Einnahmen im Vorjahr 25.000 € nicht überstiegen haben und im laufenden Jahr 100.000 € nicht übersteigen werden. Wichtig zu berücksichtigen ist, dass beide Bedingungen erfüllt sein müssen. Bei der Berechnung geht es um den Umsatz und nicht den Gewinn, der häufig geringer ausfällt (Bundesministerium der Justiz und für Verbraucherschutz 2024a, 2024b).

Kostenaufstellung

EP = Einzelpreis
GP = Gesamtpreis
XX = Anzahl

Nr.	Beschreibung	Menge [-]	Einheit [-]	EP [EUR]	GP [EUR]
A	**Schulungskosten**				
	Reine Arbeitszeit:				
A1	Fahrtzeit (alle Fahrten hin und zurück)	XX	Std.	125	XX x 125
A2	Analyse der Tätigkeitsbereiche (Zeit für eine Analyse je Arbeitnehmer)	XX	Std.	125	XX x 125
A3	Gruppenschulungen (Zeit für Gesamtanzahl an Gruppenschulungen)	XX	Std.	125	XX x 125
A4	Vorbereitung und Auswertung	XX	Std.	125	XX x 125
	Zwischensumme A Schulungskosten (Verdienst des Physiotherapeuten gesamt)				**∑A1 + A2 + A3 + A4**
B	**Nebenkosten**				
	Fahrtkosten:				
B1	Betrieb (Entfernung in km von der Praxis; 0,30 EUR je km)	XX	km	0,30	XX x 0,30
	Materialien:				
B2	Metaplan, Moderationskarten,Flipchart, Stifte, Leukosilk	XX	Stck.	Y,YY	XX x Y,YY
B3	Geräte (Bälle, Reifen, Matten, Therabänder etc.)	XX	Stck.	Y,YY	XX x Y,YY

Abb. 5.5 Exemplarische Kostenaufstellung

B4	Telefon-/Kopierkosten (Pauschale):	1	Psch.	XX	XX
	Zwischensumme B Nebenkosten				**∑ B1 + B2 + B3 + B4**

C   Zusätzliche Nebenkosten

C1	Unerwarteter Mehraufwand (Stundenverrechnungssatz je angebrochene15 Min.)	XX	Std.	31,25	XX x 31,25
	Zwischensumme C Zusätzliche Nebenkosten				**∑C1**

Gesamtkosten:

A	Schulungskosten			Endpreis
B	Nebenkosten			Endpreis
C	Zusätzliche Nebenkosten			Endpreis
	Nettogesamtkosten			**∑ A - C**
	Zzgl. 19% Mehrwertsteuer*			**∑ (A + B + C) x Mwst.**
	Gesamtkosten, kumuliert(brutto)			**∑ (A + B + C) + Mwst.**

Die in der Tabelle verwendeten fiktiven Werte gelten nur exemplarisch, sie sind nicht als Empfehlung zu verstehen. Die Preise einer Leistung sind von zu vielen Einflussfaktoren abhängig, als das man einen Durchschnittspreis nennen könnte. Daher ist eine gute Kalkulation im Vorfeld wichtig, damit das eigene Konzept nicht zu günstig vermarktet wird.

*Nicht jede Praxis muss eine Mehrwertsteuer ausweisen (siehe Kapitel 5.3.5.1).

Abb. 5.5 (Fortsetzung)

▶ **Es ist zu empfehlen, seinen Steuerberater zurate zu ziehen, um Fehler zu vermeiden. Gesetzliche Bestimmungen verändern sich regelmäßig und die Vorgehensweise des Therapeuten muss entsprechend angepasst werden. Jede Praxis muss individuell betrachtet werden; hier sei lediglich auf mögliche Stolperfallen hingewiesen.**

5.4 Verhandlungen richtig führen

Als Verhandlung wird hier ein Modus sozialer Interaktion zwischen gleichberechtigten Akteuren bezeichnet, die über einen direkten Austausch eine gemeinsame Entscheidung anstreben (Benz et al. 2007).

Laut Knill (2011) verhandelt der Mensch tagtäglich, sowohl privat als auch auf der Arbeit. Das Bestreben einer jeden Verhandlung ist es, zu einem gemeinsamen Ziel zu kommen. Es sei denn, es besteht auf einer Seite eine Übermacht, dann wird zu selbstherrlich verhandelt.

Eine ganz besonders wichtige Rolle spielt laut des Kommunikationsexperten Knill die eigene Persönlichkeit und somit die Beziehungsebene (Einstellung gegenüber dem Vertragspartner), das eigene Image und auch die Stimmlage und Ausdrucksweise. Einfache, verständliche und anschauliche Bilder helfen zu überzeugen. Leicher (2007) ergänzt diese Auffassung um den Glauben an sich selbst und seine Produkte. Ist der Physio- oder Ergotherapeut von dem, was er anbietet, überzeugt, gibt es keinen Grund für eine leise Stimme und ein unsicheres Auftreten. In diesem Zusammenhang nennt er als Tipp die KISS-Formel – Keep it simple and short. Sätze sollten demnach unkompliziert, verständlich sowie kurz und knapp über das Wesentliche informieren.

▶ **Verhandlungen sind meist nur dann erfolgreich, wenn sie beiden Parteien einen Nutzen bringen. Wird eine Win-win-Situation erreicht, sind bessere Voraussetzungen für eine längere Kooperation gegeben.**

Als weiterer wichtiger Tipp empfiehlt Knill (2011), die selbstbestimmten Spielräume zu nutzen, um sich flexibel zeigen zu können. Zur Festlegung der Idealposition (optimales Ergebnis), der realistischen Position und der Rückzugsposition dient das zuvor besprochene Instrument, die Break-even-Analyse. Deutlich wird dadurch, dass der Preis der Dienstleistung zu Beginn der Verhandlung immer etwas höher angesetzt werden sollte, damit es noch einen Spielraum bis zur realistischen Position gibt und sich der Physio- oder Ergotherapeut kompromissbereit zeigen kann.

Eine Verhandlung sollte sich vom Leichten zum Schweren aufbauen. Zuerst geht es darum, Gemeinsamkeiten herauszufinden, um eine einheitliche Basis zu haben (Weh 2020). Das könnten beispielsweise ein gemeinsamer Dialekt, die Liebe zum Radfahren oder die Einstellung zur Gesundheit sein. Darauf aufbauend könnten leichtere Themen besprochen werden, die schneller entschieden werden, z. B. die Umsetzung eines Gesundheitstags bzw. eine Informationsveranstaltung für alle Beteiligten im Betrieb. Dieser lockere Gesprächseinstieg dient ebenfalls dazu, sein positives Image darzustellen. Laut Knill (2011) steht der erste persönliche Eindruck, den jemand vermittelt, noch vor der Logik, die sich aus der angebotenen Maßnahme für das Zielunternehmen ergibt. Im Laufe der Verhandlung können die Entscheidungsprozesse dann immer komplexer werden.

> **Praxistipp**
> * Gemeinsame Schnittmenge hervorheben
> * Wenige, aber gute Argumente vortragen
> * Das Maximum fordern (Miller 2012)

▶ **Der angemessene Preis der Leistung sollte also vorab genau ermittelt und festgelegt werden, im Anschluss gilt es diesen mit den Vertragspartnern auszuhandeln. Das Ziel ist es, die Zielgruppe von seinem Standpunkt zu überzeugen. Die zuvor angewandte**

Break-even-Analyse sollte in diesen Momenten als Absicherung nach unten dienen, damit die Gewinnschwelle nicht unterschritten wird.

Zu einer erfolgreichen Verhandlung gehören u. a. folgende Faktoren:

- die solide Sachkenntnis (Fachwissen)
- die Logik
- die Überzeugungskraft (Rhetorik/Redekunst)
- das psychologische Verständnis (Hermes 2008)

Solide Sachkenntnis

Der Physio- oder Ergotherapeut sollte sich gut in dem Bereich, den er vermarkten möchte, auskennen, um kompetent auftreten zu können.

Logik

Der logische Aufbau einer Gedankenkette kann für den Ausgang ausschlaggebend sein. Nur wer bei der Argumentation die Situation, die Wünsche, Absichten und Ziele des Partners berücksichtigt, hat Erfolg. Deshalb kommt der Analyse des Sachverhaltes eine so große Bedeutung zu.

Rhetorik

Damit ist die sprachliche Beherrschung der Thematik gemeint. Die kommunikative Kompetenz ist eine der wichtigsten Schlüsselkompetenzen für die Verhandlung. Rhetorik ist laut Kirchner (2019) eine auf ein bestimmtes Ziel hin angelegte strategische Kommunikation. Nur mit rhetorischer Kompetenz gelingt es, etwas und Andere zu bewegen. Sie bezeichnet die Fähigkeit, die Gedanken einfach, klar verständlich, bildhaft, anschaulich und situationsgerecht darzustellen (Knill 2011). Mimik, Gestik, Intonation (paraverbale und nonverbale Bereiche) müssen mit Inhalt und Person übereinstimmen. Es kommt auf eine ehrliche, natürliche Ausdrucksweise an, die sich nach der jeweiligen Situation respektive der Realität ausrichtet. Zu perfektes, geschliffenes Verhalten ist verdächtig, denn es kann das Gefühl des „Übertölpeltwerdens" bewirken.

Psychologisches Verständnis

Menschenkenntnis und Erfahrung bewahren vor Fehlbeurteilungen. Intuition und Wahrnehmungsfähigkeit sind wichtige Voraussetzungen bei Verhandlungsabläufen.

Ein besonderes Augenmerk wird in diesem Unterkapitel auf die angewandte Rhetorik gelegt, denn sie setzt sich aus vielen Bestandteilen zusammen und kann dazu verhelfen, erfolgreicher zu verhandeln. Zum verbalen Ausdruck gehört nämlich unbedingt der somatische Ausdruck (Modulation der Stimme, Mimik und Gestik). Ein reduziertes Einsetzen von Gestik und Mimik erschwert die Verständlichkeit.

Knill hat zu diesem Thema 1991 ein interessantes Buch veröffentlicht. In diesem Werk beschreibt er praxisorientiert, worauf es beim natürlichen, zuhörerorientierten und aussagezentrierten Reden ankommt. Grundsätzlich betont er, „alles was ablenkt von der persönlichen Aussage, das stört und schadet. Nur wer gelernt hat, sich voll und ganz auf die Situation einzustellen, wer mit allen Sinnen während des Sprechereignisses in höchster Konzentration bei der Sache und bei den Adressaten ist, verhält sich rhetorisch richtig".

Doch genau diese Fokussierung fällt oft schwer. Es kann entlastend und hilfreich sein, sich bei Kommunikationsprozessen von allen Hintergrundinformationen, Nebengedanken und allem Fachwissen vorerst zu befreien. Der Sender sollte sich laut Knill (1991) ausschließlich auf die Aussage seiner Botschaft konzentrieren. Die Gedanken stellen sich voll und ganz auf den oder die Partner ein (beim Zuhören und Sprechen). Fachwissen ist wichtig, doch darf es während des Kommunizierens weder belasten noch ablenken. Dieser Prozess wird von Kirchner et al. (2006) auch als Denkdisziplin bezeichnet, also als „das Bündeln der gesamten Aufmerksamkeit auf das kommunikative Ereignis".

Es existieren unterschiedliche Informationskanäle, um zu kommunizieren. Wichtig ist, sich diese bewusst zu machen und sie zu nutzen. Aussagekräftige Kanäle sind zum Beispiel die Augen und die Körpersprache an sich. Kommunizieren lernen bedeutet nicht, seine Körpersprache zu unterdrücken. Auf diesem Wege würde der Physio- oder Ergotherapeut seine entsprechenden Informationskanäle lahmlegen (Knill 1991). Es handelt sich um ein Zusammenspiel aus Ausdrucksvermögen, Argumentation und Körpersprache.

Laut Peter H. Ditko lässt sich die Sympathievermittlung des Redners nach folgenden Anteilen aufschlüsseln (Knill 1991):

- Inhalt 7 %
- Mimik, Gestik 55 %
- Stimme 38 %

Damit dominieren die Körpersprache und Stimme mit 93 % (Knill 1991).

In vielen Rhetorikkursen geht es darum, „Unarten" aufzudecken und diese zu unterbinden. Statt jedoch seine Bewegungsgewohnheiten während des Redens zu unterdrücken, ist es förderlicher, sich zu akzeptieren. Denn ein unnatürliches Blockieren des Bewegungsapparates würde nur zu erhöhtem Stress führen und erreicht wird dann nur das, was der Therapeut zuvor versucht hat zu unterdrücken. Wer sich beherrscht, statt den Stress abzubauen, der gerät unter zunehmenden Druck. Künstliche Zurückhaltung führt dann zu unkontrollierten Bewegungen. Der Stress wird auf unkontrollierte Art abgebaut, z. B. durch

- Spielen mit dem Bleistift,
- Kratzen in den Haaren,
- Pendelbewegungen (Hin- und Herschwanken),
- Wippen mit dem Fuss,
- Blättern,
- „Ins-Gesicht-Greifen" (unkontrolliert) usw.

Je mehr der Redner bei sich ist und in sich ruht, desto eher werden ungewollte rhetorische Angewohnheiten ausbleiben oder sich zum Positiven verändern (Knill 1991).

Ein weiterer Einflussfaktor auf die Kommunikation ist die Zeit. Ein gutes Zeitgefühl und ein ausgereiftes Konzept verhindern assoziative, improvisierte, unstrukturierte Beiträge (Knill 1991).

Kurz reden heißt, das Wichtige vertiefen und mit Bildern oder Beispielen verdeutlichen.

> „Wenn man das erste Knopfloch verfehlt, kommt man mit dem ganzen Zuknöpfen nicht zurecht." (Goethe)

Deshalb gilt es:

- die Kunst des **Zuhörens,**
- die Kunst des **Beobachtens,**
- die Kunst des **Fragens**

zu entwickeln, um erfolgreich vom Einstieg in das Gespräch über den Hauptteil bis hin zu einem runden Abschluss zu gelangen (Kap. 9).

Es gibt ein paar Orientierungspunkte für ein gelungenes Gespräch (Knill 1991):

- Positives Klima schaffen (positiv eingestellt sein, den Verhandlungsort selbst bestimmen).
- Fehler zugeben.
- Partner ansprechen, anschauen.
- Ein hartes „Nein" vermeiden, besser Überlegungen sanft äußern.
- Vorteilsgespräche führen (Vorteile betonen). Einwand übergehen und auf Vorteile zu sprechen kommen. Beispiele anführen, die für beide Seiten Vorteile bringen. Fragetechnik einsetzen.
- Sich gut vorbereiten. (Sich in die Lage der Partner versetzen, von deren Seite aus denken. Antizipieren)
- Unpassende Kleidung und andere Statussymbole können Verhandlungen negativ beeinflussen.
- Verständnisbereit bleiben.
- Aussagen positiv formulieren.
- Bildhafte und einfache Sprache.
- Sachverhalte logisch analysieren. Nicht assoziativ denken oder auf Reizworte hereinfallen.
- Eigene Interessen und Erwartungen darstellen.
- Auf Alternativen hinweisen.
- Vorteile visualisieren, Vorteile erkennen lassen (zeigen, zeichnen, demonstrieren).
- Einwandtechniken benutzen.
- Zeit einhalten und sich trotzdem auch Zeit für den Partner nehmen.

Bei Verhandlungen sollte auf keinen Fall die Gefühlssphäre des Partners verletzt werden. Die Motivierende Gesprächsführung ist ebenfalls eine gute Methode um empathisch auf sein Gegenüber einzugehen und Bedürfnisse wahrnehmen zu können (Hohmann 2024). Diese Methode wird viel in der klientenzentrierten Kommunikation genutzt und ist den Physio- und Ergotherapeuten durch ihre tägliche Arbeit mit den Patienten bereits vertraut. Zwei der oben genannten Punkte werden innerhalb eines Erstgespräches oder einer Verhandlung mit großer Sicherheit eine hohe Relevanz bekommen. Zum einen wird es auf prägnante Argumente zum richtigen Zeitpunkt ankommen und zum anderen werden auf diese mit großer Wahrscheinlichkeit Einwände folgen.

Einsatz von Argumenten

Ein Argument kann laut Leicher (2007) als Beweisgrund für eine Behauptung eingesetzt werden. Auch hier gilt „Weniger ist oft mehr" oder „So viel wie nötig, so wenig wie möglich". Ein passendes Argument im richtigen Moment ist deutlich wirksamer, als den Kunden mit Argumenten zu überladen. Jedem Argument sollte ein eigener Satz und eine kurze Wirkpause gewidmet werden. Zu viele Argumente direkt hintereinander verfehlen ihre Wirkung. Besser mit einem starken Argument starten, schwächere folgen lassen und ein weiteres starkes in Reserve haben.

Jedes Argument ist nur dann wirklich wirksam, wenn es sich auf ein Problem des Kunden bezieht. Der genannte Vorteil des Anbieters sollte das entsprechende Problem des Kunden lösen können und somit auf sein Interesse stoßen (Leicher 2007). Demnach kann es umso hilfreicher sein, sich vorab mit der Branche auseinanderzusetzen, um den Bedarf des potenziellen Kunden zumindest ungefähr abschätzen zu können. Eine gute Vorbereitung ist notwendig, denn wer nicht fundiert argumentieren kann, riskiert mit hoher Wahrscheinlichkeit seinen Verhandlungserfolg (Nagler 2022).

Praxisbeispiel

„Am Telefon berichteten Sie mir, dass Sie über den Einsatz neuer Büromöbel für Ihre Mitarbeiter nachdenken. Die genaue Analyse der Angestellten und ihrer Arbeitsplätze könnte dazu verhelfen, die Gegebenheiten optimal einzustellen. Der Bedarf an Neuanschaffungen, und die damit zusammenhängenden Kosten könnten sinken, und die anzuschaffenden Hilfsmittel sind bedarfsorientiert und individuell auf den entsprechenden Arbeitnehmer abgestimmt. Die teuersten Hilfsmittel sind die, die nicht genutzt werden oder anzupassen sind."

„Laut Statistischem Bundesamt gab es in Ihrer Branche Im Jahr XY insgesamt XXXX Arbeitsunfähigkeitstage aufgrund von Rückenbeschwerden. Laut Fehlzeitenreport XY lassen sich Rückenleiden durch betriebliche Gesundheitsförderung im Bereich XY um X % senken und jeder investierte Euro zahlt sich x-fach aus."

Einwandbehandlung

Einwände sind in Verhandlungen ganz normal und zeigen zumindest, dass sich der Gesprächspartner mit dem Thema auseinandersetzt. Es handelt sich um Beiträge, mit denen möglichst ruhig und souverän umgegangen werden sollte (Kupjetz 2021). Bevor der Physio- oder Ergotherapeut also anfängt, sich zu rechtfertigen, könnte er beispielsweise mit offenen Fragen auf den Einwand reagieren, um noch mehr Informationen von dem Kunden zu erhalten. Mit zunehmender Berufserfahrung kann der Therapeut die Einwände des Kunden auch bereits vorwegnehmen und mit positiven Referenzen widerlegen.

Praxisbeispiel

Viele Kunden haben Angst, dass sie das Projekt nicht bezahlen können, aber dadurch, dass es von den Krankenkassen anerkannt ist, übernehmen diese bis zu 75 % der Gesamtkosten.

- **Souveränes Auftreten in Online-Meetings**

Findet die Kontaktaufnahme online statt, gelten weitere Besonderheiten. Auf diesem Wege können örtliche Distanzen schnell überbrückt und weitere Akteure ggf. aus anderen Standorten hinzugezogen werden. Die digitale Welt erzeugt aber auch eine andere Art von Distanz, die wir mit rhetorischen Mitteln überbrücken müssen, zudem ist die Aufmerksamkeitsspanne kürzer als in Treffen vor Ort (Turner 2024). Eine intensive Auseinandersetzung mit der Umsetzung zielgerichteter und professioneller Online-Meetings erhöht auch die Flexibilität des Therapeuten. Dieser könnte dem Betrieb diese Option anbieten, um Absprachen zeitnah und ohne Mehraufwand durch Fahrtkosten zu treffen. Auch Teile des Coachings für die Arbeitnehmer könnten online stattfinden. Ebenso kann ein gutes Kalendermanagement als optionales Tool, durch die Einsparung von Zeit und Ressourcen, die Umsetzung von Konzepten optimieren.

Ergänzend zur Beachtung der zuvor genannten Prinzipien der Rhetorik, ist es sehr wichtig seine virtuelle Bühne gut vorzubereiten, um Stress zu vermeiden. Notwendig sind eine stabile und ausreichende Internetverbindung, intakte Technik wie Mikrofon und Kamera, die passende Beleuchtung und ein stimmiger Hintergrund (Turner 2024). Hintergründe können meist unsichtbar gemacht oder angepasst werden. Ein reduzierter schlichter Hintergrund lenkt nicht ab und wirkt souverän.

Im Bereich Online-Meeting gibt es viele Möglichkeiten die zur Verfügung stehende Zeit effizient zu nutzen. Eine gute Vorarbeit führt zur Konzentration auf das Wesentliche in Gesprächssituationen. Es geht also sowohl darum sich auf der persönlichen Ebene terminlich, inhaltlich und technisch auf das bevorstehende Meeting vorzubereiten, als auch darum die Teamebene und die Ebene der Gesamtorganisation im Blick zu haben und positiv zu nutzen. Alle Beteiligten sollten aktiv eingebunden werden (Turner 2024).

5.5 Berufshaftpflicht

Waren die Verhandlungen erfolgreich und es kommt zur Umsetzung von BGF, dann ist es wichtig, dass der Physio- oder Ergotherapeut entsprechend über seine Berufshaftpflicht abgesichert ist.

Eine Berufshaftpflichtversicherung schützt Personen vor Sachschäden, Personenschäden und Vermögensschäden, die Dritten während ihrer beruflichen Tätigkeit entstehen. Eine Berufshaftpflicht für Therapeuten sichert beispielsweise vorwiegend bei Personenschäden ab. Diese können etwa durch einen minimalen Behandlungsfehler entstehen und sich schnell auf höhere Beträge summieren.

Eine Berufshaftpflichtversicherung leistet nicht nur bei Forderungen geschädigter Personen, sondern prüft auch, ob die Schadensersatzansprüche Dritter überhaupt berechtigt sind. Stellt sich heraus, dass die Ansprüche unberechtigt sind, wehrt der Versicherer diese ab. Sollten durch einen Prozess Kosten entstehen, werden diese von der Berufshaftpflicht in der Regel erstattet.

Die arztähnlichen Tätigkeiten eines Physio- oder Ergotherapeuten sind üblicherweise über die normale Berufshaftpflichtversicherung abgesichert. Der Schutz im Einsatzbereich Prävention und Gesundheitsförderung sollte vorab abgeklärt werden. In der Regel reicht eine kurze Rücksprache mit dem Versicherungsträger und ein entsprechender Zweizeiler, damit der Versicherungsschutz um das präventive Arbeiten auf fremden Grundstücken erweitert wird.

Praxisbeispiel

Ein Teilnehmer stolpert während einer Übung und fällt. Nun hat er starke Schmerzen im linken Sprunggelenk und durch den Ruck auch im unteren Rücken. Am nächsten Tag geht er zum Arzt und es wird eine Bänderdehnung diagnostiziert, wegen der Rückenschmerzen muss er ins MRT. Nun schiebt er die Schuld auf den Therapeuten bzw. die Übung und die Begebenheiten. Der Physiotherapeut sollte unmittelbar seine Berufshaftpflichtversicherung informieren, diese wird den Unfallhergang prüfen und beurteilen, wer für die Kosten aufzukommen hat. Findet der Präventionskurs innerhalb der Arbeitszeit der Teilnehmer statt, kann es sich auch um einen Arbeitsunfall handeln und die Berufsgenossenschaft ist für die Kostenübernahme zuständig. Im Einzelfall muss entschieden werden, wer für den Schaden verantwortlich ist und die Kosten übernimmt, es sei denn, es wurde vorab vertraglich vereinbart, dass die Teilnehmer während des Kurses über den Betrieb versichert sind.

5.6 Schweigepflicht

Innerhalb von BGF-Projekten werden viele Themen besprochen; in bestimmten Bereichen reagieren die Teilnehmer möglicherweise etwas verhalten, weil sie Angst haben, dass ihre Äußerungen an die Führungsebene weitergegeben werden und sich negativ auswirken könnten. Selbst wenn die Zielgruppe gesund ist und der Physio- oder Ergotherapeut präventiv arbeitet, sollte er seine Schweigepflicht wahren. Die besprochenen Inhalte müssen vertraulich behandelt werden und dürfen nur nach Entbindung von der Schweigepflicht weitergegeben werden. Dadurch wird das Vertrauensverhältnis gestärkt und die physio- und oder ergotherapeutischen Maßnahmen können noch gezielter gewählt und eingesetzt werden.

▶ **Die in diesem Kapitel aufgeführten Beispiele für Angebote, Preiskalkulationen und Verträge sollen dem Leser als Hilfestellung und Orientierungshilfe dienen. Sie erheben keinen Anspruch auf Vollständigkeit. Die Verantwortung für Inhalt und Formulierung trägt der Nutzer.**

Literatur

Benz A, Lütz S, Schmink U, Simons G (Hrsg) (2007) Handbuch Governance. Verhandlungen, Theoretische Grundlagen und empirische Anwendungsfelder. Springer, Wiesbaden, S 2

Betz B (2014) Praxis-Management für Physiotherapeuten, Ergotherapeuten und Logopäden. Praxen wirtschaftlich erfolgreich führen. Springer, Berlin Heidelberg, S 197 ff

Bundesministerium der Justiz und für Verbraucherschutz. Umsatzsteuergesetz (UStG) in der Fassung von 1979. Letzte Änderungen von Dezember 2024a. § 4 Nr. 14. Steuerbefreiungen bei Lieferungen und sonstigen Leistungen. https://www.gesetze-im-internet.de/ustg_1980/__4.html. Zugegriffen am 25.08.2024

Bundesministerium der Justiz und für Verbraucherschutz. Umsatzsteuergesetz (UStG) in der Fassung von 1979. Letzte Änderungen von Dezember 2024b. § 19 Besteuerung der Kleinunternehmer. https://www.gesetze-im-internet.de/ustg_1980/__19.html. Zugegriffen am 10.02.2025

Fischer R (2002) Controlling und Management. Verfahren und Probleme der Preiskalkulation in Dienstleistungs-Unternehmen, Bd 46. Springer, Wiesbaden, S 87–93

Hermes A (2008) AHAerlebnis. Praxiswissen aus der Andreas Hermes Akademie. http://www.rhetorik.ch/Aktuell/08/07_26/index.html. Zugegriffen am 10.02.2025

Hohmann M (2024) Motivierend Gesprächsführung in der Praxis Sozialer Arbeit. Lambertus-Verlag, Freiburg

Hoppe T, Schild K, Volksdorf R (2005) Angebote & Angebotserstellung. Praxis der Projektleitung. http://www.ag-nbi.de/lehre/05/S_PL/Folien/2_Angebote.pdf. Zugegriffen am 10.02.2025

Kirchner A (2019) Rhetorik. Ein Handbuch für alle, die etwas zu sagen haben. Fachmedien Otto Schmidt KG, Köln

Kirchner B, Kirchner S, Kirchner A (2006) Rhetorik für Manager. Rede als Ausdruck der Persönlichkeit, 2. Aufl. Gabler, Wiesbaden, S 2

Kmenta R (2021) Angebote schreiben, die verkaufen. 44 psychologische Strategien für die erfolgreiche Angebotserstellung. Via tolino media, München.

Knill M (1991) Natürlich, zuhörerorientiert, auslagenzentriert reden. Angewandte Rhetorik für alle, die kommunizieren müssen. Ein Lehr-, Lern- und Lesebuch. Verlag des Schweizerischen Vereins für Handarbeit und Schulreform. Höstein

Knill M (2011) Verhandeln heißt überzeugen. http://www.rhetorik.ch/Aktuell/11/04_10/index.html. Zugegriffen am 10.02.2025

Kupjetz, Jörg (2021) Verträge verhandeln. Tipps und Wissen für den erfolgreichen Vertragsabschluss. REDLINE Verlag, München

Küpper H-U (1993) Handwörterbuch des Rechnungswesens, 3. Aufl. Schäffer-Poeschel, Stuttgart, S 1227 ff

Leicher R (2007) Verkaufen, 5. Aufl. Haufe-Lexware, Freiburg, S 49

Miller B (2012) Erfolgreich verhandeln: 5 Strategien führen zum Erfolg. Gut verhandeln kann jeder – mit den richtigen Strategien. http://www.business-netz.com/Kommunikation/Erfolgreich-verhandeln-Strategien-zum-Erfolg. Zugegriffen am 10.02.2025

Nagler G (2022) Verhandlungswissenschaft. Grundlagen – Strategie – Taktik. Kohlhammer Verlag

Piekenbrock D (o.J.) Gabler Wirtschaftslexikon. Das Wissen der Experten. http://wirtschaftslexikon.gabler.de/

Definition/opportunitaetskosten.html?extGraph KwId=6755. Zugegriffen am 10.02.2025

Schuster L (2016) Angebotserstellung. Vertrieb in kleinen und mittleren Unternehmen (KMU). https://lambert-schuster.de/vertrieb/vertrieb-wie-erstelle-ich-ein-angebot/. Zugegriffen am 10.02.2025

Turner J (2024) Online-Meetings mit Fokus und Mehrwert. Schluss mit Kalender-Tetris – wie virtuelle Besprechungen effizienter werden. Springer, Wiesbaden

Weh F (2020) Verhandlungsflow. Wie Sie anspruchsvolle Verhandlungen mit Leichtigkeit zum Ziel führen. Campus

Kap. 6 befasst sich mit den verschiedenen Bestandteilen eines effektiven Marketings. Aufgrund der vielen Facetten und Möglichkeiten können nicht alle Medien und Gestaltungsprinzipien gleichermaßen besprochen werden. Der Leser soll für das Thema sensibilisiert werden, um gewinnbringend zu arbeiten. Eine Marketingstrategie ist erfolgreicher, wenn sie aktuell, ehrlich und authentisch ist. Das Kernprodukt sollte leicht zu erfassen sein, um die Aufmerksamkeit der Zielgruppe zu wecken. In diesem Kapitel wird ein Überblick gegeben über die Bestandteile eines Marketing-Mixes, das Heilmittelwerbegesetz und Gesetz gegen unlauteren Wettbewerb, Akquisegespräche, innerbetriebliches Marketing und Aufbau und Umsetzung von Präsentationen mit der Wahl der passenden Medien.

Der Bereich des Marketings ist für Physio- und Ergotherapeuten durch das Heilmittelwerbegesetz klar begrenzt. Die klassische Arbeit eines Therapeuten findet in der Regel im Behandlungsraum statt. Als Behandlungsgrundlage bringen die Patienten eine Heilmittelverordnung mit, die ihnen zuvor von ihrem behandelnden Arzt ausgestellt wurde. Nach Abschluss der letzten Behandlung wird die Verordnung über die Krankenkassen abgerechnet. Der Preis der Krankenkassen orientiert sich u. a. an den von den Berufsverbänden ausgehandelten und von den Krankenkassen festgelegten Satz. Somit gibt es in der klassischen Physio- oder Ergotherapie wenig Spielraum für die Therapeuten, um zum Beispiel auf Sonderangebote aufmerksam zu machen. Hervorgehoben werden können aber die Einrichtung an sich, das Team, die Philosophie, vertretene Fachbereiche und Zusatzleistungen außerhalb des Heilmittelkataloges im Bereich Prävention und Wellness. Der Bereich BGF bietet daher viele Chancen. Die gesundheitsfördernden Maßnahmen können frei kalkuliert und beworben werden, natürlich unter Berücksichtigung des unlauteren Wettbewerbs.

6.1 Marketing in der betrieblichen Gesundheitsförderung

Marketing ist kein Bestandteil der Ausbildungs- und Prüfungsordnung für Physiotherapeuten und bedeutet für viele Neuland. Insgesamt scheint es für Akteure in den sozialen Berufen eine besondere Herausforderung zu sein, die eigenen Leistungen gewinnbringend zu verkaufen. Häufig werden Maßnahmen wie Kinesiotape oder heiße Rolle verschenkt oder zu günstig abgerechnet. Vielleicht ist teilweise auch gar nicht bekannt, was die eigene Leistung genau wert ist.

Klein (2024) erklärt, dass sich die Besonderheit des Dienstleistungsmarketings und somit der Marketingaktivitäten aus der Immaterialität der

M. Mohokum, J. Wolf, *Betriebliche Gesundheitsförderung in der Physiotherapie und Ergotherapie*, https://doi.org/10.1007/978-3-662-71249-8_6

Dienstleistung ergibt. Das erzeugt Unsicherheit, die noch dadurch erhöht wird, dass Prüf- und Bewertungsmöglichkeiten, wie sie bei Konsumgütern bestehen, fehlen und damit die Vergleichbarkeit mit Angeboten anderer Akteure in der BGF kaum gegeben ist. Marketing für die BGF hat daher die vorrangige Aufgabe, äußerlich wahrnehmbare, fühlbare und beurteilbare Merkmale der Leistung herauszustellen, um die Unsicherheit der Kunden zu reduzieren.

Beurteilbare Merkmale der betrieblichen Gesundheitsförderung
- Referenzen des Anbieters
- Qualifizierung der Therapeuten
- Kooperationspartner
- Praxisbeispiele
- Überzeugungen

Wenn es auf den ersten Blick auch kompliziert erscheint, so lässt sich der Wert einer Dienstleistung dennoch berechnen (Kap. 5). Das Ergebnis muss zu der Einrichtung passen und vom Therapeuten vertretbar sein. Für die Entwicklung einer effektiven Marketingstrategie können unterschiedliche Werkzeuge hilfreich sein. Insgesamt ist es ratsam, sich darüber Gedanken zu machen, welchen Stellenwert bestimmte Leistungen im eigenen Unternehmen einnehmen sollen. Wird die BGF neu in das Angebot aufgenommen, ist es gut zu wissen, wie viel Aufmerksamkeit diesem Bereich zukünftig geschenkt werden soll und welcher Bereich die größte Einnahmequelle darstellt.

Je nachdem, wie gut ein Markt bereits gesättigt ist, stellt sich die Frage, wie sich eine physio- oder ergotherapeutische Praxis besonders hervorheben kann. Trotz vieler Praxen existieren verschiedene Schwerpunkte, die sich demnach an unterschiedliche Zielgruppen richten. Dazu zählen beispielsweise neurologische, pädiatrische, gynäkologische und orthopädische Schwerpunkte, aber eben auch Praxen, die die Prävention und betriebliche Gesundheitsförderung zu ihrem Aushängeschild gemacht haben.

Der Ausgangspunkt einer Marketingkonzeption ist der Unternehmenszweck (Klein 2024; Krug und Münsterjohann 1998). Jedes

Unternehmen bringt etwas mit, das es einzigartig macht und von den anderen abhebt. Das persönliche Alleinstellungsmerkmal zu kennen ist eine sehr wichtige Grundlage für eine erfolgreiche Marketingstrategie. Dadurch wird erkennbar, was das Unternehmen so besonders macht und warum diese Leistung gekauft werden sollte. Dieser von der Praxis gebotene Vorteil gegenüber den Käufern wird auch als „unique selling proposition" (USP) oder auch, spezifischer auf den therapeutischen Sektor bezogen, „unique therapeutical proposition" (UTP) bezeichnet (Betz 2014).

Beispiele für Alleinstellungsmerkmale
- Angebot der betrieblichen Gesundheitsförderung direkt am Arbeitsplatz
- Gesundheitscheck
- Hausbesuche
- Bewegungsbad
- Parkplätze vor dem Haus
- Anbindung an öffentliche Verkehrsmittel
- Gruppenangebote
- Wellness
- Vorträge/Seminare, Onlineangebote, Hybridkurse
- Interdisziplinäres Team
- Gerätetraining
- Arbeitnehmerfreundliche Terminvereinbarungen

Das entsprechende Alleinstellungsmerkmal kann gut beworben werden. Laut Krug und Münsterjohann (1998) ist es ebenso wichtig, die Unternehmenspersönlichkeit hervorzuheben. Die sogenannte Corporate Identity steht für die Tradition einer Organisation, Einstellungen von Führungskräften und Mitarbeitern sowie die bisherige Unternehmenspolitik und produziert nach außen ein spezielles Image. Sie realisiert damit ein einheitliches und unverwechselbares Unternehmensbild und drückt sich im Verhalten, der Kommunikation und dem Erscheinungsbild aus, z. B. Soziale Medien, Briefpapier, Visitenkarte, Broschüren. Dies gilt nicht nur nach außen gegenüber der Umwelt, sondern auch nach innen bezogen auf die Mitarbeiter. Ein Mitarbeiter kann sich dadurch stärker mit dem Unternehmen identifizieren (Krug und Münsterjohann 1998).

Praxisbeispiel
- Wir richten unser Handeln nach den Bedürfnissen unserer Kunden aus.
- Die Prävention und betriebliche Gesundheitsförderung sind das Herzstück unserer Praxis.
- Wir bieten unseren Kunden eine breite Auswahl an praxisnahen Übungen direkt am Arbeitsplatz und darüber hinaus.
- Wir streben an, den Gesundheitszustand zu verbessern und ein Auftreten von Beschwerden zu vermeiden.
- Unser Denken und Handeln ist auf die Gesundheit und positiv ausgerichtet, nicht auf Krankheiten und Risiken.
- Überall dort, wo wir in die Betriebe kommen, arbeiten wir interaktiv, verstehen uns als Berater und bieten Hilfestellungen an, die Arbeitnehmer selbst sind und bleiben die Experten ihrer Tätigkeitsfelder.

6.2 Begriffsdefinitionen

Mit Festlegung des Wertes der anzubietenden Leistung und des Alleinstellungsmerkmales der Praxis sind zwei sehr wichtige Basisinformationen für eine Marketingkonzeption gegeben. Weiterführend gilt es zu schauen, aus welchen Bestandteilen sich ein Marketingkonzept zusammensetzt und über welche Wege die Leistung beworben werden kann. Manche Bezeichnungen greifen ineinander über. Übergeordnet werden diese zum Begriff „Marketing" zusammengefasst.

6.2.1 Definition Marketing

Praxisbezogen bedeutet Marketing „die Ausrichtung aller unternehmerischen Aktivitäten auf die Bedürfnisse der Kunden" (Krug und Münsterjohann 1998). Sogenannte Marketinginstrumente verhelfen dazu, das Ziel des Markterfolges zu erreichen (Schellmann et al. 2013). Sie lassen sich in drei Kategorien einteilen:

- Produktpolitik: Darunter werden alle Maßnahmen verstanden, die zu einem hervorragenden Produkt zu einem angemessenen Preis führen. Dazu zählen u. a. die Produkt- und Verpackungsgestaltung (z. B. umweltfreundlich, nachhaltig) sowie der Markenname.
- Präsenzpolitik: Alle Maßnahmen, die das Produkt zum Kunden bringen. Jedes Produkt braucht geeignete Absatzwege, um beim Kunden präsent zu sein. In der BGF ist der Weg häufig kurz, und das Produkt wird direkt vom Anbieter oder dessen Angestellten in den Betrieb gebracht. Es kann aber auch sein, dass der Weg vom Therapeuten über die Krankenkassen in den Betrieb führt (Kap. 2).
- Profilpolitik: Schließlich muss das Produkt in den Köpfen der Kunden als eine wertvolle Marke präsent sein. Alle Maßnahmen, die das Produkt „profilieren" sollen, können auch als Kommunikationspolitik bezeichnet werden. Die wichtigsten Instrumente sind Werbung, Verkaufsförderung, Öffentlichkeitsarbeit und persönliche Kommunikation.

Das Produkt, die Präsenz und das Profil werden auch als Bestandteile eines Marketingkonzeptes bezeichnet.

6.2.2 Definition Werbung

Werbung ist ein Bestandteil des Marketing-Mixes und ist die Beeinflussung von verhaltensrelevanten Einstellungen mittels spezifischer Kommunikationsmittel, die über Kommunikationsmedien verbreitet werden. Werbung zählt zu den Instrumenten der Kommunikationspolitik. Durch die kostenintensive Belegung von Werbeträgermedien ist es das auffälligste und bedeutendste Instrument der Marketingkommunikation (Schulz 2018; Dudenredaktion 2014). Durch die sozialen Medien, können Produkte und Dienstleistungen jedoch häufig auch kostengünstig bis kostenlos beworben werden.

6.2.3 Definition Public Relations

Ähnlich der Werbung verbirgt sich auch hinter dieser Bezeichnung ein Instrument, das dazu dient, ein Produkt zu vermarkten. Der Begriff Public Relations (PR) wurde bereits 1882 das erste Mal verwendet (Fröhlich et al. 2015). In Deutschland wurde der Begriff 1917 als Öffentlichkeitsarbeit (ÖA) bekannt. Beide Begriffe werden häufig synonym verwendet, haben aber in der Literatur teils unterschiedliche Bedeutungen (Betz 2015). Diese spielen allerdings für die Konzeptentwicklung in einer physio- oder ergotherapeutischen Praxis keine ausschlaggebende Rolle.

Mittlerweile existiert eine ziemliche Vielfalt und teils auch Verwirrung an Definitionen der PR (Fröhlich et al. 2015). Betz (2014) fasst den Begriff für den Bereich Physiotherapie kurz und verständlich zusammen. Es handelt sich um die Beziehungspflege zur Öffentlichkeit, z. B. regionale Veranstaltungen der GKV, Sponsoren, die örtliche Kindertagesstätte oder örtliche Tageszeitungen. Im Unterschied zur klassischen Werbung ist die Öffentlichkeitsarbeit häufig kostenlos (Swoboda 2022). Dazu könnte auch ein Tag der offenen Tür beispielsweise in Zusammen-

arbeit mit einer Krankenkasse entstehen oder weitere Informationsveranstaltungen. Zur PR zählt u. a. auch die Corporate Identity.

6.2.4 Definition Medien

Der Medienbegriff wird im Alltagsgebrauch vorrangig als Sammelbegriff für die technischen Mittel oder Instrumente verwendet, die der Verbreitung von Aussagen dienen (Fuchs 2023; Schellmann et al. 2013).

Kommunikationsmedien können sehr vielseitig sein. Bevor ein entsprechendes Medium ausgewählt wird, sollte der Kommunikationsprozess klar durchdacht sein. Harold S. Lasswell, ein amerikanischer Politikwissenschaftler, formulierte 1948 seine berühmte Formel, die heute noch einen hohen Stellenwert besitzt (Abb. 6.1). Diese Formel soll eine Denkhilfe im Rahmen des Kommunikationsprozesses darstellen (Schellmann et al. 2013).

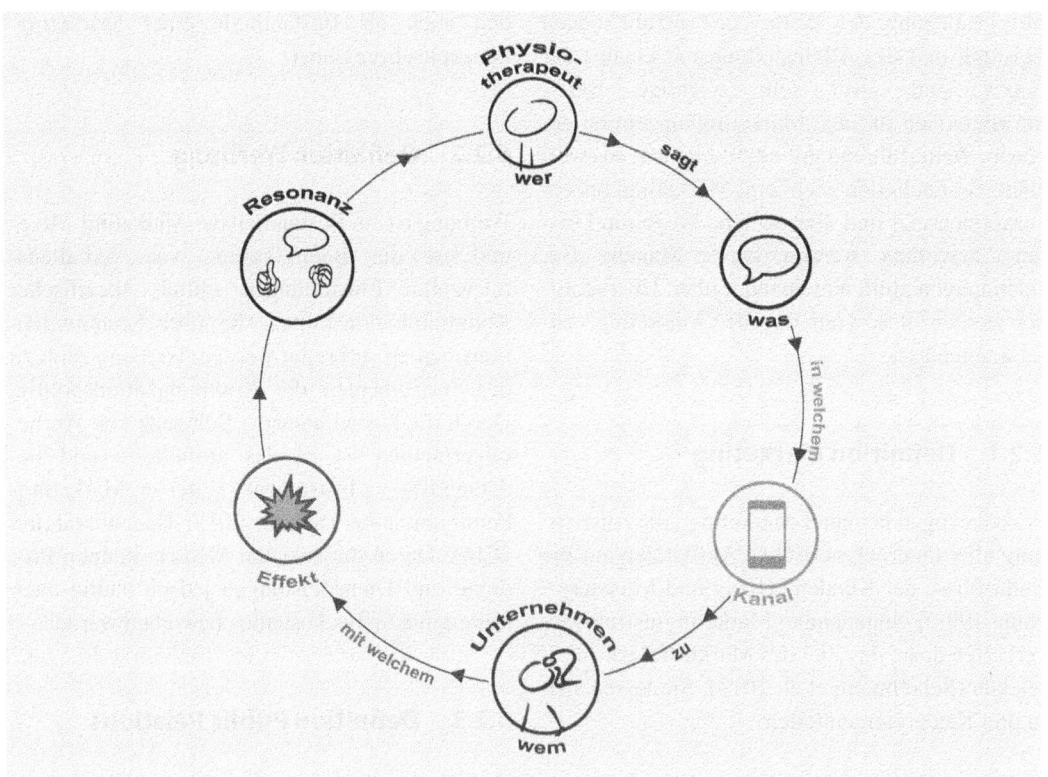

Abb. 6.1 Kommunikationsprozess zwischen Physiotherapeut und Unternehmen nach der Lasswell-Formel. (Richter mod. nach Kientzler 2017)

Übertragen auf die Physio- oder Ergotherapie könnte das Modell nach Lasswell wie folgt aussehen:

Der Therapeut (Wer) macht die Anamnese (Was), erläutert die Ergebnisse dem Patienten (Wem) mithilfe eines Befundes (Kanal), formuliert Behandlungsziele und beginnt mit der Therapie (Effekt).

In der BGF macht der Therapeut (Wer) z. B. die Bedarfsanalyse (Was), wertet die Beobachtung, erstellt einen Bericht (Kanal), präsentiert diesen dem Auftraggeber (Wem) und schlägt Präventionsmaßnahmen vor (Effekt).

Doch bevor der Therapeut überhaupt den Bedarf ermitteln kann, muss er an die Zielgruppe gelangen. Die Lasswell-Formel kann ebenso zur Akquise eingesetzt werden. Hierzu werden entsprechende Medien genutzt.

Beispiele für Kommunikationsmedien:

- Soziale Medien
- Flyer
- Visitenkarten
- Magnetschilder
- Rundbriefe
- Kleidungsstücke
- Homepages
- Schaukästen

Für eine zielgerichtete Kommunikation mit den oben genannten Medien ist eine genaue Planung wichtig. Festgelegt werden sollte eine exakte Beschreibung der Zielgruppe, eine detaillierte Formulierung der zu übermittelnden Botschaft und die Bestimmung des zu erreichenden Effekts.

Beispiel
- Eine physio- oder ergotherapeutische Praxis möchte sich mit der betrieblichen Gesundheitsförderung ein neues Standbein aufbauen (Wer).
- Die Zielgruppen sollen vor allem KMU sein (Wem).
- Vermittelt werden soll, dass trotz der häufig geringen finanziellen Mittel die Implementierung des physio- oder ergotherapeutischen

Konzepts zur Gesunderhaltung des Personals möglich und sehr wichtig ist (Was).
- Diese Aussage soll mithilfe eines Flyers übermittelt werden (Kanal).
- Dieses Medium soll ein Gefühl von Vitalität, Gesundheit und Freude an Aktivitäten hervorrufen (Effekt).

6.2.5 Definition Marketing-Mix

Der Marketing-Mix setzt sich aus den englischen Begriffen Product, Place, Price und Promotion zusammen, die zusammen die „4 Ps" ergeben. In der klassischen physio- oder ergotherapeutischen Praxis liegt die Gewichtung besonders auf dem „Product" und der „Promotion", da der Ort der Leistungserbringung meist die Praxis ist und der Preis der Leistung durch die Kassen festgelegt wird und durch die Therapeuten nicht beeinflussbar ist (Betz 2014; Westendorf et al. 2013).

In der BGF jedoch geht es um Selbstzahlerangebote, die dadurch besonders werden, dass sie in den Betrieben stattfinden. Der Preis der Leistung wird von den Akteuren in der Regel selbst festgelegt. Daher spielen in diesem Fall „Place" und „Price" eine ebenso wichtige Rolle.

Jedoch erfordert die Immaterialität der Leistung von Dienstleistern besondere Beachtung beim Marketing. Ein materielles Produkt wird aufgrund seiner Eigenschaften ganz anders vermarktet als eine Dienstleistung. Daher kann es hilfreich sein, die Instrumente aus den „4 Ps" des Marketings um weitere drei zu ergänzen: People, Process und Physical Facilities. Hierzu zählen demnach die Personen, die die Dienstleistung erbringen, denn nur durch eine zuverlässige Umsetzung und einen positiven Kundenkontakt kann ein hohes Maß an Kundenzufriedenheit erreicht und eine effektive Mund-zu-Mund-Propaganda aktiviert werden. Die Prozesse umfassen dabei die Prozeduren, Mechanismen und Ablaufpläne, die zur Erbringung der Dienstleistung erforderlich sind. Das siebte „P" bezieht sich auf Physical Facilities, die Ausstattungspolitik und sollte das positive Image komplett machen. Die Ausstattung des Therapeuten und die Wirkung der Umgebung sollten förderlich sein für die Dienstleistungserbringung.

Somit ergeben sich die „7 Ps" des Dienstleistungsmarketings:

- Product (Produktpolitik)
- Price (Preispolitik, auch Kontrahierungspolitik)
- Place (Distributionspolitik)
- Promotion (Kommunikationspolitik)
- People (Personalpolitik)
- Process (Prozesspolitik)
- Physical Facilities (Austattungspolitik)

Werden diese Instrumente in Kombination miteinander angewandt, so spricht man vom erweiterten Marketingmix (Kilian 2007).

Beispiel
Produkt: Betriebliche Gesundheitsförderung
   Place: Betrieb
   Price: Beispielsweise X Euro die Minute zzgl. Vor- und Nachbereitung, An- und Abfahrt und Materialkosten (fixe und variable Kosten)
   Promotion: Soziale Medien wie Instagram, Facebook, Twitter, Youtube, Werbeflyer, Public Relations wie Gesundheitstage mit den Krankenkassen, Informationsveranstaltungen in den Betrieben
   People: Physiotherapeuten, Ergotherapeuten
   Process: Analyse der Tätigkeitsbereiche, Ergonomieberatung, Umsetzung der praktischen Einzel- und Gruppenstunden, Onlinecoaching
   Physical Facilities: Authentische Situation durch die Umsetzung der Einheiten direkt am Arbeitsplatz, ggf. ergonomische Hilfsmittel
   Nicht alle Tätigkeiten eines Physio- oder Ergotherapeuten in seiner Praxis oder in anderen Settings können so einfach beworben werden. Handelt der Therapeut als Heilmittelerbringer, ist er an das Heilmittelwerbegesetz gebunden. Das eigene Marketing wird dadurch deutlich eingeschränkt. Im Bereich Prävention und Wellness hingegen greift das Gesetz nicht, da sich die Anwendungen an eine gesunde Zielgruppe richten. Dennoch gilt es, die gesetzlichen Vorgaben gegen den unlauteren Wettbewerb zu beachten.

6.3 Heilmittelwerbegesetz (HWG)

Das Heilmittelwerbegesetz ist für die BGF nicht relevant, allerdings kann es sein, dass Physio- oder Ergotherapiepraxen zum Beispiel einen Flyer erstellen, in dem sowohl Präventionsangebote als auch Kassenleistungen angeboten werden. Daher gibt es einiges zu beachten. Das Gesetz macht den Heilmittelerbringern das Bewerben ihrer Leistungen seit 1965 schwer. Entsprungen ist das Gesetz aus dem Gedanken, dass Personen durch die Werbung nicht falsch beeinflusst oder in die Irre geführt werden sollen. So könnten beispielsweise Darstellungen von Behandlungstechniken in Bezug auf bestimmte Krankheiten den Eindruck entstehen lassen, diese seien die einzig wahren Behandlungsmethoden für diesen Krankheitsfall. Das Gesetz soll für mehr Klarheit und weniger Manipulationen sorgen. Das Heilmittelwerbegesetz wurde für die Leistungserbringer bereits 2012 etwas aufgelockert, aktuellere Änderungen bis Dezember 2023 betreffen den Bereich der Physio- und Ergotherapie nicht. Der Bereich der Telemedizin wird im HWG nur in Bezug auf den ärztlichen Kontakt genannt. Auch in der Physio- und Ergotherapie dürfen mittlerweile telemedizinische Leistungen für Versicherte angeboten und abgerechnet werden. In diesem Zuge ist es ratsam, sich außerdem mit dem Digitale-Dienste-Gesetz (DDG) (Bundesministerium der Justiz 2024) auseinanderzusetzen (Heilmittelwerbegesetz – HWG). (Bundesministerium der Justiz und für Verbraucherschutz 2015).

Tab. 6.1 fasst die Änderungen des Heilmittelwerbegesetzes durch die Novellierung von Oktober 2012 zusammen.

Tab. 6.1 Änderungen im HWG 10/2012 HWG Novelle. (Aus Betz 2014)

Verbote nach § 11 HWG (Alt)	Änderungen durch HWG-Novelle ab 10/2012
Abbildung von Praxisinhabern, Mitarbeitern oder des gesamten Praxisteams in Berufskleidung Abbildung von Therapeuten beim Abbilden ihrer Berufstätigkeit	Beide Verbote ersatzlos gestrichen. Die Abbildung von Heilmittelerbringern in Berufskleidung ist zukünftig erlaubt.
Werbung mit Gutachten und Fachveröffentlichungen	Vorschrift ersatzlos gestrichen. Werbung mit Gutachten und Fachveröffentlichungen ist nun erlaubt, solange der Verbraucher/der Patient nicht durch die persönliche Meinung einer Person, die durch Fachkunde oder aufgrund ihrer Bekanntheit beim Verbraucher/Patient besonderes Vertrauen erweckt, beeinflusst wird.
Werbung mit der Wiedergabe von Krankengeschichten	Verbot gelockert. Es darf nur dann nicht mit der Wiedergabe von Krankengeschichten geworben werden, wenn dies in missbräuchlicher, abstoßender oder irreführender Weise erfolgt oder eine ausführliche Beschreibung oder Darstellung zu einer falschen Selbstdiagnose verleiten kann.
Werbung mit fach- oder fremdsprachlichen Bezeichnungen	Vorschrift ersatzlos gestrichen. Aber: Eine Arzneimittel-/ Heilmittelwerbung ist (weiterhin) dann unzulässig, wenn mit der Verwendung fremd- oder fachsprachlicher Begriffe eine Irreführung verbunden ist.
Werbung mit der Abbildung von Veränderungen des menschlichen Körpers durch Krankheiten, Leiden und Schäden Werbung durch bildliche Darstellung der Wirkung eines Verfahrens oder irreführende Aussagen über die Wirksamkeit eines Heilmittels	Beide Verbote gelockert. Es darf nur dann nicht mit einer bildlichen Darstellung von Veränderungen des menschlichen Körpers geworben werden, wenn sie in missbräuchlicher, abstoßender oder irreführender Weise Veränderungen des menschlichen Körpers aufgrund von Krankheiten oder Schädigungen oder die Wirkung eines Arznei-/ Heilmittels im menschlichen Körper oder in Körperteilen verwendet.
Werbung, die Angstgefühle hervorruft	Verbot besteht weiterhin, wurde aber präzisiert. Es darf nicht geworben werden mit Aussagen, die nahelegen, dass die Gesundheit durch die Nichtverwendung des Arznei-/Heilmittels beeinträchtigt oder durch die Verwendung verbessert werden könnte.
Werbung mit Dank- und Anerkennungsschreiben	Verbot gelockert. Es darf nicht mit Dank- und Anerkennungsschreiben geworben werden, wenn dies in missbräuchlicher, abstoßender oder irreführender Weise erfolgt.
Werbung mit Preisausschreiben, Verlosungen oder anderen Verfahren, deren Ergebnis vom Zufall abhängig ist	Verbot gelockert. Verboten ist die Werbung mit Preisausschreiben und Verlosungen etc., sofern diese Maßnahmen oder Verfahren einer unzweckmäßigen oder übermäßigen Verwendung von Arznei-/Heilmitteln Vorschub leisten.
Werbung mit der kostenlosen Abgabe des Heilmittels	Verbot besteht weiterhin. Es darf nicht geworben werden durch die Abgabe von Arznei-/Heilmitteln, deren Muster oder Proben oder durch Gutscheine dafür.

6.4 Gesetz gegen den unlauteren Wettbewerb (UWG) § 4 Mitbewerberschutz

Verstößt das Verhalten von Unternehmen im wirtschaftlichen Wettbewerb gegen ein gutes und angemessenes Benehmen, entsteht eine bestimmte Form des Rechtsbruchs, welche als unlauterer Wettbewerb bezeichnet wird, also ein Verhalten, das jemandem mit rechtlich unzulässigen Mitteln einen Vorsprung vor den Konkurrenten verschaffen soll (Bundeszentrale für politische Bildung 2013).

„Unlauter handelt, wer

1. die Kennzeichen, Waren, Dienstleistungen, Tätigkeiten oder persönlichen oder geschäftlichen Verhältnisse eines Mitbewerbers herabsetzt oder verunglimpft;

2. über die Waren, Dienstleistungen oder das Unternehmen eines Mitbewerbers oder über den Unternehmer oder ein Mitglied der Unternehmensleitung Tatsachen behauptet oder verbreitet, die geeignet sind, den Betrieb des Unternehmens oder den Kredit des Unternehmers zu schädigen, sofern die Tatsachen nicht erweislich wahr sind; handelt es sich um vertrauliche Mitteilungen und hat der Mitteilende oder der Empfänger der Mitteilung an ihr ein berechtigtes Interesse, so ist die Handlung nur dann unlauter, wenn die Tatsachen der Wahrheit zuwider behauptet oder verbreitet wurden;

3. Waren oder Dienstleistungen anbietet, die eine Nachahmung der Waren oder Dienstleistungen eines Mitbewerbers sind, wenn er

   a. eine vermeidbare Täuschung der Abnehmer über die betriebliche Herkunft herbeiführt,
   b. die Wertschätzung der nachgeahmten Ware oder Dienstleistung unangemessen ausnutzt oder beeinträchtigt oder
   c. die für die Nachahmung erforderlichen Kenntnisse oder Unterlagen unredlich erlangt hat;

4. Mitbewerber gezielt behindert." (Bundesministerium der Justiz und für Verbraucherschutz 2022)

Praxisbeispiel

Ein Physiotherapeut bietet bei einem Friseur in der Nähe gesundheitsfördernde Maßnahmen an. Er möchte sich gerne auf diese Branche spezialisieren, weiß aber, dass in einem anderen Friseursalon bereits ein Sportwissenschaftler Sporteinheiten zum Ausgleich der Arbeitsbelastung anbietet. Der Physiotherapeut erzählt den Teilnehmern in seinem Projekt nun, dass Sportwissenschaftler gar nicht in der Lage seien, ganzheitliche BGF-Kurse anzubieten, die auch nachhaltig sind. Mit dieser Aussage stellt der Physiotherapeut pauschal alle Sportwissenschaftler als unfähig für den Bereich BGF dar. Er setzt ihre Leistungen herab, um selbst besser dazustehen. Diese unfaire Handlungsweise ist ein Beispiel für unlauteren Wettbewerb.

6.5   Leitfaden Akquisegespräch

Egal, ob die Akquise des Physio- oder Ergotherapeuten durch einen persönlichen Besuch oder ein Telefonat erfolgt, eine sorgfältige Vorbe-

reitung ist ausschlaggebend für einen Verkaufserfolg. Durch eine gut ausgearbeitete Strategie kann viel Zeit gespart werden, denn ein gut durchdachter Besuch ist bis zu 30 % kürzer als ein nicht vorbereiteter (Leicher 2007). Kaum jemand kann sich heutzutage noch nichtssagende und unergiebige Gespräche leisten. Dafür ist die Zeit beider Gesprächspartner zu wertvoll. Zusammenfassend geht es bei der Erstellung eines Akquiseleitfadens darum, Klarheit über Chancen und Möglichkeiten zu gewinnen, Ziele abzustecken und sich Strategien für das Gespräch zu überlegen.

6.5.1   Telefonakquise

In diesem Kapitel wird der Telefonakquise mehr Raum gegeben als dem Direktkontakt, da einzelne Strategien übertragen werden können und Telefonate in der Regel häufiger vorkommen.

Vorgehensweise von der Vorbereitung bis zur Umsetzung (Leicher 2007):

1. Festlegen, wer die zu verkaufende Leistung braucht. Der Bedarf der Zielgruppe sollte vorab bereits bekannt sein. Nur so kann der Therapeut direkt beim Akquisegespräch überzeugen, indem er individuell auf die Belange des Unternehmens eingeht, ohne erst viel Zeit während des Telefonats zu verbrauchen. Er suggeriert damit eine gute Vorbereitung, Erfahrung und ein kompetentes Fachwissen. Auf diesem Wege wird auch eine individuelle Einstellung auf jeden potenziellen Kunden gewährleistet. Pauschale Anfragen werden in der Regel schnell erkannt und zeitnah abgeblockt.

2. Einen Telefonleitfaden erstellen. Es geht nicht darum, die Inhalte wörtlich abzulesen, doch die Formulierungen sind der physische Ausdruck dafür, wirklich zu wissen, was der Anbieter dem Kunden sagen sollte. Wichtige Informationen gehen nicht verloren, und der Therapeut hat einen roten Faden als Orientierungshilfe. Chancen und Möglichkeiten sollten analog zu den Bedürfnissen und Wünschen des Kunden, seinen Proble-

men und möglichen Kaufmotiven analysiert werden. Darauf aufbauend können Ziele des Telefonats leichter visualisiert werden. Abb. 6.2 zeigt einen exemplarischen Telefonleitfaden.

3. In Erfahrung bringen, wer der richtige Ansprechpartner ist. Wenn noch keine direkte Durchwahl der Entscheidungsebene bekannt ist, kann es hilfreich sein, sich an den Empfang zu wenden und in Erfahrung zu bringen,

Ziel	Strategie	Notiz	Kontrolle (gut/schlecht)
Sympathie erzeugen	Wie eröffne ich das Gespräch? Humor zeigen Verständnis entgegenbringen	_____ _____ _____ _____	_____ _____ _____ _____
Interesse wecken	Welche Argumente sind wichtig? Alleinstellungsmerkmal (USP) hervorheben	_____ _____ _____ _____	_____ _____ _____ _____
Vertrauen schaffen	Wie beantworte ich mögliche Einwände? Authentisch bleiben	_____ _____ _____ _____	_____ _____ _____ _____
Inhalte des Projektes vorstellen	Was muss ich darstellen? Ganzheitlichen Ansatz erläutern Praxisnähe darstellen	_____ _____ _____ _____	_____ _____ _____ _____
Persönliches Treffen vereinbaren	Zum Kauf animieren Zeit geben und keinen Druck aufbauen	_____ _____ _____ _____	_____ _____ _____ _____
Zusammenfassung der Gesprächsinhalte	Was soll besonders in Erinnerung bleiben?	_____ _____ _____ _____	_____ _____ _____ _____

Abb. 6.2 Telefonleitfaden

wer der zuständige Ansprechpartner ist. Hierbei ist es wichtiger, den Namen zu erfahren, als direkt den Wunsch zu äußern, durchgestellt zu werden. Wird dem Therapeuten das nämlich verwehrt, konnte er keinerlei hilfreiche Informationen gewinnen.

4. Die Akquise fällt günstiger aus, wenn sich der Anbieter auf etwas beziehen kann. Daher könnte es z. B. sinnvoll sein, vorab ein Anschreiben zu senden. Der Einstieg könnte dann lauten: „Frau XY hat ein Angebot von uns erhalten, zu dem noch einige Fragen offen sind. Könnten Sie mich bitte durchstellen?" Die Chance, durchgestellt zu werden, steigt dadurch stark (Leicher 2007). Ist der Name bekannt, könnte auch der Vornamen mit genannt werden: „Ich möchte gerne mit Frau Mathilda Schön sprechen." Das vermittelt den Eindruck, dass sich der Therapeut und die Führungskraft bereits kennen.

5. Druck und Fettnäpfchen vermeiden; viele reagieren auf ungefragte Ratschläge mit Widerstand. Daher sind Fingerspitzengefühl und Empathie gefragt.

6. Humor zeigen; denn was der Händedruck im Termin ist, ist der Gesprächseinstieg beim Anruf. Zudem ist es ratsam, durch bestimmte Formulierungen den „Wind aus den Segeln" zu nehmen und Verständnis entgegenzubringen. Beispiele: „Ich höre Sie sind gerade unterwegs, soll ich es zu einem späteren Zeitpunkt noch einmal versuchen?" „Es klingt, als ob ich zu einem ungünstigen Zeitpunkt anrufe. Ich könnte mich später noch mal melden!" Der Physio- oder Ergotherapeut zeigt sich seinem Ansprechpartner gegenüber respekt- und verständnisvoll. Dieser fühlt sich wahrgenommen, wird vielleicht schmunzeln und etwas sagen wie: „Wann ist es schon eine gute Zeit?" Darauf folgt wahrscheinlich ein: „Worum geht es denn?" Wenn das geschieht, hat der Anbieter indirekt die Erlaubnis erhalten fortzufahren. Zielführender wirkt sich ebenso eine klare Trennung zwischen Akquise und Verkauf aus. Der Anbieter zeigt sein Interesse und vermittelt, dass es nicht um den Verkauf der eigenen Leistung um jeden Preis geht, sondern dass ihm wirklich etwas an der Gesunderhaltung der Mitarbeiter des Unternehmens liegt.

7. Einwandbehandlung Mit großer Wahrscheinlichkeit werden innerhalb des Akquisegesprächs Einwände kommen. Diesen gilt es Raum zu geben und sie ernst zu nehmen. Es ist wichtig, dass sich der Therapeut seiner Möglichkeiten, aber auch seiner Grenzen bewusst ist, um sie klar vertreten und argumentieren zu können. Somit kommt er nicht in die Rechtfertigungsposition oder in Erklärungsnot.

8. Gesprächsabschluss Meist wird ein Gespräch nicht mit der Zielvereinbarung beendet. Der Anbieter könnte beispielsweise signalisieren, dass er sich auf ein persönliches Treffen vorbereitet und Vorabinformationen wie Zusatzbedarf, Entscheidungskriterien, aktuelle Projekte, zukünftige Planung, Budget dafür wichtig sind. Außerdem sollte unbedingt die Adresse des potenziellen Kunden überprüft werden. Bei fast allen Gesprächen bleiben die letzten Sätze am besten in Erinnerung. Daher empfiehlt sich am Ende eine Zusammenfassung des Gesprächsergebnisses. Abgerundet wird der Gesprächsabschluss durch eine Aufforderung zur Tat sowie persönliche Worte.

Praxistipp

Entscheider wollen ganz bestimmte Dinge hören und sie haben meistens keine Zeit, daher ist die Wortwahl wichtig.

Praxistipp

Häufig fehlt die Zeit für eine gründliche Vorbereitung, und es wird schnell deutlich, ob Prioritäten richtig gesetzt wurden. Es kann hilfreich sein, die bevorstehenden Gespräche je nach Komplexität in Kategorien einzuteilen.

Leicher (2007) rät bei Zeitknappheit, die Gespräche in die drei Kategorien A, B und C aufzuteilen:

- A – Gespräche z. B. zu Preisverhandlungen oder Abwerben von der Konkurrenz
- B – Gespräche mit mittlerem Schwierigkeitsgrad, z. B. Interesse für das Thema bei Neukunden wecken
- C – Routinierte Gespräche und kurze Kontakte

Bleibt nicht viel Raum zur Vorbereitung aller Gespräche, sollte die Konzentration auf die A-Gespräche gelegt werden und dann erst auf B und C.

Verhaltensweisen, die sich im Erstkontakt negativ auswirken könnten:

- Der Gesprächseinstieg dauert zu lange – kostet zu viel Zeit.
- Es kommen Diskussionen auf, das Hauptthema wird zerredet und negativ beeinflusst.
- Die Anwärmphase entfällt ganz, und das Gesprächsthema wirkt unpersönlich.
- Der Verkäufer fällt mit der Tür ins Haus, geht direkt auf sein Gesprächsziel zu, reißt das Thema an sich.

Der potenzielle Käufer sollte im Anschluss an das Gespräch gespannt und neugierig auf einen persönlichen Besuch sein. Daher gilt es, nicht allzu ausführlich über das gesamte Projekt zu informieren, sondern den Käufer dafür zu interessieren (Leicher 2007).

Die in Abb. 6.3 aufgeführten Eckpunkte sollen dem Telefongespräch eine Struktur geben und

Inhalt	Notiz
1. Vorstellung: Begrüßung, Firma, Name	
2. Langsam, deutlich und einprägsam sprechen	
3. Kunden mit Namen ansprechen	
4. Prüfen, ob mit richtigem Gesprächspartner verbunden	
5. Aufhänger: Auf aktuellen Anlass Bezug nehmen	
6. Sofort Interesse wecken	
7. Bedarfsklärende Fragen stellen (was, wann, welche, wer, wie, wo?)	
8. Vorteil für Kunden aufzeigen	
9. Genaues Angebot machen	
10. Nutzen für den Kunden herausstellen	
11. Einwandbehandlung vornehmen	
12. Konkreten Vorschlag machen	
13. Termin vereinbaren	
14. Spezialprospekt anbieten	
15. Zusammenfassung: Wichtige Abmachungen wiederholen	

Abb. 6.3 Checkliste zum telefonischen Kundenkontakt. (Nach Leicher 2007)

zugleich verhindern, dass wichtige Inhalte vergessen werden.

Den unter Punkt 7 aufgeführten bedarfsklärenden Fragen wird auch ein hoher Stellenwert zugeordnet. Allerdings haben viele Anbieter Hemmungen davor, sie zu stellen, denn sie möchten nicht aufdringlich oder übermäßig neugierig wirken. Dabei bringen solche Fragen den Kunden zum Reden, liefern Informationen darüber, was die Kollegen meinen, was seine Meinung zu dem Thema ist, welche Chancen er sieht, weshalb er sich vielleicht nicht entscheiden kann oder wann er Zeit hat (Leicher 2007).

Fragetypen

1. **Offene Frage** Bringt die informativsten Antworten, da der Kunde nicht einfach mit Ja oder Nein antworten kann. Die Antwort selbst sollte dann nicht negativ bewertet werden. Beispiel: „Was halten Sie von BGF?"
2. **Nützlichkeitsfragen** Diese Art von Fragen verbinden eine offene Frage mit einem Vorteil. Beispiel: „Was halten Sie von dieser praxisnahen und gesundheitsfördernden Möglichkeit?"
3. **Die Alternativfrage** Typisch für Alternativfragen ist das Wort „oder". Damit werden die Antwortmöglichkeiten begrenzt, wobei die vom Anbieter bevorzugte Variante an zweiter Stelle stehen sollte. Beispiel: „Schwebt Ihnen eine Entspannungsmassage für Ihre Angestellten vor oder ein ganzheitliches Konzept, was die Gesundheit jedes Einzelnen an seinem Arbeitsplatz fördert?" Alternativfragen sind eine gute Möglichkeit, am Abschluss des Gesprächs die Kaufsignale des Kunden zu erfahren, dennoch sollte der Therapeut aufpassen, dass er nicht bevormundend wirkt.
4. **Suggestivfragen** Diese Frage beinhaltet bereits eine Antwort, die bestätigt werden soll. Anders als bei der rhetorischen Frage wird aber eine Antwort des Kunden erwartet. Beispiel: „Ist es richtig, dass Sie die Gesundheit Ihrer Mitarbeiter auch langfristig sichern möchten?" Zu häufig verwendet kann diese Fragetechnik den Kunden jedoch unwillig

machen und bei negativen Antworten misslingt die Frage komplett.

In der Informationsphase eines Gesprächs haben sich offene Fragen bewährt. Ansonsten kann es hilfreich sein, zwischen den unterschiedlichen Fragetypen zu wechseln.

Damit während des Telefonats zwischen Physio- oder Ergotherapeut und Betrieb keine Informationen oder Abmachungen verloren gehen, kann der in Abb. 6.4 dargestellte Telefonbericht hilfreich sein.

6.5.2 Persönliche Akquise im Direktkontakt

Die Kaltakquise im Direktkontakt, ohne vorab einen Termin vereinbart zu haben, kann schwer sein. Nicht grundlos ist diese Form der Vermarktung auch als „Klinkenputzen" bekannt. Gerade in größeren Unternehmen wird der Anbieter mit hoher Wahrscheinlichkeit gar nicht zum direkten Ansprechpartner gelangen. Eine telefonische Ankündigung oder Terminabsprache (Warmakquise) empfiehlt sich.

Ist der Kontakt aber hergestellt und Anbieter sowie Ansprechpartner treffen aufeinander, kann der Physio- oder Ergotherapeut im persönlichen Gespräch von dem Projekt und von sich überzeugen. Die Gesprächsinhalte werden analog zu dem Anschreiben aufgebaut, jedoch lässt sich ein Gesprächsverlauf vorab nicht so genau planen. Dennoch ist eine gute Vorbereitung unabdingbar und möglicherweise schon der halbe Weg zum Ziel.

Soziale Medien in Therapiepraxen
Die Integration von Sozialen Medien in Therapiepraxen eröffnet die Möglichkeit der schnellen Informationsstreuung, Stärkung des Unternehmens, aber auch Aufklärung über die Rolle von Physio- und Ergotherapeuten in der BGF. Informationen lassen sich auf diesem Wege auch überregional verbreiten, sodass innerhalb kürzester Zeit viele Nutzer kostengünstig erreicht werden können. Daher müssen die Inhalte natürlich gut durchdacht, zielgruppengerecht formuliert und rechtmäßig sein. Es empfiehlt sich, die In-

Telefondokumentation von
(Name Physiotherapeut): _____

Telefonat am _____ um _____ Uhr

Name des Kunden _____

Anschrift _____

Telefon _____ gesprochen mit _____

Vereinbarungen: Zweitanruf am _____ um _____ Uhr

Zusendungen von _____

Sonstiges _____

Besuchstermin vereinbart am _____ um_____Uhr

Gesprächsziel _____

Gesprächsthemen _____
_____
_____
_____
_____

Vom Kunden vorzubereiten
ist _____
_____
_____

Von uns mitzubringen
ist _____
_____
_____

Kein Termin/Gründe: _____

Kein Interesse, weil _____

Sonstiges _____
_____
_____
_____

Abb. 6.4 Telefonbericht. (Mod. nach Leicher 2007)

halte so zu wählen, dass sie sowohl für Arbeitgeber als auch Arbeitnehmer ansprechend und informativ sind. Mögliche Inhalte könnten die Vorstellung des Teams, Klientengeschichten, Gesundheitstipps, „Hinter-den-Kulissen"-Einblicke, Thementage, Übungen und Aktivitäten, Veranstaltungen und Workshops, Gesundheitsbewusstseinstage, visuelle Inhalte, Kooperationen und Kundenbewertungen sein. Ein besonders wichtiges Kriterium bei der Erstellung von Inhalten, ist die Authentizität, wodurch das Vertrauen zur Zielgruppe entstehen sollte. Jedoch sollte der Praxis, die sich für Soziale Medien entscheidet bewusst sein, dass ein kontinuierlicher Arbeitseinsatz zur Pflege des Accounts notwendig ist (Liers und Kampe 2024). Über sogenannte Workflow-Automatisierungen, lassen sich wiederkehrende Aufgaben und Prozesse automatisieren, wie bspw. E-Mail-Kampagnen, Lead-Generierung und das Social-Media-Management. Auch eine professionelle Frontendlösung kann zu einem überzeugenden Internetauftritt verhelfen. Diese umfasst alles, was der Benutzer auf einer Webseite sieht, wie Layout, Navigation, Design und Benutzerinteraktionen.

6.6   Innerbetriebliches Marketing

Nicht nur das Vermarkten der eigenen Leistung nach außen ist wichtig, sondern auch das interne Marketing. Dieses kann aus unterschiedlichen Richtungen betrachtet werden. Zum einen ist es wichtig, die Angestellten innerhalb eines Betriebes von der Teilnahme an Gesundheitsförderung zu überzeugen, und zum anderen dient ein solches Angebot auch dem Betrieb als Marketinginstrument, um seine Mitarbeiter zu halten. Der Betrieb erhält ein positives Image als ein Unternehmen, das sich um die Gesundheit seiner Angestellten sorgt und sich für sie einsetzt, und die Angestellten fühlen sich wahrgenommen.

Es kann auch vorkommen, dass der Betriebsinhaber die Aufgabe des innerbetrieblichen Marketings an den Physio- oder Ergotherapeuten abgibt. Dieser wird vielleicht aufgrund seiner fachlichen Kompetenz und dem Wissen über die genaue Umsetzung des Projektes gebeten, möglichst viele Angestellte von der Teilnahme an den bevorstehenden Kursen zu überzeugen. Das Akquirieren von Teilnehmern könnte beispielsweise über das Intranet, eine Rundmail oder auch eine Projektvorstellung innerhalb der nächsten Teamsitzung erfolgen. Unabhängig vom Weg der Kontaktaufnahme sollte vorab die Bekanntgabe des Projektes durch die Führungskraft erfolgen, damit die Angestellten verstehen, dass ihr Vorgesetzter hinter der Maßnahme steht und diese unterstützt.

Eine Rundmail ist eine Möglichkeit, die Angestellten eines Betriebs zu informieren, ihr Interesse zu wecken und zur Inanspruchnahme des Kurses zu überzeugen. Grundsätzlich empfiehlt sich eine Absicherung des Therapeuten gegenüber den Angestellten, beispielsweise über eine verbindliche Anmeldeliste. Andernfalls könnte durch einen zu hohen kurzfristigen Ausfall von Teilnehmern ein wirtschaftlicher Schaden für den Therapeuten entstehen. Für wirtschaftliche Schäden wie diesen gibt es eine Absicherung über die Teilnahmebedingungen (Kap. 5).

6.6.1   Exemplarische E-Mail

„Sehr geehrte …,"

„ich freue mich sehr, gemeinsam mit Ihnen ein Projekt zu planen, das zu mehr Gesundheit an Ihrem Arbeitsplatz führt! Da Sie die Experten für Ihre Tätigkeitsfelder sind, bin ich gespannt auf einen konstruktiven Austausch und ein Lernen voneinander!"

„Kurz zu meiner Person: Ich bin seit XXXX staatlich anerkannter Physiotherapeut und mein Schwerpunkt liegt in der betrieblichen Gesundheitsförderung. Fortbildungen, die mich noch präziser befunden und funktionelle Zusammenhänge erkennen lassen, sind u. a. Manuelle Therapie, Rückenschulinstruktor nach KddR und Sportphysiotherapeut. Ich richte mich mit meinem Konzept vor allem an Kleinunternehmen, da ich hier den Bedarf an individuell angepassten und finanzierbaren Projekten sehe."

„Es geht nicht um die klassische Rückenschule und auch nicht um „richtig" und „falsch", vielmehr um den optimalen Einsatz von Ressourcen und das Abwandeln von Bewegungsmustern. Ich möchte bei Ihnen ansetzen, noch bevor Beschwerden entstehen, und Ihren Gesundheitszustand erhalten, wenn nicht sogar verbessern!"

„Hierzu benötige ich allerdings Ihre Hilfe. Mich interessieren Ihre täglich zu bedienenden Tätigkeitsfelder und die damit zusammenhängende körperliche Beanspruchung. Es gibt keine pauschale Lösung, die auf alle gleichermaßen zutrifft. Je nach Konstitution und Einsatzbereich sehen die physiotherapeutischen Ansatzpunkte ganz unterschiedlich aus."

„Innerhalb meines Projektes möchte ich mir für jeden Einzelnen von Ihnen Zeit für eine Einzelschulung nehmen, um individuelle und praxisnahe Lösungsstrategien zu erarbeiten. Darauf aufbauend werden wir dann in der Gruppe übergreifende Themen wie Stressmanagement am Arbeitsplatz und Ausgleichsübungen behandeln."

„Damit Sie so viel wie möglich aus dem bevorstehenden Kurs mitnehmen können und er einen Gewinn für Sie darstellt, werden wir die Ziele gemeinsam formulieren."

„Ich freue mich sehr darauf, Sie kennenzulernen und mit Ihnen den Spaß an einem aktiven Lebensstil zu erleben!"

„Wir treffen uns am XX.XX.XX um XX Uhr im Besprechungssaal. Bitte melden Sie sich über das im Anhang befindliche Formular verbindlich an. Mitzubringen sind sportliche Kleidung und Turnschuhe. Für Handouts und Getränke wird gesorgt!"

„Bis nächste Woche!"

„Mit freundlichen Grüßen"

„XXXXXXXX XXXXXXXXX"

Ergänzend zu der ersten E-Mail und der Teilnehmerliste hat sich eine Erinnerungsmail als effektiv erwiesen. Mit etwas zeitlichem Abstand werden die Angestellten auf diesem Wege nochmals an die bevorstehende Veranstaltung erinnert.

Die Vorstellung des Projektes innerhalb der Teamsitzung könnte dann wie folgt aussehen:

- Kurze Darstellung der eigenen Person (USP hervorheben, was qualifiziert besonders für den Bereich BGF und speziell für das Zielunternehmen, z. B. schon in ähnlichen Betrieben Erfahrungen gesammelt oder Tätigkeitsfelder bekannt durch ein Praktikum etc.)
- Erläutern, was das Besondere an BGF durch Physio- oder Ergotherapeuten ist/spezielle Fähigkeiten wie das Erkennen funktioneller Zusammenhänge und befundorientiertes Handeln mit Alltagsbezug
- Beschreiben, was dieses Projekt von anderen Projekten abhebt
- Projektskizze (Transparenz über Aufbau, zeitlichen Umfang und Inhalte schaffen)
- Exemplarische Ziele, um Vorgehensweise praktisch darzustellen und Fragen zu beantworten
- Auszüge aus dem Handout als Anschauungsmaterial zeigen

6.6.2 Exemplarische Powerpoint-Präsentation

Eine Powerpoint-Präsentation ist eine gute Möglichkeit, sein Konzept kurz und prägnant vorzustellen. PowerPoint ist ein Darstellungsmodus, um Reden und Vorträge visuell zu untermauern. Die Präsentation muss auf einem durchdachten, vernünftig strukturierten und zielorientierten Konzept basieren. Durch die Präsentation Emotionen hervorzurufen ist empfehlenswert, denn dadurch wird im Gehirn der Neurotransmitter Dopamin freigesetzt, was dazu führt, dass Informationen besser gespeichert werden (Hüttmann 2018). Alternativen wie Mentimeter bieten auch die Möglichkeit die Zielgruppe aktiv einzubinden, bspw. über Abstimmungen mittels QR-Code. Zeitgleich erhält der Therapeut je nach Abfrage unmittelbar einen Überblick über bereits bestehendes Vorwissen, die allgemeine Erwartungshaltung oder vorhandene Ressourcen. Natürlich existieren auch eine Menge weiterer Präsentationsformen, die ebenso geeignet sind. Je nach Zielgruppe, Anzahl der Zuhörer und Veranstaltungsort sollte entschieden werden, welche Vorgehensweise am effektivsten ist. Die folgenden Inhalte der Powerpoint-Präsentation könnten beispielsweise auch auf Flipcharts oder digitale Tafeln übertragen werden (Abb. 6.5; Präsentationsvorlage). Einige Inhalte und Überschriften beziehen sich auf physiotherapeutische Maßnahmen, lassen sich ebenso auf die Ergotherapie übertragen. Die Präsentation ist nur als ein Beispiel zu verstehen.

Praxistipp

Es gibt klassische Fragen, die innerhalb eines Erstgespräches in Bezug auf BGF auftauchen. Daher kann es für den Zeitplan hilfreich sein, 10 % Puffer für Zwischenfragen, Diskussionen und Exkurse einzuplanen und sich vorab thematisch auf sie vorzubereiten.

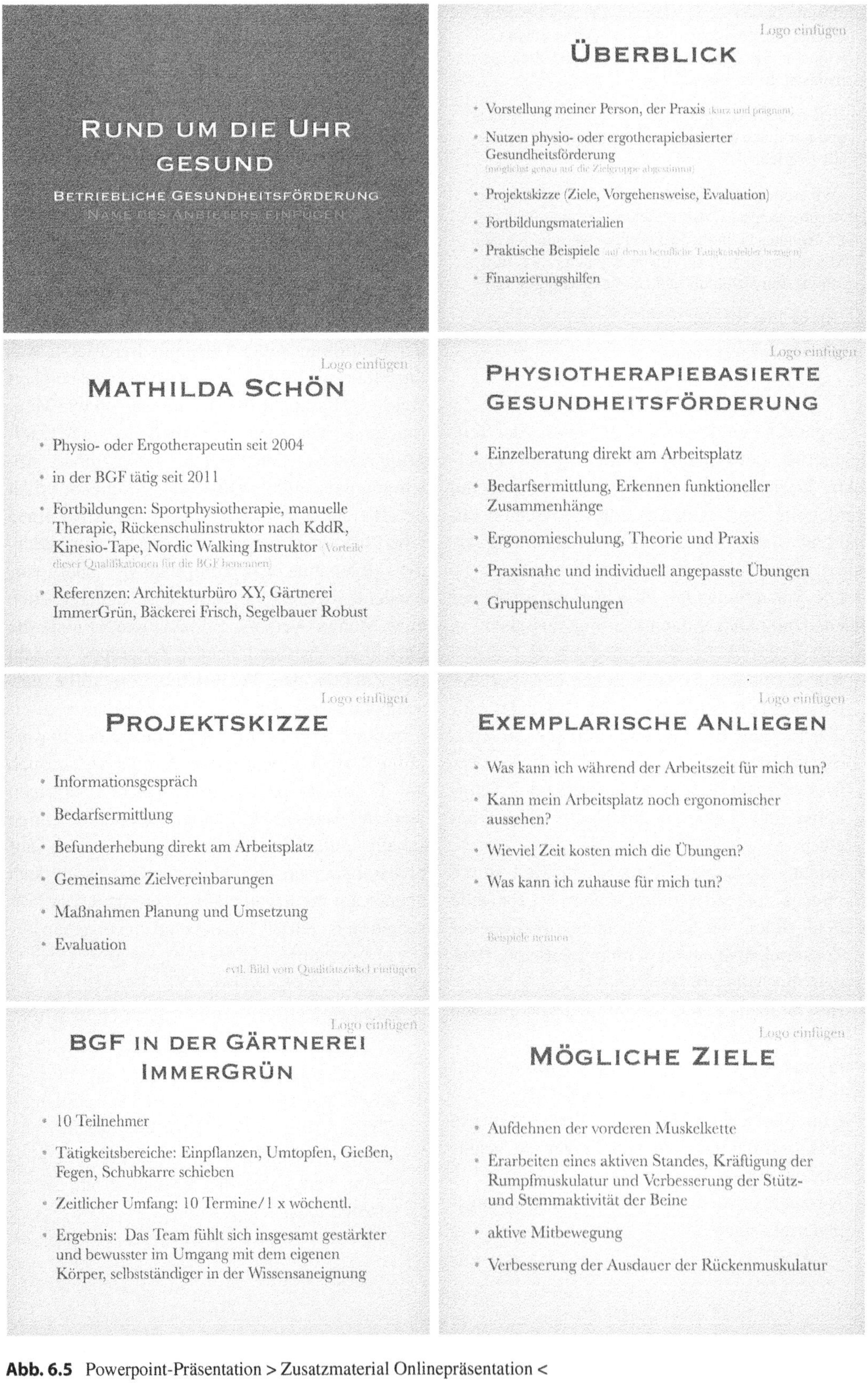

RUND UM DIE UHR GESUND

BETRIEBLICHE GESUNDHEITSFÖRDERUNG

NAME DES ANBIETERS EINFÜGEN

Logo einfügen

ÜBERBLICK

* Vorstellung meiner Person, der Praxis (kurz und prägnant)
* Nutzen physio- oder ergotherapiebasierter Gesundheitsförderung (möglichst genau auf die Zielgruppe abgestimmt)
* Projektskizze (Ziele, Vorgehensweise, Evaluation)
* Fortbildungsmaterialien
* Praktische Beispiele (auf deren berufliche Tätigkeitsfelder bezogen)
* Finanzierungshilfen

Logo einfügen

MATHILDA SCHÖN

* Physio- oder Ergotherapeutin seit 2004
* in der BGF tätig seit 2011
* Fortbildungen: Sportphysiotherapie, manuelle Therapie, Rückenschulinstruktor nach KddR, Kinesio-Tape, Nordic Walking Instruktor (Vorteile dieser Qualifikationen für die BGF benennen)
* Referenzen: Architekturbüro XY, Gärtnerei ImmerGrün, Bäckerei Frisch, Segelbauer Robust

---

Logo einfügen

PHYSIOTHERAPIEBASIERTE GESUNDHEITSFÖRDERUNG

* Einzelberatung direkt am Arbeitsplatz
* Bedarfsermittlung, Erkennen funktioneller Zusammenhänge
* Ergonomieschulung, Theorie und Praxis
* Praxisnahe und individuell angepasste Übungen
* Gruppenschulungen

Logo einfügen

PROJEKTSKIZZE

* Informationsgespräch
* Bedarfsermittlung
* Befunderhebung direkt am Arbeitsplatz
* Gemeinsame Zielvereinbarungen
* Maßnahmen Planung und Umsetzung
* Evaluation

(evtl. Bild vom Qualitätszirkel einfügen)

Logo einfügen

EXEMPLARISCHE ANLIEGEN

* Was kann ich während der Arbeitszeit für mich tun?
* Kann mein Arbeitsplatz noch ergonomischer aussehen?
* Wieviel Zeit kosten mich die Übungen?
* Was kann ich zuhause für mich tun?

Beispiele nennen

Logo einfügen

BGF IN DER GÄRTNEREI IMMERGRÜN

* 10 Teilnehmer
* Tätigkeitsbereiche: Einpflanzen, Umtopfen, Gießen, Fegen, Schubkarre schieben
* Zeitlicher Umfang: 10 Termine/1 x wöchentl.
* Ergebnis: Das Team fühlt sich insgesamt gestärkter und bewusster im Umgang mit dem eigenen Körper, selbstständiger in der Wissensaneignung

---

Logo einfügen

MÖGLICHE ZIELE

* Aufdehnen der vorderen Muskelkette
* Erarbeiten eines aktiven Standes, Kräftigung der Rumpfmuskulatur und Verbesserung der Stütz- und Stemmaktivität der Beine
* aktive Mitbewegung
* Verbesserung der Ausdauer der Rückenmuskulatur

Abb. 6.5 Powerpoint-Präsentation > Zusatzmaterial Onlinepräsentation <

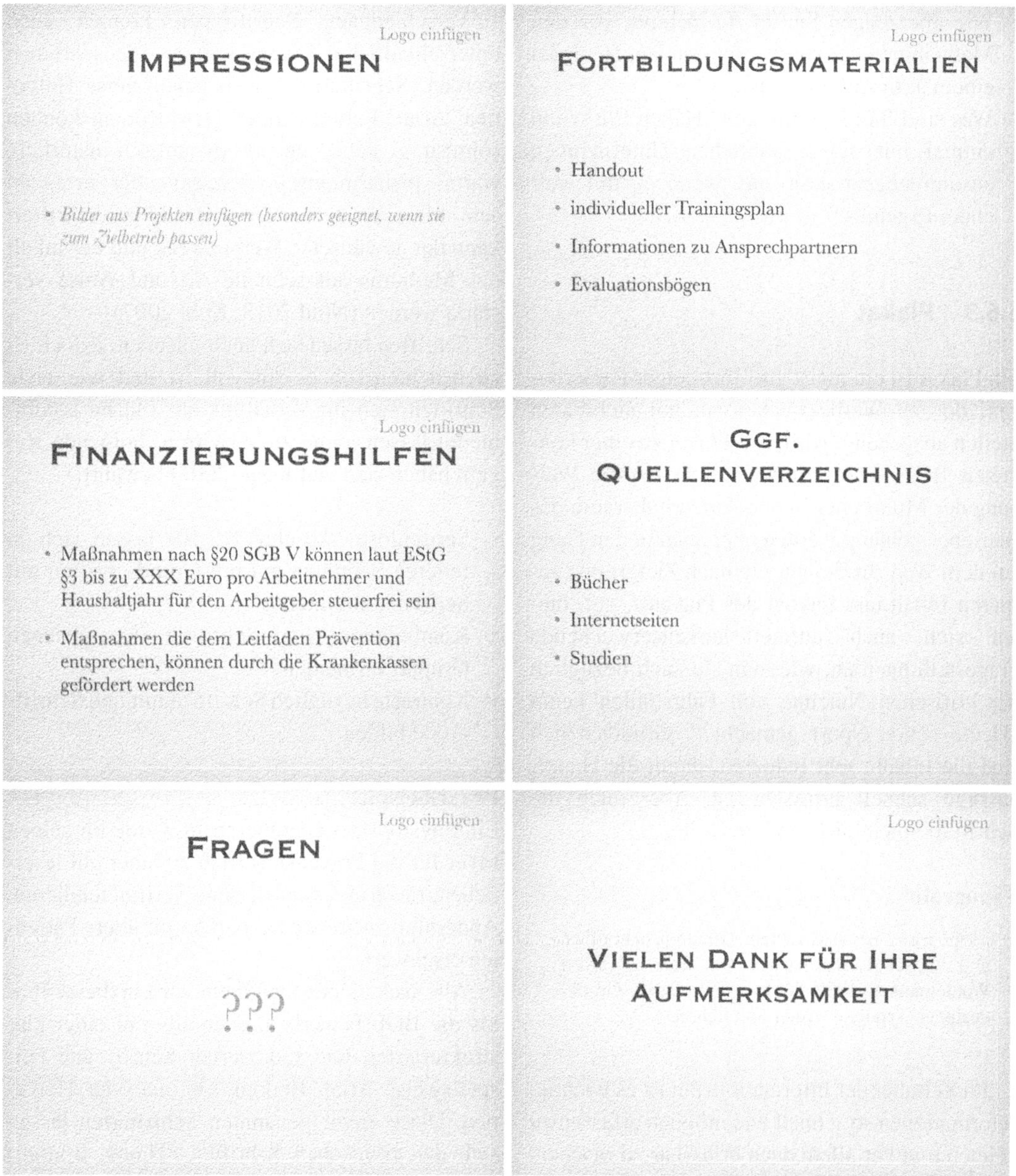

Logo einfügen
IMPRESSIONEN
Bilder aus Projekten einfügen (besonders geeignet, wenn sie zum Zielbetrieb passen)
Logo einfügen
FORTBILDUNGSMATERIALIEN
Handout
individueller Trainingsplan
Informationen zu Ansprechpartnern
Evaluationsbögen
Logo einfügen
FINANZIERUNGSHILFEN
Maßnahmen nach §20 SGB V können laut EStG §3 bis zu XXX Euro pro Arbeitnehmer und Haushaltjahr für den Arbeitgeber steuerfrei sein
Maßnahmen die dem Leitfaden Prävention entsprechen, können durch die Krankenkassen gefördert werden
GGF. QUELLENVERZEICHNIS
Bücher
Internetseiten
Studien
Logo einfügen
FRAGEN
???
Logo einfügen
VIELEN DANK FÜR IHRE AUFMERKSAMKEIT

Abb. 6.5 (Fortsetzung)

Beispielhafte Fragen

- Welche Kosten entstehen für das Unternehmen?
- Welche Fördermöglichkeiten gibt es?
- Was unterscheidet das Projekt von der normalen Rückenschule?
- Kann der Ablauf auch variiert werden?
- Was ist so wichtig an betrieblicher Gesundheitsförderung, wenn doch eigentlich im Unternehmen alle gesund sind?
- Wie viel Zeit muss aufgebracht werden?
- Lässt sich der Gesundheitszustand messbar verbessern? Welche Ergebnisse gibt es zu dem Projekt schon?

- Wie überzeugen Sie die Teilnehmer von den Maßnahmen und motivieren Sie langfristig zu einem aktiven Lebensstil?
- Was sind Ihre Erfahrungen? Haben Sie schon einmal mit einem ähnlichen Unternehmen zusammengearbeitet und, wenn ja, mit welchem Ergebnis?

6.6.3 Plakat

Ein Plakat ist ein meist großformatiger Papierbogen, der zu Werbezwecken an gut sichtbaren Stellen ausgehängt wird. Ein Plakat zu einer konkreten BGF-Veranstaltung könnte für die Werbung der Mitarbeiter in den Aufenthaltsraum des Betriebes gehängt werden oder auch in den Gang auf dem Weg zur Toilette. Je nach Zielgruppe variieren Inhalt und Layout des Plakates, ggf. bieten sich auch aufmerksamkeitserweckende Fragestellungen an, wie man sie auch bezüglich der kritischen Nutzung von Fahrstühlen kennt „Heute schon Sport gemacht?". Grundsätzlich sind die Inhalte sehr reduziert, damit die Hauptaussage schnell erfassbar ist. Aber auch die Schriftart spielt eine zentrale Rolle.

Typografie

> „Typografie ist: Auswählen, Gliedern, Anordnen und logisch Lesbarmachen von Schrift." (Kurt Weidemann, 1922–2011, deutscher Grafikdesigner, Typograf, Autor und Lehrer)

Im Zeitalter der Informationsflut ist es wichtig, Informationen so schnell wie möglich erfassen zu können und vor allem auch erfassbar zu machen. Als Physio- oder Ergotherapeut im Selbstzahlerbereich kann es ohne eine gut durchdachte Werbung schwer sein, sich zu behaupten. Anders als in vielen anderen Bereichen sollte die Strategie möglichst reduziert und unkompliziert sein. „Reduktion" ist das Zauberwort. Die Typografie sollte demnach auch klar und eindeutig sein. Wenig Text sauber dargestellt wird schnell erfasst, verarbeitet und ist effektiv. Häufig befinden sich Menschen in Bewegung, währenddessen sie Werbereize aufnehmen. Es bleibt also nicht viel Zeit, den Inhalt zu verstehen und zu speichern.

Verschiedenen Schrifttypen können auch unterschiedliche Eigenschaften zugeschrieben werden. Schriftarten wie beispielsweise Helvetica, Arial, Futura, Times New Roman können somit u. a. stabil, elegant, dynamisch, natürlich, warm, disharmonisch, reizarm oder erregend sein. Mit einer bewussten Auswahl der Schriftart kann der gewünschte Werbezweck und der Inhalt des Mediums auf schnelle Art und Weise verstärkt werden (Nohl 2013; Kohl 2007).

Schriften lassen sich auch mischen, jedoch ist zu beachten, ob es sinnvoll ist und wie viele Schriften sich im Verhältnis zur Fläche kombinieren lassen, ohne zu verwirren. Folgende Regeln haben sich laut Kohl (2007) bewährt:

- Serifenlose (Abschn. 8.2.10) lassen sich in fetteren Schnitten gut mit Grundschriften mit Serifen kombinieren
- Kombination von Schriften der gleichen Gruppe vermeiden
- Kontraste bezüglich Schriftschnitt und Schriftgröße bilden

Praxisbeispiel

Ein Physio- oder Ergotherapeut würde für seinen Flyer für die Praxis sicherlich zu einer gut leserlichen, reizarmen Schrift ohne Serifen tendieren. Andernfalls wäre die Lesbarkeit für ältere Patienten erschwert.

Als zusätzliches Standbein wird in dieser Praxis die BGF beworben, ebenfalls mit einer klar strukturierten und reduzierten Schrift wie beispielsweise Arial, Bodoni, Optima oder Helvetica. Diese zuvor genannten Schriftarten lassen sich den römischen Schriften (Times, Bodoni) oder den linearen Schriften (Helvetica, Futura, Optima) zuordnen. Bewusst würde er sich gegen gebrochene Schriften oder stark verschnörkelte entscheiden.

Geschwungene Schriften würden sich eventuell für Wellnessangebote eignen.

> **Praxistipp**
> Typografie sucht nicht nach allem, was noch möglich ist, sondern fragt nach dem, was nötig ist (Kohl 2007).

Mögliche Fehlerquellen bei der Darstellung von Text

- Die Grundschrift ist unleserlich.
- Die Buchstaben stehen zu eng oder zu weit, sodass nicht wie gewohnt mehrere Wörter gleichzeitig erfasst werden können.
- Es gibt unschöne Lücken zwischen Wörtern.
- Die Zeile ist zu lang.
- Die Zeilen stehen zu weit auseinander oder zu eng aneinander.
- Die Schrift ist modifiziert und evtl. verzerrt.
- Die Schrift ist im Verhältnis zum Leseabstand zu klein oder zu groß.
- Zu viele verschiedene Schriftarten werden kombiniert.

Gestaltungsprinzip: Reduktion

- Das Wesentliche herausarbeiten und die Hauptinformation direkt erfassbar machen.
- Wenig Text, leicht und verständlich.
- Bilder aktivieren besser als Worte, Wort-Bild-Marken verwenden.
- Nicht zu viele Effekte nutzen.
- Wiedererkennungswerte schaffen.
- Einen Eyecatcher nutzen.
- Eine klare Linie verfolgen.

Seitenaufbau

Der Seitenaufbau richtet sich nach dem Format und dem Inhalt. Ein oft automatisch verwendetes Gestaltungsprinzip ist der „Goldene Schnitt". Er wirkt harmonisch, ausgeglichen und findet sich in vielen Alltagssituationen wieder. Meist wird er Pi mal Daumen festgelegt. Dieses Verhältnis stammt ursprünglich aus der Natur und ist dem Menschen daher so vertraut. Eine grobe Aufteilung wäre demnach 2 : 3 (Kohl 2007).

Faktoren, die zu einer gelungenen Homepage beitragen

- Gute Strukturierung
- Gut lesbare Schrift (mind. 12 Pkt.)
- In der Regel nicht mehr als 3 verschiedene Größen
- Weniger Text als auf Papier (Lesegeschwindigkeit ca. 20–30 % langsamer)
- Nur die wichtigsten Informationen
- Aussagekräftige Überschriften

- Keine aufwendigen Grafiken (hohe Ladezeit)
- Rot nicht als Schriftfarbe
- Hintergrundfarbe analog zu Broschüren, Briefpapier, Visitenkarten etc.

6.6.4 Intranet

Laut Duden handelt es sich um ein betriebsinternes Computernetzwerk zur Übermittlung von Informationen und Daten zwischen Abteilungen, Filialen, Arbeitsstellen o. Ä. (Bibliographisches Institut o. J.). Neuigkeiten können über diesen Informationskanal schnell an die Zielpersonen herangetragen werden. Somit eignet sich die Plattform gut, um das Angestelltenteam auf ein Projekt der BGF aufmerksam zu machen. Werbung über das Intranet setzt auch voraus, dass der Arbeitgeber vorab der Maßnahme zugestimmt hat und zeugt daher von Vertrauen in das Angebot. Falls es einen Firmen-Newsletter gibt, wäre auch dieser eine gelungene Möglichkeit über bevorstehende oder erfolgreich abgeschlossene Projekte zu informieren und Bildmaterial einzubinden.

6.6.5 Flyer und Visitenkarten

Für den Entwurf von Flyern und Visitenkarten gelten ähnliche Prinzipien wie für Plakate. Die Hauptaussage sollte schnell erfasst werden und neugierig auf das Produkt machen. Ebenfalls gut erkennbar sein sollten die Kontaktdaten, um das Produkt in Anspruch nehmen zu können. Verzichtet werden sollte auf lange Texte, zu viel Fachvokabular und allgemein zu viele Informationen. Auch hier ist das Zauberwort „Reduktion". Die Gestaltung des Mediums sollte die gewählte Zielgruppe ansprechen und zum Kauf anregen. Weitere Details können dann zwischen Anbieter und Nachfrager im Direktkontakt besprochen werden. Zu lange Texte, die vielleicht noch schwer verständlich sind, werden häufig nicht gelesen. Flyer, die nicht authentisch und aktuell wirken und nicht erkennbar direkt auf die Bedürfnisse der Zielgruppe abzielen, landen in den meisten Fällen im Müll.

Eine ausgefallene Falttechnik oder stärkeres Papier beispielsweise zeugen von höherer Qualität und werden unter Umständen nicht direkt entsorgt. Wichtig bei der Gestaltung sind die Farben. Diese haben zum einen eine zentrale Wirkung auf den potenziellen Konsumenten, wirken sich aber zum anderen auch auf die Druckkosten aus. Je mehr Farben verwendet werden, desto teurer der Druck.

Inhaltlich ist außerdem zu bedenken, dass möglichst Angaben gemacht werden, die sich nicht so schnell ändern, ansonsten müssen die Werbemedien entsorgt und neu gedruckt werden.

6.7 Teilnahme an Ausschreibungen

Insbesondere größere Projekte und größer angelegte Maßnahmen im Bereich der BGF werden öffentlich ausgeschrieben oder müssen es sogar unter bestimmten Voraussetzungen. Je nach Ausschreibung, Auftragsumfang und Unternehmen kann die Ausschreibung bereits sehr umfangreich sein und mehrere Seiten umfassen. Entscheidet sich der Physio- oder Ergotherapeut zur Teilnahme an einer Ausschreibung, sollten folgende Punkte beachtet werden:

- Die einzelnen Items der Ausschreibung so strukturiert wie möglich abarbeiten.
- Konkret auf die einzelnen Items eingehen.
- Möglichst die Struktur der Ausschreibung beibehalten und die entsprechenden Informationen an den entsprechenden Stellen aufführen. So kann der Auftraggeber die für ihn relevanten Informationen stets schnell auffinden und den Bewerbungsunterlagen entnehmen.
- Die Bewerbungsunterlagen sind eine persönliche Visitenkarte des Bewerbers.
- Aus den angefertigten Bewerbungsunterlagen kann der Auftraggeber erste Informationen über die eigene Motivation und die Arbeitsweise des Bewerbers gewinnen.
- Wichtig: keine Standardbewerbung einreichen. Die Bewerbungsunterlagen sollten spezifisch für jede Ausschreibung erstellt werden.

- Die Bewerbungsunterlagen sollten mit großer Sorgfalt erstellt werden.

6.8 Präsentieren vor der Zielgruppe

Präsentieren bedeutet auch, mit der Zielgruppe zu kommunizieren und deren Interesse zu wecken. Das Wort Kommunikation kommt aus dem Lateinischen und bedeutet Mitteilung (communicatio; communicare – teilhaben, communis – gemeinsam). Demnach bedeutet Kommunikation Austausch und Verständigung zwischen Menschen (Kap. 9). Die Kommunikationskompetenz beschreibt neben der Dialogfähigkeit und dem schriftlichen und mündlichen Ausdrucksvermögen die Fähigkeit, zu präsentieren und zu visualisieren. Eine gute Präsentation sollte zielorientiert und nachvollziehbar sein.

Fragen zur Bestimmung der Kommunikationsziele:

- Wer sind meine Zuhörer? Wie kann ich ihre Aufmerksamkeit gewinnen?
- Welche Ideen und Inhalte möchte ich vermitteln?
- Welches Verhalten möchte ich erzielen?
- Warum sollte mein Publikum meinen Vortrag hören?
- Welche Kommunikationsmedien kann ich einsetzen?
- Wie viel Zeit habe ich? Und wie kann ich sie sinnvoll einteilen?
- Was bietet die Präsentation an Neuigkeiten?
- Kann/muss ich mein Publikum aktiv beteiligen?
- Ist mein Ziel realistisch?

Grundsätzlich kann es innerhalb einer Präsentation erfrischend sein, mit unterschiedlichen Medien zu arbeiten, aber auch hier gilt: Weniger ist oft mehr. Es gibt ein paar grundlegende Dinge zu beachten. Es ist besonders wichtig, Präsentationsmedien auszusuchen, mit denen man sich gut und sicher fühlt. Je nachdem, wie lang eine Präsentation ist, kann der Therapeut auch zwischen seiner Powerpoint-Präsentation und einem digitalen Whiteboard oder einem Flipchart wechseln, zum Beispiel um eine Skizze aufzuzeichnen oder ein Brainstorming zu notieren. Auch wäre eine interaktive Mindmap als Brainstorming denkbar, indem mittels QR-Code alle zeitgleich daran mitarbeiten und ihre Gedanken fixieren können.

6.8.1 Arbeits- und Zeitplanung für eine Präsentation

Eine gründliche Vorbereitung der bevorstehenden Präsentation macht sich auch für weitere Vorstellungen bewährt. Ist erst einmal ein gutes Repertoire an Materialien vorhanden, wird der Physio- oder Ergotherapeut immer wieder daraus schöpfen können und im Nachhinein kann das bisher Erarbeitete vielleicht weiter verwendet werden und muss nur noch an die Zielgruppe angepasst und regelmäßig aktualisiert werden. Es folgt ein Fragenkatalog als Orientierungshilfe für die Ausarbeitung einer Präsentation.

- Wann ist der Präsentationstermin?
- Wie viel Zeit kann ich aufwenden?
- Arbeite ich alleine oder im Team?
- Habe ich Unterstützung von anderen Personen?
- Welche Möglichkeiten der Recherche und Materialerarbeitung habe ich?
- Welche Arbeitsschritte muss ich bis zur Präsentation erledigen?
- Welche Medien stehen mir zur Verfügung?
- Wie umfangreich muss meine Präsentation sein und welchen Anspruch habe ich an sie?

Arbeits- und Zeitplan für Präsentationen
Abb. 6.6 zeigt exemplarisch einen Arbeits- und Zeitplan für Präsentationen.

Zur Festlegung kann, ähnlich wie bei der Telefonakquise, im Anschluss an die Recherche die A-B-C-Analyse hilfreich sein. Sie hilft bei der Prioritätensetzung und Gewichtung der Inhalte (Grass et al. 2008):

- A-Inhalte Alle Inhalte, die präsentiert werden müssen.
- B-Inhalte Alle Inhalte, die präsentiert werden sollten.
- C-Inhalte Alle Inhalte, die präsentiert werden könnten, wenn genügend Zeit bleibt.

Der klassische Aufbau eines Vortrags kann wie folgt aussehen:

Arbeitsschritte	Zeit (h)	Termin
Themenfindung		
Recherche		
Erarbeitung		
Gliederung		
Ausarbeitung		
Probelauf		
Überarbeitung		
Präsentation		
Summe		

Abb. 6.6 Arbeitsplan für BGF-Präsentationen. (Mod. nach Bühler und Schlaich 2013)

- Begrüßung und Vorstellung (der eigenen Person und des Themas)
- Einleitung (ist die größte Chance, das Publikum neugierig und aufmerksam für das Thema zu machen)
- Hauptteil (Inhalte werden präsentiert und roter Faden sollte erkennbar sein)
- Schluss (Zusammenfassung der Kernaussage, Klärung von Fragen, evtl. Abschlussdiskussion und Dank an die Zuhörer)

AIDA

Die AIDA-Formel ist überwiegend aus dem Marketing bekannt, findet aber auch in der Rhetorik und bei Präsentationsgliederungen einen berechtigten Platz.

1. Attention, Aufmerksamkeit
   Mit der Einleitung wird die Aufmerksamkeit geweckt.
   - „Neueste Studien zur BGF besagen …“
   - „Die Evaluation der letzten Maßnahme hat ergeben …“
2. Interesse
   Im zweiten Schritt sollte das Interesse der Zuhörer gewonnen werden.
   - „Ausschlaggebend für Sie ist …“
   - „Aufgrund meiner Beobachtung, könnte es für Sie wichtig sein …“
3. Desire, Verlangen
   Aus dem Interesse heraus erhofft sich der Anbieter ein Verlangen nach seiner vorgeschlagenen Lösung.

- „Mein Vorschlag wäre …“
- „Ich könnte mir vorstellen …“
4. Action, Handeln
   - „Deshalb ist es gut möglich, jetzt …“
   - „Machen wir …“ (Busch 2013).

6.8.2 Präsentationsmedien

Für eine Präsentation kann es, wie oben beschrieben wurde, erfrischend sein, zwischendurch die Präsentationsmedien zu wechseln. Zu den Klassikern gehören: die Powerpoint-Präsentation, Multimedia-Systeme, digitale Tafeln, Overheadprojektoren, Magnet- oder Kreidetafeln, Whiteboards/interaktives Whiteboards, Metaplan-Wände und Flipcharts. Jedes Medium hat seine Vor- und Nachteile, ganz besonders wichtig ist es, dass das Medium zur vortragenden Person passt. Digitale Medien bringen den Vorteil, dass Papier eingespart wird und Inhalte gespeichert und u. a. als Referenzwert zu einem späteren Zeitpunkt wieder genutzt werden können, wenn es beispielsweise um die Erwartungshaltung und Zielerreichung geht.

Präsentationsanordnung

Je nach Präsentationsmedium und Gruppengröße variiert auch die Präsentationsanordnung (Abb. 6.7). Demnach gibt es Medien, die sich besonders gut für eine bestimmte Gruppengröße eignen, eine gut gewählte Anordnung verbessert das Ergebnis (Bühler und Schlaich 2013).

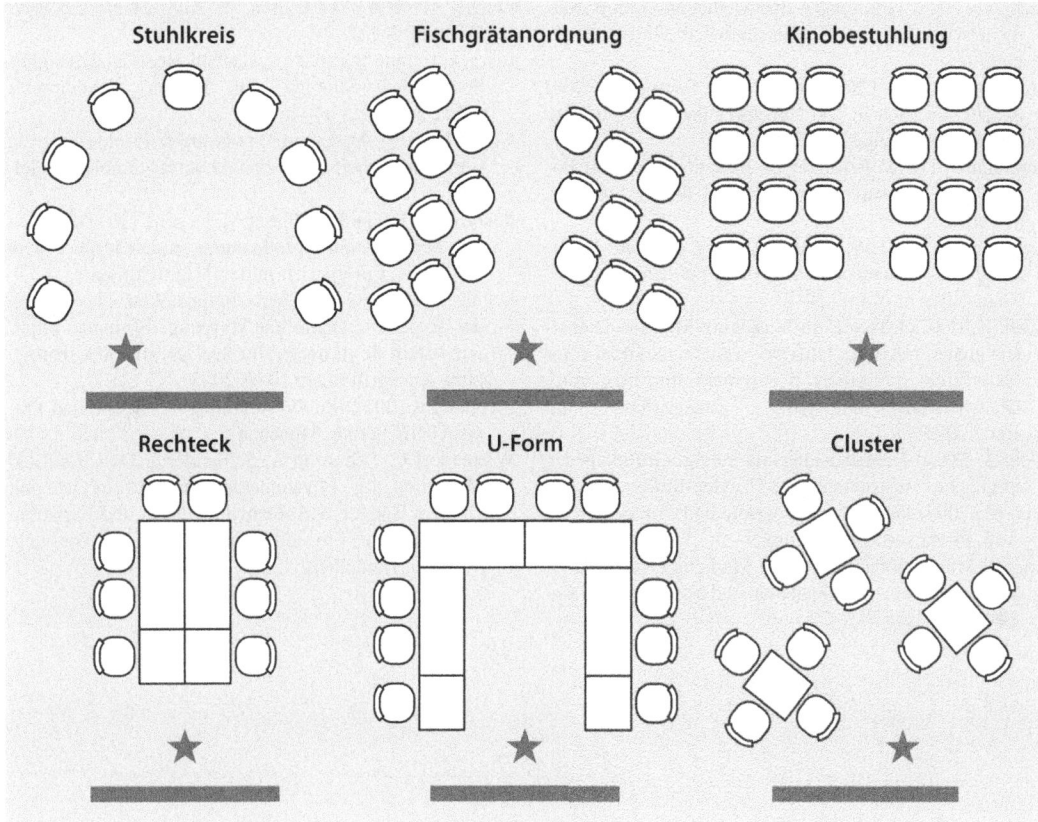

Abb. 6.7 Präsentationsanordnung. (Aus Bühler und Schlaich 2013)

Weitere Informationen

Literatur

Betz B (2014) Praxismanagement für Physiotherapeuten, Ergotherapeuten und Logopäden. Praxen wirtschaftlich erfolgreich führen. Springer, Berlin Heidelberg, S 83–88

Bibliographisches Institut (o.J.) Duden. Definition Intranet. http://www.duden.de/rechtschreibung/Intranet. Zugegriffen am 10.02.2025

Bühler P, Schlaich P (2013) Präsentieren in Schule, Studium und Beruf. Springer, Berlin/Heidelberg

Bundesministerium der Justiz (2024) Digitale-Dienste-Gesetz (DDG). https://www.gesetze-im-internet.de/ddg/BJNR0950B0024.html. Zugegriffen am 09.09.2024

Bundesministerium der Justiz und für Verbraucherschutz (2015) Gesetz über die Werbung auf dem Gebiete des Heilwesens (Heilmittelwerbegesetz – HWG) HWG. Ausfertigungsdatum: 11.07.1965. In der Fassung der Bekanntmachung vom 19. Oktober 1994 (BGBl. I S. 3068), zuletzt geändert durch Art. 7 G v. 19.7.2023 Nr. 197

Bundesministerium der Justiz und für Verbraucherschutz (2022) Gesetz gegen den unlauteren Wettbewerb (UWG) § 4 Mitbewerberschutz. https://www.gesetze-im-internet.de/uwg_2004/__4.html. Zugegriffen am 10.02.2025

Bundeszentrale für politische Bildung (2013) Duden Wirtschaft von A bis Z: Grundlagenwissen für Schule und Studium, Beruf und Alltag. 5. Aufl. Bibliographisches Institut, Mannheim. http://www.bpb.de/nachschlagen/lexika/lexikon-der-wirtschaft/20911/unlauterer-wettbewerb. Zugegriffen am 10.02.2025

Busch P (2013) Grenzwissenschaften: Neuromarketing in Bezug auf die AIDA Formel. Bachelor + Master Publishing, Hamburg

Dudenredaktion (2014) Duden. Die deutsche Sprache. Wörterbuch in drei Bänden. Band 2: GELU-PYXI. Dudenverlag, Mannheim S 2285

Fröhlich R, Szyszka P, Bentele G (2015) Zur Problematik der PR-Definition(en). Handbuch der Public Relations. Wissenschaftliche Grundlagen und berufliches Handeln. Springer, Wiesbaden

Fuchs C (2023) Grundlagen der Medienökonomie. Medien, Wirtschaft und Gesellschaft. Utb GmbH, Stuttgart

Grass, B.; Ant, M.; Chamberlain, J. R.; Rörig, H. (2008) Schritt für Schritt zur erfolgreichen Präsentation. Springer, Heidelberg. S. 57 ff.

Hüttmann A (2018) Erfolgreiche Präsentationen mit PowerPoint. Mit wertvollen Tipps und Tricks. Springer, Wiesbaden

Kientzler F (2017) Wie wandelt sich Corporate Publishing? www.suxeedo.de/corporate-publishing-trends. Zugegriffen am 23.02.2017

Kilian K (2007) Das 7. P im Marketing-Mix von Dienstleistungen. GABAL. http://www.markenlexikon.com/texte/kilian_das_siebte_p_im_marketing-mix_von_Dienstleistungen_2007.pdf. Zugegriffen am 10.02.2025

Klein A (2024) Dienstleistungsmarketing. Grundlagen – Strategien – Instrumente. De Gruyter, Berlin

Kohl M (2007) Workshop Typografie und Printdesign, 2. Aufl. Punkt.verlag, Hiltenfingen

Krug B, Münsterjohann A (1998) Marketing für SupervisorInnen, oder: Gewohnheiten sind noch keine Strategie. Supervison 34:7–22

Leicher R (2007) Verkaufen, 5. Aufl. Haufe-Lexware, Freiburg, S 7 ff

Liers J, Kampe S (2024) Zwischen Reels und Insights. Social-Media-Strategie für Praxen. Physiopraxis 4(24). Thieme S 44–46

Nohl M (2013) Workshop Typografie & Printdesign: Ein Lern- und Arbeitsbuch. dpunkt.verlag GmbH, Heidelberg

Schellmann B, Gaida P, Gläser M, Kegel T (2013) Medien verstehen gestalten produzieren. Eine Einführung in die Praxis. Europa Lehrmittel, Haan-Gruiten

Schulz J (2018) Gabler Wirtschaftslexikon. Das Wissen der Experten. Definition Werbung. Springer. http://wirtschaftslexikon.gabler.de/Definition/werbung.html. Zugegriffen am 10.02.2025

Swoboda K (2022) Public Relations in Theorie und Praxis. GRIN Verlag, München

Westendorf C, Schramm A, Schneider J, Doll R (2013) Marketing für Physiotherapeuten. Erfolgreich mit kleinem Budget. Mit Rechtshinweisen und Expertenmeinungen aus Physiotherapie, Medien und Werbung. Springer, Heidelberg

7

Abhängig von der Art der Kostenübernahme und der Finanzierungshilfen existieren unterschiedliche Leistungsanforderungen an Angebote der BGF. Grundsätzlich gibt es drei Varianten der Kostenübernahme. Entweder zahlt der Betrieb selbst oder die Krankenkassen übernehmen die Kosten komplett oder beteiligen sich zu einem bestimmten Prozentsatz daran. Bei allen Varianten spielen der § 20 und spezieller die §§ 20a und 20b des SGB V eine zentrale Rolle. Kap. 7 soll dem Leser einen Überblick über Finanzierungshilfen und Anforderungen der Kostenträger verschaffen. Als Grundlage des Kapitels dienen der Leitfaden Prävention in der Fassung von 2024 (GKV Spitzenverband in Zusammenarbeit mit Krankenkassen auf Bundesebene 2024) und § 3 Nr. 34 Einkommensteuergesetz (EstG) in der aktuell gültigen Fassung.

Ein sehr wichtiger Aspekt in der Umsetzung gesundheitsfördernder Maßnahmen ist die Klärung finanzieller Unterstützungsmöglichkeiten. Je nach Wahl des Kostenträgers gibt es unterschiedliche Möglichkeiten, die für die Umsetzung von Projekten entscheidend sein können. Speziell kleineren Betrieben mangelt es häufig an finanziellen Ressourcen. Eine gute Vorbereitung kann für die Verhandlung zwischen Physio- oder Ergotherapeut und Führungskraft demnach hilfreich sein. Einen wesentlichen Bestandteil in der Finanzierungshilfe bildet der § 20 SGB V. Leistungen, die diesem Paragrafen

nicht entsprechen, sind, mit Ausschluss von Einzelfallentscheidungen, nicht durch die Krankenkassen unterstützungsfähig und erfahren auch in der Regel keinen steuerlichen Vorteil. Der Leitfaden Prävention ist sehr umfangreich, daher soll dieses Kapitel den Physio- und Ergotherapeuten als Erleichterung dienen, indem es die wichtigsten Fakten berufsgruppenspezifisch zusammenfasst. Ist der Betrieb allerdings bereit, die Kosten ohne weitere Unterstützung von außen zu zahlen, gelten nur die Abstimmungen zwischen dem Therapeuten als Leistungserbringer und dem Betrieb als Auftraggeber. Die folgenden Anforderungen an die Leistungsanbieter gelten also nur in Zusammenarbeit mit den Krankenkassen oder wenn der Betrieb einen steuerlichen Vorteil erfahren möchte.

7.1 Sozialgesetzbuch V §§ 20a und 20b

Die folgenden Paragrafen bilden die wichtigste Grundlage für BGF-Konzepte, die eine finanzielle Unterstützung über die Krankenkassen oder über das Einkommensteuergesetz erfahren sollen. Aufgrund ihrer hohen Relevanz werden sie fast ungekürzt aufgeführt, um als Leser die genauen Inhalte erfassen und verstehen zu kön-

M. Mohokum, J. Wolf, *Betriebliche Gesundheitsförderung in der Physiotherapie und Ergotherapie*,
https://doi.org/10.1007/978-3-662-71249-8_7

nen. Welche Relevanz die §§ 20a und 20b SGB V dann für die spätere Konzeptentwicklung konkret haben, wird im Anschluss in Abschn. 7.2 erläutert Die gesetzlichen Regelungen zur Primärprävention und Gesundheitsförderung, Gesundheitsförderung und Prävention in Lebenswelten sowie der betrieblichen Gesundheitsförderung (§§ 20a und 20b SGB V) lauten wie folgt:

> „§ 20 SGB V Primäre Prävention und Gesundheitsförderung
>
> (1) Die Krankenkasse sieht in der Satzung Leistungen zur Verhinderung und Verminderung von Krankheitsrisiken (primäre Prävention) sowie zur Förderung des selbstbestimmten gesundheitsorientierten Handelns der Versicherten (Gesundheitsförderung) vor. Die Leistungen sollen insbesondere zur Verminderung sozial bedingter sowie geschlechtsbezogener Ungleichheit von Gesundheitschancen beitragen. Die Krankenkasse legt dabei die Handlungsfelder und Kriterien nach Absatz 2 zugrunde.
>
> (2) Der Spitzenverband Bund der Krankenkassen legt unter Einbeziehung unabhängigen, insbesondere gesundheitswissenschaftlichen, ärztlichen, arbeitsmedizinischen, psychotherapeutischen, psychologischen, pflegerischen, ernährungs-, sport-, sucht-, erziehungs- und sozialwissenschaftlichen Sachverstandes sowie des Sachverstandes der Menschen mit Behinderung einheitliche Handlungsfelder und Kriterien für die Leistungen nach Absatz 1 fest, insbesondere hinsichtlich Bedarf, Zielgruppen, Zugangswegen, Inhalt, Methodik, Qualität, intersektoraler Zusammenarbeit, wissenschaftlicher Evaluation und der Messung der Erreichung der mit den Leistungen verfolgten Ziele. Er bestimmt außerdem die Anforderungen und ein einheitliches Verfahren für die Zertifizierung von Leistungsangeboten durch die Krankenkassen, um insbesondere die einheitliche Qualität von Leistungen nach Absatz 4 Nummer 1 und 3 sicherzustellen. Der Spitzenverband Bund der Krankenkassen stellt sicher, dass seine Festlegungen nach den Sätzen 1 und 2 sowie eine Übersicht der nach Satz 2 zertifizierten Leistungen der Krankenkassen auf seiner Internetseite veröffentlicht werden […]."

Die Krankenkassen streben das Ziel an, gesundheitsfördernde Maßnahmen für alle zugänglich zu machen und auf diesem Wege Risiken zu minimieren und Krankheiten vorzubeugen sowie selbstbestimmtes gesundheitsorientiertes Handeln zu fördern.

Der Spitzenverband Bund der Krankenkassen legt in diesem Zuge Handlungsfelder und die Akteure fest, die in diesem Bereich tätig werden dürfen. Mit dieser Vorgabe und einem einheitlichen Zertifizierungsverfahren möchte der Spitzenverband einen einheitlichen Qualitätsmaßstab gewährleisten.

Die Handlungsfelder und Anbieterqualifikationen werden im Leitfaden Prävention für die Leistungserbringer aufgeführt. Dieser ist für die Umsetzung präventiver Maßnahmen unter Beteiligung der Krankenkassen bindend. Wie als Therapeut mit der Vorbereitung und Konzeptentwicklung zu Bedarf, Zielgruppen, Zugangswegen, Inhalt, Methodik, Qualität, intersektoraler Zusammenarbeit, wissenschaftlicher Evaluation und der Messung der Zielerreichung umgegangen werden kann, wird im folgenden Kapitel beschrieben.

> „(3) Bei der Aufgabenwahrnehmung […] berücksichtigt der Spitzenverband Bund der Krankenkassen auch die folgenden Gesundheitsziele im Bereich der Gesundheitsförderung und Prävention:
>
> 1. Diabetes mellitus Typ 2: Erkrankungsrisiko senken, Erkrankte früh erkennen und behandeln,
> 2. Brustkrebs: Mortalität vermindern, Lebensqualität erhöhen,
> 3. Tabakkonsum reduzieren,
> 4. gesund aufwachsen: Lebenskompetenz, Bewegung, Ernährung,
> 5. gesundheitliche Kompetenz erhöhen, Souveränität der Patientinnen und Patienten stärken,
> 6. depressive Erkrankungen: verhindern, früh erkennen, nachhaltig behandeln,
> 7. gesund älter werden und
> 8. Alkoholkonsum reduzieren.
>
> […]"

Für Physiotherapeuten können unterschiedliche Gesundheitsziele von Interesse sein, besonders die Einsatzgebiete Vorbeugung von Diabetes mellitus Typ 2 und depressiven Erkrankungen, gesund aufwachsen inkl. Bewegung, gesundheitliche Kompetenz erhöhen und gesund älter werden. Zur Zielerreichung in diesen Einsatzgebieten können Physiotherapeuten unterschiedliche Maßnahmen anbieten, wie z. B. Nordic-Walking-Kurse, Aquafitness- oder Kinderrückenschulkurse.

„(4) Leistungen nach Absatz 1 werden erbracht als

1. Leistungen zur verhaltensbezogenen Prävention nach Absatz 5,
2. Leistungen zur Gesundheitsförderung und Prävention in Lebenswelten für in der gesetzlichen Krankenversicherung Versicherte nach § 20a und
3. Leistungen zur Gesundheitsförderung in Betrieben (betriebliche Gesundheitsförderung) nach § 20b."

Verhaltensbezogene Maßnahmen zielen beispielsweise auf die Körperwahrnehmung ab, damit die Zielgruppe gesundheitsfördernde Ressourcen wahrnimmt und nutzt. Zu den Leistungen, die aus physiotherapeutischer Sicht angeboten werden können, zählen u. a. Präventionskurse wie Rückenschule, Aquafitness, Pilates, Yoga, PMR oder Bewegungsangebote zur Verbesserung der Körperwahrnehmung in Schulen, Kommunen, Senioreneinrichtungen (Lebenswelten) oder gesundheitsfördernde Maßnahmen in den Betrieben (betriebliche Gesundheitsförderung).

„(5) [...]

(6) Die Ausgaben der Krankenkassen für die Wahrnehmung ihrer Aufgaben nach dieser Vorschrift und nach den §§ 20a bis 20c sollen insgesamt im Jahr 2015 für jeden ihrer Versicherten einen Betrag in Höhe von 3,17 € und ab dem Jahr 2016 einen Betrag in Höhe von 7 € umfassen. Ab dem Jahr 2016 wenden die Krankenkassen von dem Betrag nach Satz 1 für jeden ihrer Versicherten mindestens 2 € jeweils für Leistungen nach den §§ 20a und 20b auf. Unterschreiten die jährlichen Ausgaben einer Krankenkasse den Betrag nach Satz 2 für Leistungen nach § 20a, so stellt die Krankenkasse diese nicht ausgegebenen Mittel im Folgejahr zusätzlich für Leistungen nach § 20a zur Verfügung. Die Ausgaben nach den Sätzen 1 und 2 sind in den Folgejahren entsprechend der prozentualen Veränderung der monatlichen Bezugsgröße nach § 18 Absatz 1 des Vierten Buches anzupassen."

An diesem Gesetzesauszug wird deutlich, dass die Krankenkassen den primärpräventiven Bereich finanziell zunehmend mehr unterstützen und die Ausgaben für gesundheitsfördernde Maßnahmen steigen. Demnach ergibt sich auch für die Physiotherapie eine positive Entwicklung im Bereich BGF.

7.1.1 § 20a SGB V – Leistungen zur Gesundheitsförderung und Prävention in Lebenswelten

„(1) Lebenswelten im Sinne des § 20 Absatz 4 Nummer 2 sind für die Gesundheit bedeutsame, abgrenzbare soziale Systeme insbesondere des Wohnens, des Lernens, des Studierens, der medizinischen und pflegerischen Versorgung sowie der Freizeitgestaltung einschließlich des Sports. Die Krankenkassen fördern unbeschadet der Aufgaben anderer auf der Grundlage von Rahmenvereinbarungen nach § 20f Absatz 1 mit Leistungen zur Gesundheitsförderung und Prävention in Lebenswelten insbesondere den Aufbau und die Stärkung gesundheitsförderlicher Strukturen. Hierzu erheben sie unter Beteiligung der Versicherten und der für die Lebenswelt Verantwortlichen die gesundheitliche Situation einschließlich ihrer Risiken und Potenziale und entwickeln Vorschläge zur Verbesserung der gesundheitlichen Situation sowie zur Stärkung der gesundheitlichen Ressourcen und Fähigkeiten und unterstützen deren Umsetzung. Bei der Wahrnehmung ihrer Aufgaben sollen die Krankenkassen zusammenarbeiten und kassenübergreifende Leistungen zur Gesundheitsförderung und Prävention in Lebenswelten erbringen. Bei der Erbringung von Leistungen für Personen, deren berufliche Eingliederung auf Grund gesundheitlicher Einschränkungen besonders erschwert ist, arbeiten die Krankenkassen mit der Bundesagentur für Arbeit und mit den kommunalen Trägern der Grundsicherung für Arbeitsuchende eng zusammen."

Die Krankenkassen möchten mit primärpräventiven Maßnahmen in den Lebenswelten die gesundheitsfördernden Ressourcen stärken, sowohl persönliche, strukturelle als auch soziale. In der Schule, Kommune, im Stadtteil, Seniorenheim oder Betrieb verbringen die Menschen viel Zeit miteinander und sind meist ähnlichen Belastungen ausgesetzt. Diese Voraussetzungen bieten eine gute Möglichkeit für die Akteure in der BGF. Des Weiteren wird in diesem Absatz geregelt, dass auch kassenübergreifende Leistungen erbracht werden sollen. Auch verschiedene Settings können miteinander verknüpft werden. Kinder unter 6 Jahren sollen beispielsweise im Setting-Ansatz, also in der Kindertageseinrichtung erreicht werden unter Einbeziehung der Eltern und Erzieher. Ebenso spielen Schulen und Senioreneinrichtungen eine wichtige Rolle.

„(2) Die Krankenkasse kann Leistungen zur Gesundheitsförderung und Prävention in Lebenswelten erbringen, wenn die Bereitschaft der für die Lebenswelt Verantwortlichen zur Umsetzung von Vorschlägen zur Verbesserung der gesundheitlichen Situation sowie zur Stärkung der gesundheitlichen Ressourcen und Fähigkeiten besteht und sie mit einer angemessenen Eigenleistung zur Umsetzung der Rahmenvereinbarungen nach § 20f beitragen.

(3) […].

(4) […]."

Die Krankenkassen machen für ihre Förderung jedoch zur Bedingung, dass sich die Zielgruppe in die Planung und Umsetzung miteinbringt und einen angemessenen Anteil an Eigenleistung zeigt. Auf Absatz 3 nimmt der Leitfaden Prävention im Kapitel Setting-Ansatz Bezug. Die betriebliche Gesundheitsförderung wird in einem eigenen Kapitel im Leitfaden erläutert.

7.1.2 § 20b SGB V – Betriebliche Gesundheitsförderung

„(1) Die Krankenkassen fördern mit Leistungen zur Gesundheitsförderung in Betrieben (betriebliche Gesundheitsförderung) insbesondere den Aufbau und die Stärkung gesundheitsförderlicher Strukturen. Hierzu erheben sie unter Beteiligung der Versicherten und der Verantwortlichen für den Betrieb sowie der Betriebsärzte und der Fachkräfte für Arbeitssicherheit die gesundheitliche Situation einschließlich ihrer Risiken und Potenziale und entwickeln Vorschläge zur Verbesserung der gesundheitlichen Situation sowie zur Stärkung der gesundheitlichen Ressourcen und Fähigkeiten und unterstützen deren Umsetzung. Für im Rahmen der Gesundheitsförderung in Betrieben erbrachte Leistungen zur individuellen, verhaltensbezogenen Prävention gilt § 20 Absatz 5 Satz 1 entsprechend."

Auch für die BGF werden die Handlungsfelder und Anbieterqualifikationen im Leitfaden Prävention geregelt. Häufig übernehmen Krankenkassen einzelne Bausteine der BGF oder des BGM selbst. Physiotherapeutische Konzepte können jedoch eine sinnvolle Ergänzung darstellen.

„(2) Bei der Wahrnehmung von Aufgaben nach Absatz 1 arbeiten die Krankenkassen mit dem zuständigen Unfallversicherungsträger s owie mit den für den Arbeitsschutz zuständigen Landesbehörden zusammen. Sie können Aufgaben nach Absatz 1 durch andere Krankenkassen, durch ihre Verbände oder durch zu diesem Zweck gebildete Arbeitsgemeinschaften (Beauftragte) mit deren Zustimmung wahrnehmen lassen und sollen bei der Aufgabenwahrnehmung mit anderen Krankenkassen zusammenarbeiten. [...]"

„(3) Die Krankenkassen bieten Unternehmen unter Nutzung bestehender Strukturen in gemeinsamen regionalen Koordinierungsstellen Beratung und Unterstützung an. Die Beratung und Unterstützung umfasst insbesondere die Information über Leistungen nach Absatz 1 und die Klärung, welche Krankenkasse im Einzelfall Leistungen nach Absatz 1 im Betrieb erbringt. Örtliche Unternehmensorganisationen sollen an der Beratung beteiligt werden. Die Landesverbände der Krankenkassen und die Ersatzkassen regeln einheitlich und gemeinsam das Nähere über die Aufgaben, die Arbeitsweise und die Finanzierung der Koordinierungsstellen sowie über die Beteiligung örtlicher Unternehmensorganisationen durch Kooperationsvereinbarungen. Auf die zum Zwecke der Vorbereitung und Umsetzung der Kooperationsvereinbarungen gebildeten Arbeitsgemeinschaften findet § 94 Absatz 1a Satz 2 und 3 des Zehnten Buches keine Anwendung."

Um einen einheitlichen Qualitätsmaßstab gewährleisten zu können, werden die wichtigsten Regelungen auf Bundesebene getroffen. Je nach Kostenträger (z. B. Vdek oder Regionalkasse) können auch Anforderungen an die Kursanbieter variieren. So mussten Akteure der Primärprävention bis vor Kurzem noch ihre Konzepte bei den einzelnen Krankenkassen zur Genehmigung einreichen. Das war gerade bei den Regionalkassen sehr aufwendig, da diese nur auf Länderebene und nicht wie der Vdek auf Bundesebene organisiert sind. Zur Minimierung des bürokratischen Aufwands wurde Anfang 2014 die Zentrale Prüfstelle Prävention (ZPP) ins Leben gerufen. Jedoch werden Konzepte der BGF nicht über die ZPP geprüft und müssen demnach weiterhin einzeln bei den jeweiligen Kostenträgern eingereicht werden.

Eine persönliche Vorstellung als Physiotherapeut bei den regionalen Anlaufstellen der Krankenkassen kann hilfreich sein. Gerade für die Beratung von kleineren Betrieben benötigen die Krankenkassen geeignete Konzepte und deren Experten. Somit könnte eine persönliche

Vorstellung des Physiotherapeuten bei regionalen Krankenkassen zu einer effektiven Kooperation führen.

> „(4) Unterschreiten die jährlichen Ausgaben einer Krankenkasse den Betrag nach § 20 Absatz 6 Satz 2 für Leistungen nach Absatz 1, stellt die Krankenkasse die nicht verausgabten Mittel dem Spitzenverband Bund der Krankenkassen zur Verfügung. Dieser verteilt die Mittel nach einem von ihm festzulegenden Schlüssel auf die Landesverbände der Krankenkassen und die Ersatzkassen, die Kooperationsvereinbarungen mit örtlichen Unternehmensorganisationen nach Absatz 3 Satz 4 abgeschlossen haben. Die Mittel dienen der Umsetzung der Kooperationsvereinbarungen nach Absatz 3 Satz 4." (Sozialgesetzbuch V § 20 2016)

§ 20 SGB V macht die Prävention und betriebliche Gesundheitsförderung zu einer stark verpflichtenden Aufgabe für die Krankenkassen. Hierbei können die Krankenkassen selbst geeignete Maßnahmen umsetzen oder Dritte beauftragen. Sie sind zu einer engen Zusammenarbeit mit den Unfallversicherungsträgern verpflichtet und sollen sich auch mit anderen, im Betrieb vertretenen Krankenkassen, abstimmen.

Die Zusammenarbeit der Krankenkassen untereinander in der betrieblichen Gesundheitsförderung ist eine „Soll-Regelung" (diejenigen Krankenkassen, bei denen die Mitarbeiter eines Betriebs versichert sind). Die Kostenübernahme wird in der Regel anteilig, je nach Anzahl der Versicherten, unter den beteiligten Krankenkassen aufgeteilt, sofern dieses vor Projektbeginn vertraglich geregelt wurde. Bei der Zusammenarbeit mit den UV-Trägern besteht laut Rahmenvereinbarung die Hauptaufgabe darin, die Zusammenhänge von Arbeitsbedingungen und Erkrankungen zu erkennen (Deutsche Gesetzliche Unfallversicherung et al. 2009). Auch wenn die betriebliche Gesundheitsförderung keine verpflichtende Aufgabe für die UV-Träger ist, sollten sie sich dennoch entsprechend ihren Kompetenzen und Erfahrungen mit einbringen. Maßnahmen der BGF sollten nicht fälschlicherweise mit dem verpflichtenden Arbeitsschutz gleichgesetzt werden. Die Abstimmung der Akteure untereinander ist außerdem wichtig, damit es

nicht zu Parallelangeboten in ein und demselben Betrieb kommt.

Instrumente zur Erfassung der gesundheitlichen Situation im Betrieb sind: Analysen des Arbeitsunfähigkeitsgeschehens, Auswertungen von arbeitsmedizinischen Untersuchungen und Gefährdungsbeurteilungen, Mitarbeiterbefragungen sowie betriebliche Gesundheitszirkel.

Die Leistungen müssen dem Leitfaden Prävention entsprechen, ausreichend, zweckmäßig und wirtschaftlich sein; sie dürfen das Maß des Notwendigen nicht überschreiten. Leistungen, die nicht notwendig oder wirtschaftlich sind, können Versicherte nicht beanspruchen, dürfen die Leistungserbringer nicht bewirken und die Krankenkassen nicht bewilligen.

7.2 Leitfaden Prävention

Für die BGF ist ausschließlich der Setting-Ansatz relevant. Damit jedoch die Unterschiede zum individuellen Ansatz deutlich werden und ein ganzheitliches Verständnis entstehen kann, werden im Folgenden beide Ansätze erläutert. Dies scheint auch deshalb geboten, da viele Praxen zu beiden Ansätzen Kurse anbieten möchten und Arbeitnehmer auch durch individuumsbezogene Präventionskurse am Arbeitsplatz einen steuerlichen Vorteil erhalten können.

Die Erstfassung des Leitfadens Prävention trat 2001 in Kraft. Die neueste Fassung ist von Dezember 2024. Der Leitfaden Prävention wird stetig weiterentwickelt und an die aktuellen wissenschaftlichen, gesellschaftlichen und gesundheitspolitischen Gegebenheiten angepasst. Aufgrund dessen müssen auch die therapeutischen Konzepte kontinuierlich abgeglichen werden. Inhaltlich geht es u. a. um die Zertifizierung von Präventionskursen, Evidenzbasierung, digitale Formate und Telemedizin, Interdisziplinäre Zusammenarbeit und Fort- und Weiterbildung. Auch zum Thema Klimawandel wird Bezug genommen. Über verhaltensändernde Maßnahmen, soll zu mehr Bewegungs- und Ernährungsbewusstsein verholfen werden.

Praxistipp
Gesetzliche Grundlagen und Formulare, die damit verbunden sind, werden stetig weiterentwickelt und überarbeitet. Entsprechende Dokumente und Informationen sollten daher regelmäßig auf ihre Gültigkeit hin überprüft werden.

Durch einen Vergleich der verschiedenen Fassungen des Leitfadens von 2001 bis heute wird deutlich, wie sehr der Bereich BGF an Bedeutung gewonnen hat. In den ersten Fassungen wurde ihm kein so großer Stellenwert zugeschrieben und die Informationen waren sehr allgemein gehalten. In der aktuellsten Ausgabe jedoch wird diesem Thema deutlich mehr Platz gewidmet. Eine detailliertere Erfassung bringt allerdings mit sich, dass auch die Richtlinien für die Akteure verstärkt werden und das Handeln teilweise mit mehr bürokratischem Aufwand verknüpft ist.

7.2.1 Aufbau des Leitfadens

Der Leitfaden Prävention wird in zwei große Bereiche aufgeteilt, dem individuellen und dem Setting-Ansatz. Für diese Ansätze wird ganz klar festgelegt, welche Akteure in welchen Handlungsfeldern aktiv werden dürfen und welche Anforderungen sie zu erfüllen haben.

Im Folgenden soll dem Leser der Unterschied zwischen diesen beiden Ansätzen innerhalb des Leitfadens Prävention verdeutlicht werden, um einen Gesamteindruck über die Handlungsfelder von Physio- und Ergotherapeuten in der Prävention zu erhalten. Alle weiteren Akteure im Gesundheitswesen werden bei dieser Zusammenfassung nicht berücksichtigt. Entscheidet sich ein Therapeut oder eine Praxis dazu primärpräventiv zu arbeiten, bleibt zu klären, ob sich das Angebot an Einzelpersonen richtet (individueller Ansatz), die sich in einer Gruppe zu einem bestimmten Gesundheitsthema zusammenfinden (Rückenschule, Yoga, Pilates, Aqua Fitness) oder ob der Therapeut in eine bestehende Gruppe

(Arbeitsplatz, Schule, Kommune) geht und dort dieser Lebenswelt entsprechende Maßnahmen umsetzt (Setting-Ansatz). In beiden Fällen muss ein zielgruppengerechtes und nachhaltiges Konzept entwickelt werden, welches vorab durch die Krankenkassen geprüft wird. Konzepte im individuellen Ansatz werden durch die Zentrale Prüfstelle Prävention (ZPP) überprüft. Im Setting-Ansatz oder auch speziell im Bereich BGF, finden die Prüfungen direkt über die beteiligten Krankenkassen statt. Welche Aspekte bei der Konzeptentwicklung berücksichtigt werden müssen, wird im Leitfaden Prävention aufgeschlüsselt. Da sich die Anforderungen an die Akteure u. a. durch den demografischen Wandel, wissenschaftliche Erkenntnisse, Umwelteinflüsse verändern, wird auch dieses Regelwerk jährlich überarbeitet. Demnach müssen Konzepte selbstständig dauerhaft überprüft und angepasst werden.

Seit Januar 2017 können Ärzte auch anhand einer Bescheinigung ihren Patienten Präventionsmaßnahmen empfehlen. Dadurch soll das Bewusstsein für Präventionsangebote gestärkt werden. Die Versicherten können sich mit dieser Bescheinigung bei ihren Krankenkassen erkundigen, welche entsprechenden Angebote sie im Programm haben und fördern. Präventionsmaßnahmen können aber auch weiterhin ohne Bescheinigung in Anspruch genommen werden.

7.2.2 Setting-Ansatz

Hierzu zählen Interventionen, die primär auf Lebensräume abzielen und durch Strukturbildung Gesundheit fördern. Auf diesem Wege können Personengruppen angesprochen werden, die meist ähnlichen Belastungen ausgesetzt sind und viel gemeinsame Zeit an einem Ort verbringen. Solche Settings sind z. B. Kommunen/Stadtteile, Kindergärten/Kindertagesstätten, Schulen, Senioreneinrichtungen und Betriebe. Der Präventionsansatz für Physio- und Ergotherapeuten in den Betrieben wird separat noch genauer erläutert.

Der Setting-Ansatz allgemein beinhaltet Maßnahmen auf drei Ebenen:

- Schaffung einer gesunden physikalischen und psycho-sozialen Umwelt
- Integration der Gesundheitsförderung, Bildung und Erziehung in die Prozesse des Alltags
- Verknüpfung mit anderen Settings durch Netzwerke und Allianzen

Dabei liegt ein besonderes Augenmerk auf der Verminderung sozial bedingter Ungleichheit von Gesundheitschancen. Maßnahmen im Setting-Ansatz müssen nach dem im Leitfaden definierten Gesundheitsförderungsprozess (Vorbereitung, Analyse, Maßnahmenplanung, Umsetzung und Evaluation) aufgebaut sein. Für Physio- und Ergotherapeuten sind bei der Gesundheitsförderung im Setting-Ansatz insbesondere interessant: Betriebe, ältere/alte Menschen im Setting Kommune, gesundheitsfördernde Kindertagesstätten und Schulen.

Als lebensweltbezogenes Präventionsziel wird die Verhütung von Krankheiten des Kreislaufsystems formuliert. Für Therapeuten ist vor allem die Förderung von Bewegung und Entspannung relevant. Die lebensweltbezogene Gesundheitsförderung von Kindern und Jugendlichen soll insbesondere in Haupt-, Förder- und Berufsschulen erhöht werden.

Ziele des Setting-Ansatzes:

- Die persönliche Handlungsfähigkeit des Einzelnen für die Gestaltung seiner gesundheitlichen Lebensbedingungen stärken sowie
- zu gesundheitsgerechtem Verhalten motivieren und befähigen

Grundsätzlich kommt eine finanzielle Förderung durch die Krankenkassen nur in Betracht, wenn die Settingträger einen angemessenen Teil an Eigen-/Drittmitteln in die Aktivitäten einbringen. Hiermit könnte zum Beispiel eine Umsetzung gesundheitsfördernder Programme während der Arbeitszeit gemeint sein. Eine Förderung kann auch nur dann erfolgen, wenn sich die Verantwortlichen zur Teilnahme an Qualitäts-sicherungsmaßnahmen verpflichtet haben. Zu diesen Maßnahmen zählen beispielsweise eine regelmäßige Evaluation der Projekte und eine exakte Verlaufskontrolle.

Praxisbeispiel
Ein Physiotherapeut teilt zu Beginn seines Projektes einen Fragebogen an die Teilnehmer aus, der ihren aktuellen Gesundheitszustand und ihr Gesundheitsempfinden erfasst. Den gleichen Bogen teilt er in der letzten Kurseinheit aus, um sein Konzept und seine Zielerreichung zu evaluieren. Es sollten nur Punkte abgefragt werden, die mit einem physiotherapeutischen Konzept auch verbessert werden können.

Ergänzend dazu nutzt er während jeder einzelnen Kurseinheit spezielle Assessments, um zeitnah Erfolge auch für alle Teilnehmer sichtbar machen zu können. Dazu zählen beispielsweise der Finger-Boden-Abstand, die Back Performance Scale, die Muskelfunktionsprüfung, die visuelle Analogskala etc.

> **Praxistipp**
> Schlagwörter, die bei der eigenen Konzeptplanung genannt und inhaltlich berücksichtigt werden sollten, sind Vernetzung, Partizipation, ganzheitlicher Ansatz, Empowerment, Förderung von Personenkreisen mit Migrationshintergrund.

Beispielsweise können in Zusammenarbeit mit einer Krankenkasse deren spezifische Evaluationsbögen ausgeteilt und von der Krankenkasse ausgewertet werden.

Maßnahmen werden von den Krankenkassen nur dann gefördert wenn ein klarer Bedarf besteht, die Träger sich finanziell beteiligen und alle Beteiligten aktiv in verhaltens- und verhältnisändernde Maßnahmen eingebunden werden, die sich auf gesundheitsfördernde Ressourcen beziehen und dauerhaft verstetigen.

Planung und Durchführung sollen sich an folgenden Schritten orientieren:

1. Bedarfsermittlung, Feststellung des Ist-Zustandes.
2. Zielformulierung: Einigung über Ergebnisparameter, also was genau soll mit der Maßnahme erreicht werden. Die Ziele sollten gemeinsam mit allen Hauptakteuren abgestimmt werden.
3. Zielkonkretisierung anhand der Auswertung der Arbeitsplatzbeobachtung.
4. Aufgabenverteilung: Festlegung der Rollen, Zeitplanung. Zum Beispiel Benennung eines Gesundheitsbeauftragten.
5. Einigung über Qualitätsmanagement: Dokumentation und Bewertung, Evaluationsbogen.
6. Durchführung der Gruppen- und Einzelschulungen.
7. Evaluation: Ermittlung der Wirksamkeit.

Die Krankenkassen können bspw. in den Bereichen Bedarfserhebung, Evaluation und Öffentlichkeitsarbeit unterstützen. In vielen Fällen existieren bereits Erhebungsbögen, die genutzt werden können.

Für alle primärpräventiven Konzepte, die durch die Krankenkasse gefördert werden sollen, gibt es klare und für alle Handlungsfelder aufgeschlüsselte Ausschlusskriterien. Diese sind in ihrer Vollständigkeit immer der aktuellen Fassung des Leitfadens zu entnehmen. Dazu gehören u. a. Maßnahmen, die bereits zu den Pflichtaufgaben der Träger gehören, politisch orientiert sind oder Kosten, die sich auf Einrichtungsgegenstände, Mobiliar, Kampagnen oder Weiterbildungen beziehen.

In den folgenden Abschnitten werden einige Beispiele für den Setting-Ansatz vorgestellt.

Betriebliche Gesundheitsförderung

Der Betrieb stellt für dieses Buch das wichtigste Setting dar, und die BGF umfasst die gesundheitsfördernden Maßnahmen für die Arbeitnehmer an ihren Arbeitsplätzen sowohl in den Betrieben selbst als auch im mobilen Arbeiten (Kap. 8). Den Führungskräften wird bei der Umsetzung und Gesunderhaltung der Arbeitnehmer eine besondere Rolle zugeschrieben. Da Führungskräfte eine große Bedeutung spielen, aufgrund ihrer Tätigkeit aber häufig selbst stark belastet sind, gibt es Maßnahmen, die sich speziell an diese Zielgruppe richten. Auch in diesem Fall könnten Physio- und oder Ergotherapeuten bspw. beim Identifizieren gesundheitsfördernder Ressourcen mitwirken sowie zielgruppenspezifische Maßnahmen durchführen z. B. Entspannungstraining (verhaltensorientierter Ansatz) oder ergonomische Gestaltung des Arbeitsplatzes (verhältnisorientierter Ansatz).

Oberziel:

„Reduktion von psychischen und Verhaltensstörungen"

Genauer geht es um die Verbesserung der gesundheitlichen Situation und die Stärkung gesundheitlicher Ressourcen von Arbeitnehmern.

Anders als beim Individuellen-Ansatz werden für die Handlungsfelder keine konkreten Maßnahmen, wie PMR, Nordic Walking o. ä. genannt. BGF-Konzepte sind durch ihren ganzheitlichen Ansatz deutlich komplexer aufgebaut. Ein Konzept sollte bestmöglich sowohl verhaltens- als auch verhältnisändernde Maßnahmen enthalten und den individuellen Arbeitsplatzbelastungen gerecht werden. Je nachdem für welche gesundheitsfördernden Maßnahmen sich ein Betrieb entscheidet, muss geprüft werden, welche Akteure sich für die Umsetzung eignen. Geht es bspw. um die Implementierung einer „Aktiven Pause" oder das Anpassen der Arbeitsmittel/Nutzen von Hilfsmitteln, dann wäre ein Physio- oder Ergotherapeut prädestiniert dazu. Dieser benötigt einen entsprechenden Berufs- oder Studienabschluss. Auch in weiteren Handlungsfeldern, wie gesunde Ernährung und Suchtprävention können Physio- und Ergotherapeuten wichtige Beiträge leisten... Daher kann das Arbeiten in interdisziplinären Teams gerade in Betrieben mit einem Bedarf in verschiedenen Handlungsfeldern sehr konstruktiv sein. Dadurch könnte zum Beispiel die direkte Wechselwirkung von Bewegung und gesunder Ernährung deutlich gemacht werden.

Zur Optimierung des Ressourceneinsatzes in den Betrieben wird eine regelmäßige Dokumentation empfohlen, um daraus Erkenntnisse für das zukünftige Vorgehen zu sammeln.

Für die Genehmigung der Umsetzung von BGF-Konzepten durch den GKV-Spitzenverband ist es weiter wichtig, dass eine Unternehmensleitlinie und ein internes Gremium existieren, Ist-Analysen und Evaluationen regelmäßig durchgeführt werden und durchgehend dokumentiert wird. In Klein- und Kleinstbetrieben kann es Ausnahmen geben.

Wenn die Bedingungen seitens des Betriebes erfüllt werden können, ist es wichtig, dass ebenso der Therapeut das richtige Vorgehen wählt. Die dazugehörigen Handlungsfelder geben Aufschluss darüber und werden unter:

- Beratung zur gesundheitsförderlichen Arbeitsgestaltung
- Gesundheitsförderlicher Arbeits- und Lebensstil
- Überbetriebliche Vernetzung und Beratung

geführt.

Wirksamkeit

Mithilfe von physiotherapeutischen Maßnahmen werden die Teilnehmer zu mehr körperlicher Aktivität motiviert und durch die Schulung der Körperwahrnehmung erhalten sie mehr Handlungs- und Bewegungskompetenzen besonders in Hinblick auf die Vermeidung von Rückenschmerzen. Zu hohe körperliche Belastungen sollen vermieden und Arbeitsprozesse ergonomischer gestaltet werden.

Zielgruppe

- Beschäftigte aus betrieblichen Bereichen mit individuellen und/oder arbeitsplatzabhängigen Chronifizierungsrisiken im psychosozialen Bereich. Durch mehr bewegungsbezogene Interventionen kann beispielsweise Stress besser verarbeitet werden.
- Beschäftigte aus betrieblichen Bereichen mit einseitiger oder hoher Belastung, bewegungsarmen Tätigkeiten bzw. mit Beschwerden des Bewegungsapparats. Wobei darauf zu achten ist, dass es sich bei bereits vorliegenden Diagnosen nicht mehr um eine Primärprävention handelt.

Ziele der Maßnahme

- Gestaltung gesundheitsgerechter Arbeit und Arbeitsbedingungen
- Förderung von Bewegung am Arbeitsplatz und Reduzierung bzw. Unterbrechung langer Sitzzeiten
- Balance zwischen Anforderung und Ressourcen, Einsatz der Beschäftigten entsprechend ihren individuellen Stärken und Ressourcen
- Beschäftigtenorientierte Gestaltung von Veränderungsprozessen (Erhalt der Leistungsfähigkeit und -bereitschaft der Beschäftigten)

Inhalt

- Transfer von der Theorie in die Praxis, die direkt am Arbeitsplatz umgesetzt werden kann.
- Vorschläge entsprechend dem biopsychosozialen Modell zur Veränderung des Bewegungsverhaltens während der Arbeit und in der Freizeit sowie zur Veränderung von Bedingungen des Arbeitsplatzes.

Ausschlusskriterien

- Allgemeine Freizeitsportangebote, die beispielsweise einer bestimmten Sportart dienen
- Maßnahmen, die körperlich zu einseitig sind, denn dem soll ja eigentlich vorgebeugt werden, reines Gerätetraining
- Auf Dauer angelegte Angebote

Methodik

- Gruppenschulung und -beratung mit aktiver Einbeziehung der Beschäftigten, auch Einzelberatungen innerhalb einer physiotherapeutischen Maßnahme könnten gerechtfertigt sein und somit vielleicht mit den Kostenträgern vereinbart werden. Zu beachten ist allerdings, dass Schulungen, die nach § 20 von den Krankenkassen finanziell unterstützt werden, grundsätzlich in der Gruppe stattfinden sollten.
- Individuelle und arbeitsplatzbezogene praktische Anleitung und Beratung.
- Einbeziehung der zuständigen Führungskraft, denn nur, wenn die Führungsebene ebenfalls hinter der Maßnahme steht, kann von einer dauerhaften Verstetigung ausgegangen werden.

Aus Sicht der Krankenkassen zählen zu den förderungsfähigen Modellen Aufklärungs- und Beratungsangebote, Förderung von Bewegung und multifaktoriell ausgerichtete Angebote zur Verhaltens- und Verhältnisänderung.

7.2.3 Individueller Ansatz

Dieser Ansatz bezeichnet Interventionen, die auf den einzelnen Menschen und sein Verhalten ausgerichtet sind und die die individuellen Fähigkeiten und Möglichkeiten einer gesunden, Störungen und Erkrankungen vorbeugenden Lebensführung aufzeigen. Die Maßnahmen finden als Kurse und Beratungen grundsätzlich in Gruppen statt. Maßnahmen im individuellen Ansatz zählen allerdings nicht zur BGF, da diese nicht

vor Ort im Betrieb stattfinden. Dennoch ist es möglich, dass beispielsweise Betriebe bereit sind, Gutscheine für ihre Mitarbeiter auszuhändigen, die für anerkannte Präventionskurse in physiotherapeutischen Praxen eingelöst werden können. Allerdings finden auf diesem Weg keine individuell angepassten Maßnahmen des Physiotherapeuten vor Ort am Arbeitsplatz statt, aber auch von Rückenschulkursen oder Entspannungstechniken in der Praxis werden die Arbeitnehmer für ihren Arbeitsplatz profitieren (§ 3 EStG Nr. 34). Möglicherweise entsteht auf diesem Weg auch eine Kooperation mit dem Betrieb und die nächste Maßnahme findet in der betrieblichen Einrichtung statt.

Bei individuellen Präventionsmaßnahmen sind für Physiotherapeuten die Handlungsfelder „Bewegungsgewohnheiten" und „Stressmanagement" von Bedeutung. Hierunter fallen beispielsweise Angebote zu Yoga, Progressive Muskelrelaxation nach Jacobsen Nordic Walking, Aquafitness etc. Die Anbieterqualifikationen von Maßnahmen in den übergreifenden Förderkriterien sind im Leitfaden klar umrissen. Neben den Grund- und Zusatzqualifikationen der Anbieter ist auf die Konzept- und Planungsqualität hingewiesen sowie auf pädagogische, methodische und didaktische Kompetenzen, die von der Zentralen Prüfstelle Prävention bei der Prüfung zur Anerkennung der Maßnahme, beispielsweise bei der Prüfung der Stundenbilder, berücksichtigt werden.

Da es das Ziel ist, die erlernte gesundheitsförderliche Verhaltensweise in den Lebensalltag zu integrieren, gilt ein besonderer Hinweis der Sicherung der Nachhaltigkeit im Konzept. Teilnehmer sollten durch das positive Erleben von Bewegung ein höheres Maß an Motivation zur dauerhaften Umsetzung von gesundheitsfördernden Maßnahmen erlangen, Eigenübungen sollten in den Alltag integriert und das Bewusstsein zur Wahrnehmung von gesundheitsfördernden Ressourcen gestärkt werden.

Die Höhe der Bezuschussung ist kassenabhängig und kann begrenzt sein durch eine gewisse Anzahl an Maßnahmen je Handlungsfeld. So könnten bspw. pro Kalenderjahr zwei Kurse im Handlungsfeld Entspannung und zwei Kurse im Handlungsfeld Bewegung bezuschusst werden. Teilnehmer sollten die finanzielle Unterstützung vorab bei ihrer Krankenkasse in Erfahrung bringen.

Folgende Krankheiten sind von besonderer Bedeutung:

- Herz-Kreislauf-Erkrankungen (insbesondere Herzinfarkt, Schlaganfälle und Krankheiten des zerebrovaskulären Systems)
- Diabetes mellitus, insbesondere Typ 2
- Adipositas
- Bösartige Neubildungen
- Krankheiten des Skeletts, der Muskeln und des Bindegewebes
- Krankheiten des Nervensystems und der Sinnesorgane
- Psychische/psychosomatische Krankheiten

Folgende präventive Interventionen sind für Physio- und Ergotherapeuten vorrangig zu empfehlen:

- Herz-Kreislauf-Erkrankungen: Vermeidung von Bewegungsmangel und Dysstress
- Diabetes mellitus Typ 2: Förderung von Bewegung
- Krankheiten der Muskeln, des Skeletts und des Bindegewebes: Verhütung von Gelenkverletzungen, Kräftigung der Muskulatur
- Depressionen und Angststörungen: Förderung individueller Kompetenzen der Belastungsverarbeitung zur Vermeidung von Dysstress

Daraus ergeben sich für Physio- und Ergotherapeuten nach § 20 und § 20a SGB V besonders folgende Handlungsfelder:

- „Bewegungsgewohnheiten
- Reduzierung von Bewegungsmangel durch gesundheitssportliche Aktivität

- Vorbeugung und Reduzierung spezieller gesundheitlicher Risiken durch geeignete verhaltens- und gesundheitsorientierte Bewegungsprogramme
- Stressmanagement
- Förderung von Entspannung" (GKV-Spitzenverband 2024)

Zu den einzelnen Handlungsfeldern werden im Leitfaden, wie auch im Setting-Ansatz, jeweils die Zielgruppe, Ziele der Maßnahmen, Inhalte, Ausschlusskriterien, Methodik und Anbieterqualifikationen aufgeführt. Zu den Anbieterqualifikationen werden, anders als in den vorherigen Versionen des Leitfadens, keine Berufsgruppen sondern zu erfüllende Kompetenzen der Anbieter nach dem European Credit Transfer and Accumulation System genannt. Daher würde man unter dem Suchbegriff „Physiotherapie" oder „Ergotherapie" im Leitfaden Prävention keine Treffer mehr landen.

Ebenso ist geregelt welche Unterlagen zur Zertifizierung bei der Zentralen Prüfstelle Prävention einzureichen sind. Dazu gehören u. a. ein Manual mit Aufbau, Zielen und Methoden, Teilnehmerhandouts, ein wissenschaftlicher Nachweis der Wirksamkeit, und Maßnahmen zur Sicherung der Nachhaltigkeit, z. B. durch Vernetzung.

Für den Prozess der Umsetzung ist sicherzustellen, dass die Gruppengröße und der zeitliche Umfang der Maßnahmen eingehalten wird und die Räumlichkeiten angemessen sind.

► **Krankenkassen fördern ausschließlich zeitlich befristete Maßnahmen. Die Teilnehmer sollen dazu motiviert werden, im Anschluss eigenständig gesundheitsorientiert zu handeln (z. B. Sportvereine, VHS etc.).**

Um mit den zur Verfügung stehenden finanziellen Mitteln besonders viele Versicherte erreichen zu können, gibt es eine maximale Anzahl an

Präventionskursen pro Person und Haushaltsjahr, die gefördert werden. Die Wiederholung gleicher Maßnahmen im Folgejahr wird meist ausgeschlossen. Die Bezuschussung von Mitgliedsbeiträgen z. B. in Sportvereinen oder Fitnessstudios ist nicht möglich. Diese Vorgabe wird jedoch je nach Krankenkasse unterschiedlich umgesetzt. Teilweise wird zwischen Handlungsfeldern unterschieden, sodass ein Aussetzen im Folgejahr nicht erforderlich ist. Daher empfiehlt sich vorab eine Rücksprache mit den entsprechenden Krankenkassen.

Zu den nicht förderungsfähigen Maßnahmen zählen Angebote, die ein wirtschaftliches Interesse an dem Verkauf von Begleitprodukten, wie beispielsweise Pezzibälle, Therabänder etc. haben, die nicht weltanschaulich neutral sind oder die an eine Mitgliedschaft gebunden sind. Außerdem dürfen die Maßnahmen nicht dauerhaft laufen oder sich an Kinder unter sechs Jahren richten, denn diese sind über den Setting-Ansatz Kita zu erreichen.

Praxistipp

Diese Vorgaben können sich von Zeit zu Zeit verändern, daher empfiehlt sich vorab eine Rückversicherung über die Zentrale Prüfstelle Prävention oder die Berufsverbände. Häufig werden Fortbildungen schon mit dem entsprechenden Vermerk „Im Kurs wird eine von der ‚Zentralen Prüfstelle Prävention (ZPP)' anerkannte Programmeinweisung vermittelt, die ein vereinfachtes Zertifizierungsverfahren ermöglicht" gekennzeichnet (Bundesverband selbstständiger Physiotherapeuten – IFK e. V. 2016).

7.2.4   Antrag auf Bezuschussung

Wie oben bereits kurz erwähnt, sieht die Antragsstellung auf Bezuschussung je nach Ansatz des Konzeptes unterschiedlich aus. In der BGF stellt der Betrieb den Antrag, in der Regel zuerst bei der Krankenkasse, bei der die meisten seiner Angestellten versichert sind. Diese Krankenkasse hat in der Regel einen eigenen Vordruck, der genutzt werden sollte. Je nachdem, wie viele Krankenkassen involviert sind, müssen auch entsprechend viele Einzelanträge gestellt werden.

Im individuellen Ansatz stellt der Physiot- oder Ergoherapeut den Antrag, dieser läuft über die Zentrale Prüfstelle Prävention. Das Onlineportal der ZPP soll vermeiden, dass Anbieter Einzelanträge für jede Krankenkasse stellen müssen. Welche Krankenkassen alle mit der ZPP abgedeckt werden, kann ihrer Homepage entnommen werden.

Für die Zertifizierung können sich Physiotherapeuten kostenlos online registrieren und ihr Konzept zur Prüfung hochladen. Wird das Konzept zertifiziert, ist eine Bezuschussung gesichert. Die Teilnehmer reichen nach Beendigung ihres Kurses die ausgefüllten Standardformulare der ZPP (Antrag auf Bezuschussung und Teilnahmebescheinigung) bei ihrer Krankenkasse ein (GKV-Spitzenverband 2024). Die Standardformulare sind online über www.zentrale-pruefstelle-praevention.de abrufbar.

▶ **Um sozial benachteiligten Personen die Nutzung von individuellen verhaltensbezogenen Primärpräventionsmaßnahmen zu erleichtern, sollen die Krankenkassen für diesen Personenkreis nach vorheriger Genehmigung der Maßnahme die Kosten ganz oder teilweise direkt übernehmen (Vermeidung eines Eigenanteils und/oder von Vorleistungen der Versicherten).**

Kurz gefasst unterscheiden sich die beiden Präventionsansätze vor allem im Ort der Leistungserbringung und in der Art des Antrags auf Bezuschussung. Im individuellen Ansatz richtet sich das Kursangebot an Einzelpersonen, der Therapeut stellt vorab einen Antrag auf Genehmigung nach § 20 und auf Bezuschussung bei der Zentralen Prüfstelle Prävention. Nach Beendigung des Kurses reichen die Teilnehmer ihre

Teilnehmerbescheinigung ein und bekommen einen Teil der Kosten erstattet. Im Setting-Ansatz hingegen wird der Antrag bei den jeweiligen Krankenkassen vom Betrieb gestellt, und der Physiotherapeut rechnet mit dem Betriebsinhaber ab.

7.3 Unterschiede und Gemeinsamkeiten zwischen individuellem und Setting-Ansatz

Tab. 7.1 zeigt eine Zusammenfassung der Unterschiede zwischen dem individuellen Ansatz und dem Setting-Ansatz im Vergleich.

Praxistipp

Durch § 20 SGB V und den Leitfaden Prävention wird die Konzepterstellung entsprechender Maßnahmen zu einer komplexen Aufgabe. Es gibt unterschiedliche Fortbildungen, zum Beispiel über die Berufsverbände speziell auch zur BGF, die bereits ausgearbeitete Konzepte zur Verfügung stellen oder die notwendigen Hilfestellungen leisten. Ein Erfahrungsaustausch innerhalb der Fortbildungen kann hilfreich sein und den Transfer von der Theorie in die Praxis bzw. den Betrieb erleichtern.

7.4 Kostenübernahme durch den Arbeitgeber

Werden die Kosten einer BGF-Maßnahme komplett vom Arbeitgeber übernommen, ist die Konzepterstellung und Umsetzung in der Regel an deutlich weniger Bestimmungen geknüpft. In diesem Fall gibt es eigentlich keine direkten inhaltlichen Vorgaben, wie das physiot- oder ergotherapeutische BGF-Konzept auszusehen hat. Hier gelten die Abstimmungen, die mit dem Auftraggeber vereinbart werden. Der Therapeut schließt einen Vertrag mit der Institution und der Betrieb nicht mit den Krankenkassen. Dieser hat jedoch auch die Möglichkeit, einen steuerlichen Vorteil auszuhandeln. Laut Einkommensteuergesetz 2009 können Maßnahmen, die dem Gesundheitszustand des Arbeitnehmers dienen, um bis zu 600 € pro Arbeitnehmer und Haushaltsjahr von der Lohnsteuer befreit werden. Die gesundheitsfördernden Maßnahmen sollen jedoch auch den §§ 20 und 20b des SGB V entsprechen und beziehen sich auf zertifizierte Präventionskurse. Ist der Betriebsinhaber daran interessiert, sollte er sich über das Finanzamt weiter informieren.

Praxistipp

Seit dem 1. Januar 2009 wird die Förderung der Mitarbeitergesundheit steuerlich unterstützt. 600 € kann ein Unternehmen pro Mitarbeiter und pro Jahr seither lohnsteuerfrei für Maßnahmen der Gesundheitsförderung investieren.

Tab. 7.1 Individueller Ansatz und Setting-Ansatz im Vergleich

	Individueller Ansatz	Setting-Ansatz
Angebot	Richtet sich an Einzelpersonen	Richtet sich an Personenkreise in ihren Lebensbereichen
Art der Schulungen	Grundsätzlich Gruppenschulungen	Grundsätzlich Gruppenschulungen
Einsatzgebiete/ Maßnahmen	Yoga, PMR, Pilates, Aquafitness, Rückenschule, Nordic Walking etc.	Betrieb, Kindergarten, Schule, Kommune, Senioreneinrichtungen etc.
Antrag auf Bezuschussung	Antrag stellt der Physiotherapeut	Antrag stellt der Betrieb
Kostenerstattung	Teilnehmer zahlt an den Physiotherapeuten und reicht seine Teilnehmerbescheinigung bei seiner Krankenkasse ein	Betrieb zahlt an den Physiotherapeuten und wendet sich an die Krankenkassen, bei der seine Angestellten versichert sind. Üblicherweise zuerst an diejenige, bei der die meisten versichert sind

§ 3 EStG, Nr. 34

„Steuerfrei sind zusätzlich zum ohnehin ge-
schuldeten Arbeitslohn erbrachte Leistungen des
Arbeitgebers zur Verhinderung und Verminderung
von Krankheitsrisiken und zur Förderung der
Gesundheit in Betrieben, die hinsichtlich Qualität,
Zweckbindung, Zielgerichtetheit, und Zertifizierung den Anforderungen der §§ 20 und 20b des
Fünften Buches Sozialgesetzbuch genügen, soweit
sie 600 € im Kalenderjahr nicht überschreiten."

Unterstützungsfähige Maßnahmen sind, bereits zertifizierte individuumsbezogene Präventionskurse oder auch nichtzertifizierte individuell auf den Betrieb abgestimmte Konzepte, sofern sie dem Leitfaden Prävention entsprechen.

Weiter gilt:

- Gesundheitsförderung ist ein wichtiges
  gesundheitspolitisches Ziel der Bundesregierung
- Die Steuerbefreiung soll die Bereitschaft des
  Arbeitgebers erhöhen
- Doppelförderungen gleicher oder gleichartiger
  Maßnahmen und unabgestimmte Vorgehensweisen von Krankenkassen und Arbeitgebern
  sollen vermieden werden. Hierzu müssen vom
  Anbieter   ausgestellte   Teilnahmebeschein-
  igungen deutlich machen, dass sie ausschließlich zum Einreichen beim Arbeitgeber und nicht
  zum Antrag auf Bezuschussung bei der
  Krankenkasse genutzt werden dürfen.
- Weitere Anforderungen und Einschränkungen
  sind der Umsetzungshilfe zur steuerlichen Anerkennung von Arbeitgeberleistungen nach
  § 3 Nummer 34 EStG des Bundesministeriums
  der Finanzen (BMF 2021) zu entnehmen.

Praxistipp

Eine Mischvariante in dem Sinne, dass beispielsweise 75 % der Kosten durch die
Krankenkassen erstattet werden und die
letzten 25 % steuerbefreit sind, gibt es
nicht. Im Unterschied zu den kranken-
kassengeförderten Programmen müssen
diese, die allein durch den Arbeitgeber finanziert werden, allerdings nicht zeitlich
befristet sein. Demnach ist es möglich, zuerst ein zeitlich befristetes Projekt durch
die Krankenkassen fördern zu lassen und
nach Abschluss der maximal 12 Einheiten
à 90 min die gesundheitsfördernden Maßnahmen im Betrieb weiterlaufen zu lassen
und den Steuervorteil zu beziehen. Somit
sind die Finanzierungshilfen klar voneinander getrennt und der Physiotherapeut
kann auch über die 12 Einheiten hinaus im
Betrieb tätig sein, ohne dass der Arbeitgeber allein auf den gesamten Kosten sitzen bleibt.

Unabhängig davon, ob die Leistungen
durch die Krankenkassen oder einen steuerlichen Vorteil über das EStG unterstützt werden, muss bei primärpräventiven Angeboten
im individuellen oder Setting-Ansatz den
§§ 20 SGB V entsprochen werden. Eine
Doppelfinanzierung ist nicht zulässig, jedoch
ein abgeschlossenes Projekt, das durch die
Krankenkassen unterstützt wurde, kann fort-
gesetzt werden und dann einen steuerlichen
Vorteil erhalten.

Weitere Informationen

Literatur

BKK Bundesverband (Hrsg) (1999) Erfolgreiche Praxis betrieblicher Gesundheitsförderung in Europa. Qualitätskriterien für die betriebliche Gesundheitsförderung. http://www.dnbgf.de/fileadmin/downloads/materialien/dateien/Gesunde_Mitarbeiter_in_gesunden_Unternehmen_Erfolgreiche_Praxis_Qualitaetskriterien.pdf. Zugegriffen am 15.03.2016

Bundesministerium der Finanzen (BMF) (2021) Umsetzungshilfe zur steuerlichen Anerkennung von Arbeitgeberleistungen nach § 3 Nummer 34 EStG https://www.bundesgesundheitsministerium.de/fileadmin/Dateien/3_Downloads/P/Praevention/Umsetzungshilfe.pdf. Zugegriffen am 20.12.2024

Bundesverband selbstständiger Physiotherapeuten IFK e. V. (2016). https://www.ifk.de/ifk-fortbil-dung/fortbildungsangebote/?tx_isapevents_showevents%5Bevent%5D=342&tx_isapevents_showevents%5Baction%5D=show&tx_isapevents_showevents%5Bcontroller%5D=Event. Zugegriffen am 25.11.2016

Deutsche Gesetzliche Unfallversicherung, Spitzenverband der landwirtschaftlichen Sozialversicherung u. der GKV-Spitzenverbandes unter Beteiligung der Verbände der Krankenkassen auf Bundesebene (2009) Rahmenvereinbarung der Deutschen Gesetzlichen Unfallversicherung, des Spitzenverbandes der landwirtschaftlichen Sozialversicherung und des GKV-Spitzenverbandes unter Beteiligung der Verbände der Krankenkassen auf Bundesebene zur Zusammenarbeit bei der betrieblichen Gesundheitsförderung und der Verhütung arbeitsbedingter Gesundheitsgefahren. http://www.dguv.de/medien/inhalt/praevention/praev_netz/documents/rahmenvereinbarung_1997_und_2001.pdf. Zugegriffen am 15.03.2016

Dördelmann J (2011) „Bewegter Betrieb" IFK-Konzept für Physiotherapeuten zur betrieblichen Gesundheitsförderung. Pt-unternehmen. Physiotherapie med Ausg 3:29–33

Einkommensteuergesetz in der Fassung der Bekanntmachung vom 8. Oktober 2009 (BGBl. I S. 3366, 3862), das zuletzt durch Artikel 2 des Gesetzes vom 23. Dezember 2024 (BGBl. 2024 I Nr. 449) geändert worden ist

GKV-Spitzenverband (2024). https://www.gkv-spitzenverband.de/media/dokumente/krankenversicherung_1/praevention__selbsthilfe__beratung/praevention/praevention_leitfaden/Praevention_Formular_Praesenz-_IKT-Kurse-ZPP_Version_12_2024.pdf. Zugegriffen am 10.02.2025

GKV-Spitzenverband in Zusammenarbeit mit Krankenkassen auf Bundesebene (2024) Leitfaden Prävention. Handlungsfelder und Kriterien des GKV-Spitzenverbandes zur Umsetzung der §§ 20 und 20a und 20b SGB V vom 21. Juni 2000 in der Fassung vom 19. Dezember 2024. https://www.gkv-spitzenverband.de/media/dokumente/krankenversicherung_1/praevention__selbsthilfe__beratung/praevention/praevention_leitfaden/2024-12-19_GKV-Leitfaden_Praevention.pdf. Zugegriffen am 19.12.2024

Konföderation der deutschen Rückenschulen (2016). https://bdr-ev.de/fileadmin/dateien-redakteure/02_Fort_und_Weiterbildung/161221BdR-KddR-Curriculum.pdf. Zugegriffen am 10.02.2025

Sozialgesetzbuch (SGB V) (o.J.) Fünftes Buch. Gesetzliche Krankenversicherung § 20 SGB V Primäre Prävention und Gesundheitsförderung Sozialgesetzbuch (SGB V). Fünftes Buch. § 20 SGB V Primäre Prävention und Gesundheitsförderung. http://www.sozialgesetzbuch-sgb.de/sgbv/20.html. Zugegriffen am 10.02.2025

Ergonomie am Arbeitsplatz mit Praxisbeispielen

In diesem Kapitel wird ergonomisches Basiswissen vermittelt und die praktische Umsetzung anhand von Beispielen demonstriert. Auf wichtige Verordnungen, Richtlinien und Gesetze wird Bezug genommen. Momentan sind in Deutschland ca. 46 Mio. Menschen erwerbstätig, davon sind rund 20 Mio. Büroarbeitsplätze. Damit arbeitet fast jeder zweite Erwerbstätige in der Bundesrepublik Deutschland an einem Büroarbeitsplatz – und das branchenunabhängig. Dabei ist die Tendenz in Handel, Handwerk und Dienstleistung weiter steigend. Aus diesem Grund wird in diesem Kapitel beschrieben, auf was aus ergonomischer Sicht alles bei einem Büroarbeitsplatz geachtet werden muss. Dies geht weit über die korrekte Einstellung von Monitor, Arbeitsstuhl und -tisch hinaus. Weiterhin werden spezielle Übungen für Menschen am Büroarbeitsplatz sowie praktische Tipps für Nicht-Büroarbeitsplätze vermittelt.

8.1 Ergonomie

Ziel einer ergonomischen Arbeitsplatzgestaltung ist es, die Arbeitsbedingungen einschließlich der (technischen) Arbeitsmittel möglichst optimal auf erwerbstätige Personen (Arbeitnehmer) und ihre Fähigkeiten und Eigenschaften auszurichten. Das Arbeitssystem wird dabei als Ganzes betrachtet mit dem Ziel einer menschengerechten Arbeitsgestaltung (Abb. 8.1). Der Begriff Ergonomie wird von zwei altgriechischen Wortstämmen gebildet: ergon (= Arbeit) und nomos (= Gesetz, Regel). Ergonomie ist demnach die Wissenschaft von menschlicher Arbeit, welche die Schnittstellen Mensch, Technik und Arbeit untersucht. Leitgedanke der Arbeitsplatzgestaltung ist es, die Arbeitsbedingungen an den Menschen anzupassen (und nicht umgekehrt den Menschen an die Arbeitsbedingungen). Das ist natürlich nicht immer einfach, da Körpermaße individuell schwanken, sich im Laufe der Zeit – auch evolutionsbedingt – ändern (aus diesem Grund müssen DIN-Normen u. a. auch regelmäßig angepasst werden) und ein Arbeitsplatz manchmal auch von mehreren Personen genutzt wird. Gleichwohl zahlt es sich aus, für gute ergonomische Bedingungen am Arbeitsplatz zu sorgen, da sich diese in der Regel bei den Arbeitnehmern hinsichtlich ihrer Leistung und Motivation positiv auswirken.

Die Ergonomie wird in der Bundesrepublik Deutschland als eine Teildisziplin der Arbeitswissenschaft zugeordnet.

Durch die Ergonomie sollen die verschiedenen Einflussgrößen an die Eigenschaften des Menschen angepasst werden: Zu den Einflussgrößen

M. Mohokum, J. Wolf, *Betriebliche Gesundheitsförderung in der Physiotherapie und Ergotherapie*, https://doi.org/10.1007/978-3-662-71249-8_8

Abb. 8.1 Arbeitssystem
als Ganzes (Quelle:
BGHM)

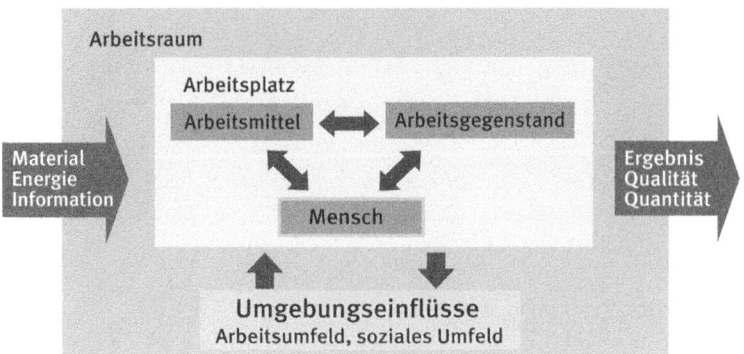

gehören die Arbeitsbedingungen einschließlich der Arbeitsgeräte. Diese lassen sich systematisieren in:

- **Arbeitsmittel:** Werkzeuge, Maschinen, Computer, Eingabemittel (wie z. B. Tastatur, Trackball, Stift, Maus), Monitor, Software, Bürostuhl, Schreibtisch, sonstige Büromöbel und Einrichtungen, Anzeigen auf Monitoren; Beispiel: instabile Software mit Softwareabstürzen

Praxisbeispiel
Werkzeuge und Arbeitsgeräte sollen der physiologischen Anatomie des Körpers entsprechen, z. B. ein besonders geformter Griff eines Schraubenziehers, der die anatomische Handform und die Bewegungsphysiologie berücksichtigt.

- **Arbeitsumgebung:** chemische, physikalische und biologische Faktoren, wie z. B. Beleuchtung, Klima und Belüftung, Temperatur, Platzbedarf, Raumverhältnisse, Bodenbeschaffenheit, Erschütterungen, Gase/Dämpfe/Stäube
  Mögliches Problem: Schwierigkeiten, sich zu konzentrieren durch zu hohen Geräuschpegel im Büro
- **Arbeitsaufgabe:** Art der Tätigkeit, Aufgabendauer und -menge, Aufgabenvielfalt, Arbeitspensum
  Mögliches Problem: Hohe Stressbelastung aufgrund von Leitungsaufgabe mit Budgetverantwortung
- **Arbeitsorganisation:** Arbeitszeit, Pausengestaltung, Arbeitsprozesse, Informationssysteme, Handlungsspielraum, Entscheidungsbefugnisse, Kompetenzen, Hierarchien
  Mögliches Problem: Keine Möglichkeit der flexiblen Pausengestaltung

- **Arbeitsinhalt:** unterschiedliche Anforderungen, Variation von Belastung
  Mögliches Problem: Monotonie durch reines Einscannen von Dokumenten
- **Arbeitsablauf:** Teambildung, Wechsel zwischen verschiedenen Arbeitsplätzen (Job-Rotation). Kleinteilige Arbeitsabläufe sowie Über- und Unterforderung sollten vermieden werden Beispiel: Entlastung durch Tätigkeitswechsel. Innerhalb einer Schicht wird die Tätigkeit und Arbeitsplatz gewechselt, um so einseitige Beanspruchung zu reduzieren.
- **Soziale Faktoren:** Kommunikation, soziale Beziehungen zu Vorgesetzten und Kunden, Arbeitsklima unter Kollegen

Mögliches Problem: Vorgesetzte haben wenig Zeit, Probleme werden nicht zeitnah gelöst (Bundesanstalt für Arbeitsschutz und Arbeitsmedizin 2010b)

8.1.1 Teilbereiche der Ergonomie

Physische Ergonomie
Beschäftigt sich mit messbaren physiologischen und biomechanischen Prozessen:
- Körperhaltung und Bewegung (Gehen, Heben, Tragen, Halten, Hocken)

Kognitive Ergonomie
Beschäftigt sich mit mentalen Prozessen:

- Wahrnehmung, Erinnerung, Gedächtnis
- Interaktion zwischen Mensch und System, z. B. Mensch-PC

- Aufmerksamkeit
- Konzentration

Arbeits- und Organisationsergonomie
Beschäftigt sich mit der betrieblichen Organisation und dem sozialen Umfeld:

- Formelle und informelle Regeln
- Firmenstandards
- Gepflegte Bräuche
- Betriebsordnungen
- Normen

(Bundesanstalt für Arbeitsschutz und Arbeitsmedizin 2010a; Hellbardt 2016)

8.2 Ergonomische Gestaltung am Beispiel von Bildschirm- und Büroarbeitsplätzen

Beschäftigte im Bürobereich wurden zu ihrem Büroarbeitsplatz durch das Meinungsforschungsinstitut forsa Politik und Sozialforschung GmbH in einer repräsentativen Befragung zum Status quo ihrer Büroarbeit interviewt (IBA Studie 2023/2024). Einschlusskriterium war, dass die Befragungsteilnehmer zum Zeitpunkt an einem Büroarbeitsplatz tätig sein mussten. Nachfolgende Ergebnisse waren zentral und geben einen Einblick über Veränderungen in der Büroarbeit zu.

- Im Homeoffice war die ergonomische Qualität (48 %), die Funktionalität, (43 %) und der Sitzkomfort (35 %) schlechter als im Büro
- Es besteht ein Trend zugunsten von Gruppenbüros und größeren Büroeinheiten
- Die Bedeutung von Online-Videokonferenzen hat enorm zugenommen. Dies gaben 71 % der Befragten an.
- 64 % der Befragungsteilnehmer arbeiteten im Hybridmodell. Davon ist ein Großteil (52 %) jeweils anteilig im Büro und im Homeoffice tätig, lediglich 8 % nutzten das Büro und einen dritten Ort und nur 4 % arbeiteten anteilig an allen drei Orten (Büro, Homeoffice und z. B. Coworking Space).

8.2.1 Die Arbeitsstättenverordnung

Für die praktische Umsetzung von ergonomischen, arbeitswissenschaftlichen und gesundheitlichen Erkenntnissen an Bildschirm- und Büroarbeitsplätzen sind in Deutschland einige Verordnungen und Gesetze zu berücksichtigen. Die Arbeitsstättenverordnung (ArbstättV) ist dabei zentral.

Die Arbeitsstättenverordnung soll die in einer Arbeitsstätte tätigen Menschen vor Arbeitsunfällen und potenziellen Gefahren schützen sowie die Gesundheit der Beschäftigten verbessern. Seit 1975 regelt sie in Deutschland die menschengerechte Gestaltung von Arbeitsplätzen und wurde 2004 durch eine neue Verordnung abgelöst. Die in diesem Buch besprochene Version ist die ArbstättV vom 12.8.2004, die zuletzt 2024 geändert worden ist.

Im Anhang Nummer 6 *Maßnahmen zur Gestaltung von Bildschirmarbeitsplätzen* der ArbstättV sind allgemeine und konkrete Anforderungen an die Gestaltung von Bildschirmarbeitsplätzen zu finden.

Die korrekte Einhaltung und Umsetzung der Arbeitsstättenverordnung trägt zur Verhinderung von arbeitsbedingten Gesundheitsgefährdungen und Unfällen bei.

In der Arbeitsstättenverordnung ist definiert, was unter einem Bildschirmarbeitsplatz zu verstehen ist: „Bildschirmarbeitsplätze sind Arbeitsplätze, die sich in Arbeitsräumen befinden und die mit Bildschirmgeräten und sonstigen Arbeitsmitteln ausgestattet sind" (§ 2, Abs. 5, ArbstättV).

Ein Bildschirmarbeitsplatz beinhaltet damit prinzipiell erst einmal alle Arten von Tätigkeiten an Bildschirmgeräten und ist nicht auf reine Bürotätigkeiten beschränkt. Beispiele: Daten- und Texteingabe/-verarbeitung, Flugüberwachung, Call Center, Empfangstresen.

In der Arbeitsstättenverordnung werden auch Arbeiten definiert, die nicht in den Anwendungsbereich gehören. Beispiele: Benutzung von Geldautomaten (diese zählen zu Datenverarbeitungsanlagen, die hauptsächlich für die Benutzung durch die Öffentlichkeit bestimmt sind), Arbeit an Registrierkassen und Videoüberwachung. Notebooks fallen ebenfalls unter die Nichtanwendung, da sie zu Bildschirmgeräten für den ortsveränderlichen Gebrauch gezählt werden, sofern sie nicht regelmäßig an einem Arbeitsplatz eingesetzt werden.

Auch sind in der Arbeitsstättenverordnung Anforderungen an die Arbeitsmittel (z. B. Bildschirm, Tastatur, Arbeitstisch, Arbeitsstuhl, Vorlagenhalter, Fußstütze), an den Bildschirmarbeitsplatz, an die Arbeitsumgebung (z. B. Beleuchtung, Bewegungsfläche, Lärm, Strahlung, Fenster, welches zu Reflexionen führen kann), an die Softwareergonomie sowie an die Arbeitsorganisation (z. B. Bildschirmpausen, Mischtätigkeiten) formuliert. Bestimmungen aus dem Arbeitsschutzgesetz werden präzisiert. Bildschirmarbeitsplätze müssen entsprechend der Arbeitsstättenverordnung gestaltet und kontrolliert werden.

Der Gesetzgeber unterscheidet im Anhang 6 der Arbeitsstättenverordnung zwischen den Anforderungen an den eigentlichen Bildschirmarbeitsplatz und den Nutzern des Bildschirmarbeitsplatzes, den Beschäftigten. Die Anforderungen an jeden Bildschirmarbeitsplatz gelten permanent – unabhängig von der Dauer und Intensität der Nutzung durch die Beschäftigten.

8.2.2 Bildschirmgeräte

Generell bestehen Bildschirmgeräte aus einem Monitor, einem Rechner und den Eingabemitteln. Zu den Eingabemitteln zählen u. a. die Tastatur, eine Maus, ein Track Ball (Rollkugel), ein Mikrofon und/oder ein Touchscreen. Die Funktionseinheit Bildschirmgerät beinhaltet auch die Software, die den Beschäftigten zur Bewältigung ihrer Arbeit zur Verfügung steht.

Als Bildschirmgeräte werden alle Bildschirme zur Darstellung alphanumerischer Zeichen oder Grafiken gezählt, und zwar unabhängig vom Darstellungsverfahren (z. B. Plasmaanzeige). Kathodenstrahlröhrenanzeigen spielen bei Neuanschaffungen kaum noch eine Rolle. Auch Bildschirmgeräte zur Prozesssteuerung und Mikrofilmlesegeräte werden damit eingeschlossen. Keine Bildschirmgeräte sind in diesem Sinne z. B. Fernsehgeräte zu Überwachungs- und Kontrollaufgaben, sofern keine anderweitigen Tätigkeiten am Bildschirm erfolgen.

Telearbeit bzw. Homeoffice

Bei der Telearbeit, auch Homeoffice genannt, ist es nicht mehr notwendig, an seiner zentralen Arbeitsstelle alle seine Arbeitstätigkeiten zu verrichten. Die Arbeiten können dann für einen festgelegten Umfang und für eine festgelegte Dauer von unterwegs oder in den privaten Räumlichkeiten des Beschäftigten ausgeführt werden. Auf der anderen Seite spart der Arbeitgeber Kosten, weil durch Telearbeit meist weniger Büroflächen notwendig sind. Allerdings kann es für die Beschäftigen durch diese Dezentralisierung unter Umständen schwieriger sein, sich in ein Team zu integrieren oder Kontakte zu anderen Kollegen zu pflegen (Mohokum 2023). Unterschieden werden muss dabei zwischen Telearbeit und mobiler Arbeit. In Bezug auf Telearbeit existieren in der Arbeitsstättenverordnung klare Vorgaben zur Arbeitsplatzgestaltung. Bei der Telearbeit wird arbeitsvertraglich oder durch eine entsprechende Vereinbarung geregelt, dass der Arbeitgeber dafür verantwortlich ist, den Arbeitsplatz in den privaten Räumlichkeiten des Beschäftigten entsprechend auszustatten. Bei der mobilen Arbeit gibt es diese festen Vorgaben nicht, weshalb sich zwischen der Arbeitsplatzsituation im Homeoffice und dem stationären Arbeitsplatz im Betrieb vielfach große Unterschicde feststellen ergeben. Nicht selten verrichten Beschäftigte ihre Bürotätigkeiten, deren Arbeitsplatz im Homeoffice nicht vom Arbeitgeber eingerichtet wurde, auf einem Küchenstuhl am Küchentisch oder auf einem Gartenstuhl. Und dies selbst über einen längeren Zeitraum. Hinzukommt, dass längere Arbeitsaufgaben wie das Schreiben längerer Texte oder E-Mails an einem Laptop ohne separat angeschlossene Tastatur, Maus und externen Bildschirm vorgenommen werden. Auch fällt bei der Arbeit im Homeoffice logischerweise der Weg von und zur Arbeit weg. Je nachdem wo man arbeitet, ist das Bewegungsprofil im Betrieb selbst auch nochmal anders z. B. Treppensteigen, um Kollegen in anderen Stockwerken aufzusuchen, Weg zur Kantine. Dass es im Homeoffice im Vergleich zum stationären Arbeitsplatz im Büro, wo oft eine andere ergonomische Ausstattung vorhanden ist, zu einer anderen physischen Belastung kommt, liegt auf der Hand. Bekanntermaßen ist

Bewegungsmangel bei der Entstehung von Muskel-Skelett-Erkrankungen ein entscheidender Faktor. Nach Einschätzung der WHO wird die Prävalanz von MSE weiter ansteigen (Robert-Koch Institut 2024). Vor allem aus Präventionsperspektive gibt es hierzu verschiedene wichtige Fragestellungen. In Kooperation mit dem Institut für Arbeitsschutz der Deutschen Gesetzlichen Unfallversicherung haben Mohokum et al. 2024 daher den Einfluss des Homeoffice auf das Muskuloskelettale System untersucht (Mohokum et al. 2024). Verglichen wurden Beschäftigte die überwiegend im Büro tätig waren mit Beschäftigten, die überwiegend im Homeoffice tätig waren. Ein Ergebnis der Untersuchung war, dass nur rund 40 % der Untersuchungsteilnehmer im Homeoffice einen ordentlichen Bürostuhl mit Armlehnen arbeiteten. Zugleich wurden im Homeoffice mehr ungünstige Körperpositionen eingenommen. Dies betraf vor allem die Kopfneigung und die Rückenflexion. Außerdem trieben Teilnehmer der Homeofficegruppe weniger Sport. Diejenigen, die dennoch einen Sport ausübten, führten diesen deutlich länger aus. Auch psychische Symptomatiken wurden im Homeoffice vermehrt berichtet. 30 % der Teilnehmenden im Homeoffice und 14,3 % im Büro waren nicht in der Lage Sorgen zu stoppen oder zu kontrollieren. Zudem berichteten 20 % im Homeoffice an einzelnen Tagen an Niedergeschlagenheit, Schwermut oder Hoffnungslosigkeit zu leiden. Im Büro wurde dies von keiner Person angegeben (Mohokum et al. 2024).

8.2.3 Merkmale eines ergonomischen Arbeitsstuhls

Ein ergonomischer Arbeitsstuhl muss gleich mehrere Kriterien erfüllen. Eine wichtige Funktion ist das Stützen der Wirbelsäule und des Bewegungsapparates im Sitzen. Er soll so eingerichtet sein, dass er Bewegungen zulässt sowie auch wechselnde Körperhaltungen unterstützt. Weiterhin muss er in der Höhe verstellbar sein. Er soll gepolstert sein und darf über keine scharfen Kanten verfügen. Die Rückenlehne soll dem Nutzer im nicht-arretierten Zustand ein dynami-

sches Sitzen ermöglichen – die Konstruktion des ergonomischen Arbeitsstuhls soll verschiedene Sitzpositionen zulassen, ohne dass der Stuhl kippt oder sich verformt. Auch soll der Arbeitsstuhl eine leichte Federwirkung besitzen, um Stoßbelastungen der Wirbelsäule beim Hinsetzen zu reduzieren. Armauflagen dienen der Entlastung des Schultern-Nacken-Bereichs durch die Ablage von sonst herabhängenden Armen und sollen, sofern sie eingesetzt werden, höhenverstellbar sein. Gerade in Schreibpausen können die Arme zur Entlastung abgelegt werden. Die Armauflagen sollten abgerundet und nicht zu lang sein. Sind sie zu lang, kommt man nicht mehr dicht genug an den Schreibtisch heran. Sie dürfen den Nutzer bei der Ausübung seiner Arbeit jedoch nicht einschränken. Weiterhin gehört das Vorhandensein von mindestens fünf Aufliegern mit Rollen zu einem ergonomischen Arbeitsstuhl, wobei der Rollwiderstand den Fußbodengegebenheiten angepasst werden muss. Bei einem glatten Bodenbelag muss der Rollwiderstand dementsprechend erhöht sein, damit stets genug Halt vorhanden ist. Bei textilen Böden, die den Rädern einen erhöhten Widerstand entgegensetzen, ist wiederum eine Bremswirkung der Rollen nicht erforderlich. Es ist wichtig zu kontrollieren, ob die Stuhlrollen für den jeweiligen Untergrund geeignet sind z. B. Fließen, Parkett, Laminat, Teppich.

Ein GS-Prüfsiegel wurde 1977 eingeführt (Abb. 8.2). Die Vergabe beruht auf dem Produktsicherheitsgesetz (Produktsicherheitsgesetz = ProdSG), stellt aber lediglich die Minimalanforderungen an Ergonomie und Sicherheit dar. In den Mindestanforderungen ist nicht immer das

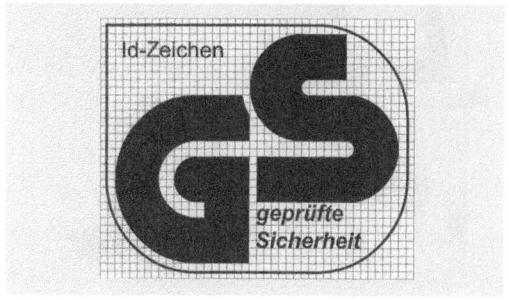

Abb. 8.2 GS-Zeichen

Optimum arbeitswissenschaftlicher Erkenntnisse und der Technik berücksichtigt. Gute ergonomische Arbeitsmittel weisen darüber hinaus weitaus mehr Funktionen und technische Features auf als die durch ein GS-Prüfzeichen bestätigten Mindestanforderungen. Ein CE-Zeichen wurde 1993 eingeführt und bestätigt, dass das jeweilige Produkt EU-Rechtsvorschriften erfüllt, z. B. hinsichtlich Umwelt, Sicherheit und Leistung. Elektrisch höhenverstellbare Arbeitstische sollen daher mit einem CE-Zeichen ausgestattet sein.

8.2.4 Demonstration Funktionsweise Arbeitsstuhl

Auf dem Markt der ergonomischen Sitzmöbel existiert eine Vielzahl an Angeboten und Auswahlmöglichkeiten. Es ist nicht immer ganz leicht, den individuell optimalen Arbeitsstuhl herauszufinden. Diese Elemente und Einstellmöglichkeiten sind bei den allermeisten Arbeitsstühlen vorhanden (Abb. 8.3):

1. Sitzhöhe
2. Sitztiefe und Sitzneigung
3. Rückenlehne und Lumbalstütze
4. Armlehnen
5. Winkel von Rückenlehne zu Sitzfläche
6. Kopfstütze

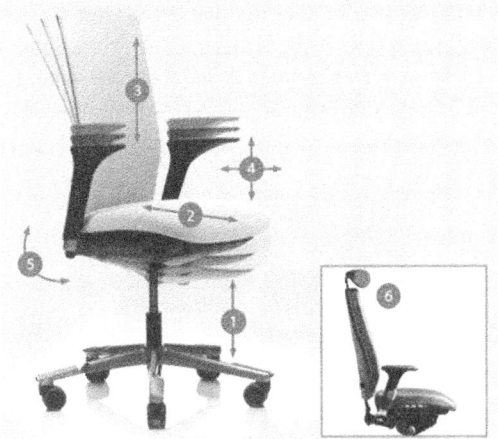

Abb. 8.3 Einstellmöglichkeiten eines Arbeitsstuhls. (Aus Muckenthaler 2016 mit freundl. Genehmigung)

8.2.5 Sitzposition

Um die richtige Sitzposition einzustellen, sollte man am besten der Reihe nach vorgehen. Werden die Schritte vertauscht, kann das leicht zu fehlerhaften Einstellungen führen. Es sollte folgendermaßen vorgegangen werden:

1. Einstellung des (ergonomischen) Arbeitsstuhls
2. Einstellung des Arbeitstisches
3. Einstellungen des Bildschirms

Bei der Einstellung des Arbeitsstuhls sollte systematisch vorgegangen werden. Es empfiehlt sich, unten zu starten und sich dann nach oben hin vorzuarbeiten. Die Einstellung der Arbeitsstuhlhöhe wird im Wesentlichen durch die Unterschenkellänge bestimmt. Früher wurde von Ergonomieexperten vielfach ein exakter Winkel im Kniegelenk von 90° empfohlen. Heutzutage gilt: wenn beide Füße flach nebeneinander auf dem Boden stehen, soll die Arbeitsstuhlhöhe so gewählt werden, dass die Oberschenkellängsachse 90° beträgt oder zum Knie hin etwas abfällt, also sich das Kniegelenk ein wenig unterhalb des Hüftgelenks befindet. Ein zu niedrig eingestellter Arbeitsstuhl führt zu einem nach hinten gekippten Becken mit einer Rundrückenbildung im Sitzen. Besteht die Option, den Neigungswinkel der Sitzfläche zu verändern, soll die aufrechte Körperhaltung durch eine leicht abfallende Sitzfläche unterstützt werden. Die Sitztiefe soll so gewählt werden, dass die Oberschenkel ausreichend Platz zur Auflage haben, ohne dabei Druck auf die Kniekehlen auszuüben – damit wird eine funktionierende Blutzirkulation und ein störungsfreier lymphatischer Rückfluss gewährleistet. Der Freiraum sollte so bemessen sein, dass zwischen Stuhlvorderkante und Kniekehlen ca. vier quer gehaltene Finger passen.

Die Lendenstütze (Lendenbausch) soll die physiologische Lordose der LWS unterstützen und muss daher – je nach Körperanatomie – in der entsprechenden Höhe platziert werden, ungefähr auf Gürtelhöhe. Die Rückenlehne soll dem Nutzer während des Sitzens einen Vollkontakt er-

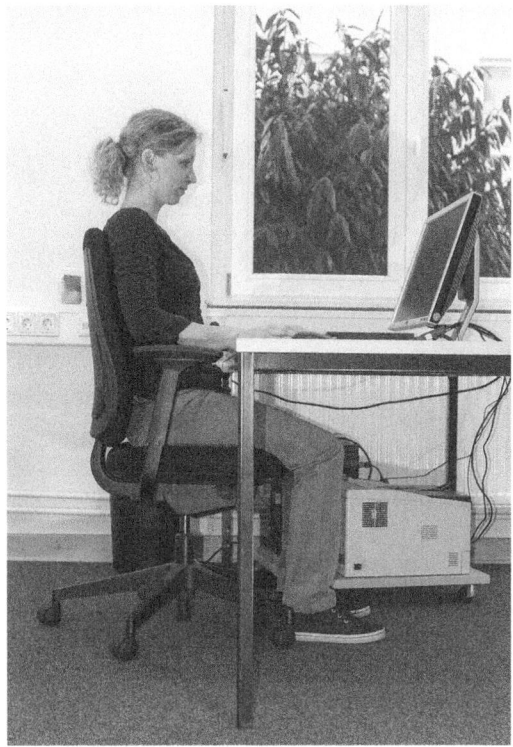

Abb. 8.4 Sitzposition

möglichen und sich beim dynamischen Sitzen in die vorgeneigte Sitzposition mitbewegen (Baua 2011).

Die Armauflagen sollen so eingestellt werden, dass im Ellenbogengelenk ein rechter Winkel gebildet wird, der bei locker herabhängenden Oberarmen zur Entlastung der Schulter-Nackenmuskulatur beiträgt.

Der Gegendruck (Anpressdruck) der Rückenlehne soll so eingestellt werden, dass die Rückenlehne einerseits ausreichend stützt und andererseits Bewegungen ohne großen Kraftaufwand zulässt (Abb. 8.4).

Fragenkatalog Büroarbeitsplatz auf http://extras.springer.com/ 978-3-662-71248-1

8.2.6 Dynamisches Sitzen

Heutzutage sitzt man viel zu oft und viel zu lange, dabei ist der menschliche Organismus nicht für dauerhaftes Sitzen geschaffen. Wissenschaftler von der Universität Regensburg haben in mehreren Metaanalysen Daten zum Sitzen ausgewertet. In einer Studie wurde die Sitzzeit durch körperliche Aktivität ersetzt. Schmid und Leitzmann konnten zeigen, dass bereits eine 30-minütige leichte Bewegungseinheit anstelle von Sitzen die Mortalität um 14 % reduzieren konnte. Wurde die Sitzzeit durch eine intensivere körperliche Aktivität ersetzt, verringerte sich die Mortalität sogar um bis zu 50 % (Schmid et al. 2016). In weiteren Studien konnten sie zeigen, dass körperliche Inaktivität sogar zu Diabetes sowie zu Darm-, Lungen oder Gebärmutterkrebs führen kann (Schmid et al. 2013, 2015a, b; Schmid und Leitzmann 2014; Keimling et al. 2014).

Um die Zeit in einer immer gleichbleibenden Körperposition mit vermehrt statischer Muskelaktivität zu minimieren, sollte die Sitzposition möglichst häufig gewechselt werden. Es wird demnach empfohlen, regelmäßig zwischen der vorgeneigten und der zurückgelehnten Sitzposition zu wechseln. Dabei sollte stets die Lendenwirbelsäule in Kontakt mit der Rückenlehne bleiben, um die abstützende Wirkung aufrecht zu halten. Regelmäßig vorgenommene Haltungswechsel erzeugen eine günstige Pumpwirkung auf die Bandscheiben, da diese nur passiv durch Diffusion ernährt werden: in zurückgelehnter Körperposition werden die Bandscheiben entlastet, in vorgeneigter Körperposition erhöht sich der Bandscheibeninnendruck. Durch eine nicht obligatorisch eingebaute Synchronmechanik am Bürostuhl wird der Sitzwinkel, also das Winkelverhältnis der Rückenlehne zur Sitzfläche, beim Zurücklehnen verändert. Rückenlehne und Sitzfläche bewegen sich zwar gleichzeitig (synchron), aber nicht in gleicher Relation. Üblich sind Verhältnisse von 1 : 2 oder 1 : 3 Sitzfläche zu Rückenlehne. Eine einfache Stuhlmechanik ist die Wippmechanik, bei der die Rückenlehne und die Sitzfläche in einer Winkelposition statisch fixiert sind und sich in einem immerwährend gleichbleibenden Winkelverhältnis bewegen. Alternativ zu den oben beschriebenen Mechanismen gibt es noch die komplexe Gleitmechanik, die in modernen Bürostühlen ebenfalls dafür sorgt, dass die Rückenlehne sich nach hinten neigen lässt (Abb. 8.5).

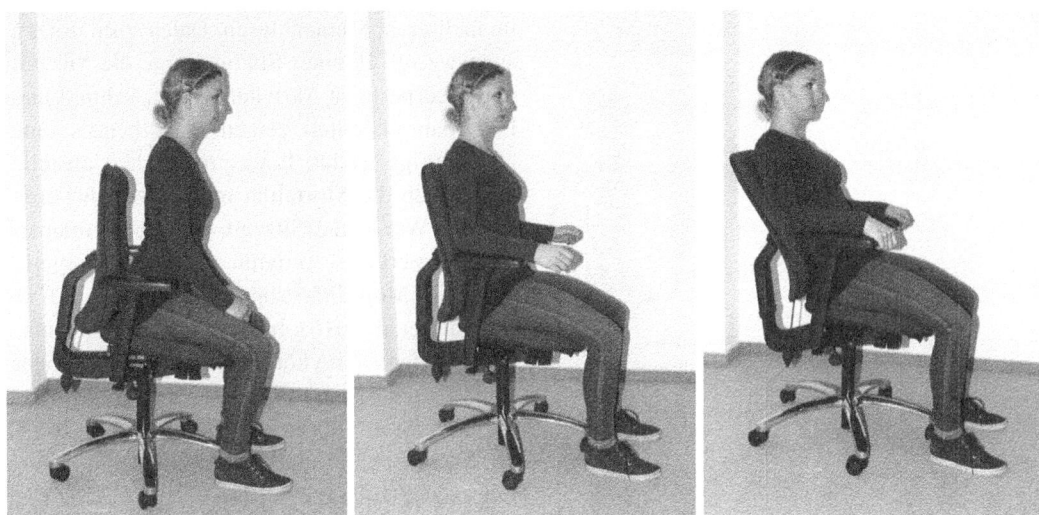

Abb. 8.5 Dynamisches Sitzen

8.2.7 Arbeitstisch

Ist der Arbeitsstuhl nun richtig eingestellt, wird als nächstes die Arbeitstischhöhe individuell angepasst (wenn der Arbeitstisch höhenverstellbar ist). Wird zuerst die Arbeitstischhöhe eingestellt und erst dann die Höhe des Arbeitsstuhls, kann es zu fehlerhaften Einstellungen kommen, da unterschiedliche Körperproportionen (etwa lange obere Extremitäten und kurze untere Extremitäten oder umgekehrt) dabei unberücksichtigt bleiben. Die Tischflächenhöhe sollte sich an den Armauflagen des Arbeitsstuhls orientieren und eine durchgehende Ebene mit der Tischfläche bilden oder etwas tiefer sein. Hat der Bürostuhl keine Armlehnen, wird die Schreibtischhöhe durch die Oberarmlänge bestimmt. Das Ellenbogengelenk sollte sich in 90°-Flexionsstellung oder etwas mehr befinden, sodass die Unterarme entspannt auf dem Arbeitstisch aufliegen können. Die Arbeitsfläche des Arbeitstisches soll ein Mindestmaß erfüllen, in der Breite von 1600 mm und in der Tiefe von 800 mm. Werden weitere Arbeitsmittel verwendet, z. B. ein zweiter Monitor, und werden unterschiedliche Tätigkeiten ausgeübt, sind größere Arbeitsflächen notwendig. Kleinere Arbeitsflächen von mindestens 1200 mm × 800 mm sind in Ausnahmefällen erlaubt, z. B. wenn vorwiegend Monitor, Tastatur und Maus genutzt und weitere Arbeitsmaterialien

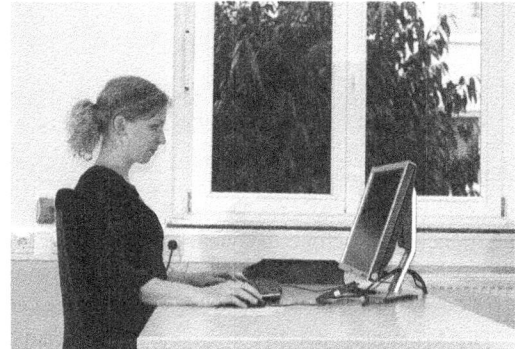

Abb. 8.6 Bildschirmausrichtung

wie z. B. Schreibvorlagen nur in geringem Maße benötigt werden. Das kann z. B. in einer Telefonvermittlung der Fall sein. Neben der Standsicherheit soll der Arbeitstisch dem Nutzer genügend Freiraum bieten. Er dient zur Auflage der Arme oder ermöglicht Haltungswechsel (DGVU Information 215–410, 2019).

8.2.8 Einstellung des Bildschirms

Der Bildschirm sollte direkt auf dem Arbeitstisch seitlich zur Hauptfensterfront stehen, immer zentral im Blickfeld des Nutzers – eine seitliche Aufstellung würde ein permanentes Kopfdrehen erforderlich machen (Abb. 8.6). Diese ständige einseitige Rotation des Kopfes kann schnell zu Schulter- und Nackenverspannungen führen. Um einer möglichst natürlichen Kopf- und Körperhaltung bei der Bildschirmarbeit zu entsprechen, sollte der Bildschirm so eingestellt werden, dass der Blick etwas nach unten geneigt ist (ca. 35 aus der Waagerechten) bei geringer Flexionsstellung der Halswirbelsäule. Der Bildschirm sollte zudem etwas nach hinten gekippt werden (max. 15), sodass der Blick senkrecht auf die Oberfläche fällt (vergleichbar mit der Kopfposition, die beim Lesen eines Buchs eingenommen wird). Die oberste Zeichenzeile (oberste Bildschirmkante) sollte sich etwas unterhalb der Augenhöhe befinden bzw. die obere Kante maximal auf Augenhöhe.

8.2.9 Sehabstand

Für ermüdungsfreies Sehen ist der richtige Bildschirmabstand zwischen Monitor und Auge wichtig. Der Sehabstand ist immer von der jeweiligen Sehaufgabe abhängig. Ist es bei der Sehaufgabe nötig, den gesamten Bildschirm vollständig im Auge zu haben, muss der Abstand entsprechend groß sein wie bei einer Videoüberwachung (Kontrollaufgabe). In diesem Fall muss die Bildschirmgröße zugrunde gelegt werden (Tab. 8.1). Stehen dagegen Leseaufgaben im Vordergrund bei denen es nicht erforderlich ist, den gesamten Bildschirm vollständig im Auge zu behalten, muss der Sehabstand nicht so groß sein. Der Abstand richtet sich dann nach der Zeichenhöhe. Je kleiner die Zeichengröße, umso geringer soll der Sehabstand sein. Bei einer Zeichenhöhe von 3,2–4,5 mm soll der Seh-

abstand 50 cm betragen, bei einer Zeichenhöhe von 3,9–5,5 mm 60 cm, bei einer Zeichenhöhe von 4,5–6,4 mm 70 cm und bei einer Zeichenhöhe von 5,2–7,3 mm 80 cm. Zur Abmessung kann der Therapeut einen herkömmlichen Zollstock verwenden. Die meisten Bildschirmtypen, die heutzutage eingesetzt werden, sind LCD-Bildschirme. LCD-Bildschirme sind platzsparend und haben ein scharfes, kontrastreiches Bild. Der Nachteil ist allerdings, dass sie ggf. einen hohen Anschaffungspreis und evtl. etwas längere Bildaufbauzeiten haben. Idealerweise soll der Sehabstand zur Tastatur und zum Bildschirm gleich weit weg sein, damit das Auge nicht ständig akkommodieren muss, wenn man mit seinem Blick von der Tastatur auf den Monitor wechselt oder umgekehrt.

Die Bildschirmdiagonale wird üblicherweise in Zoll (Inch) angegeben. In der Längeneinheit Zoll wird die Strecke zwischen den gegenüberliegenden Ecken vom Bildschirm (nicht vom Monitor) gemessen. Bei der Umrechnung ins metrische System entspricht ein Zoll genau 2,54 cm. Bei einem Breitformatbildschirm mit einer Bildschirmdiagonale von 22 Zoll sollte ein Sehabstand von 90 cm eingenommen werden.

▶ **Akkommodation bezeichnet die Fähigkeit des Auges, die Sehschärfe flexibel an unterschiedliche Entfernungen zum Objekt, welches sich im Nah- und Fernfeld befindet, anzupassen. Die Akkommodationsleistung ist mit vegetativ gesteuerter Muskelarbeit (Ziliarmuskel – Musculus ciliaris) verbunden.**

8.2.10 Zeichenschärfe, Zeichenhöhe, Schriften

Die dargestellten Zeichen müssen scharf, deutlich und ausreichend groß sein. Ferner müssen sie einem entsprechenden Zeichen- und Zeilenabstand folgen. Je größer der Bildschirm ist, desto mehr Bildschirmpunkte (Pixel) müssen für die Bildschirmdarstellung bei gleicher Auflösungsqualität vorhanden sein. Je mehr Pixel, desto höher die Auflösung. Für eine Lesbarkeit

Tab. 8.1 Empfohlene Sehabstände, wenn der gesamte Monitor im Auge behalten werden muss – abhängig vom Bildschirmtyp und -format. (Mod. nach DGUV Information 215–410, 2019)

LCD (Zoll)	Empfohlener Abstand vom Auge zum Bildschirm (cm)
13	50,0
15	60,0
17	70,0
19	80,0

Tab. 8.2 Beispiele für Schrifttypen mit und ohne Serifen

Name Schrifttyp	Serifen vorhanden	
Nein	Ja	
Arial	x	
Tahoma	x	
Helvetica	x	
Verdana	x	
Times New Roman		x
Rockwell		x
Centaur		x
Garamond		x
Bodoni MT		x
Century		x

ist eine Auflösung von 1280 × 1024 Pixeln bei einem 19-Zoll-LCD-Bildschirm akzeptabel. Die Zeichenhöhe richtet sich nach dem Betrachtungsabstand. Je größer der Betrachtungsabstand, desto größer soll die Mindestgröße für die Buchstaben sein. Zur Messung der Zeichenhöhe gibt es spezielle Folien (Messfolien), die als Schablone auf den Bildschirm aufgelegt werden können. Für den Einsatz am PC sollten eher serifenlose Schriftarten verwendet werden, da Schriften mit Serifen auf dem Bildschirm meist nicht optimal dargestellt werden können. Schrifttypen mit Serifen führen daher zu einer schlechteren Lesbarkeit am Bildschirm. Als Serife wird ein feiner Buchstabenstrich am Ende von einem Buchstabenbalken bezeichnet, der quer zu seiner Grundausrichtung verläuft. Durch diese schnörkeligen Verzierungen wirken Schriftarten mit Serifen zwar dekorativer als serifenlose Schriften und durch den fließenden Übergang wird die Lesbarkeit verbessert. Allerdings wurden Serifen-Schriften speziell für Druckmedien wie beispielsweise Bücher und Werbung entworfen (Abschn. 6.6.3). Diese besitzen jedoch einen höheren Auflösungsgrad. Beispiele für serifenlose und Serifen-Schriften sind in Tab. 8.2 dargestellt.

8.2.11 Bildschirmkontrast (Positiv- und Negativdarstellung)

Für die Darstellung des Kontrasts sollte ein ausreichend großer Leuchtdichteunterschied auf dem Bildschirm existieren. Das Verhältnis zwischen Zeichen und Zeichenuntergrund bezogen auf ein einzelnes Zeichen sowie zwischen den einzelnen Zeichen selbst sollte auf jeden Fall einen Leuchtdichteunterschied von 4 : 1 (höhere Leuchtdichte: niedrige Leuchtdichte) bei einer wahrgenommenen Helligkeit von Minimum 100 cd/m^2 (Candela/m^2) ausmachen, besser noch sind höhere Kontraste von 7 : 1. Als Positivdarstellung wird in diesem Zusammenhang die Darstellung dunkler Zeichen auf hellem Untergrund bezeichnet, eine Negativdarstellung hingegen ist die Anzeige von hellen Zeichen auf dunklem Untergrund. Obwohl beide Anzeigearten zulässig sind, sollte die Positivdarstellung bevorzugt werden. Das wirkt sich u. a. positiv auf die Lesbarkeit aus. Zeichen werden bei der Positivdarstellung besser bemerkt, und falls Reflexionen bzw. Spiegelungen auftreten, erscheinen diese nicht so intensiv. Es wird empfohlen, die Darstellungsart bei Tastatur und Monitor möglichst aufeinander abzustimmen, damit das Auge nicht ständig adaptieren muss. Die Adaptation ist ebenfalls mit vegetativer Muskelarbeit (Musculus dilatator pupillae und Musculus sphincter pupillae) verbunden. Ein ständiger Wechsel zwischen unterschiedlichen Helligkeitsstufen ist für diese Muskeln auf Dauer anstrengend (Abb. 8.7).

▶ **Adaptation bezeichnet die Fähigkeit des Auges, sich auf unterschiedliche Helligkeitsstufen einzustellen, z. B. von hell auf dunkel.**

8.2.12 Blendungen und Spiegelungen

„(4) Die Bildschirmgeräte sind so aufzustellen und zu betreiben, dass die Oberflächen frei von störenden Reflexionen und Blendungen sind" (Arbeitsstättenverordnung, Anhang Nr. 6).

Blendungen durch Tageslicht werden vermieden, wenn die Arbeitsplätze im rechten Winkel zur Hauptfensterfläche aufgestellt sind. Die Blickrichtung erstreckt sich bei dieser Aufstellung parallel zum Fenster. Werden die Arbeitsplätze vor dem Fenster angeordnet, kann es zu einer Direktblendung von vorne kommen.

Bildschirm	kontrast
Positiv-Darstellung bedeutet …	Negativ-Darstellung bedeutet …
Dunkle Zeichen auf hellem Untergrund	Helle Zeichen auf dunklem Untergrund
Bessere Lesbarkeit von Zeichen	
Günstige Adaptationsbedingung für die Augen an die Arbeitsumgebung	
Etwaige Reflexionen und Blendungen machen sich nicht so stark bemerkbar	
Es handelt sich um die empfohlene Bildschirmeinstellung	

Abb. 8.7 Positiv-Negativ-Kontrast. (Nach DGUV Information 215–410, 2019)

Befindet sich das Fenster im Rücken, kann es durch einfallendes Tageslicht oder Sonneneinstrahlung durch Spiegelungen auf dem Bildschirm zu Reflexblendungen kommen. Zum Schutz vor Sonneneinstrahlung (und einer damit möglicherweise verbundenen unangenehmen Erwärmung der Büroräume) sowie zum Schutz vor Blendungen und Spiegelungen sind von außen angebrachte, fest installierte Rollläden sehr empfehlenswert. Diese Art der vorgeschriebenen Lichtschutzvorrichtung hält im Vergleich zu innen angebrachten Gardinen die Wärme wirkungsvoller zurück, kann aber bei Wind laute Klappergeräusche verursachen. Auch sind solche technischen Installationen anfälliger für Störungen. Zur Teilabschattung können innerhalb der Büroräume auch Trennwände oder Screens eingesetzt werden.

8.2.13 Tastatur

Die Tastatur muss neigbar sein sowie unabhängig vom Monitor funktionieren und auf dem Arbeitstisch separat und individuell ausgerichtet werden können (Arbeitsstättenverordnung). Die Oberfläche der Tastatur sollte möglichst wenig reflektieren und zur besseren Erkennbarkeit eine Positivdarstellung aufweisen – kongruent zur Monitordarstellung (dieser Punkt wird beim Thema Monitor nochmal aufgeführt). Dunkle Tasten mit heller Beschriftung können durch Schweißabsonderungen irritierend schimmern. Trotz der Möglichkeit, die Tastatur durch kleine Tastaturfüße auf dem Arbeitstisch positiv aufzustellen, sollte die Tastatur eine Neigung von 15° (im höhenverstellbaren Zustand) nicht überschreiten, damit die Handgelenke nicht in eine übermäßig belastende Dorsalextensionsstellung gezwängt werden (DGUV 215–410, 2019). Davon profitieren Muskeln und Sehnen, die somit nicht der Gefahr der Verkürzung ausgesetzt sind. Ellenbogen und Handgelenke sollten sich entsprechend auf einer Höhe befinden. Vor der Tastatur soll sich ausreichend freier Platz befinden, um die Handballen auflegen zu können.

Laut DIN EN ISO 9241-410 „Ergonomie der Mensch-SystemInteraktion – Teil 410: Gestaltungskriterien für physikalische Eingabegeräte“ sollen die Tasten eine Tastenrückstellkraft (Widerstand) und einen fühlbaren Druckpunkt aufweisen. Zwischen den Tasten und der sogenannten Schaltmatte befindet sich ein Element, welches sich durch Druck verformt und für die Tastenrückstellkraft verantwortlich ist. Wenn der Tastenweg zurückgelegt und der Auslösepunkt (Druckpunkt, Anschlagspunkt) erreicht wurde, soll der Nutzer eine Rückmeldung über die Betätigung erhalten – möglichst taktil, akustisch wäre allenfalls auch möglich.

Praxistipp

Im Rahmen der Verhaltensprävention wird empfohlen, Eingaben über die Tastatur im Zehn-Finger-System vorzunehmen, weil bei dieser Technik die mechanische Belastung über alle zehn Finger gleichmäßiger verteilt wird. Dies sollte von Physio- und Ergotherapeuten mitberücksichtigt werden.

Auch im Bereich der Tastaturen gibt es spezielle ergonomische Ausführungen. Durch die stärker nach außen angeordneten Tasten und die leichte Erhebung zur Mitte wird in ergonomischen Designs eine physiologische Hand- und Armhaltung ermöglicht. In manchen Modellen ist sogar eine Handballenauflage integriert.

Obwohl sich heutzutage dunkle Tastaturen mit hell beschrifteten Tastenkappen in vielen Büros wiederfinden, wird empfohlen, Tastaturen sinnigerweise hell und mit dunkel beschrifteten Tastenkappen (Positivdarstellung) zu verwenden. Solche Tastaturen findet man im gut sortierten Bürofachhandel. Die schwarze Einfärbung von Tastaturen geschieht häufig mittels Ruß als Zusatz. Bei dieser Art der Einfärbung können sich hinterher sogenannte polyzyklische aromatische Kohlenwasserstoffe (PAK) im Kunststoff befinden. Viele PAK sind nachweislich gesundheitsschädlich (kanzerogen, erbgutverändernd, fortpflanzungsgefährdend). Um das GS-Prüfzeichen zu erhalten, dürfen bestimmte Grenzwerte daher nicht überschritten werden (AfPS GS 2019:01 PAK). Es gibt Initiativen, die versuchen durch gesetzliche Regelungen PAK in Verbraucherprodukten so weit wie möglich zu minimieren.

8.2.14 PC-Maus

Bei der Arbeit am PC spielt die Maus eine bedeutende Rolle, sie wird häufig genutzt und bei bestimmten Arbeiten sogar kaum aus der Hand gelassen. Sie ist neben der Tastatur eines der wichtigsten Eingabemittel. Menschen haben unterschiedliche Schuhgrößen und Fußformen –

aber auch unterschiedliche Handgrößen und Handformen. Gerade bei zu kleinen PC-Mäusen kann es zu einer unnatürlichen, verkrampften Flexionsstellung der Finger kommen. Daher sollten die Größe und die Form einer Maus der persönlichen Handanatomie entsprechen. Hersteller haben von gängigen PC-Maustypen meist unterschiedliche Mausgrößen im Sortiment. Bei der Bedienung einer konventionellen Maus befindet sich das Handgelenk oftmals in einer Extensionsstellung bei gleichzeitiger Pronation, bei der es zu einer Verdrehung von Radius und Ulna im Unterarm kommt. Die permanente Verdrehung ist über einen längeren Zeitraum für sich alleine genommen schon belastend. Ständig sich wiederholendes Klicken sowie Scrollen mit dem Scrollrad führen zu einer zusätzlichen Beanspruchung der Hand- und Unterarmmuskulatur.

In diesem Zusammenhang wird häufig die Bezeichnung Repetitive Strain Injury Syndrom (RSI) verwendet. Dahinter verbirgt sich eine Umschreibung von Schmerzen, Reizungen und Mikroverletzungen im Sehnen-, Muskel- und Nervenbereich, ausgelöst durch sich ständig wiederholende, gleiche, schnelle und über einen längeren Zeitraum ausgeführte Bewegungen. Ziehende Schmerzen können dabei bis hoch in den Nacken ausstrahlen.

Gezielte Vorbeugung

Für Physio- und Ergotherapeuten ist es natürlich von Relevanz, wie solchen Beschwerden sinnvoll vorgebeugt werden kann. Um dem oben genannten Beschwerdekomplex präventiv zu begegnen, sollte auf die Verwendung einer der Handgröße entsprechenden Maus geachtet werden.

Zusätzlich kann das Arbeiten in der von außen geförderten Extensionsstellung im Handgelenk reduziert werden, indem Handgelenksauflagen bei der Bedienung von Tastatur und Maus, z. B. Gelkissen, untergelegt werden. Bei der Bedienung der Maus sollte weiterhin darauf geachtet werden, dass die Mausbewegungen nicht alleine aus dem Handgelenk ausgeführt werden, sondern möglichst auch andere Gelenke z. B. Schulter eingesetzt werden. Die Maus sollte nah an der Tastatur platziert werden, ungefähr in Schulterbreite. Der Einsatz einer schmalen Tastatur ohne numerischen Zeichenblock (Kompakt-tastatur) ermöglicht das Einnehmen einer neutra-len Körperposition und unterstützt die empfoh-lene Handgelenksstellung. Bei Tastaturen ohne separaten Nummernblock (Volltastatur) sollte deswegen zur Reduktion einseitiger Belastungen auch mal die jeweils andere Hand (mit ent-sprechender Eingewöhnungszeit) zur Bedienung der Maus eingesetzt werden (Abb. 8.8 und 8.9).

Bei entsprechendem Bedarf sollte eine Alter-native zur klassischen Maus in Erwägung gezo-gen werden. Alternative Eingabemittel sind u. a. ein Trackball, eine Vertikalmaus sowie weitere ergonomische Mäuse (VBG-Fachwissen 2022). Synonym für Vertikalmaus wird auch manchmal die Begrifflichkeit Evoluent Maus verwendet. Al-lerdings handelt es sich dabei um eine Hersteller-bezeichnung – vergleichbar mit den Begrifflich-keiten Notebook und Laptop, wobei erstere eben-falls aus einer Herstellerbezeichnung hervorgegangen ist. Eine Vertikalmaus wirkt durch eine wesentlich natürlichere Haltung einer übermäßigen Verdrehung von Radius und Ulna entgegen und unterstützt eine Handgelenks-stellung in neutralerer Position. Darüber hinaus existieren eine Reihe weiterer alternativer Ein-gabemittel.

> **Praxistipp**
> Um den Einsatz der Maus zu reduzieren, kann man auch sogenannte Shortcuts ver-wenden. Shortcuts sind einprogrammierte Tastenkombinationen, durch die sich Be-fehle, die normalerweise über die Maus vorgenommen werden, über die Tastatur ausführen lassen. Die richtige Verwendung von Shortcuts reduziert nicht nur Be-lastungen, die durch das Bedienen der Maus entstehen. Sie führt auch zu einer Zeitersparnis, dann nämlich, wenn be-stimmte Funktionen, die in tieferen Ebenen im Menü angesiedelt sind, mit weniger Eingaben erreicht werden.

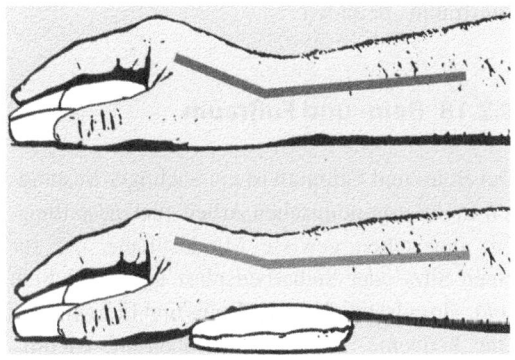

Abb. 8.8 Haltung der Maus von der Seite. http://www.ergonomische.de/maeuse.php. (Mit freundlicher Ge-nehmigung C. Conrad)

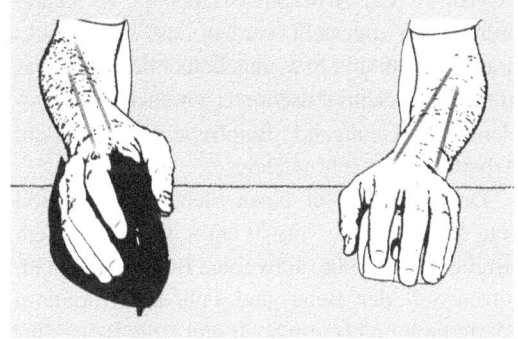

Abb. 8.9 Haltung der Maus von vorne. http://www.ergo-nomische.de/maeuse.php. (Mit freundlicher Ge-nehmigung C. Conrad)

8.2.15 Notebook

An einem festen Arbeitsplatz ist ein Notebook als alleiniges Arbeitsmittel nicht geeignet – das Notebook erfüllt zwar in vielerlei Hinsicht die Kriterien eines Bildschirmarbeitsplatzes, den for-malen Anforderungen aus der Arbeitsstättenver-ordnung entspricht es aber nicht. Bei einem Note-book ist die Tastatur fest mit dem Bildschirm ver-bunden. Durch diese unflexible Einheit werden insbesondere für das Muskel-Skelett-System be-lastende Zwangshaltungen gefördert anstatt diese zu reduzieren. Auch eine separate Einstellung des Sehabstands zum Bildschirm ist bei Notebooks nicht gegeben; die Tastenbedienung führt zur schnelleren Ermüdung, da sich der Körper bei der Eingabe dem Tastenfeld anpassen muss. Falls ein Notebook permanent an einem festen Arbeits-platz eingesetzt wird, sollte dies nur mit Zusatzausstattung erfolgen. Für den dauerhaften Gebrauch ist eine Dockingstation mit getrenntem Bildschirm, eigener Tastatur und Maus empfehlenswert.

8.2.16 Tablet-PCs

Obwohl Tablet-PCs vielfältige Anwendungsmöglichkeiten bieten, müssen diese arbeitsstättenkonform sein, wenn sie als Arbeitsmittel in einer Arbeitsstätte verwendet werden. Für die Verwendung an einem Bildschirmarbeitsplatz müssen eine externe Tastatur und eine externe Maus mit dem Tablet-PC verbunden werden. Da die typische Größe von Tablet-PCs ca. 10–12 Zoll beträgt, sind die Zeichen dann meist zu klein dargestellt. Für eine gute Lesbarkeit müsste der Benutzer so dicht an den Bildschirm heranrücken, dass kein aufrechtes Sitzen für ihn mehr möglich wäre. Wird der Tablet-PC in der Hand gehalten und über diesen Weg näher an das Auge herangeführt, führt das zu einer statischen muskulären Haltearbeit. Diese statische muskuläre Haltearbeit ist über einen längeren Zeitraum anstrengend. Um einen normalen Bildschirmabstand einhalten zu können, sollte deshalb bei der Verwendung an einem dauerhaft eingerichteten Arbeitsplatz noch ein zusätzlicher Bildschirm angeschlossen werden.

Auch als alternatives Eingabegerät taugt ein Tablet-PC auf Dauer nicht. Durch den fehlenden Tastenhubweg und das permanente Tippen auf einer starren Oberfläche können die Fingerkuppen und kleinen Fingergelenke bei intensivem Einsatz anfangen zu schmerzen. Zudem werden bei der Nutzung von Tablet-PCs in der Regel einzelne Finger vermehrt belastet, weil nicht – wie sonst üblich – mit dem Zehn-Finger-System geschrieben wird. Würde man auf der angezeigten Tastatur mit dem Zehn-Finger-System schreiben, können leicht und unbeabsichtigt Tasten betätigt werden, die eigentlich nicht ausgelöst werden sollen, da die Auslösung nicht mit einem überwindbaren Widerstand verbunden ist. Unter diesen Punkt zählt auch die unbeabsichtigte Doppelbedienung einer Taste. Die Auslösung findet sofort bei Berührung statt. Generell wird

empfohlen, dass die Tasten einen Tastenhubweg von 2–4 mm zurücklegen sollen mit einer Tastendruckkraft von 0,5–0,8 N.

Die Verwendung von mobilen Tablet-PCs ist in der Arbeitsstättenverordnung nicht geregelt.

8.2.17 Greifraum, Gesichtsfeld, Blickfeld

Arbeitsmittel und Utensilien, die oft gebraucht werden, sollen sich im Greifraum und im zentralen Blickfeld befinden. Das Blickfeld ist als der Bereich definiert, der ohne Kopfbewegungen, aber mit Augenbewegungen abgedeckt wird. Das Gesichtsfeld ist definiert als der Bereich, der ohne Kopf- und ohne Augenbewegungen abdeckt wird. Utensilien, die nicht so oft verwendet werden, sollten sich außerhalb des Blick- und des Greifraums befinden.

8.2.18 Bein- und Fußraum

Der Bein- und Fußraum ist ein wichtiger Bestandteil in der ergonomischen Arbeitsplatzgestaltung. Für ihn gelten gewisse Mindestmaße, die für einen Sitz- oder Steharbeitsplatz unterschiedlich sind. Grundsätzlich ist der Bein- und Fußraum für eine bequeme, natürliche Beinhaltung wichtig, indem er Haltungswechsel, Bewegung und viele unterschiedliche Körperpositionen fördert, z. B. ausgestreckte Beine. Vor allem darf er nicht mit Gegenständen wie einem Papierkorb, einem PC-Tower oder Arbeitsmaterialien (z. B. Aktenordnern) so zugestellt werden, dass seine Funktion eingeschränkt bzw. ungebräuchlich wird. Das gilt auch für Schreibtischunterschränke und Stützelemente. Genügend Beinfreiheit unter dem Arbeitstisch ist sehr wichtig.

Der Fußraum für einen Steharbeitsplatz soll eine Mindestgröße von 79 cm × 15 cm × 12 cm (Breite, Tiefe, Höhe) aufweisen. Beim Arbeiten im Sitzen soll der Bein- und Fußraum Minimum 85 cm breit und 60 cm hoch sein – die Beine dürfen bei angewinkelten Knien nicht an der Tischplatte anstoßen. Je mehr Platz, desto besser (DGUV 215-410 2019; DIN EN ISO 9241-5:2023)

8.2.19 Freie Bewegungsfläche am Arbeitsplatz

Am Arbeitsplatz muss dem Mitarbeiter eine freie Bewegungsfläche zur Verfügung stehen. Die Bewegungsfläche dient dazu, möglichst uneingeschränkt Tätigkeiten verrichten zu können sowie Arbeiten in unterschiedlichen Körperpositionen und dynamisches Sitzen zuzulassen. Auch sollen die Arbeitsplätze Beschäftigen mit unterschiedlichen Körpermaßen natürliche Bewegungsabläufe und wechselnde Körperhaltungen ohne Zwangshaltungen ermöglichen. Pro Arbeitsplatz soll die Bewegungsfläche mind. 1,50 m^2 groß sein mit einer Minimaltiefe und -breite von 1,0 m. Das geht aus der Technischen Regel für Arbeitsstätten ASR A2.1 „Raumabmessungen und Bewegungsflächen" hervor.

8.2.20 Beleuchtung

Für das Wohlbefinden, die Konzentration und die Produktivität ist eine richtige und vor allem eine ausreichende Beleuchtung sehr wichtig. Unterschieden wird dabei die Beleuchtung direkt am Arbeitsplatz und die Beleuchtung im Umgebungsbereich (DIN EN 12464-1:2021). Die Beleuchtung sollte im Bereich des Arbeitsplatzes bei 750–1000 Lux liegen. In Umgebungsbereichen, also Bereichen, die an den Arbeitsplatz angrenzen, sind auch geringere Werte zulässig. Jedoch muss darauf geachtet, dass der Kontrast zwischen Arbeitsplatz und Umgebung nicht zu groß ist, da dies zu einer Überanstrengung der Augen führen kann. Der Mindestwert von 500 Lux am Arbeitsplatz ist ein Wartungswert, d. h., wenn die mittlere Beleuchtungsstärke diesen Wert erreicht, soll die Leuchtanlage überprüft werden, da sich mit einer zunehmenden Nutzungsdauer die Beleuchtungsstärke durch Verunreinigungen wie Staub etc. verringert. Die Leistungsfähigkeit z. B. in Bezug auf Lese-Sehaufgaben kann spürbar gesteigert werden, wenn die Beleuchtungsstärke auf jeden Fall über dem Mindestwert liegt. Eine Helligkeit von 750–1000 Lux ermöglicht ein belastungsarmes Lesen von z. B. Papiervorlagen und entspiegelten

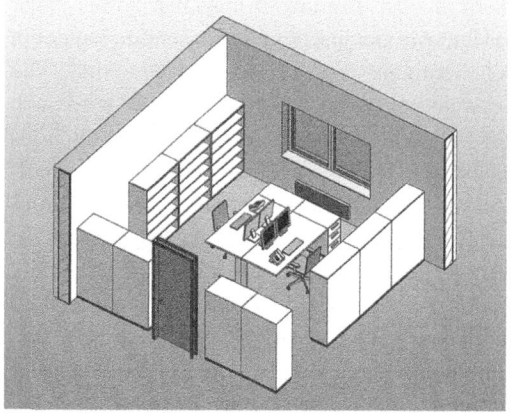

Abb. 8.10 Parallelregel. Beleuchtung und Sitzrichtung verlaufen parallel zur Hauptfensterfront. (G. Dördelmann 2016 mit freundl. Genehmigung)

Bildschirmanzeigen. Für ältere Beschäftige gelten hier Werte von 750–1500 Lux, da die Sehkraft ab Mitte 40 nachlässt (ASR 3.4). Zum Vergleich: Im Freien ist die Beleuchtungsstärke um ein Vielfaches heller, z. B. in der Sommersonne werden Beleuchtungsstärken von bis zu 100.000 Lux und höher gemessen, selbst an bedeckten Tagen beträgt die Beleuchtungsstärke immerhin noch ca. 20.000 Lux.

Darüber hinaus sollte die Beleuchtung möglichst ausgewogen sein, dementsprechend also keine begrenzten Bereiche mit zu hoher Leuchtdichte aufweisen. Die Deckenbeleuchtung sollte sich idealerweise parallel zur Hauptfensterfront befinden (Parallelregel; Abb. 8.10). Die Beleuchtung kann mithilfe eines Luxmeters durch eine fachkundige Person gemessen werden.

8.2.21 Schalldruckpegel/ Geräusche/ Lärm

Schallereignisse wie Gespräche von Arbeitskollegen, Lüftergeräusche von Computern, erzeugte Betriebsgeräusche von Drucker-, Fax-, Kopiergeräten, Telefonklingeln oder der Klimaanlage lösen in der Luft kleine Schwankungen des Luftdrucks aus. Allerdings darf auch der Geräuschpegel der Tastatur nicht unterschätzt werden. Abhängig von den anderen Geräuschquellen und dem erzeugten Tastendruck kann das Klackern auf der Tastatur in manchen Fällen sogar das lauteste Geräusch im Raum sein. Je lauter ein Schallereignis ist, desto größer sind die Schwankungen des Luftdrucks. Daher wird auch von Schalldruck gesprochen, der letztendlich als Lautstärke wahrgenommen wird. Der Schalldruckpegel, der beim Bedienen einer Tastatur verursacht wird, ist natürlich von der Kraft abhängig, mit der die Tasten betätigt werden. Andererseits hängen die Geräusche auch von der mechanischen Konstruktion der Tastatur ab. Tastaturen mit einem langen Tastenhubweg und hart definiertem Anschlagspunkt verursachen konstruktionsbedingt höhere Schalldruckpegel als Tastaturen mit kurzem Tastenhubweg und weich definiertem Anschlagspunkt. Laptoptastaturen haben typischerweise einen eher kurzen Tastenhubweg mit weich definiertem Anschlagspunkt. In einer Studie wurde die Lautstärke von unterschiedlichen Tastaturen getestet und ein Unterschied im Schalldruckpegel von 12 Dezibel zwischen der lautesten und der leisesten Tastatur festgestellt (56 Dezibel gegenüber 68 Dezibel). Ebenfalls spielen bei der Verursachung von Tastaturgeräuschen auch die verwendeten Materialien eine Rolle (Feneberg 2012). Ein zu hoher Schalldruckpegel beeinträchtigt nachweislich die Leistungsfähigkeit und das Arbeiten im Büro. Je nach Komplexität der ausführenden Tätigkeit kann eine Lärmbelastung bereits früh eine geräuschbedingte Stressreaktion auslösen. Daher sollte die Lärmbelastung im Büro so gering wie möglich gehalten werden. Es gilt das Minimierungsgebot. Natürlich wird die Wahrnehmung eines Geräusches auch subjektiv beeinflusst. Grundsätzlich kann jedoch angenommen werden, dass Geräusche ab 30 dB(A) bereits als störend empfunden werden können. Bei einfachen Routinetätigkeiten wie Buchen oder Disponieren liegen die empfohlenen Richtwerte für den Schalldruckpegel bei 45–55 dB(A), bei kreativen oder geistig sehr anspruchsvollen Tätig-

keiten wie technisch-wissenschaftliche Arbeiten oder Programmieren bei 35–45 dB(A). Zum plastischen Verständnis: ein normales Einzelgespräch verursacht bereits einen Schalldruckpegel von ca. 60 dB(A), Blätterrascheln ca. 35 dB(A) (Hilge et al. 2016) (Abb. 8.11).

Durch eine zu hohe Lärmbelastung im Büro kann die Aufmerksamkeit von Beschäftigen reduziert sein – folglich können sich Fehler bei der Arbeit häufen. In einer Studie konnten ein signifikant höherer Adrenalinspiegel sowie eine geringere Motivation aufgrund von Bürolärm nachgewiesen werden. Auch nahmen die Studienteilnehmer weniger gesundheitsfördernde Haltungswechsel und ergonomische Einstellungen an den Arbeitsmitteln vor (Evans und Johnson 2000). Es liegen Studien vor, die zeigen, dass Lärm am Arbeitsplatz negative Effekte auf physiologische Parameter wie Blutdruck und das Herz-Kreislauf-System haben kann und sogar das Risiko erhöht, krankheitsbedingt am Arbeitsplatz zu fehlen (Clausen et al. 2009; van Kempen et al. 2002; Willich et al. 2006; Fogari et al. 2001). Ein zu hoher Schaldruckpegel kann auch zu einem erhöhten Muskeltonus führen (Technische Regeln zur Lärm- und Vibrations-Arbeitsschutzverordnung 2017).

Geräusche im Büro können durch Dämmung und Dämpfung minimiert werden (Abb. 8.12). Die Schalldämpfung verhindert u. a. durch bestimmte Einrichtungsgegenstände wie Büromöbel, Stellwände oder Bilder, dass die Schallenergie absorbiert bzw. in andere Energieformen umgewandelt wird. Die angemessene bauphysikalische Gestaltung von beispielsweise Decken und Fußböden kann ebenfalls zu einer guten Raumakustik beitragen. Auch geräuscharme Arbeitsmittel können eingesetzt werden. Computer, die die strengen Vorgabekriterien des Prüfzeichens der Bundesregierung „Der Blaue Engel" erfüllen, sind leise, verbrauchen weniger Energie und stoßen schadstoffarme Emissionen aus.

Empfindung von
Geräuschsituationen
mit unterschiedlichen
Schalldruckpegeln

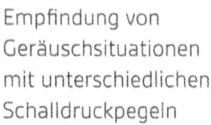

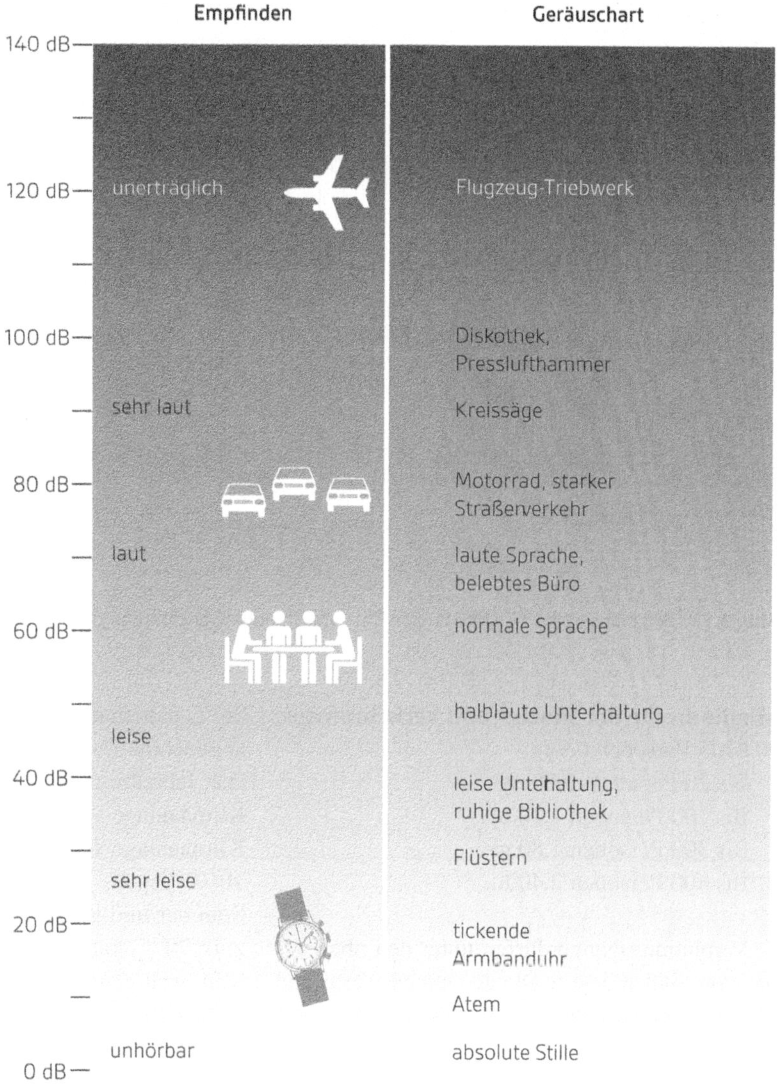

	Empfinden	Geräuschart
140 dB		
120 dB	unerträglich	Flugzeug-Triebwerk
100 dB		Diskothek, Presslufthammer
	sehr laut	Kreissäge
80 dB		Motorrad, starker Straßenverkehr
	laut	laute Sprache, belebtes Büro
60 dB		normale Sprache
		halblaute Unterhaltung
	leise	
40 dB		leise Untehaltung, ruhige Bibliothek
		Flüstern
	sehr leise	
20 dB		tickende Armbanduhr
		Atem
	unhörbar	absolute Stille
0 dB		

Abb. 8.11 Beispiele für Schalldruckpegel einiger bekannter Geräuschquellen. (Aus Hilge et al. 2016; mit freundl. Genehmigung des Industrieverbandes Büro und Arbeitswelt e. V. [IBA])

8.2.22 Verkehrswege

Verkehrswege sind Flächen, die dem innerbetrieblichen Fußgängerverkehr und Materialtransport dienen. Die Breite der Verkehrswege ist abhängig von der Anzahl der Personen, die sich in den jeweiligen Büroräumen aufhalten. Verkehrswege müssen auch im Notfall als Fluchtwege zur Verfügung stehen. Verbindungsgänge hingegen werden regelmäßig nur von einer Person genutzt, z. B. beim Gang zur Heizung oder zum persönlichen Arbeitsplatz.

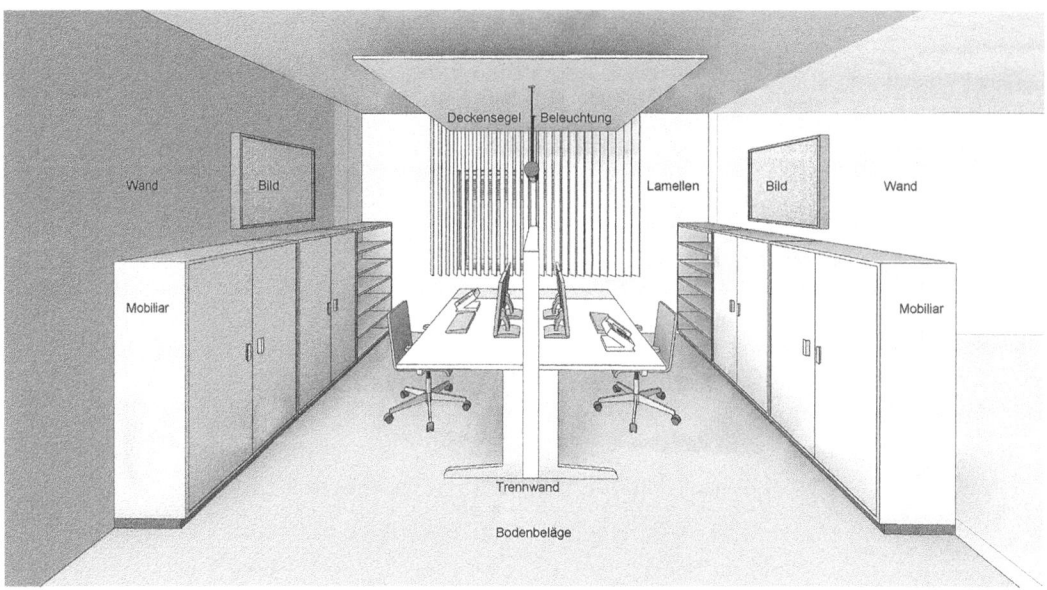

Abb. 8.12 Schallabsorber. (G. Dördelmann 2016 mit freundl. Genehmigung)

Mindestbreite der Flucht- und Verkehrswege
- Bis 5 Personen 0,9 m
- Bis 20 Personen 1,00 m
- Bis 200 Personen 1,20 m
- Bis 300 Personen 1,80 m
- Bis 400 Personen 2,40 m

Verbindungsgänge dürfen unter den oben genannten Maßen liegen. Die genannten Werte sind Mindestanforderungen, Richtwerte liegen über diesen Mindestmaßen (Technische Regel für Arbeitsstätten ASR A1.8, ASR A2.3).

8.2.23 Klima

Um den individuellen Wohlfühlbereich in Arbeitsräumen bestimmen zu können, müssen mehrere Faktoren berücksichtigt werden. Die optimale Lufttemperatur in Arbeitsräumen richtet sich nach der Körperhaltung, in der die jeweilige Tätigkeit ausgeführt wird und wie schwer diese ist (ASR 3.5). Bei Tätigkeiten im Sitzen sollte sie mindestens 19 °C bis 20 °C betragen (ASR 3.5). Eine Raumtemperatur zwischen 20 °C und 22 °C wird dabei als besonders behaglich empfunden, wobei eine Temperatur von 26 °C jedoch nicht überstiegen werden darf. Eine angenehme Luftfeuchte ist davon abhängig, welche Jahreszeit gerade vorherrscht und ob eine Klimaanlage vorhanden ist. Beim Einsatz einer Klimaanlage sollte die relative Luftfeuchte über 40 % liegen. Bei hohen Innentemperaturen im Sommer und gleichzeitig hoher Luftfeuchtigkeit z. B. 70 %, kann dies als unangenehm und belastend wahrgenommen werden, weil der Körper nicht ausreichend abkühlen kann (DGUV Information 215-520, 2019). Pflanzen, Luftbefeuchter und Wasserbehälter im Büro können ebenfalls zu einer höheren Luftfeuchtigkeit beitragen. Ist die Luftfeuchtigkeit auf Dauer zu gering, können Schleimhäute und Bronchien austrocknen, was wiederum das Risiko für Lungen- und Atemwegsinfektionen erhöht.

Um eine gute Luftqualität zu gewährleisten, sollte regelmäßig durch das Öffnen von Fenstern ein intensiver Luftaustausch stattfinden. Das sogenannte Stoßlüften, bei dem das Fenster regelmäßig für einen kurzen Zeitraum von ca. 3–10 min weit geöffnet wird, ist dabei zu empfehlen. Dabei hängt die empfohlene Lüftungsdauer von der gerade herrschenden Jahreszeit ab. Im Winter und Herbst soll die Lüftungszeit kürzer, im Sommer hingegen eher länger sein. Als

Orientierung gelten folgende Werte: Winter 3 Min, Herbst 5 Min, Sommer bis zu 10 Min. (ASR 3.6) Bei einem permanent leicht geöffneten Fenster kann es zu Zugluft und Lärmbelästigung z. B. durch Baustellen- oder Straßenlärm von außen kommen. Bei niedrigen Außentemperaturen ist ein dauerhaft geöffnetes Fenster, auch wenn es nur leicht gekippt ist, wegen einströmender Kaltluft generell nicht in Erwägung zu ziehen. Zugluft kann zur lokalen Abkühlung der Haut vor allem an unbekleideten Körperstellen führen. Oft betrifft dies den Schulter-Nacken- und Rückenbereich sowie die Gegend um die Knöchel herum. Bekanntermaßen kann Zugluft Muskelverspannungen oder Erkältungen hervorrufen. Eine Luftzirkulation in Innenräumen ist allerdings notwendig, um einen erfolgreichen Luftaustausch zu gewährleisten. In Büroräumen werden daher mittlere Luftgeschwindigkeiten von 0,15 bis 0,2 m/s empfohlen – abhängig von der jeweiligen Temperatur. Bei Temperaturen von 20 °C werden Luftgeschwindigkeiten von bis zu 0,15 m/s empfohlen, bei höheren Temperaturen hingegen können Luftbewegungen von bis zu 0,2 m/s als positiv wahrgenommen werden (DGUV Information 215-520, 2016).

8.3 Ergänzende Möglichkeiten der Arbeitsplatzgestaltung

8.3.1 Sitz-/Pezzibälle

Länger andauernde statische Haltearbeit der Muskulatur durch Sitzen wirkt sich ungünstig auf unser Bewegungssystem aus. Der Vorteil von Sitz- bzw. Pezzibällen ist, dass – bedingt durch das erzeugte labile Gleichgewicht – die kleinen Bewegungen des Balls immer wieder ausgeglichen werden müssen. Der Nutzer verändert permanent seine Position, dadurch werden immer wieder unterschiedliche Muskelpartien, insbesondere die kleinen Muskeln, die die Wirbelsäule stützen, angesprochen. Das hilft, Muskelver-

spannungen zu minimieren bzw. vorzubeugen. Im langfristigen Einsatz bringt ein Sitz-/Pezziball jedoch keine Vorteile. Die Muskulatur wird über einen längeren Zeitraum zu stark angespannt, Nutzer sinken auf dem Ball zusammen und nehmen eine ungesunde Wirbelsäulenhaltung ein – in der Folge werden die Bandscheiben vermehrt belastet. Studienergebnisse bestätigen, dass die Vorteile die Nachteile nicht überwiegen. Auch die Unfallgefahr wird durch die Nutzung eines Sitz-/Pezziballs erhöht, der Ball kann beim Hinsetzen z. B. unbemerkt wegrollen. Auch lässt sich ein Pezziball nicht in der Höhe verstellen und auf die Körpergröße anpassen. Aus diesem Grunde ist das Sitzen auf Pezzibällen in manchen Unternehmen sogar untersagt (VBG Gesundheit im Büro Fragen und Antworten 2022).

8.3.2 Sitz-/Kniemöbel

Der Einsatz von Sitz-/Kniemöbeln am Arbeitsplatz ist aus verschiedenen Gründen keine dauerhafte Sitzalternative. Der Grundgedanke, der sich dahinter verbirgt ist, dass die Lendenwirbelsäule durch die nach vorne abfallende Sitzfläche von außen passiv in eine konkave Position „gezwungen" wird. Gleichzeitig ist der Kniewinkel meist relativ unflexibel vorgegeben; in dieser Sitzposition kommt es zu einer vermehrten Druckbelastung auf das Kniegelenk und auf die kniegelenkumgebenden Strukturen – unter anderem dadurch, dass das eigene Körpergewicht überproportional über die Knie getragen werden muss. Dadurch werden auch Nerven und Blutgefäße komprimiert. Kompressionsbedingt kann das Blut dann nicht mehr optimal zirkulieren. Sehnen, Muskeln und Gelenke werden ebenfalls stärker belastet. Auch das Gesäß wird vermehrt belastet. Nicht zuletzt besteht keine Möglichkeit, die Wirbelsäule an einer Rückenlehne zu entlasten, weshalb ein dynamisches Sitzen in zurückgelehnter Position nicht möglich ist. Für einen ständigen Gebrauch kommen Sitz-/Kniemöbel daher nicht infrage (VBG 2022).

Praxistipp

Als Abwechslung zur bisherigen Arbeitshaltung können Kniemöbel und Pezziball
allenfalls kurzfristig eine Alternative bieten, sofern es sicherheitstechnische,
arbeitsmedizinische und ergonomische Aspekte zulassen.

8.3.3 Fußstütze

Vor allem für Beschäftigte mit kleineren Körper-
größen, die keinen höhenverstellbaren Arbeitstisch haben, kann die Nutzung einer Fußstütze
sinnvoll sein. Der Einsatz einer Fußstütze kann
bei nicht höhenverstellbaren Arbeitstischen ein
Arbeiten in einer ergonomisch günstigen Körperhaltung ermöglichen. Eine Fußstütze muss über
Mindestmaße von 45 cm x 35 cm (Breite x Tiefe)
verfügen sowie in Höhe und Neigungswinkel
verstellbar sein. Kritisiert werden Fußstützen,
weil sie eine Zwangshaltung im Bein- und Fuß-
bereich fördern und dem dynamischen Sitzen
entgegenstehen. Tendenziell ist eine größere
Fußstütze sinnvoller, da dadurch die Fuß- und
Beinstellung bei ganzflächig aufgesetzten Füßen
immer wieder verändert werden kann und so zumindest ein teildynamisches Sitzen ermöglicht
wird. Wird für die Fußstütze ein Neigungswinkel
eingestellt, ist auf die daraus resultierende Span-
nung in der Wadenmuskulatur zu achten. Die
Fußstütze ist als geeigneter Kompromiss anzu-
sehen, wenn am Arbeitsplatz nur ein Arbeitstisch
mit fester Höhe vorhanden ist und der Beschäftigte eine ergonomisch günstig Körperposition
dadurch nicht bzw. nicht anderweitig einnehmen
kann.

8.3.4 Vorlagenhalter

Ein Vorlagenhalter dient dazu, ständige un-
bequeme Kopf- und Augenbewegungen zu vermeiden. Dabei sollte er stabil und in Höhe und
Neigung verstellbar sein. Er sollte auf dem
Schreibtisch möglichst in gleicher bzw. ähnlicher

Entfernung wie der Bildschirm angeordnet sein.
Dadurch muss sich das Auge während der Arbeit
nicht permanent durch Akkommodationsvor-
gänge auf neue Entfernungen einstellen – das
entlastet zusätzlich.

8.3.5 Doppelmonitor (Doppelbildschirm)

Die Verwendung von zwei Bildschirmen an
einem Arbeitsplatz ist aus ergonomischer Sicht
zulässig und kann sogar die Produktivität erhöhen. In der Studie von Colvin 2004 wurden häufig am Computer durchgeführte Arbeitsaufgaben
am Arbeitsplatz unter Verwendung von gängigen
Softwareprogrammen mit einem und mehreren
Bildschirmen untersucht. Bei der Verwendung
von mehreren Monitoren gleichzeitig erhöhte
sich die Produktivität um 10 %, es wurden 33 %
weniger Fehler gemacht, und die Aufgaben wurden zu 7 % („faster on task", „quicker to task"
S. 114) schneller erledigt (Colvin et al. 2004). Allerdings sollte bei der Interpretation der Studienergebnisse berücksichtigt werden, dass die Studie von einem Hersteller für Computermonitore
unterstützt wurde. Bei der Doppelmonitorlösung
wird normalerweise empfohlen, einen Bildschirm in Hoch- und den anderen im Querformat
anzuordnen – je nach Arbeitsaufgabe. Dabei
sollte darauf geachtet werden, dass die beiden
gleichzeitig genutzten Bildschirme möglichst
eng im Halbrund zusammenstehen. Eine schmale
Bildschirmanordnung ermöglicht es dem Nutzer,
beide Bildschirme kompakt im Blick zu haben.
Wenn möglich, sollten die beiden verwendeten
Bildschirme auch vom selben Monitortyp sein.
Wird ein Bildschirm stärker beansprucht (Haupt-
bildschirm), kann dieser zentral angeordnet sein
und der nicht so oft benötigte Bildschirm seitlich
stehen. Eine Zwei-Bildschirm-Lösung ist insbesondere dann sinnvoll, wenn zum Beispiel mit
mehreren geöffneten Fenstern oder mit ein-
gescannten Dokumenten gearbeitet wird.

Alternativ zur Zwei-Bildschirm-Lösung kann
auch ein großer Breitformatmonitor verwendet
werden.

8.3.6 Sitzkissen bzw. Sitzkeil

Ein ergonomischer Bürostuhl benötigt normalerweise keine gesonderten Sitzauflagen. Bei der Verwendung von Sitzauflagen würden die äußeren Verhältnisse unter Umständen so verändert, dass die ergonomische Funktionsweise des Bürostuhls beeinträchtigt sein kann. Auch wenn ein Keilkissen kurzfristig ein besseres Sitzgefühl vermittelt, sollte stets bedacht werden, dass ein Keilkissen das Becken passiv aufrichtet. Dadurch wird die Muskulatur auf Dauer zu wenig aktiv beansprucht, wodurch aktive Strukturen in der Folge dekompensieren (VBG 2022).

8.3.7 Sitz-Steh-Arbeitsplatz

Für ein gesundes Arbeiten im Büro ist entscheidend, dass nicht nur unterschiedliche Sitzpositionen eingenommen werden, sondern dass möglichst eine Mischung aus dynamischem Sitzen, Stehen und Bewegung gegeben ist (Graves et al. 2015). Dafür gibt es speziell höhenverstellbare Steh-Sitz-Arbeitstische, die sowohl im Sitzen als auch im Stehen genutzt werden können (Abb. 8.13). Für die einstellbare Arbeitsflächenhöhe gibt es Mindestrichtwerte von 65–125 cm (DGUV 215 – 410). Je nach Körpermaß kann das aber noch zu wenig sein. Deshalb ist eine darüberhinausgehende Höhenverstellbarkeit beim Kauf eines Arbeitstisches zu präferieren. Dadurch haben auch Mitarbeiter unter 1,60 m und größere Mitarbeiter über 1,80 m Körpergröße eine Möglichkeit, den Arbeitstisch optimal auf ihre jeweilige Körpergröße einzustellen. In einer stehenden Arbeitshaltung bieten sich noch mehr Gelegenheiten, Gelenkstellungen im Körper zu verändern. Das fördert nicht nur eine dynamische Muskelarbeit, sondern aktiviert auch gleichzeitig das Herz-Kreislauf-System, steigert die Durchblutung und erhöht die Arbeitsmotivation. Angestrebt werden sollten 2–4 Haltungswechsel pro Stunde, wobei eine Körperposition spätestens nach 20 Min. gewechselt werden sollte (VBG 2022). Im Stand führt der Einsatz von Fußstützen zu einem zusätzlichen Trainingseffekt, einer starren Haltung wird vorgebeugt, das Gleichgewicht geschult und die Durchblutung gefördert. In einer an der Stanfort Universität durchgeführten Studie konnte gezeigt werden, dass Bewegung in Form von Gehen die Kreativität und die Ideenentwicklung während der Aktivität und auch noch kurze Zeit danach signifikant steigert. „Walking opens up the free flow of ideas …" (Oppezzo und Schwartz 2014). Letztendlich muss für einen Belastungswechsel ein Haltungswechsel erfolgen.

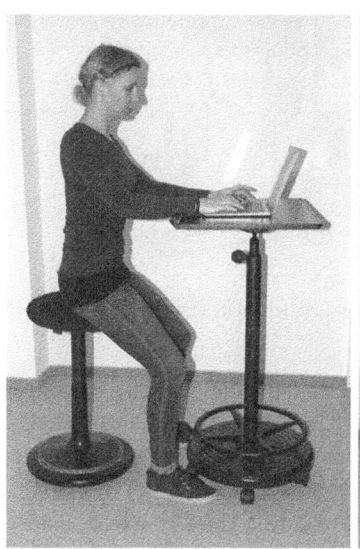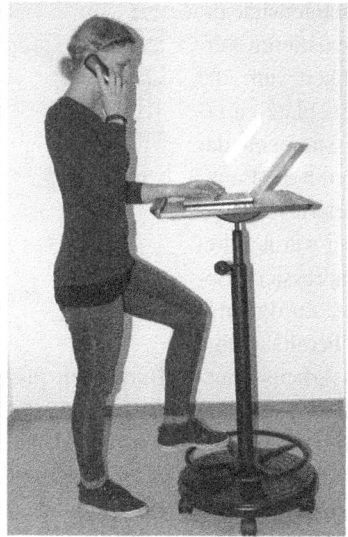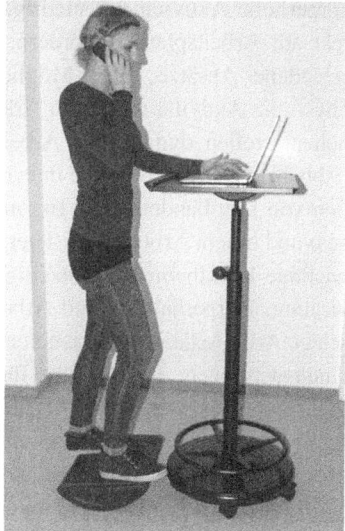

Abb. 8.13 Sitz-Steh-Arbeitsplatz

8.3.8 Deskbikes und Laufbänder

Die gesundheitlich ungünstigen Auswirkungen
von körperlicher Inaktivität sind unbestritten und
hinreichend publiziert. Vor allem das Muskel-
Skelett-System sowie das Herz-Kreislauf-System
stehen, wenn es um die gesundheitlich Folgen
physischer Inaktivität geht wie sie typischerweise
bei Büro- und, Bildschirmtätigkeiten vorkommen, vielfach im Fokus. In der Ergonomie gibt es
den aktuell vorherrschenden Trend, die Belastung
bei Arbeitstätigkeiten insgesamt und auch bei
Arbeitstätigkeiten mit hoher Belastung z. B. beim
Heben von schweren Lasten oder repetitiven Bewegungsabläufen durch verschiedene Maßnahmen zu reduzieren. Eine zu hohe physische
Belastung kann bekanntermaßen zu Muskel-
Skelett-Erkrankungen oder Muskel-Skelett-
Beschwerden führen (Ellegast 2021). Bei Büro-
und Bildschirmarbeitsplätzen sind allerdings
nicht die zu hohen physischen Belastungen pro-
blematisch, sondern das langandauernde Sitzen
und die statische Belastung mit niedriger Intensität (Mohokum und Ellegast 2019). Zugleich
nimmt der Anteil der Büroarbeitsplätze stetig
weiter zu. Die mit Büro- und Bildschirmtätigkeiten verbundene physische Inaktivität lässt sich
auch durch Bewegungspausen oder einen be-
wegungsaktiven Lebensstil außerhalb der Arbeitstätigkeit nicht angemessen ausgleichen. Um die
körperliche Aktivität mit niedriger Intensität direkt am Arbeitsplatz zu fördern, existieren verschiedene Ansätze. Eine Möglichkeit, um die
physische Aktivität direkt am Arbeitsplatz zu erhöhen, stellen dynamische Arbeitsstationen dar
(Abb. 8.14 und 8.15). Diese integrieren die Funktion von Laufbändern oder Ergometern (Deskbikes) und einem Arbeitstisch. Hierbei werden drei
wichtige Kernthemen gleichzeitig adressiert: Bewegung, Körperhaltung und Arbeit. Zu dynamischen Arbeitsstationen existieren bereits einige
Untersuchungen. Das Institut für Arbeitsschutz
der Deutschen Gesetzlichen Unfallversicherung
(IFA) hat verschiedene Studien durchgeführt und
gemeinsam mit dem niederländischen Institut
TNO Work and Employment untersucht, wie sich
relevante Outcomes bei der Nutzung von dynamischen Arbeitsplätzen im Vergleich zu normalen

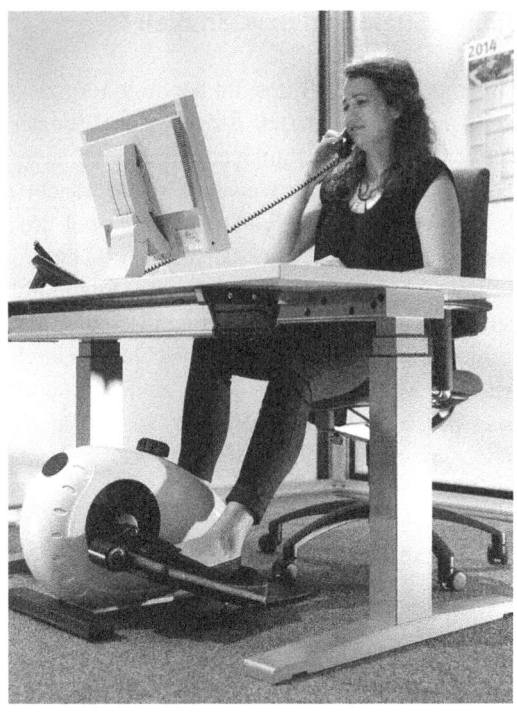

Abb. 8.14 Deskbike (Quelle: IFA)

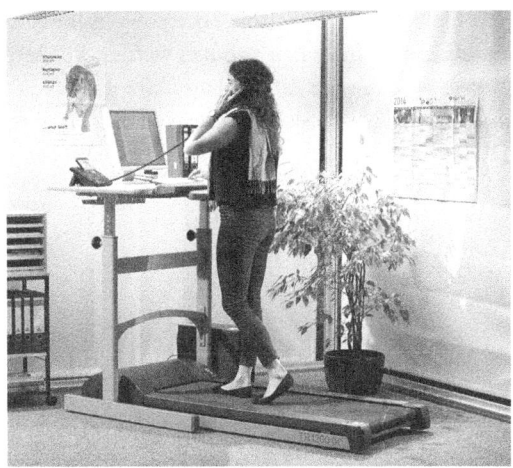

Abb. 8.15 Laufband-Arbeitsplatz (Quelle: IFA)

Büroarbeitsplätzen verhalten. Hierbei wurden
unter anderem Körperhaltung, Arbeitsleistung,
Nutzungsdauer, physiologische Parameter sowie
Arbeitsleistung erhoben (Ellegast et al. 2018;
Botter et al. 2014). Die Effekte waren unterschiedlich. Ein Effekt war, dass es kurzfristig zu
einer Erhöhung von Herzfrequenz und Energie-

umsatz kam. Allerdings fehlen noch Langzeit-studien, die das Nutzungsverhalten und gesund-heitsfördernde Effekte über einen langen Zeit-raum aufzeigen (Shrestha et al. 2018).

Ebenfalls muss im Zusammenhang mit akti-ven Arbeitsplätzen wie Laufband, Tretkurbel, Stepper ganz allgemein mitbedacht werden, dass die Unfallgefahr am Arbeitsplatz möglicherweise ansteigt und eine präzise Handhabung der Maus bzw. des Cursors sich als schwierig gestalten kann. Im Sinne einer Energieeffizienz wäre es natürlich zu begrüßen, wenn der Strom für den Betrieb des Bildschirms und des Rechners durch den aktiven Arbeitsplatz mit beispielsweise einem Stepper selbst erzeugt werden wird.

8.3.9 Büropflanzen

Pflanzen schaffen eine natürliche und lebendige Umgebung, in der sich Menschen wohlfühlen. Studien haben gezeigt, dass Pflanzen im Büro die Luftqualität verbessern und dass damit zusam-menhängend auch die geistige Leistungsfähigkeit, die Produktivität und die Arbeitsplatzzufriedenheit ansteigen. Allerdings hängt das auch von der ent-sprechenden Pflanzenwahl ab. Insbesondere groß-blättrige Pflanzen mit großen Oberflächen sorgen für eine gute Luftfeuchtigkeit wie z. B. Zimmer-linde oder Nestfarn. Und in manchen Situationen ist Vorsicht geboten. Ein Gummibaum, ein Ficus Benjamini (auch Birkenfeige genannt) und einige Schnittblumen können bei Beschäftigten, die an Allergien leiden, allergische Reaktionen auslösen. Auch sollte auf die korrekte Pflege geachtet wer-den, damit sich keine Schädlinge einnisten und die Pflanzen gesund bleiben. (Nieuwenhuis et al. 2014; Fjeld et al. 1998).

8.4 Ergänzende Hinweise für Erwerbstätige an Bildschirmarbeitsplätzen

8.4.1 Bildschirmpausen

Kontinuierliche Bildschirmarbeit sollte regelmä-ßig durch anderweitige Tätigkeiten oder Pausen unterbrochen werden. Eine Bildschirmpause ist in der Arbeitsstättenverordnung festgelegt (ArbSt 2024). Der Wechsel von Bildschirmarbeit und bildschirmunabhängigen Tätigkeiten reduziert nicht nur etwaige gesundheitsschädliche Be-lastungen durch Bildschirmarbeit, sondern unter-stützt gleichzeitig wechselnde Körperhaltungen – wenn der Beschäftigte z. B. aufsteht und zum arbeitsbezogenen Gespräch den Kollegen ein Stockwerk höher aufsucht anstatt zum Telefon-hörer zu greifen. Vorzugsweise sollten kürzere, aber dafür häufigere Bildschirmpausen (Kurz-pausen) eingelegt werden. Das ist gegenüber län-geren und selteneren Bildschirmpausen effekti-ver. Die optimale Länge und Dauer hängen von der entsprechenden Tätigkeit ab. Als Faustregel gilt, dass pro Stunde eine Bildschirmpause von 5–10 min eingelegt werden sollte. Sie soll auch nicht hinausgezögert werden. Wie bei einer nor-malen Arbeitspause auch kommt es während einer Bildschirmpause letztendlich zu einem Be-lastungswechsel. Während einer normalen Arbeitspause ist es bei kontinuierlicher Bild-schirmarbeit wichtig, dass der Beschäftigte wäh-rend seiner normalen Arbeitspause nicht private E-Mails bearbeitet oder privat anderweitige Bild-schirmarbeiten erledigt z. B. Urlaubsangebote vergleichen, weil man lediglich von einem Bild-schirm zum nächsten wechselt und es damit genaugenommen nicht zu einer Tätigkeitsunter-brechung kommt.

8.4.2 Augenvorsorgeuntersuchung

Obwohl Bildschirmarbeit aufgrund wissenschaft-licher Erkenntnisse und empirisch gesehen keine Schädigungen an den Augen hervorruft, können durch Bildschirmarbeit tätigkeitsbezogen den-noch Augenbeschwerden auftreten. Das stunden-lange Fokussieren auf den Bildschirm unter-fordert das Auge, da sich normalerweise Nah- und Fernsehen abwechseln. Das Dauernahsehen bei der Bildschirmarbeit führt deshalb zu einer hohen und einseitigen Belastung der Augen. Hinzu kommt, dass die Akkommodationsfähig-keit der Augenlinse mit dem Alter physiologisch nachlässt, infolgedessen die Nah-Sehschärfe abnimmt. Gegenstände im Nahbereich sind nicht mehr so gut zu erkennen. Ein vermindertes oder unkorrigiertes Sehvermögen kann u. a. zu Kopfschmerzen, Augenflimmern, Augenbeschwerden, Augenrötung und Konzentrationsschwäche führen. Fehlsichtigkeit begünstigt daneben eine Anspannung der Muskulatur, wodurch Beschwerden am Bewegungsapparat hinzukommen können. Schlechte Beleuchtung am Arbeitsplatz oder ungünstige ergonomische Einstellungen können den Effekt weiter verstärken. Beispielsweise kann es durch einen zu hoch eingestellten Bildschirm zu Schulter-Nacken-Verspannungen und einer vermehrten Lidöffnung des Auges kommen. Eine vermehrte Lidöffnung bewirkt eine erhöhte Verdunstung von Tränenflüssigkeit. In der Folge wird das Auge weniger angefeuchtet, es kommt zu einem „trockenen Auge". Neben Schmerzen können bei einem trockenen Auge weitere Symptome wie zum Beispiel Lidschwellung, Bindehautrötung und ein Fremdkörpergefühl auftreten. Arbeitgeber sind deshalb verpflichtet, Beschäftigten, die einen nicht unwesentlichen Teil ihrer Arbeit an Bildschirmen verbringen, eine arbeitsmedizinische Vorsorgeuntersuchung der Augen auf freiwilliger Basis anzubieten (Angebotsvorsorge). Das ist in der Verordnung zur arbeitsmedizinischen Vorsorge geregelt (Verordnung zur arbeitsmedizinischen Vorsorge 2019) (ArbMedVV 2019). Daneben existieren noch die Pflicht- und Wunschvorsorge (ArbMedVV 2019) Auch wenn der Beschäftigte eine Angebotsvorsorge ausschlägt, muss der Arbeitgeber dem Beschäftigten weiter regelmäßig Vorsorgeuntersuchungen anbieten. Die Fristen der arbeitsmedizinischen Vorsorgeuntersuchung für die Tätigkeit an Bildschirmgeräten betragen altersunabhängig:

- Angebot der ersten Vorsorge innerhalb von 3 Monaten vor Aufnahme der Tätigkeit
- Angebot der zweiten Vorsorge spätestens nach 12 Monaten nach der der ersten Vorsorge
- Angebot jeder weiteren Vorsorge innerhalb von 36 Monaten nach der vorangegangenen Vorsorge

Bei den angegebenen Fristen handelt es sich um Maximalfristen – eine Fristüberschreitung ist daher nicht zulässig. Auf freiwilliger Basis sind jedoch kürzere Intervalle erlaubt. Wenn ein Arbeitsplatzwechsel ansteht, ist die Frist vor Aufnahme der Tätigkeit für den neuen Arbeitgeber in der Regel nicht relevant, da der Beschäftigte bei seinem vorherigen Arbeitgeber unter die Regel gefallen ist.

Diese Fristen sind in der Arbeitsmedizinischen Regel 2.1 festgelegt (AMR Nr. 2.1). Die Kosten für die Untersuchung trägt der Arbeitgeber.

8.4.3 Bildschirmbrille

Trägt der Beschäftigte im Alltag eine Brille, so wird dieselbe Brille normalerweise zur Arbeit an Bildschirmarbeitsplätzen verwendet. Ein mögliches Ergebnis der betriebsärztlichen Augenuntersuchung könnte jedoch sein, dass die Entfernung zum Bildschirm mit der Alltagsbrille nicht korrekt eingestellt werden kann und eine spezielle Brille für die Arbeit an Bildschirmarbeitsplätzen, die sogenannte Bildschirmarbeitsplatzbrille, kurz Bildschirmbrille, benötigt wird. Eine Bildschirmarbeitsplatzbrille ist für einen Sehabstand von 50 bis 100 Zentimetern zum Bildschirm geeignet. Der Arbeitgeber ist dann verpflichtet, dem Arbeitnehmer eine Bildschirmarbeitsplatzbrille im erforderlichen Umfang bereitzustellen, wenn die Notwendigkeit einer Bildschirmarbeitsplatzbrille in einer ärztlichen Untersuchung der Augen attestiert wird. Dies dient dem Arbeitsschutz (AMR 2.1, AMR 14.1, ArbSchG).

8.5 Augen- und Ausgleichsübungen

Physio- und Ergotherapeuten verfügen über ein großes Repertoire an Übungen, deshalb sollen die genannten Maßnahmen als Ideenimpuls dienen. Die meisten bereits bekannten Übungen aus der Praxis lassen sich an den Arbeitsplatz anpassen. Generell sollten ein regelmäßiger Positionswechsel und mehrere kurze Übungseinheiten über den die Woche verteilt angestrebt werden, alles nach dem Prinzip „Die Funktion formt das Organ". Nur durch das regelmäßig Nutzen aller förderlichen

Körperfunktionen und endgradigen Bewegungsamplituden, kann der Stoffwechsel angeregt werden und der Körper bekommt alle nötigen Informationen zu den Voraussetzungen, die ein Gelenk oder weitere Strukturen erfüllen sollten. Da die Augen bei der Bildschirmarbeit einer besonderen Aufgabe ausgesetzt und im dauerhaften Einsatz sind, ist es wichtig, mit speziellen Ausgleichsübungen einer möglichen Überbeanspruchung während der Arbeit entgegenzuwirken. Die angespannte Augenmuskulatur wirkt sich weiterlaufend auch die Nackenmuskulatur aus. Die folgenden Übungen sind einfach und ohne großen Aufwand am Arbeitsplatz durchführbar. Bei allen Ausführungen sollte bewusst auf die gesamte Körperhaltung, den Atemfluss und die Atemtiefe geachtet werden. In Hinblick auf einseitige Belastungen von bestimmten Gelenken, ist es besonders wichtig für gleichmäßige Druckbelastungen aller Gelenke zu achten, damit die Trophik angeregt und einer verfrühten Degeneration vorgebeugt werden kann.

8.5.1 Palmieren

Das Palmieren ist eine spezielle Übung zum Entspannen und Befeuchten der Augen. Die Übung kann direkt am Schreibtisch durchgeführt werden. Brillenträger legen ihre Brille bitte für die Dauer der Übung beiseite. In bequemer Sitzposition mit entspannten Schultern werden die Ellenbogen in der Ausgangsstellung auf dem Schreibtisch abgestützt.

Nun werden die beiden Handflächen zum Aufwärmen kurz und kräftig aneinander gerieben. Die beiden erwärmten und leicht gewölbten Handinnenflächen werden anschließend über die geschlossenen Augen gelegt, sodass kein Licht von außen mehr durchdringen kann. In völliger Dunkelheit wird dabei für etwa eine Minute ruhig ein- und ausgeatmet. Danach werden die beiden Hände langsam entfernt, erst jetzt erfolgt die behutsame Öffnung der Augen. Wer mag, kann zum Abschluss die beiden Augenbrauen mit den Fingern noch einmal mit etwas Druck von innen nach außen ausstreichen (Abb. 8.16).

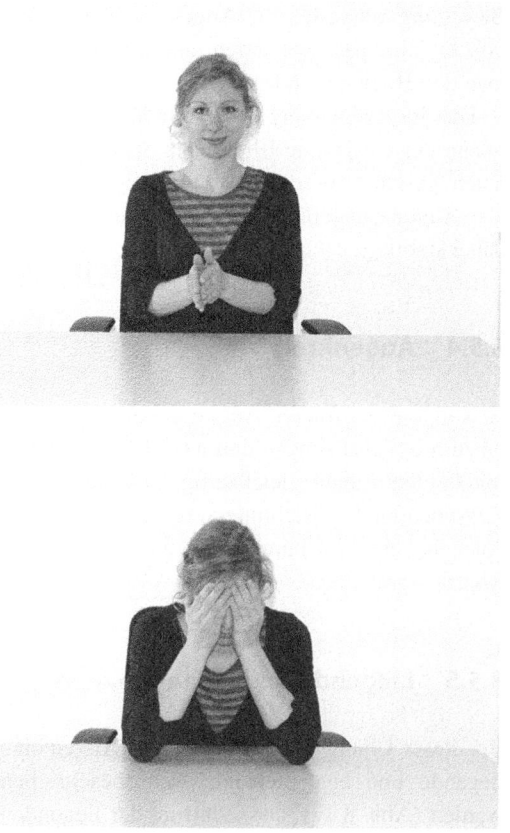

Abb. 8.16 Augenentspannung

8.5.2 Blinzeln

Bei einem starren, unbeweglichen Blick auf den Monitor wird die Anzahl der Lidschlüsse verringert. In der Folge kann sich ein trockenes Auge entwickeln. Um einem trockenen Auge vorzubeugen, muss immer wieder dafür gesorgt werden, dass das Auge ständig mit genügend Tränenflüssigkeit benetzt ist.

Die Person soll mehrmals kurz hintereinander mit beiden Augen gleichzeitig zwinkern. Zum Schluss beide Augen nochmal fest zukneifen. Blinzeln ist eine sehr wirksame Augenübung.

8.5.3 Der Links-Rechts- und der Oben-Unten-Blick

Mit geöffneten Augen bei entspanntem Blick werden die Augen zur Seite bewegt. Am Ende der

Bewegung verweilen die Augen in dieser Position für eine paar Sekunden, anschließend führt man den Blick zur anderen Seite.

Die gleiche Übung wird nun durchgeführt, indem der entspannte Blick nach oben und nach unten gerichtet wird. Die Bewegung wird von den Augen ausgeführt, die Kopfposition bleibt dabei stabil.

8.5.4   Augenkreis

Es soll mit geöffneten Augen versucht werden, einen möglichst runden und ausführlichen Kreis mit beiden Augen gleichzeitig zu beschreiben. Zwischendurch Richtungswechsel einbauen. Auch bei dieser Übung bleibt die Position des Kopfes stabil.

8.5.5   Liegende und stehende Acht

Bei dieser Übung soll mit geöffneten Augen eine liegende und eine stehende Acht beschrieben werden (Abb. 8.17). Das Zentrum der liegenden und der stehenden Acht soll sich dabei auf Augenhöhe befinden. Zuerst folgen die Augen der jeweiligen Acht mehrmals in cinc Richtung, dann mit gleicher Wiederholungszahl in die andere Richtung. Anschließend wird die Acht jeweils in der anderen Position, liegend oder stehend, beschrieben. Es soll unbedingt darauf geachtet werden, dass der Kopf zunächst nicht mitbewegt wird. Die Bewegung soll lediglich von den Augen ausgeführt werden.

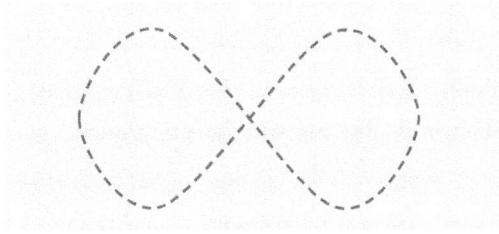

Abb. 8.17 Liegende Acht

Varianten:

- Zur Unterstützung kann die liegende oder stehende Acht zunächst mit ausgestrecktem Arm und Zeigefinger beschrieben werden, wobei die Augen dem Zeigefinger folgen sollen.
- Diese Übung wird mit geschlossenen Augen durchgeführt.
- Folgt der Kopf harmonisch den Augenbewegungen, wird gleichzeitig eine lockernde, mobilisierende Wirkung auf die Schulter-Nacken-Muskeln ausgeübt.

8.5.6   Grimassieren

Gegen ein verspanntes Gesicht hilft gezieltes Grimassieren. Die Gesichtsmuskulatur wird bei dieser Übung wunderbar durch das Verziehen und weite Öffnen des Mundes, durch das Rümpfen der Nase und das Legen der Stirn in Falten aktiviert und elastisiert. Es sollten möglichst viele unterschiedliche Grimassen gezogen werden.

8.5.7   Recken und Strecken

Das tagtägliche Recken und Strecken lockert und dehnt gestresste Muskeln. Es ist naheliegend, wird im beruflichen Alltag allerdings häufig ausgelassen. Dabei sollen die Arme in alle Richtungen so weit wie es geht ausgestreckt und bewegt werden, die Hände zur Faust geballt und wieder lockergelassen werden, die Wirbelsäule und andere Gelenke sollen immer wieder mitgestreckt und mitgedehnt werden. Die Dehnung lässt sich durch die bewusste Atmung in die gedehnte Region verstärken. Die Übung kann sehr gut (zusätzlich) im Stehen durchgeführt werden. In dieser Ausgangsposition kann auch ein zügiges und aktives Schwingen der Arme angeschlossen werden. Dabei geht der hintere Arm so hoch wie möglich und der vordere bis zur Horizontalen. Der Oberkörper wird dabei rhythmisch stabilisiert und dreht sich nicht mit. Bei dieser Übung wird das Blut aus der unteren Extremität zum Herzen gepumpt und die Durchblutung im Schulter-Nacken-Bereich angeregt. Auch Wadenkrämpfen können mit dieser Übung ggf. vorgebeugt werden.

8.5.8   Selbstmassage

Besonders Brillenträger verspüren häufig nach stundenlanger Bildschirmarbeit an Nasenwurzel und Stirn ein unangenehmes Druckgefühl. Zur Entlastung wird die Nasenwurzel mit zwei Fingern umfasst, der dritte Finger liegt der Stirn auf. Alle drei Finger massieren nun mit leichten Kreiselbewegungen und einem sanften Druck, der als angenehm empfunden werden sollte, die entsprechende Zone an Stirn und Nasenwurzel. Die Finger können sich während den Kreiselbewegungen voneinander weg und wieder aufeinander zu bewegen. Diese Technik soll für ca. 20–30 s oder auch länger – je nach persönlichem Empfinden – durchgeführt werden (Abb. 8.18).

8.5.9   Selbstakupressur

Die Stirn-Ohren-Linie kann mit leichten kreisförmigen Bewegungen in der gesamten Länge massiert werden bis hin zu den Ohrläppchen. Oft

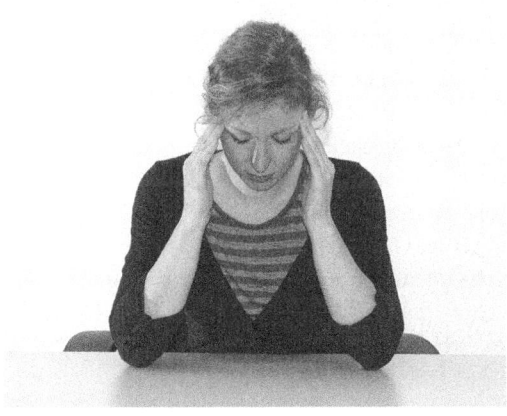

Abb. 8.18 Gesichtsmassage

ist die Selbstmassage mit einem Finger wirksamer, da der Druck punktuell ist. Gut geeignet ist der Mittel- und/oder Zeigefinger. Vorsicht: im Stirnbein befindet sich das Foramen supraorbitale – meist im Augenbrauenbereich oberhalb des Orbitarandes. Durch das Foramen supraorbitale zieht u. a. der Nervus opthalmicus, ein Ast des Nervus trigeminus (V. Hirnnerv). Er kann bei einer Trigeminus-Neuralgie gereizt sein und schmerzhaft auf Druck reagieren. Durch zu festes und langes Massieren am Foramen supraorbitale kann auch ein bis dato unauffälliger Nerv gereizt reagieren.

8.5.10   Fernblick

Mit dieser Übung wird die Akkommodationsfähigkeit der Augen trainiert. Die Person setzt sich auf einen Stuhl mit möglichst freier und weitschweifender Blickfläche (nicht vor eine Wand!). Der Körper soll zur Vorbereitung so ausgerichtet werden, dass ein in der Ferne liegendes Ziel zentral anvisiert werden kann. Beide Arme werden jetzt mit nach oben gerichtetem Zeigefinger ausgestreckt. Zwischen den auf gleicher Höhe befindlichen Zeigefingern soll ungefähr ein Abstand von 30 cm liegen, in der Mitte davon das anvisierte Ziel.

Alleine über Augenbewegungen (ohne den Kopf zu bewegen!) fokussiert man zuerst den einen Zeigefinger im Nahbereich, danach das weiter entfernte Ziel und anschließend den anderen Zeigefinger wieder im Nahbereich. Der Rückweg erfolgt genauso. Das Prozedere wird ungefähr fünfmal wiederholt (Abb. 8.19).

8.5.11   Weitblick

Auch diese Übung wirkt ausgleichend auf die ständige Monotonie beim Nahsehen, zudem wird das räumliche Sehen verbessert und die Augenmuskeln werden gekräftigt. In entspannter sitzender oder stehender Haltung wird ein Gegenstand in der Ferne fokussiert. Beide Arme werden mit nach oben gerichtetem Zeigefinger nach vorne gestreckt, sodass sich

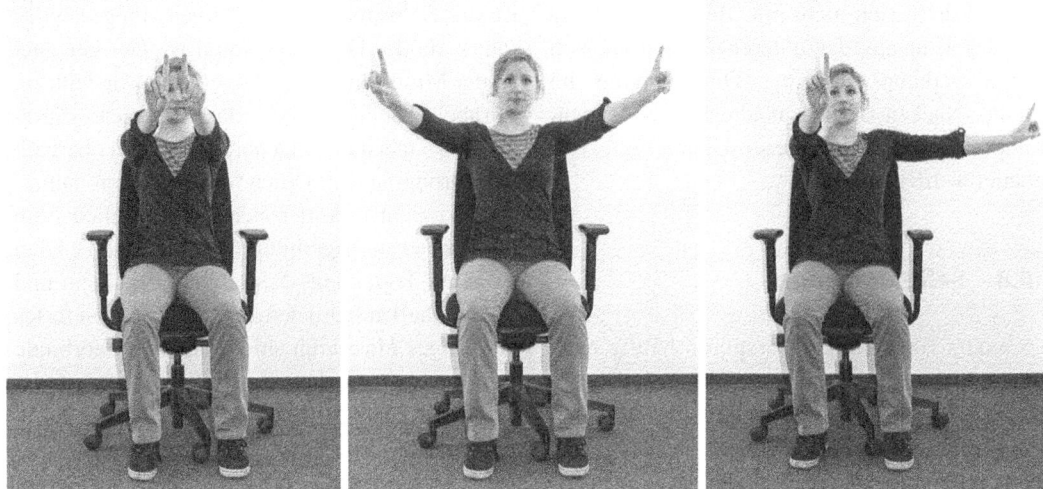

Abb. 8.19 Fernblick

Abb. 8.20 Mobili-
sierung des Nackens

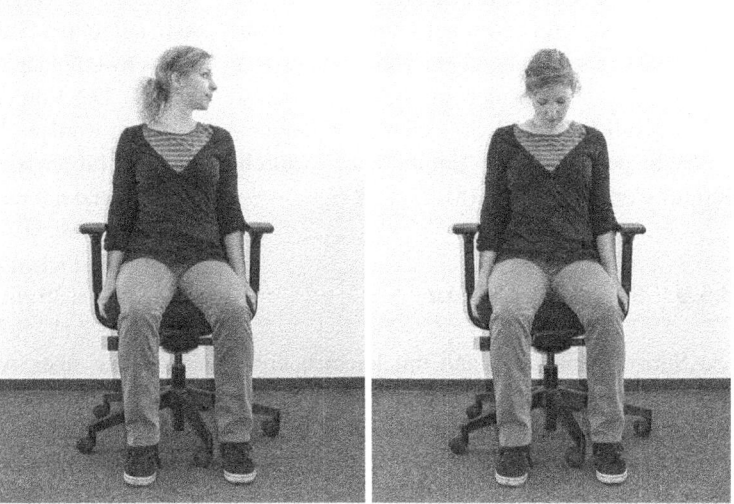

das anvisierte Ziel zwischen beiden Fingern
befindet. Bei unbeweglichem Kopf werden
beide Arme gleichzeitig langsam nach außen
bewegt – das entfernt liegende Ziel hat man
dabei weiter fest im Blick –, bis die Finger gerade noch aus den Augenwinkeln sichtbar sind.
Die Übung sollte ca. fünfmal wiederholt werden (Brugger 2007, 2013; Ostermeier-
Sitkowski 2002).

8.5.12 Nackenmobilisation

Die Ausgangsstellung ist der aufrechte Sitz, die
Arme hängen locker nach unten. Nun wird der
Kopf langsam und kontrolliert zu beiden Seiten
rotiert und nach unten flektiert (Abb. 8.20).

Es existieren unzählige weitere Übungen, die
wenig Platz benötigen und schnell und einfach
am Arbeitsplatz umzusetzen sind (Abb. 8.21).

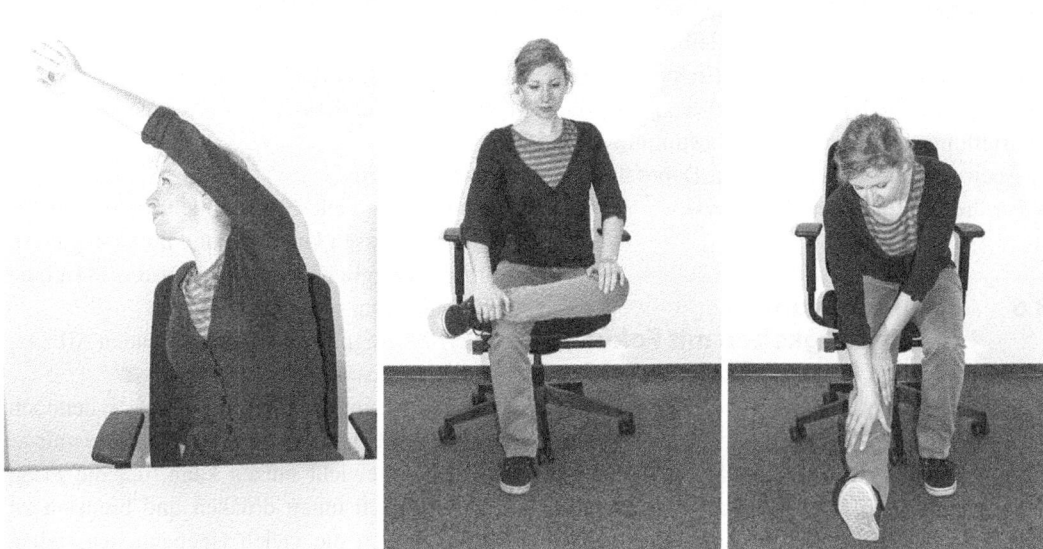

Abb. 8.21 Weitere Büroübungen

8.5.13 Atemübungen

Eine tiefe, gleichmäßige und bewusste Atmung kann das vegetative Nervensystem beruhigen. Dauerhafter Stress, versetzt den Körper in eine Notsituation. Der Sympathikus wird aktiviert und mit ihm unwillkürlich die erhöhte nach außengerichtete Aktionsfähigkeit bei tatsächlicher oder gefühlter Belastung (Fight-or-flight). In dieser Anspannungssituation werden andere Funktionen, wie bspw. die Darmtätigkeit gehemmt. Im Umkehrschluss können durch gezielte Atemtechniken auch die Darmtätigkeit und das Immunsystem positiv beeinflusst werden. Im Yoga werden bspw. viele Atemtechniken mit unterschiedlichen Schwerpunkten verwendet. Daher ist es wichtig die Atmung gezielt in die Techniken miteinzubinden, wie neurodynamische Automobilistation in Kombination mit der Atmung als auch die Kräftigung der Beckenbodenmuskulatur in Zusammenspiel mit dem Zwerchfell und der Zungengrundmuskulatur.

8.5.14 Beckenbodenaktivierung

Die gezielte Ansteuerung des Beckenbodens ist in fast jeder Ausgangsstellung möglich und viele Übungen sind sogar von außen nicht sichtbar und somit am Arbeitsplatz gut umsetzbar. Damit alle Muskelfasern und auch alle drei Schichten angesprochen werden, ist es wichtig mit dem Tempo und der Wiederholungsanzahl, sowie den Haltephasen zu variieren. Zur Einschätzung der Fähigkeit des Beckenbodens könnte das PERFECT-Schema nach Layock (1994) verwendet werden. Die Einteilung orientiert sich an Power (Kraft), Endurance (Ausdauer), Repetition (Wiederholungen), Fast Twitch (Schnellkraft) und Every Contraction Timed (Koordinationsfähigkeit der Muskeln). Sobald der Beckenboden wahrgenommen werden kann und das Prinzip der Ansteuerung verinnerlicht wurde, sollten diese Prinzipien bewusst in das muskuloskelettale Training eingebunden werden.

8.5.15 Neurodynamische Automobilisation

Statische Belastungen führen auch zu einer verringerten Gleitfähigkeit neuraler Strukturen. So können bspw. neuromeningeale Verklebungen gelöst werden. Aus einer abgewandelten Vierfüßlerposition heraus Ännen die Meningen durch kraniales und kaudales Gleiten mobilisiert werden. Ebenso gibt es Übungen für die obere und untere Extremität. Das Prinzip bleibt gleich, entweder wird der Nerv in beide Richtungen zeitgleich gedehnt oder durch eine veränderte Gelenkstellung vermehrt in eine bestimmte Richtung bewegt (Tensioner fördern die Dehnfähigkeit, Slider die Gleitfähigkeit des Nervs).

8.6 Eindrücke von Arbeitstätigkeiten mit Fokus auf das Muskel-Skelett-System

Es gibt zahlreiche Unternehmen, die von BGF-Maßnahmen profitieren könnten. Jeder Arbeitnehmer, Arbeitsplatz und jede Tätigkeit sollte individuell betrachtet werden. Daher kann die Umsetzung von BGF ganz unterschiedlich aussehen. Die folgenden Beispiele sollen einen kleinen Vorgeschmack auf den Einsatz vor Ort vermitteln.

8.6.1 Tätigkeitsfeld Fräsen

Das Fräsen von Böden wird zur Bearbeitung stark verdichteter Erde und älterer Rasenflächen mit harter Bodenzusammensetzung angewendet.

Die Fräse ist demnach ein Bodenbearbeitungsgerät. Sie kann ergänzend oder anstelle des Pflugs oder anderer Bodenbearbeitungsgeräte eingesetzt werden. Mit der Fräse kann auch organisches Material (Ernteteste, Gründüngung) eingearbeitet werden; durch das Fräsen gelangt mehr Sauerstoff in den Boden, sodass organische Massen schneller abgebaut werden. Sie ermöglicht bei leichten bis mittelschweren Böden, in einem Arbeitsgang ein fertiges Saat- oder Pflanzbett herzurichten. Je langsamer die Fräse gefahren wird und je schneller die Fräswelle sich dreht, desto feiner wird der Boden gelockert.

Ausführung
Die Fräse wird mit beiden Händen an den Griffen gefasst und nach unten gedrückt. Die Fräse arbeitet sich durch den Druck in die Erde und zieht sich vorwärts. Die Person, die die Tätigkeit ausführt, muss somit eine Kraft nach unten und auch nach

hinten wirken lassen, damit die Maschine nicht zu schnell und zu oberflächlich vorankommt. Je härter und trockener der Boden, desto schwerer die Umsetzung und desto gröber das Ergebnis.

Arbeitshaltung
Dadurch, dass viele Flächen nicht unbedingt gerade sind, müssen Unebenheiten mit dem ganzen Körper ausgeglichen werden, um die Maschine zu stabilisieren.

Herr M. trägt aus Sicherheitsgründen Arbeitsschuhe, die besonders stabil sind.

Die Bewegungsrichtung ist vorwärts, dennoch steht Herr M. häufig im Parallelstand, damit er sein Körpergewicht nutzen kann, um die Fräse senkrecht nach unten drücken und bremsen zu können. Durch die vielen Unebenheiten stehen die Schultern nie auf einer Höhe (Abb. 8.22).

Auswirkung der Arbeitshaltung auf den Körper
Herr M. fühlt sich besonders in der Schulterregion beansprucht. Das Nachuntendrücken der

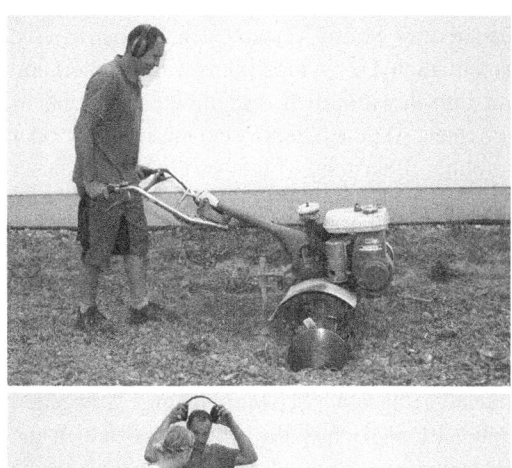

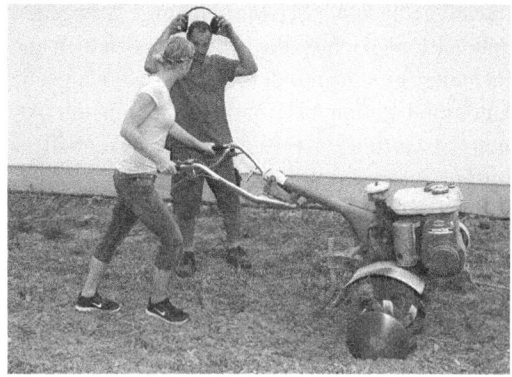

Abb. 8.22 Selbsterprobung Fräsen

Fräse und die Notwendigkeit, die Vibrationen auszugleichen, sind für die Oberarmmuskulatur und auch für die Hände anstrengend.

Der Sichtbefund, die Selbsterprobung und die Befragung haben ergeben, dass es zu einer muskulären Hauptbeanspruchung der Stütz- und Stemmmuskulatur der oberen Extremität, besonders des M. triceps brachii und M. serratus anterior kommt. Die weiterlaufenden Schwingungen bewirken aber auch eine Aktivierung der Bauchmuskulatur und könnten sogar im positiven Sinne zur rhythmischen Stabilisierung der Wirbelsäule und der Schultergelenke beitragen (Abb. 8.23).

Die Achsenabweichungen könnten sich nach langanhaltender und gleichbleibender Belastung negativ auf das Wohlbefinden und die Produktivität auswirken. Zuallererst sollte das Arbeitsgerät, in diesem Fall die Fräse, an die arbeitende Person angepasst werden. Der Griff ist höhenverstellbar und kann bei genauer Anpassung zu einer besseren Kraftübertragung führen.

Die Griffe sollten im Ruhezustand so eingestellt sein, dass die Schultern beim Fassen der Griffe nicht nach oben rutschen und das Körpergewicht des Fräsenden über die Hände gebracht werden kann und die Kraft somit nicht alleine aus den Armen kommt.

Durch eine aktive Schrittstellung der unteren Extremität kann ebenfalls vermehrt Gewicht über die Unterstützungsfläche der Hände gebracht werden. Ein gleichmäßiges Stützen der Arme nach unten aktiviert die Rumpfmuskulatur, da diese widerlagern muss, und stabilisiert die Schulter über Aktivierung der Rotatorenmanschette. Sind die Griffe allerdings zu hoch eingestellt oder mangelt es an Stabilität in der oberen Extremität, könnten die Rückschläge der Arbeitsmaschine unabgefedert direkt ins Gelenk geleitet werden und dort die Strukturen schädigen. Die Stöße sollten durch die Armmuskulatur und einer Kokontraktion der Muskulatur rund um Handgelenk und Ellenbogen bereits abgedämpft werden, bevor sie auf die Schulter und weiterlaufend auf den Rumpf treffen. Wichtig für eine gute Basis ist ebenfalls eine gute Stabilität der unteren Extremität.

Viele Optimierungsmöglichkeiten werden von außen schnell sichtbar, dennoch sind nicht alle Ideen für den entsprechenden Arbeitnehmer umsetzbar oder hilfreich. Daher kann es für Physio- und Ergotherapeuten aufschlussreich sein, bestimmte Tätigkeiten einmal selbst auszuüben, um sich noch besser in die Lage seines Gegenübers hineinversetzen zu können. Durch die unterschiedlichen Untergründe lässt sich beispielsweise ein Becken- und Schulterschiefstand während dieser Tätigkeit nicht vermeiden. In solchen Fällen ist es wichtig, sich zwischendurch oder im

Abb. 8.23 Arbeitshaltung Fräsen

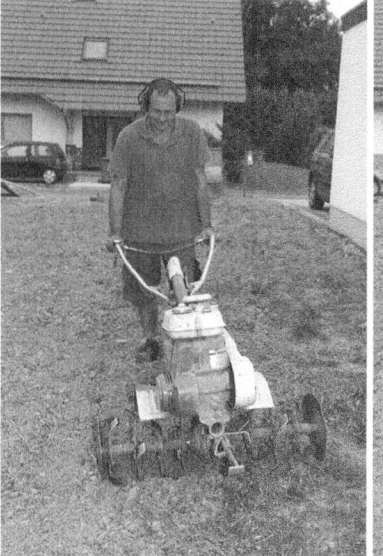
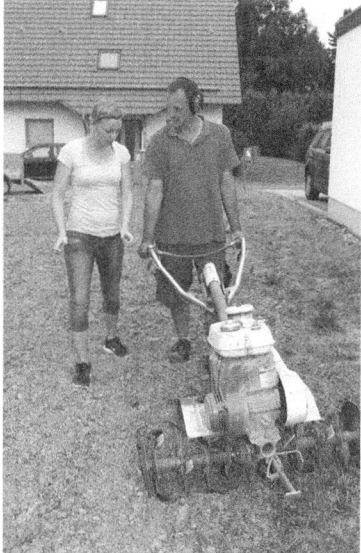

Anschluss an die Tätigkeit einen Ausgleich zu schaffen.

So könnte Herr M. zum Beispiel nach dem Verladen der Fräse und während der Autofahrt in den Rotphasen ein paar Flexibilitätsübungen machen, um die beanspruchten Muskelgruppen zu dehnen, die allgemeine Durchblutung zu fördern und die Faszien verschieblich zu halten.

Manche Belastungen lassen sich während der Ausführung einer Tätigkeit aufgrund externer Einflüsse, wie Arbeitsgegenstände, Bodenbeschaffenheiten etc., nicht groß reduzieren. In solchen Fällen ist es umso wichtiger, zwischen den Einsätzen, in den Pausen und auch zu Hause einen Ausgleich zu schaffen.

Exemplarische Zielsetzungen
Kräftigung der unteren Extremität über

- Ausfallschritte mit Achsenkorrektur mit und ohne Haltephasen, mit geöffneten und geschlossenen Augen,
- Einbeinstand mit Kniekontrolle für die Gleichgewichtsförderung,

- kontrolliertes Hüpfen für Schnellkrafttraining, einbeinig/zweibeinig/blind, mit Haltephasen im tiefen Stand.

Aufdehnen der ventralen Kette über

- Bauchdrehdehnlage in Verbindung mit einer vertieften Atmung in die gedehnte Seite
- dynamisches diagonales Aufdehnen der ventralen Kette im Stand.

Tonunssenkung der Finger-/Armflexoren, Dehnung der Schultergelenksmuskulatur über

- klassische Dehnübungen der Finger-Armflexoren im Sitz oder Stand,
- Stützen auf Stuhl oder Tisch mit gestreckten Fingern, die Fingerspitzen zeigen dabei zum Körper hin,
- Greifen hinter die Beifahrerlehne und Drehen zur Gegenseite,
- Dehnung des dorsalen Anteils des M. deltoideus und anteilig der Rhomboiden, des M. teres minor und M. infraspinatus (Abb. 8.24).

Abb. 8.24 Dehnung der oberen Extremität

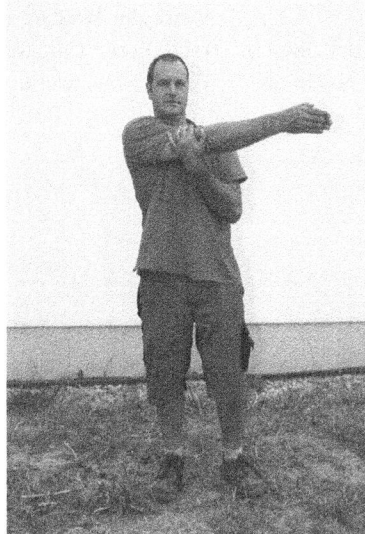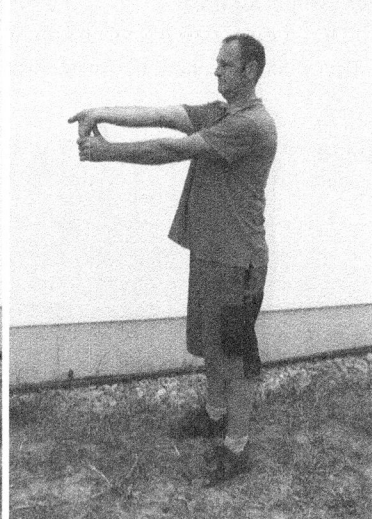

Aktivierung der Rotatorenmanschette über

- im Sitz die Hände auf den Bauch legen und die Ellenbogen nach unten rausschieben,
- Ellenbogen in 90°-Flexion am Rumpf halten und die Unterarme nach außen drehen/mit Theraband.
- Plank und Side-Plankposition beüben durch Haltephasen und Ausschnittsarbeit

Stabilisierung der Scapula am Rumpf über

- Unterarmstütz mit Exzentrik der Rhomboiden, aufsteigender Teil des M. trapezius, M. serratus anterior.

Erarbeiten einer Körpersymmetrie über

- DIPS,
- Unterarmstütz (Exzentrik der Rhomboiden trainieren),
- Kniebeugen,
- rhythmische Stabilisierung der Wirbelsäule
- Atemtechniken zur Thoraxmobilistion

Elastisierung des M. quadratus lumborum, Elastisierung des Rumpfes unter Berücksichtigung der Atmung über

- Drehdehnlage, auch dynamisch gut einzusetzen (Bauchdrehdehnlage – Aufdehnen der ventralen Kette, Rückendrehdehnlage –

Elastisierung des M. quadratus lumborum und der dorsalen Kette insgesamt),
- Lateralflexion als Dehnübung im Stand und Sitz (Abb. 8.25).

Elastisierung des M. pectoralis, M. triceps brachii, M. latissimus dorsi und M. trapezius z. B. über

- Dehnung des M. pectoralis aus der Schrittstellung heraus an einer Wand,
- Dehnung des M. triceps brachii und anteilig M. latissimus dorsi über eine Schultergelenksflexion und -adduktion,
- Dehnung des M. trapezius und M. levator scapulae über eine HWS-Lateralflexion zur kontralateralen Seite und eine Schulterdepression auf der ipsilateralen Seite (Abb. 8.26).

8.6.2 Tätigkeitsfeld Fensterputzen

Zu dem breitgefächerten Tätigkeitsfeld von Herrn M. gehört auch das Reinigen von Fensterflächen. Diese können je nach Gebäudeart ganz unterschiedlich aussehen. Hierzu verwendet er keine Maschine.

Abb. 8.25 Dehnung des M. quadratus lumborum

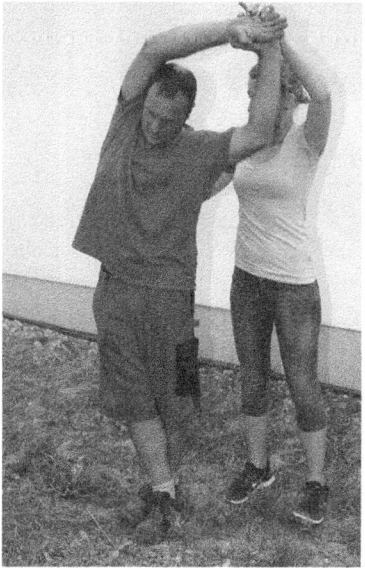
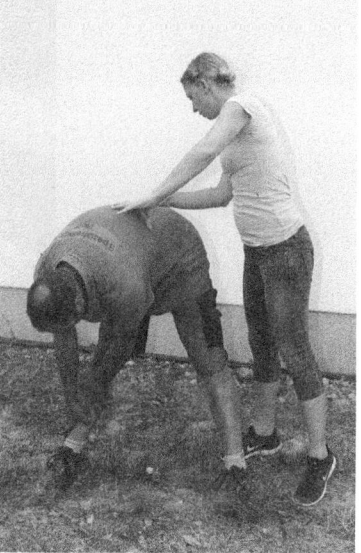

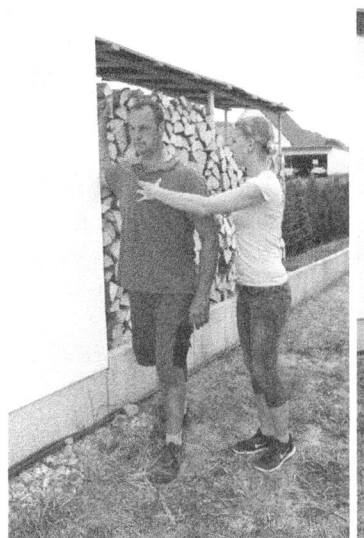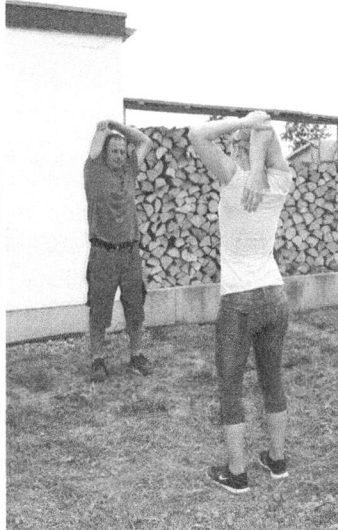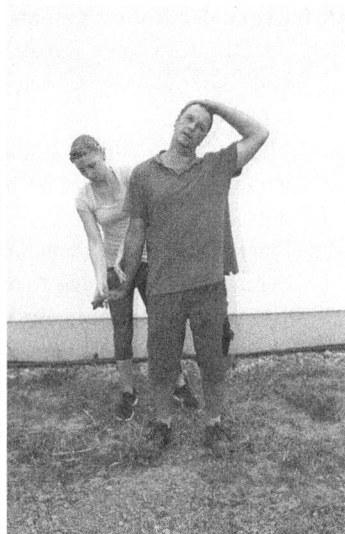

Abb. 8.26 Dehnung der Brust- und Nackenmuskulatur

Abb. 8.27 Fenster-
putzen mit Tritt

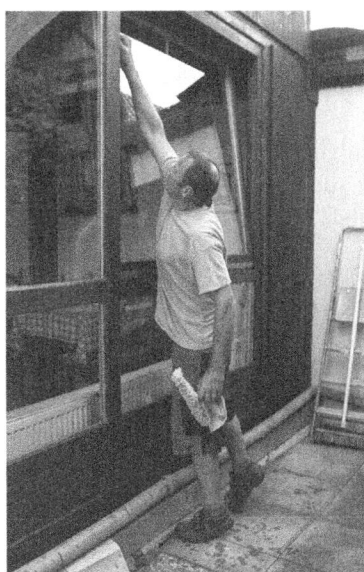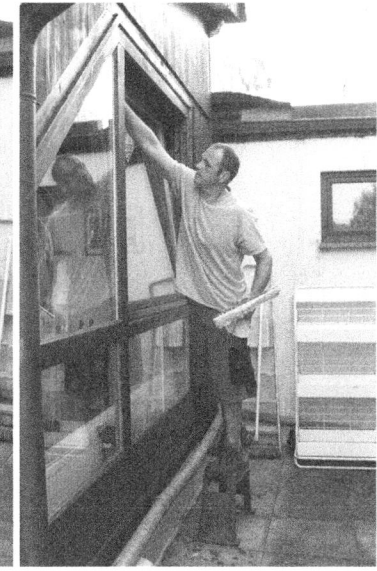

Ausführung

Je nach Höhe der Fensterflächen steht Herr M. auf dem Boden oder einem Tritt.

Die Fenster werden erst mit einem nassen Tuch geputzt, dann mit der Flitsche abgezogen und die Fensterränder mit einem Handtuch nachgewischt (Abb. 8.27).

Arbeitshaltung

Die meiste Zeit steht Herr M. parallel zu Fensterfläche. Beim Reinigen von bodentiefen Fenstern,

vergrößert sich sein Abstand zum Fenster, die Knie werden gebeugt und sein Rumpf ist flektiert. Je höher die Fenster sind, desto mehr muss er sich aus dem Rumpf und der Schulter heraus strecken.

Auswirkung der Arbeitshaltung auf den Körper

Herr M. fühlt sich auch bei dieser Tätigkeit nach langem Einsatz besonders im Schulter-Nacken-Bereich beansprucht. Ein regelmäßiger Wechsel von hohen und niedrigen Flächen kann starren Arbeitshaltungen vorbeugen, allerdings ist dieser nicht immer praktikabel. Langes gebücktes Arbeiten macht sich bei Herrn M. vor allem im unteren Rücken bemerkbar.

Exemplarische Zielsetzungen

Anders als beim Fräsen, welches sich durch externe Einflüsse teilweise nicht ergonomischer gestalten lässt, gibt es beim Fensterputzen einige Tipps, die zur Erleichterung der Tätigkeit beitragen können.

Aktiver Stand

Ein hüftbreiter Stand mit entriegelten Knien schont die Gelenke, fängt Stöße ab und macht flexibel.

Mitbewegen

Nicht immer ist ein Parallelstand die beste Lösung. Gerade bei sehr tiefen oder sehr hohen Flächen kann es hilfreich sein, in Schrittstellung in die Bewegungsrichtung zu gehen, also der Diagonalen zu folgen. Bei niedrigen Fenstern wird zudem einer vermehrten LWS-Flexion vorgebeugt und es kann sogar Gewicht vom Rumpf abgenommen werden, indem sich Herr M. auf seinem vorderen flektierten Bein abstützt (Abb. 8.28).

Bei hohen Fenstern kommt das diagonale Mitbewegen fast schon einer Dehnübung für

die ventrale Kette gleich. Die Dehnung und Aufrichtung kann durch eine tiefe und gleichmäßige Atmung positiv verstärkt werden (Abb. 8.29).

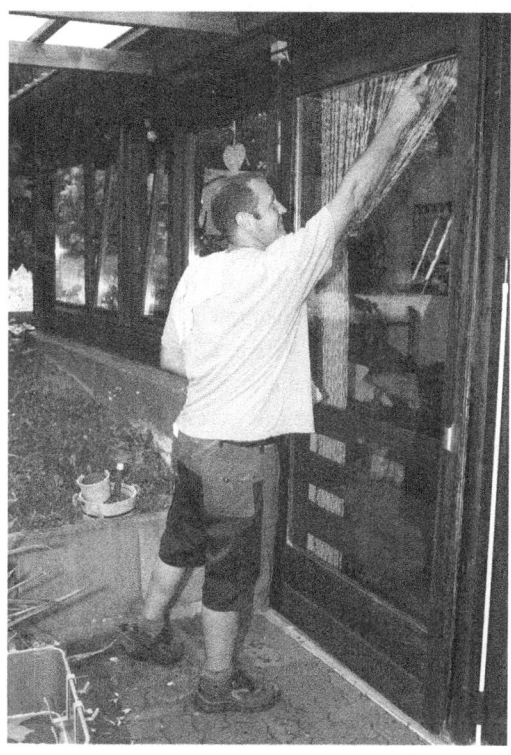

Abb. 8.29 Fensterputzen in hoher Position

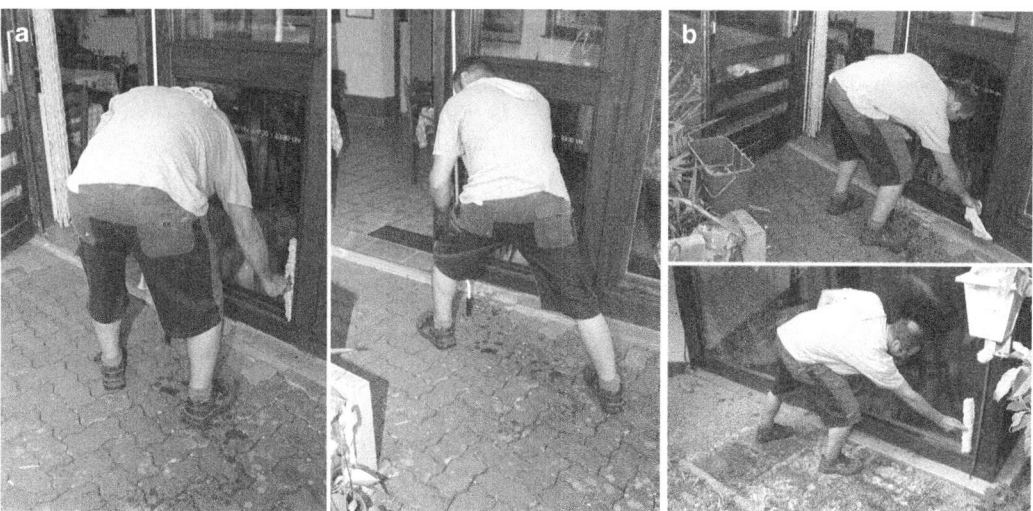

Abb. 8.28 (**a, b**) Fensterputzen in tiefer Position

Hilfsmittel

Werden sehr viele Flächen gereinigt oder ist die Flexion im Schultergelenk eingeschränkt, kann es den Arbeitnehmer auch entlasten, einen Tritt zu verwenden. Beim Einsatz von Hilfsmitteln müssen Arbeitssicherheit und -schutz berücksichtigt werden, so könnte beispielsweise das Stehen auf einer Leiter während des Putzens diesem widersprechen. Falls ein Betriebsarzt vorhanden ist, ist eine interdisziplinäre Zusammenarbeit sicherlich konstruktiv.

Zielformulierung nach der SMART-Regel

- Herr M. soll nach dem neunwöchigen BGF-Kurs in der Lage sein, ein Überstrecken seiner Knie während der Arbeitszeit zu vermeiden.
- Die Körperwahrnehmung von Herrn M. soll nach 4 Wochen soweit geschult sein, dass er selbstständig darauf achtet, sich in die Bewegungsrichtung zu stellen und sich auch aktiv mitzubewegen.
- Das Anspannungsgefühl von Herrn M. im Schulter-Nacken-Bereich soll nach 9 Wochen durch tägliches Ausführen der besprochenen Übungen auf der VAS von 8 auf 4 sinken.

(Abschn. 4.1.5).

8.6.3 Einsatz ergonomischer Hilfsmittel

Für das Einrichten eines ergonomischen Arbeitsplatzes gibt es leider kein einheitliches Schema, zu viele interne und externe Einflussfaktoren spielen eine Rolle. Somit gibt es auch nicht „das" Hilfsmittel oder „den" Stuhl für einen bestimmten Arbeitsplatz. Allerdings gibt es schon Tendenzen und Orientierungshilfen, welche Büromöbel beispielsweise eher für einen Zahnarzt als für einen Bauzeichner geeignet sind. Je nach Tätigkeitsfeldern und Bewegungsmustern können für den Arbeitnehmer notwendige Bewegungsfreiräume und passive Stützen festgelegt werden.

Aufgrund der kontinuierlichen Weiterentwicklung ergonomischer Hilfsmittel kann eine Kooperation mit einem Ergonomiestudio das Beratungsspektrum erweitern, und besprochene Hilfsmittel sind vielleicht direkt zu testen.

Settingbeispiele für den Einsatz ergonomischer Hilfsmittel

Die folgenden Bilder und Beschreibungen zeigen beispielhaft, wie ergonomische Hilfsmittel die Arbeitshaltung verändern können.

8.6.4 Bildschirmarbeitsplatz

Die Ablagefläche für die Unterarme kann durch Ansteckysteme an der Tischplatte vergrößert werden. Auf diesem Weg wird die Schultermuskulatur entspannt.

Ein Ablagehalter, der über die Tastatur gestellt wird, verhindert eine Zwangsrotation in der Halswirbelsäule oder auch eine übermäßige Haltearbeit der oberen Extremität.

Auch bei Tastaturen gibt es wesentliche Unterschiede. Arbeitet ein Arbeitnehmer beispielsweise weniger mit Zahlen, kann eine Tastatur mit ausgelagertem Ziffernblock entlastend sein. Auf Abb. 8.30 wird sichtbar, dass sich durch den integrierten Ziffernblock der Buchstabenbereich weiter nach links verschiebt und somit die rechte Schulter häufig vermehrt innenrotiert ist.

8.6.5 Kindertagesstätte

Die Arbeit von Erziehern geht vor allem mit Risiken für das Muskel-Skelett-System einher. Verschiedene Sitzkissen und Hocker können nicht nur als Variante zum klassischen Sitzen dienen, sondern auch das Arbeiten am Boden flexibler gestalten. So könnten Erzieher unter Gewichtsabnahme knien oder auch im Einbeinkniestand ihrer Tätigkeit nachkommen. Zusätzlich kann die Unterlagerung der Knie mit einem Kissen die Gelenkstrukturen weiter schonen. Die Kissen und Hocker vermindern die Knieflexion und verringern den intraartikulären Druck (Abb. 8.31).

Abb. 8.30 Tastatur mit und ohne integrierten Ziffernblock

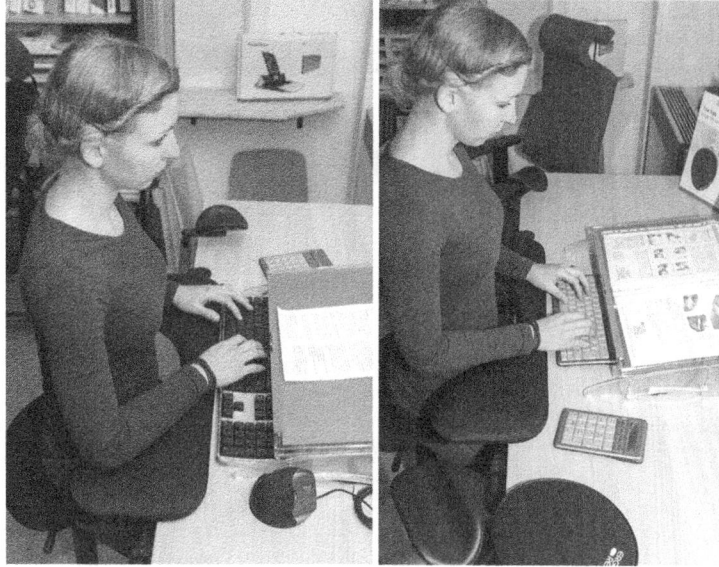

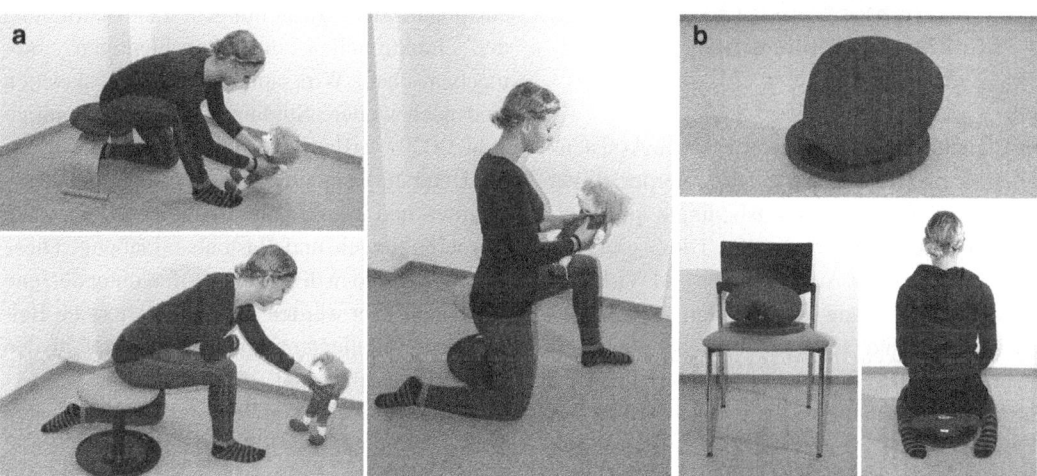

Abb. 8.31 (a, b) Arbeiten am Boden

8.6.6 Zahnarztpraxis

Abb. 8.32 zeigt einen Hocker mit Lehne, der seinen Platzt beispielsweise in einer Zahnarztpraxis finden könnte. Ein Zahnarzt nutzt erfahrungsgemäß sehr selten eine Rückenlehne. Die meiste Zeit ist er dem Patienten zugewandt und nach vorne geneigt. Durch die kleingehaltene und variabel einstellbare Stütze könnte er sie entweder als ventrale Unterstützung oder auch als seitliche Ablage für den Arm nutzen.

Praxistipp
Bei den Sattelhockern ist darauf zu achten, dass das Polster nicht zu hart ist, und beim Einsatz der ventralen Stütze, dass das Fußkreuz nicht zu klein ist. Ansonsten könnte es zum Übergewicht nach vorne kommen. Sattelhocker gibt es in unterschiedlichen Ausführungen, unter anderem auch mit geteilter Sitzfläche.

Abb. 8.32 Exemplarisch: Tätigkeit auf einem Zahnarztstuhl

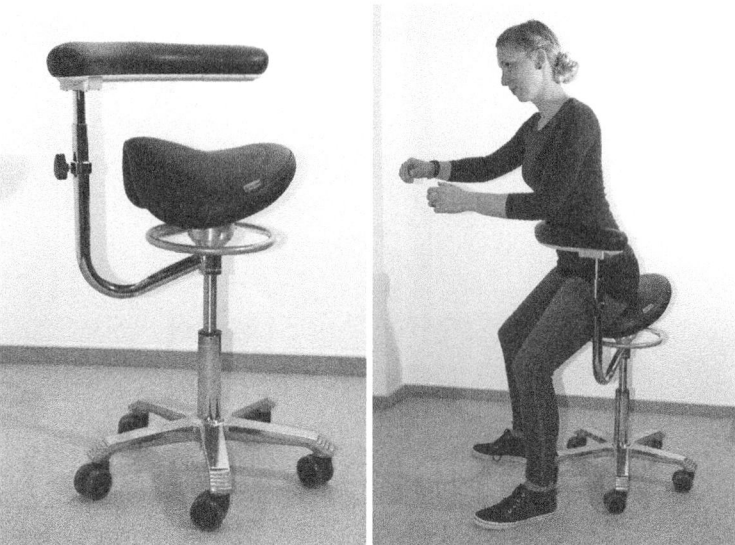

8.6.7   Patiententransfer in der Pflege mithilfe eines Exoskeletts

Exoskelette sind am Körper getragene Assistenzsysteme, die mechanisch auf den Körper einwirken, dadurch sollen arbeitsbedingte physische Belastungen verringert werden. Diese gibt es in ganz verschiedenen Ausführungen und Wirkungsweisen. Die bislang am meisten eingesetzten Exoskelette sind Rücken- und Schulter-Armunterstützende Systeme, diese unterscheiden sich durch ihre Aktuatorik (aktiv oder passiv) und ihrer Struktur (steif oder soft). Die passiven Systeme funktionieren mit einem mechanischen Seilzug oder einer gasdruckunterstützenden Federkonstruktion und nur sehr wenige über einen elektrischen oder pneumatischen Antrieb. Laut Arbeitsschutzgesetz muss der Arbeitgeber jedoch bevor es zum Einsatz kommt eine Gefährdungsbeurteilung durchführen. Der erhoffte Nutzen beim Einsatz von Exoskeletten ist, ein vorbeugen muskuloskelettaler Erkrankungen, eine Senkung der Fehlzeiten, eine Steigerung der Leistungsfähigkeit und der Erhalt älterer Arbeitnehmer in belastenden Arbeitsbereichen durch

entsprechende Hilfestellungen. Zur Beurteilung der funktionellen und nachhaltigen biomechanischen Wirksamkeit von Exoskeletten sind noch weitere Studien notwendig (Heinrich et al. 2020). Bislang bezieht sich der Einsatz auf die Unterstützung von Heben und Tragen, Überschulter- und Überkopfarbeit, Arbeit in statischen Körperhaltungen und Lastenhandhabung. Diese lassen sich also in diversen Berufen unterstützend anwenden, hier werden sie demonstriert am Beispiel eines Patiententransfers vom Bett in den Stuhl (Steinhilber et al. 2020).

Abb. 8.33 Zeigt den Transfer eines Patienten an die Bettkante. Als Hilfsmittel trägt die Person, die den Transfer ausführt ein passives Exoskelett, welches durch Seilzüge die einwirkenden Kräfte reduziert.

Abb. 8.34 Zeigt den Patiententransfer vom Bett auf einen Stuhl. Zu sehen ist hier eine weitere Variante eines passiven Exoskeletts, angewendet im Rahmen einer Studie zur Wirksamkeit von Exoskeletten im Bereich der Pflege. Daher wurden auch entsprechende Elektroden am Körper der Person angebracht, die den Transfer ausübt, um die Beanspruchung der Muskulatur mit und ohne Exoskelett sichtbar zu machen.

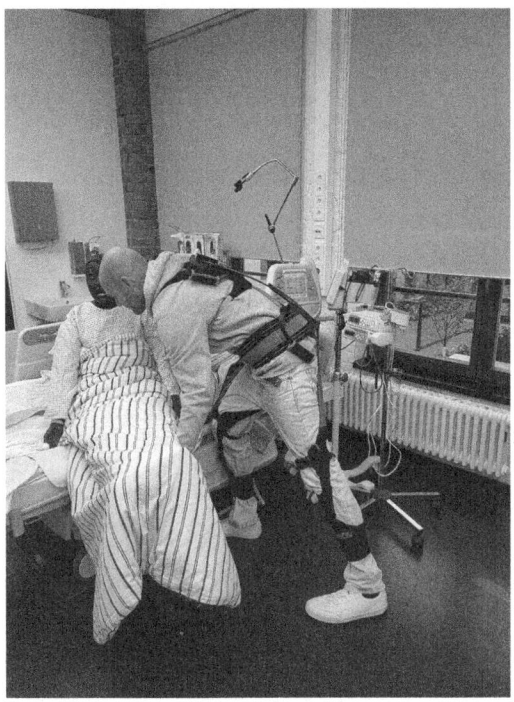

Abb. 8.33 Patiententransfer mit Exoskelett

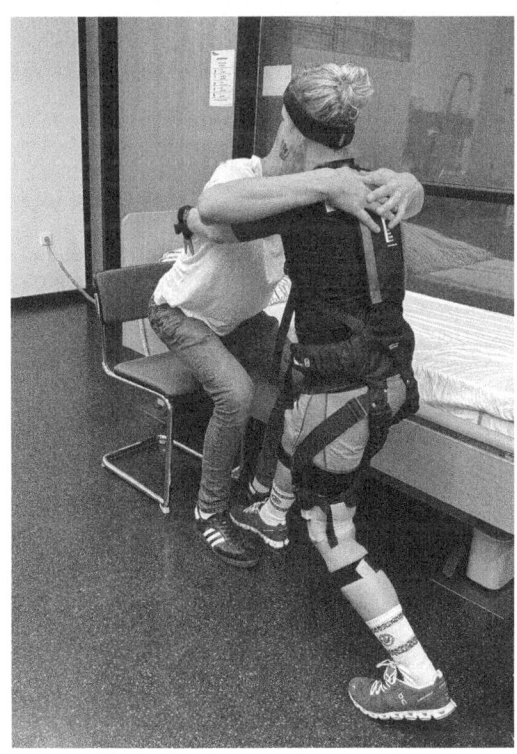

Abb. 8.34 Exoskelett in der Pflege

8.7 BGF in Ausbildung und Studium

Die praktische Umsetzung von Projekten in der BGF ist auch für Auszubildende und Studierende ein interessanter Bereich. Im Rahmen von Unterrichtseinheiten oder Modulen zum Thema Prävention und Gesundheitsförderung, Arbeitsmedizin oder Berufskunde könnten beispielsweise Projekte geplant und unter der Aufsicht von Supervisoren umgesetzt und evaluiert werden. Auszubildende und Studierende können auf diese Art und Weise eigene praxisrelevante Ideen zum Thema BGF entwickeln, die sie dann im Rahmen von Ausbildungs- oder Studierendenprojekten umsetzen.

Innerhalb der Ausbildung und im Studium werden verschiedene physio- und ergotherapeutische Interventionen zu relevanten Diagnosen im Einzel- und Gruppensetting durchgeführt. Daher wäre es auch eine Möglichkeit, Präventionsmaßnahmen für Mitarbeiter im Einzel- und/oder Gruppensetting in einem Betrieb umzusetzen.

Praxisbeispiel

Lernende, auch interdisziplinär, erhalten zu Beginn der Unterrichtseinheit/des Moduls eine Einführung in das Thema BGF, Ergonomie am Arbeitsplatz und Berufskrankheiten. Daraufhin erhalten sie den Arbeitsauftrag, einen Fragebogen zur Feststellung des Ist-Zustandes der Mitarbeiter zu entwickeln. Dieser Fragenkatalog könnte z. B. den Arbeitsweg, die Anzahl der Mitarbeiter, die Arbeitsmaterialien und deren grobe Anordnung, Pausenräume und -zeiten, Wünsche, Erwartungen und Fragen der Mitarbeiter zum Thema BGF ermitteln. Ebenfalls kann ein Fragebogen entwickelt bzw. ein bereits validierter Fragebogen eingesetzt werden, der Belastungsschwerpunkte der Mitarbeiter erhebt.

Anhand einer Bedarfsanalyse kann daraufhin ein Schulungskonzept für die Mitarbeiter konzipiert werden. Die Inhalte würden sich demnach beispielsweise aus der Einführung in das Thema, einen individuellen Maßnahmenplan abgestimmt auf den jeweiligen Arbeitsplatz und die jeweilige Tätigkeit, eine Aufklärung und Beratung der Mitarbeiter sowie eine Erstellung eines individuellen Übungsplanes zusammensetzen (Gesing 2017).

Auf diesem Weg kann schon früh ein Transfer von der Theorie zur Planung von Konzepten in die Praxis erfolgen. Der Ablauf von der Feststellung des Ist-Zustandes über die Planung und Umsetzung von Maßnahmen bis hin zur Evaluation und Anpassung kann von den Auszubildenden und Studierenden unter realen Bedingungen in der Praxis erprobt werden (Gesing 2017).

Weitere Informationen

Literatur

Botter J, Burford EM, Commissaris D, Könemann R, Hiemstra-van Mastrigt S, Douwes M, Weber B, Ellegast R (2014) Untersuchung von dynamischen Büroarbeitsplätzen (IFA Report 4/2014). Deutsche Gesetzliche Unfallversicherung (DGUV), Berlin. ISBN: 978-3-86423-110-0, ISSN: 2190-7994

Brugger B (2007) Das Augenbüchlein: Eine Übungsanleitung. Athesia, Traunstein

Brugger B (2013) 30 Minuten Entspannte Augen am PC. GABAL Verlag, Offenbach

Bundesanstalt für Arbeitsschutz und Arbeitsmedizin (Hrsg) (2011) Sitzlust statt Sitzfrust. Sitzen bei der Arbeit und anderswo, 4. Aufl. Dortmund

Bundesanstalt für Arbeitsschutz und Arbeitsmedizin (Hrsg), Adler M, Herrmann HJ, Koldehoff M, Meuser V, Scheuer S, Müller-Arnecke H., Windel A, Bleyer T (2010a) Ergonomiekompendium. Anwendung Ergonomischer Regeln und Prüfung der Gebrauchstauglichkeit von Produkten. 1. Aufl. Dortmund

Bundesanstalt für Arbeitsschutz und Arbeitsmedizin (Hrsg), Joiko K, Schmauder M, Wolff G (2010b) Psychische Belastungen und Beanspruchung im Berufsleben, Erkennen und Gestalten, 5. Aufl. Dortmund

Clausen T, Christensen KB, Lund T, Kristiansen J (2009) Self-reported noise exposure as a risk factor for longterm sickness absence. Noise Health 11:93–97

Colvin J, James N, Anderson JA (2004) Productivity and multi-screen computer display. Rocky Mt Commun Rev 2(1):31–35. http://www.itjungle.com/tfh/utahdisplaystudy.pdf. Zugegriffen am 21.11.2016

Ellegast R (2021) Präventionsmaßnahmen am Arbeitsplatz. In: Hartmann, Spallek & Ellegast. Arbeitsbezogene Muskel-Skelett-Erkrankungen. Ursachen, Prävention, Ergonomie, Rehabilitation. ecomed Medizin, Landsberg am Lech

Ellegast R, Heinrich A, Schäfer A, Schellewald V, Wasserkampf A, Kleinert J (2018) Active Workplace: Physiologische und psychologische Bedingungen sowie Effekte dynamischer Arbeitsstationen (IFA Report 3/2018). Deutsche Gesetzliche Unfallversicherung e. V. (DGUV), Berlin

Evans GW, Johnson D (2000) Stress and open-office noise. J Appl Psychol 85(5):779–783

Feneberg G (2012) Entwicklung von Geräuschklassen für IT-Produkte, Forschung Projekt F2060, Bundesanstalt für Arbeitsschutz und Arbeitsmedizin, Dortmund/Berlin/Dresden

Fjeld T, Veiersted B, Sandvik L, Riise G, Levy F (1998) The effect of indoor foliage plants on health and discomfort symptoms among office workers. Indoor and Built Environ 7:204–209

Fogari R, Zoppi A, Corradi L, Marasi G, Vanasia A, Zanchetti A (2001) Transient but not sustained blood pressure increments by occupational noise. An ambulatory blood pressure measurement study. J Hypertens 19:1021–1027

Gesing V (2017) Workshop Betriebliche Gesundheitsförderung. Betriebliche Gesundheitsförderung beim Verband der Landwirte – ein Schülerprojekt. physio-J:10–13

Graves LEF, Murphy RC, Shepherd SO, Cabot J, Hopkins ND (2015) Evaluation of sit-stand workstations in an office setting: a randomised controlled trial. BMC Public Health 15:1145

Heinrich, K.; Kaufmann, M.; Liedtke, M.; Glitsch, U. (2020) Wirksamkeit von Exoskeletten für die oberen Extremitäten – Hoffnung oder Illusion? In: Freiberg, S.; Zieschang, H. 7. Fachgespräch Ergonomie 2019. Zusammenfassung der Vorträge vom 25. und 26. November 2019. DGUV Report 2/2020 Hrsg.: Deutsche Gesetzliche Unfallversicherung (DGUV), Berlin 2020. S. 87–93 (Sprache:D)

Hilge C, Nocke C, Exter M (2016) Raumakustik. Akustische Bedingungen am Arbeitsplatz effektiv gestalten. Eine Information des Industrieverband Büro und Arbeitswelt e. V. (IBA) Wiesbaden

Industrieverband Büro und Arbeitswelt e. V. (IBA) (2024) IBA-Studie 2023/2024. Status quo der Büroarbeit in Deutschland. Update. Eine Information des Industrieverband Büro und Arbeitswelt e. V. (IBA), Wiesbaden

Keimling M, Behrens G, Schmid D, Jochem C, Leitzmann MF (2014) The association between physical activity and bladder cancer: systematic review and meta-analysis. Br J Cancer 110(7):1862–1870

van Kempen EEMM, Kruize H, Boshuizen HC, Ameling CB, Staatsen BAM, de Hollander AEM (2002) The association between noise exposure and blood pressure and ischemic heart disease: a meta-analysis. Environ Health Perspect 110:307–317

Mohokum M (2023) Homeoffice aus dem Blickwinkel von Prävention und Gesundheitsförderung. In: Tiemann M, Mohokum M (Hrsg) Prävention und Gesundheitsförderung. Springer Reference Pflege – Therapie – Gesundheit. Springer, Berlin/Heidelberg

Mohokum M, Ellegast R (2019) Ergonomie am Büroarbeitsplatz. In: Tiemann M, Mohokum M (Hrsg) Prävention und Gesundheitsförderung. Springer Reference Pflege – Therapie – Gesundheit. Springer, Berlin/Heidelberg

Mohokum M, Kaiser T, Klotz L, Weber B, Griesmann S, Wechsler K, Hermanns-Truxius I, Ellegast R (2024) Einfluss von Homeoffice auf das Muskuloskelettale System – eine Pilotstudie. Vortrag auf dem Frühjahrskongress der Gesellschaft für Arbeitswissenschaft e. V.

Nieuwenhuis M, Knight C, Postmes T, Haslam SA (2014) The relative benefits of green versus lean office space: Three field experiments. J Exp Psychol Appl 20(3):199–214

Oppezzo M, Schwartz DL (2014) Give your ideas some legs: the positive effect of walking on creative thinking. Exp Psychol Learn Mem Cogn 40(4):1142–1152

Ostermeier-Sitkowski U (2002) Augenfitness am Computer. Entspanntes Sehen am Bildschirm. Ein gesundheitsbewusster Arbeitsplatz. Trainingsprogramm mit zahlreichen Übungen. Ehrenwirth Verlag, München

Robert-Koch Institut (2024). https://www.rki.de/DE/Content/Gesundheitsmonitoring/Themen/Chronische_Erkrankungen/Muskel_Skelett_System/Muskel_Skelett_System_node.html. Zugriff am 13.05.2024

Schmid D, Leitzmann MF (2014) Association between physical activity and mortality among breast cancer and colorectal cancer survivors: a systematic review and meta-analysis. Ann Oncol 25(7):1293–1311

Schmid D, Behrens G, Jochem C, Keimling M, Leitzmann M (2013) Physical activity, diabetes, and risk of thyroid cancer: a systematic review and meta-analysis. Eur J Epidemiol 28(12):945–958

Schmid D, Behrens G, Keimling M, Jochem C, Ricci C, Leitzmann M (2015a) A systematic review and meta-analysis of physical activity and endometrial cancer risk. Eur J Epidemiol 30(5):397–412

Schmid D, Ricci C, Leitzmann MF (2015b) Associations of objectively assessed physical activity and sedentary time with all-cause mortality in US adults: the NHANES study. PLoS One 10(3):1–14

Schmid D, Ricci C, Baumeister SE, Leitzmann MF (2016) Replacing sedentary time with physical activity in relation to mortality. Med Sci Sports Exerc 48(7):1312–1319

Shrestha N, Kukkonen-Harjula KT, Verbeek JH, Ijaz S, Hermans V, Pedisic Z (2018) Workplace interventions for reducing sitting at work. Cochrane Database Syst Rev 12(12) CD010912

Steinhilber, B.; Luger, T.; Schwenkreis, S.; Middeldorf, S.; Bork, H.; Mann, B.; von Glinski, A.; Schildhauer, T. A.; Weiler, S.; Schmauder, M.; Heinrich, K.; Winter, G.; Schnalke, G.; Frener, P.; Schick, R.; Wischniewski, S.; Jäger, M. (2020) The use of exoskeletons in the occupational context for primary, secondary, and tertiary prevention of work-related musculoskeletal complaints. in: IISE Transactions on Occupational Ergonomics and Human Factors, Volume 8, Issue 3. pages 132–144 DOI: 10.1080/24725838.2020.1844344

Willich SN, Wegscheider K, Stallman M, Keil T (2006) Noise burden and the risk of myocardial infarction. Eur Heart J 27:276–282

Internetseiten

http://psc.informatik.uni-jena.de/teach/SoftErg/VOR_O100.HTM. Vorlesung Software Ergonomie, Organisationsergonomie, Dr. G. Hellbardt, Uni Jena. Zugegriffen am 15.11.2016

Technische Regeln für Arbeitsstätten

Technische Regel für Arbeitsstätten, ASR A3.6, Lüftung, Ausgabe: Januar 2012 zuletzt geändert GMBl 2018, S. 474

Technische Regel für Arbeitsstätten ASR A 1.8, Verkehrswege, Ausgabe: März 2022

Technische Regel für Arbeitsstätten ASR A 2.3, Fluchtwege und Notausgänge, Ausgabe: März 2022

Technische Regel zur Lärm- und Vibrations-Arbeitsschutzverordnung. Ausgabe: August 2017, GMBl 2017, S. 590 [Nr. 34/35] (vom 05.09.2017)

Technische Regeln für Arbeitsstätten ASR 3.5, Raumtemperatur, Ausgabe: Juni 2010 zuletzt geändert GMBl 2022, S. 198

Technische Regeln für Arbeitsstätten ASR A2.1, Raumabmessungen und Bewegungsflächen, GMBl 2022, S. 245

Technische Regeln für Arbeitsstätten ASR A3.4, Beleuchtung und Sichtverbindung. Ausgabe: Mai 2023

VBG-Fachwissen (2022). Alternative Eingabemittel an Bildschirmarbeitsplätzen Informationen für Arbeitsmediziner und Betriebsärzte, Version 2.0. Stand 2022

VBG-Fachwissen, Gesundheit im Büro, Fragen und Antworten, Version 7.0, Stand 2022

Verordnung zur arbeitsmedizinischen Vorsorge vom 18. Dezember 2008 (BGBl. I S. 2768), die zuletzt durch Artikel 1 der Verordnung vom 12. Juli 2019 (BGBl. I S. 1082) geändert worden ist

Sonstiges

Arbeitsstättenverordnung vom 12. August 2004 (BGBl. I S. 2179), die zuletzt durch Artikel 10 des Gesetzes vom 27. März 2024 (BGBl. 2024 I Nr. 109) geändert worden ist

Deutsche Gesetzliche Unfallversicherung e. V. (DGUV) DGUV Information 215-410, Bildschirm- und Büroarbeitsplätze Leitfaden für die Gestaltung, 2019

Deutsche Gesetzliche Unfallversicherung e.V. (DGUV) DGUV Information 215-520, Klima im Büro – Antworten auf die häufigsten Fragen, 2016

DIN EN 12464-1 Licht und Beleuchtung – Beleuchtung von Arbeitsstätten – Teil 1: Arbeitsstätten in Innenräumen; Deutsche Fassung EN 12464-1:2021 (ohne Zitat im Text)

DIN EN ISO 9241-410 „Ergonomie der Mensch-System-Interaktion – Teil 410: Gestaltungs-kriterien für physikalische Eingabegeräte"

DIN EN ISO 9241-5 Ergonomische Anforderungen für Bürotätigkeiten mit Bildschirmgeräten – Teil 5: Anforderungen an Arbeitsplatzgestaltung und Körperhaltung (ISO/DIS 9241-5:2023); Deutsche und Englische Fassung prEN ISO 9241-5:2023

Prüfung und Bewertung von Polyzyklischen Aromatischen Kohlenwasserstoffen (PAK) bei der Zuerkennung des GS-Zeichens, Spezifikation gemäß § 21 Abs. 1 Nr. 3 ProdSG, Bundesanstalt für Arbeitsschutz und Arbeitsmedizin, Stand 10. April 2020

Betriebliche Gesundheitsförderung als Physio- oder Ergotherapeut zu praktizieren heißt viel zu kommunizieren. Ein Großteil einer Auftragsdurchführung im Rahmen der BGF besteht in der Kommunikation. Kommunikation mit unterschiedlichen Akteuren wie betrieblichen Akteuren, der eigentlichen Zielgruppe, den Mitarbeitern und dem eigenen Team, das die Maßnahmen durchführt. Gleichzeitig ist Kommunikation bei der eigentlichen Maßnahmendurchführung notwendig wie in Vorträgen, in Einzelcoachings, bei Evaluationsgesprächen, in E-Mails usw. Letztendlich kommt keine Maßnahme oder Evaluation ohne Kommunikation aus. Auch wenn bei einem Physio- oder Ergotherapeuten umfassendes inhaltliches Fachwissen vorhanden ist, so reicht dies für eine erfolgreiche Auftragsdurchführung für sich genommen meist nicht aus. Ein professionelles Kommunikationsverhalten ist die Basis einer gesunden Geschäftsbeziehung (nicht nur in der BGF) und trägt wesentlich zu einer gelungenen Auftragsdurchführung bei. Nicht nur der Inhalt einer Nachricht ist wichtig, oft ist es entscheidend, wie etwas gesagt wird.

9.1 Einleitung

Als Kommunikation bezeichnet man den Informationsaustausch zwischen Individuen (interpersonelle Kommunikation). Als eine weitere Form ist die intrapersonelle Kommunikation zu nennen, also die Informationsaufnahme und -verarbeitung innerhalb einer einzelnen Person (Röhner und Schütz 2020). Nach Schulz von Thun (1981) kann eine Nachricht vor dem Hintergrund individueller Erfahrungen sehr unterschiedlich gemeint sein bzw. interpretiert werden.

9.2 Sender-Empfänger-Modell von Shannon und Weaver

Das sehr bekannte und weitverbreitete Sender-Empfänger-Modell wurde von den beiden Mathematikern Claude Elswood Shannon und Warren Weaver in den späten 1940er-Jahren entwickelt (Weaver und Shannon 1949). Weaver betätigte sich bereits früh auf dem Forschungsgebiet der maschinellen Übersetzung, also der Transformation einer Textnachricht durch ein Computerprogramm in eine andere Sprache, ohne dass der Inhalt des Zieltextes vom eigentlichen Ursprungstext abweicht. Beide, Shannon und Weaver, waren in der Telekommunikationsbranche tätig. Aus dieser Historie heraus hatte das entwickelte Modell zunächst einen eher technischen Bezug (Traut-Mattausch und Frey 2006).

Das Modell beinhaltet sechs Kernelemente:

- **Sender:** Der Sender beabsichtigt eine Nachricht zu übermitteln. Bei der Übertragung einer Nachricht zwischen zwei Menschen kann das Gehirn als Sender angesehen werden.

- **Kodierer:** Im zweiten Schritt wird die Nachricht mithilfe eines Sendegerätes in ein übertragbares Signal umgewandelt. Bei der menschlichen Sprache sind dies z. B. die Stimmbänder, die den Nachrichteninhalt in ein übertragbares Format übersetzen.
- **Übertragungskanal:** Es handelt sich um den Kommunikationsweg, das Medium, in dem die Signalübertragung stattfindet. Bezogen auf die menschliche Sprache ist es in einem Raum die Luft, beim Telefonieren mit dem Mobiltelefon die Umgebung, innerhalb derer die erzeugten elektromagnetischen Signale übermittelt werden.
- **Störungen:** Die Signalübertragung kann durch eine äußere Störquelle, das sogenannte Rauschen, beeinträchtigt sein. Das Rauschen kann durch Hintergrundgeräusche versursacht werden und dazu führen, dass die gesendeten Informationen nicht in ihrem vollen Umfang und ihrer vollen Qualität vom Empfänger aufgenommen werden können. Mögliche Hintergrundgeräusche sind beispielsweise ein klingelndes Telefon, laute Musik oder andere Gespräche.
- **Dekodierer:** Bei der Dekodierung wird die übertragene Nachricht vom Empfangsgerät, den Ohren des Adressaten, empfangen. Anschließend wird sie entschlüsselt. Jedoch ist der Inhalt der dekodierten Nachricht nicht immer identisch mit dem, was der Sender generiert und zu senden beabsichtigt hat.
- **Adressat:** Die Person, an die die Botschaft gerichtet ist.

In dem Modell kann auch eine Rückantwort durch den Empfänger in Form eines Feedbacks gegeben werden. Das Feedback kann auch auf einem anderen Übertragungskanal erfolgen (Ebert 2018).

9.2.1 Übertragung des Sender-Empfänger-Modells in die BGF am Beispiel

Praxisbeispiel

Physiotherapeut Müller hat eine eigene Praxis und ist immer sehr beschäftigt. Als Praxisinhaber tritt er täglich mit vielen Patienten, Mitarbeitern und Kunden in Verbindung. Physiotherapeut Müller steht aktuell wegen eines Auftrags für eine Präventionsmaßnahme mit einem größeren Versicherungsunternehmen in engem Kontakt. Für den Vertragsabschluss müssen noch ein paar abschließende Details bezüglich des Konzepts geklärt werden. In der Praxis von Herrn Müller ist nun eine Mitarbeiterin krank geworden. Da Herr Müller für diese Mitarbeiterin einspringen muss, ist sein Tagesablauf durcheinander geraten. Dennoch möchte er das Gespräch mit dem Versicherungsunternehmen nicht verschieben und telefoniert aus diesem Grunde zwischen zwei Terminen mit einem tragbaren Telefon von der Trainingsfläche seiner Praxis aus mit dem Ansprechpartner des Versicherungsunternehmens. Hier trainieren jedoch einige Patienten angestrengt an Geräten, zudem läuft im Hintergrund Musik. Da der Übertragungskanal nun mit einem Geräuschpegel belegt ist, kann eine störungsfreie Kommunikation nicht stattfinden. Es ist jedoch unerlässlich, für sensible und wichtige Telefonate dieser Art ruhigere Orte aufzusuchen.

▷ **Bei Gesprächen mit Auftraggebern und Unternehmen handelt es sich um sensible Geschäftskontakte, die mit einer angemessenen Vorbereitung und nicht unbesonnen geführt werden sollten. Bei Gesprächen mit potenziellen Auftraggebern sollten Hintergrundgeräusche für die Zeit des Gesprächs auf jeden Fall vermieden werden, um eine störungsfreie Nachrichtenübertragung zu gewährleisten.**

9.3 Das 4-Ohren-Modell mit praktischen Beispielen aus der betrieblichen Gesundheitsförderung

Ein weitverbreitetes Kommunikationsmodell ist das 4-Ohren-Modell, welches 1981 vom Kommunikationspsychologen und Wissenschaftler Friedemann Schulz von Thun veröffentlicht wurde (Schulz von Thun 1981). Es wird auch als Nachrichtenquadrat bezeichnet.

Wie Shannon und Weaver geht Schulz von Thun in seinem 4-Ohren-Modell von einem Sender und einem Adressaten (Empfänger) aus. Eine besondere Annahme in diesem Modell ist, dass die verbale Botschaft eines Senders aus vier möglichen Perspektiven (auch vier Seiten einer Nachricht oder vier Schnäbel genannt) betrachtet werden kann. Das Gleiche gilt für den Empfänger. Bildlich gesprochen teilen wir uns jedes Mal mit vier Schnäbeln mit und hören mit vier Ohren.

Jeweils einer der vier Schnäbel und jeweils eines der vier Ohren steht für den sachlichen Inhalt, die Beziehung, den Appell und die Selbstoffenbarung einer Botschaft.

Tut eine Person etwas kund, so enthält eine Nachricht jede der vier Botschaften auf einmal – ob beabsichtigt oder nicht. Empfängt eine Person eine Nachricht, so erhält sie ebenfalls vier Botschaften gleichzeitig (Abb. 9.1).

Sender
- **Sachinformationsebene:** reiner Sachinhalt der Nachricht
- **Appell:** beinhaltet eine Aufforderung, etwas zu tun. Handlungsaufforderung
- **Selbstoffenbarung/Selbstkundgabe:** in jeder Nachricht werden neben Sachinformationen Informationen über den Sender mit übermittelt, z. B. seine persönlichen Einstellungen, seine Werte, seine Meinungen, seine Überzeugungen etc.
- **Beziehungsebene:** gibt eine Auskunft über die Stellung der kommunizierenden Personen zueinander, z. B. Chef – Mitarbeiter

Empfänger
- **Sachinformation:** der Empfänger nimmt den reinen Sachgehalt der Nachricht auf
- **Appell:** der Empfänger versteht die Nachricht als Aufforderung, etwas zu unternehmen bzw. eine Handlung einzuleiten
- **Selbstoffenbarung/Selbstkundgabe:** der Empfänger erhält persönliche Informationen über den Sender, z. B. seine Sozialisation („… das, was ich in meiner Gegend/Elternhaus/Studium gelernt habe, ist das Folgende …")
- **Beziehungsebene:** die Stellung vom Empfänger zum Sender wird vom Empfänger durch die Nachricht herausgehört (… ich bin Mitarbeiter, mein Chef ist mir gegenüber weisungsberechtigt …)

Bedingt durch die unterschiedlichen Vertragskonstellationen im BGF-Alltag (z. B. Kooperationen) gibt es viele Situationen, in denen es auf der Beziehungsebene zu Missverständnissen kommen kann.

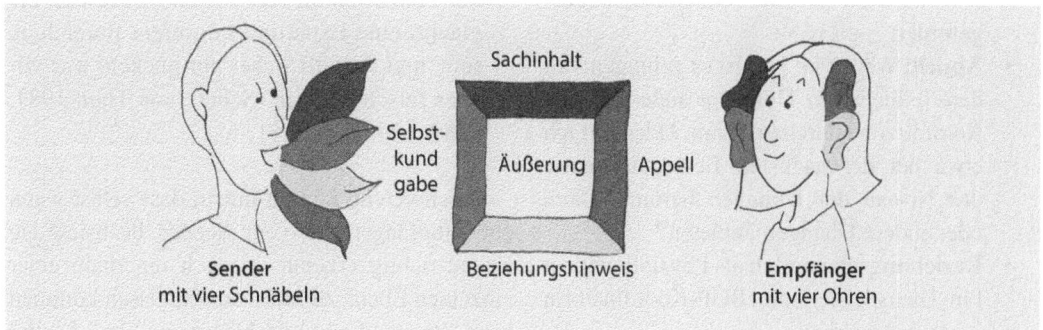

Abb. 9.1 4-Ohren-Modell. (Mit freundl. Genehmigung von Prof. Dr. Friedemann Schulz von Thun, Schulz von Thun-Institut für Kommunikation, Hamburg)

Praxisbeispiel

Ein Physiotherapeut hat an einem Tag eine aktive Bewegungspause für 10 Min. in einem Versicherungsunternehmen für Mitarbeiter mit Büroarbeitsplätzen erstmalig durchgeführt. Weitere Termine stehen in den nächsten Wochen bei der gleichen Mitarbeitergruppe an. Vor dem zweiten Termin erhält der durchführende Physiotherapeut einen Anruf von der zuständigen BGF-Koordinatorin. Sie teilt ihm mit, dass nach Aussage der Teilnehmer die Übungen ganz schön anspruchsvoll und anstrengend gewesen seien.

1. **Sender** (zuständige BGF-Koordinatorin)
   - **Sachinformation:** Die Übungen waren ausgehend vom Leistungsniveau herausfordernd für die Teilnehmer.
   - **Appell:** Bitte das Niveau der Übungen beim nächsten Termin etwas herunterfahren. Schweißtreibende Übungen sollten auf jeden Fall vermieden werden.
   - **Beziehungsebene:** Ich bin das Sprachrohr der Teilnehmer und kommuniziere deren gemeinsame Interessen gegenüber dem ausführenden Physiotherapeuten.
   - **Selbstoffenbarung:** Als Interessenvertreterin der Teilnehmer habe ich eine wichtige Position, aus Höflichkeit möchte ich aber mit meiner Aussage nur indirekt deutlich machen, dass das Niveau der Übungen beim nächsten Mal heruntergefahren werden muss.
2. **Empfänger** (ausführender Physiotherapeut)
   - **Sachinformation:** Die Übungsintensität und -auswahl hat die Teilnehmer herausgefordert.
   - **Appell:** Weiter so! Mir ist es gelungen, mit den Teilnehmern Übungen außerhalb der Komfortzone durchzuführen. Oder soll ich etwa bei der nächsten Bewegungspause das Niveau der Übungen herunterfahren oder andere Übungen anbieten?
   - **Beziehungsebene:** Ich als Physiotherapeut bin Dienstleister, die BGF-Koordinatorin ist Auftraggeberin.
   - **Selbstoffenbarung:** Die BGF-Koordinatorin ist nicht in der Lage, mir direkt zu sagen, ob

ich konkret etwas an meinen Übungen verändern soll oder nicht.

Praxisbeispiel

Eine Ergotherapeutin soll in einem Unternehmen bei den Beschäftigen eine Arbeitsplatzanalyse und -optimierung vornehmen. Dazu sucht die Ergotherapeutin jeden einzelnen Mitarbeiter an seinem Arbeitsplatz auf.

Sender

> „Guten Tag, ich bin Frau Müller und bin Ergotherapeutin. Heute möchte ich mir mal anschauen, wie Sie Ihre Tätigkeiten am Arbeitsplatz umsetzen."

Empfänger (Mitarbeiter)
- **Sachinformation:** Es ist eine Ergotherapeutin, die sich darüber informieren möchte, wie wir arbeiten.
- **Appell:** Ich soll meine Tätigkeiten auf eine bestimmte Art und Weise an meinem Arbeitsplatz umsetzen.
- **Beziehungsebene:** Ich bin angestellt. Jetzt kommt eine vom Chef abgesandte Person, die mir erklärt, wie ich meine Arbeit ausführen soll. Die Person kommt von extern und verfügt über ein spezielles Fachwissen.
- **Selbstoffenbarung:** Die Frau ist eine ausgebildete Ergotherapeutin, fachkundig in ihrem Bereich, sie hilft vermutlich gerne anderen Menschen dabei, wieder gesund zu werden oder gesund zu bleiben, schließlich hat sie einen sozialen Beruf gewählt. Allerdings wäre auch eine andere Wertung möglich: Jetzt kommt eine Person vom Chef, die glaubt, eine Expertin in unserem Bereich zu sein, und sie will sicher nur gucken, was wir alles falsch machen (Schulz von Thun 1981, 1989, 1998).

Erschwerend kommt hinzu, dass selbst wenn ein Empfänger die vom Sender beabsichtigte Ebene richtig erkennt, es auch innerhalb einer einzelnen Ebene zu Missverständnissen kommen kann. Verständigungsprobleme zwischen Sender oder Empfänger sind auch an dieser Stelle möglich.

Eine als Appell beabsichtige Nachricht kann zwar ebenfalls als Appell korrekt vom Empfänger verstanden werden. Allerdings kann der Appell inhaltlich anders gesendet (Sender) als empfangen (Empfänger) worden sein. Der Physio- oder Ergotherapeut versteht als Appell „Weiter so!", obwohl vom Sender der Appell „Etwas weniger!" beabsichtigt war (siehe Praxisbeispiel aktive Bewegungspause und Anruf der BGF-Koordinatorin).

Vor allem der Sender kann als Erstes zu einer gelungenen Signalübertragung beitragen. Er sollte darauf achten, dass seine Nachricht

- möglichst klar und unmissverständlich formuliert ist; wichtige Informationen sollten in Hauptsätze eingebettet werden;
- auf dem richtigen Kommunikationsweg übertragen wird; Informationen, auf die später zurückgegriffen werden soll, sollten möglichst schriftlich, z. B. per E-Mail, gesendet werden;
- mit relevanten Informationen auf mehreren Kommunikationswegen übertragen wird, z. B. mündlich und per E-Mail.

Aber auch der Empfänger ist wesentlicher Bestandteil des Kommunikationsprozesses. Der Empfänger kann u. a. durch gezielte Rückfragen einen aktiven Beitrag zur Verständigung leisten.

Ebenfalls beeinflussen Satzbau, Wortwahl und Sprachverständnis unsere Sprache und damit das Wirken auf die Umwelt.

Eine Aufgabe von in der BGF-Tätigen besteht darin, ob als Sender oder als Empfänger, zu einer gelungenen und unmissverständlichen Kommunikation beizutragen.

Hilfreiche Prinzipien der Kommunikation:

- Klar und deutlich sprechen
- Sprache und Begriffe auf die Zielgruppe abstimmen und ggf. auf fachspezifisches Vokabular verzichten
- Bei Unklarheiten oder Unsicherheiten Rückfragen stellen
- Dinge mit eigenen Worten beschreiben
- Kurz und knapp formulieren und Inhalte „auf den Punkt bringen"

- „Echt" und authentisch sein und sich nicht verstellen
- Selbst- und Fremdwahrnehmung einbeziehen
- Vermeidung von Flapsigkeit

Praxisbeispiel

Ein Physiotherapeut möchte einem Büroangestellten Übungen zeigen, die präventiv gegen Verspannungen im Nackenbereich wirken. Nun möchte er dem Büroangestellten die korrekte Bewegungsausführung der Übungen vermitteln. Eine gute Übung zur Schulung des eigenen Ausdrucksvermögens ist es, eine Übung einer zweiten Person nur mithilfe der Sprache so gut zu beschreiben, dass die Übung vollkommen korrekt ausgeführt wird. Die Übung darf dabei weder durch den Physiotherapeuten vorgemacht noch Körpersprache zur Unterstützung eingesetzt werden.

Im BGF-Praxisalltag sollen Übungen idealerweise besprochen und praktisch umgesetzt werden, was insbesondere dann sinnvoll ist, wenn der Physiotherapeut das Ziel der verbesserten Körperwahrnehmung verfolgt. So fördert ein geschultes Körperbewusstsein die Selbst- und Fremdwahrnehmung, wodurch wiederum ein natürliches Kommunikations- und Kooperationsverhalten unterstützt wird.

9.4 Nonverbale Kommunikation

Die Sprache ist untrennbar mit der Handlungsweise verbunden. Sprache ist nicht nur eine Lautäußerung, sondern drückt sich auch auf der Ebene der Körpersprache aus. Sie lässt sich als Mimik im Gesicht erkennen sowie in der gesamten Körperhaltung. Fühlt sich jemand unwohl, lässt sich das auch über die Körperhaltung und Körperspannung erkennen. Über die Betonung der Wörter und die Lautstärke werden weitere wichtige Informationen wie beispielsweise Müdigkeit, Motivation, Stimmung oder Energiegeladenheit an das Gegenüber übertragen.

Neben der Möglichkeit, Nachrichten in Worten auszudrücken, werden gleichzeitig über die Körpersprache wichtige Kommunikationsbotschaften übermittelt. Dabei wird die Körpersprache vom Empfänger unbewusst als ehrlicher und authentischer angesehen. Sie ist willentlich meist schwerer zu kontrollieren als unsere Sprache. Die Steuerung der nonverbalen Kommunikation ist sehr komplex, genauso wie die Feststellung einer objektivierenden Wirkungsweise auf unser Gegenüber (Traut-Mattausch und Frey 2006). Eine Zustimmung ist verbal häufig schnell gegeben – auch wenn unser Körper in dem Moment etwas anderes ausdrückt (Molcho 2013).

Unsere Möglichkeiten, nonverbal zu kommunizieren, sind äußerst vielfältig. Mimik und Gestik spielen dabei eine wichtige Rolle, genauso wie Kleidung, Blickkontakt oder Abstand zum Gegenüber (Distanzzonen) (Barmeyer 2023; Molcho 2013).

Nach dem Satz des berühmten Psychoanalytikers Paul Watzlawick „Man kann nicht nicht kommunizieren" senden wir nonverbal ständig Nachrichten an unsere Umwelt (Watzlawick et al. 2011). Dies geschieht durch unseren Körper selbst oder z. B. Bekleidung. Selbst wenn eine Person während der Mittagspause in der Betriebskantine mit großem Appetit eine Mahlzeit zu sich nimmt, drückt sie etwas aus. Eine mögliche Botschaft könnte sein, dass die Person Hunger hat und in Ruhe zu Mittag essen möchte. Die Person könnte nonverbal ebenfalls ausdrücken, dass sie im Moment nicht in ein langwieriges Gespräch verwickelt werden möchte.

Stimmt die Koordination zwischen Körper und verbalen Äußerungen überein, sprechen wir von kongruenten Botschaften. Ist die Aussage des Körpers eine andere als die verbale, handelt es sich demnach um eine inkongruente Botschaft (Beispiel: jemand schüttelt den Kopf und sagt ja).

▶ **Bei der Kommunikation in der BGF sollte auf möglichst kongruente Botschaften geachtet werden. Das Gegenüber hat es so leichter, die gesendeten Botschaften zu entschlüsseln. Die Botschaften und die Körpersprache sollen natürlich aufeinander abgestimmt sein, da es sonst zu Missverständnissen oder unklaren Botschaften kommen kann.**

Um Studierenden das Thema in Ausbildung und Hochschulseminaren praktisch näherzubringen, erhalten diese die Aufgabe, eine Situation aus dem physio- bzw. ergotherapeutischen Praxisalltag z. B. mit Patienten oder Klienten nachzustellen und dem Gegenüber eine Nachricht

a. auf *kongruente* Art und Weise und anschließend die gleiche Nachricht
b. auf *inkongruente* Art und Weise

zu übermitteln. Ziel der Übung ist es, den Unterschied als Sender und als Empfänger in einer reell inszenierten Arbeitssituation wahrzunehmen und die gespielte Alltagssituation anschließend auszuwerten. Werden die Kurzsequenzen dabei mitgefilmt, kann die Auswertung der Szene hinterher sogar mittels Videoanalyse erfolgen.

In der betrieblichen Gesundheitsförderung gibt es eine Vielzahl von Botschaften, die von den beteiligten Akteuren auf verbale und nonverbale Art und Weise gesendet und empfangen werden, z. B.:

- Aufforderungen, den Fokus stärker auf etwas zu legen
- Hilfe/Hilfe zur Selbsthilfe
- Empfehlungen zu mehr Bewegung
- Ideen
- Konzepte
- Kritik
- Schulung von Körperwahrnehmung
- Anreize für gesundheitsförderliches Verhalten
- Förderung von Selbstverantwortung
- Motivation zu einem gesundheitsförderlichen Lebensstil
- Empathie
- Lösungsorientiertes Denken

9.5 Aktives Zuhören

„Gesagt ist nicht gehört, gehört ist nicht verstanden, verstanden ist nicht einverstanden, einverstanden ist nicht getan, getan ist nicht richtig getan. (Konrad Lorenz, 1903–1989)"

▶ **Auch wenn wir täglich mit anderen Menschen kommunizieren: Es ist für Sender schwierig, immer genau das zu formulieren, was wirklich gesagt werden soll, und für einen Zuhörer ist es schwierig, immer exakt das herauszuhören, was der Sender sagen möchte. Kommunikation braucht daher genügend Zeit und Raum. Wichtige Gespräche sollten nicht zwischen Tür und Angel geführt werden.**

Beim aktiven Zuhören ist der Empfänger der Nachricht ein aktiver Gesprächsteilnehmer, der gemeinsam mit dem Sender versucht, den beabsichtigen Inhalt einer Nachricht möglichst wertfrei und mit einer positiven Grundhaltung offenzulegen. Der Nachrichtenempfänger versucht sich in das Innere seines Gesprächspartners (Sender) hineinzuversetzen und zu verstehen, was dieser mitteilen möchte. Er muss seinem Gegenüber (Sender) zeigen, dass er mitdenkt und vollkommen präsent ist. Aktives Zuhören verlangt daher vom Nachrichtenempfänger während des Gesprächs eine hohe Konzentration und Aufmerksamkeit. Die Entwicklung dieser konstruktiven, gemeinschaftlichen Form der Gesprächsführung wird auf den US-amerikanischen Psychologen Carl R. Rogers zurückgeführt (Rogers 2021, 2022). Allerdings ist das aktive Zuhören kein Lösungsansatz für Probleme, sondern nur eine Methode, die zum besseren Verständnis des Gesprächspartners beiträgt.

Für das aktive Zuhören gibt es eine Reihe von Techniken, die der Nachrichtenempfänger einsetzen kann – je nach Situation:

- **Innere Einstellung**

  Bevor man in ein Gespräch eintritt, sollte eine innere Zuhörerbereitschaft vorhanden und das „innere Empfangskomitee" von einer positiven Grundeinstellung geprägt sein.

- **Aufmerksamkeit ausdrücken**

  Am Anfang des Gesprächs geht es darum, dem Gesprächspartner zu signalisieren, dass wir uns nun voll und ganz dem Gespräch widmen werden. Interessanterweise spielen dabei als Türöffner neben verbalen Aufmerksamkeitssignalen, die dem Gesprächspartner Zuwendung, Wertschätzung und Aufmerksamkeit ausdrücken, nonverbale Aufmerksamkeitssignale wie die körperliche Zuwendung hin zum Gesprächspartner oder geöffnete Handflächen eine entscheidende Rolle. Interviewer haben durch das Anwenden dieser Aufmerksamkeitssignale ca. 20–30 % mehr Informationen von den Interviewpartnern erhalten als solche, die diese Techniken nicht in ihren Befragungen implementiert hatten.

- **Verständnisfragen**

  Durch das Stellen von Fragen kann der Nachrichtenempfänger den Nachrichtensender lenken und hilft dadurch, weitere wichtige, dem Verständnis der Nachricht dienende Informationen zu geben. Die Fragen sollten dabei möglichst offen gestellt sein, da dadurch eine breitere Palette an Antwortmöglichkeiten – im Gegensatz zu einer geschlossenen Frage – existiert und mehr Informationen gegeben werden. Werden Fragen formuliert, die lediglich durch ein Ja oder Nein zu beantworten sind, können wichtige Informationen nur alleine durch die Art der Fragestellung zurückgehalten werden.

- **Paraphrasieren**

  Beim Paraphrasieren nimmt der Nachrichtenempfänger sachliche Kernaussagen seines Gegenübers auf und gibt diese in eigenen Worten wieder. Der Inhalt der sachlichen Kernaussage wird ohne Interpretation umschrieben wiederholt. Der Zuhörer versucht damit sicherzustellen, dass er alles verstanden hat; der Redner erhält zugleich ein Feedback über das Verstandene. Jetzt kann der Redner wiederum das Gesagte prüfen und ggf. etwas korrigieren bzw. weiter ausführen. Zusätzlich signalisiert diese Form Interesse am Gesagten des Gegenübers, weil aktiv nachgefragt und sichergegangen wird, alles richtig verstanden zu haben.

- **Verbalisieren**

  Positive und negative Gefühle, also non-verbale Inhalte, die der Redner während des Erzählens in seiner Aussage mehr oder weniger offen unterbringt und die der Zuhörer wahrnimmt (z. B. Enttäuschung), werden in Worte gebracht und dem Gegenüber wiedergeben. Beispiel: „Kollege XY hat Sie mit seinem Verhalten also enttäuscht?"

- **Zusammenfassen**

  Das Gesagte wird am Ende oder bei längeren Gesprächen abschnittsweise vom Zuhörer zusammengefasst. Das führt dazu, dass wichtige Aussagen vom Nachrichtenempfänger nochmals aufgegriffen und Orientierungspunkte gesetzt werden.

- **Klären**

  Weitere Fragen stellen, um das Verständnis der Situation zu erhöhen und Unklarheiten zu beseitigen. Beispiel aus der BGF: Der Mitarbeiter teilt Ihnen mit, dass die Beschwerden seiner Meinung nach vom vielen Tippen auf der Tastatur herrühren. Physiotherapeut zum Mitarbeiter: „Sie haben gesagt, dass die Beschwerden, nachdem Sie viele Stunden auf der Tastatur getippt hätten, immer erst mit einer Zeitverzögerung auftreten. Wann genau treten die Beschwerden auf?"

- **Weiterführen**

  Eine Situation wird ab einem bestimmten Punkt im Gespräch eingehender und weiter erörtert. Beispiel: „Nachdem Sie eine ergonomische Maus bei Ihrem Abteilungsleiter beantragt hatten, was ist dann weiter mit Ihrem Antrag passiert?"

- **Abwägen**

  Beispiel: „Wenn Sie nun mit dem Fahrrad zur Arbeit fahren würden, was würde Ihnen dann schwerer fallen: morgens eher aufzustehen oder abends früher ins Bett zu gehen?"

Der Zuhörer kann dem Gesprächspartner während des Gesprächs immer wieder durch kleine Feedbacks signalisieren, dass er weiterhin aufmerksam bei der Sache ist:

- Mit dem Kopf nicken
- Lautäußerungen über Brummgeräusche wie hhhmmm, mmmhhhh, aha etc. als Zeichen, dass der Gesprächsinhalt vom Empfänger registriert wurde
- Blickkontakt halten
- Körpersprache: sich dem Gesprächspartner offen zuwenden
- Notizen machen
- Pausen machen
- Schweigen und das Gesagte wirken lassen

Allerdings ist aktives Zuhören nicht immer angebracht. Es gibt auch Situationen, in denen aktives Zuhören nicht empfohlen wird (Hausmann 2005).

Insbesondere im Alltag ist diese intensive Form des aktiven Zuhörens häufig übertrieben und der Situation nicht angemessen, gibt Schulz von Thun zu bedenken (Stierlin und Schulz von Thun 2000). Es wird eine Asymmetrie zwischen Redner und Zuhörer geschaffen, da der Zuhörer durch das aktive Zuhören dem Gespräch mehr Bedeutung beimisst, als der Redner einfordert. In der BGF kann der Einsatz des aktiven Zuhörens an manchen Stellen sehr sinnvoll sein, um für den Auftrag wichtige Informationen zu erhalten, z. B. im Gespräch mit dem Auftraggeber, die im normalen Alltagsgespräch evtl. nicht gegeben werden. In anderen Situationen wiederum ist das aktive Zuhören nicht empfehlenswert. Wichtig ist, ein Gefühl dafür zu entwickeln, wann aktive Kommunikation in der BGF angesagt ist und wann nicht. Jedenfalls benötigt Kommunikation immer Zeit und Raum – mal mehr, mal weniger.

9.6   Positiv-Botschaften senden

Diese Situation kennen die meisten: Eine Negativbotschaft ist schnell ausgesprochen; ohne weiter zu überlegen, verneinen wir etwas im Gespräch mit Kunden, Patienten, Klienten oder Kollegen, erteilen einer Anfrage eine Absage oder räumen ein, dass wir nicht in der Lage zu diesem

Tab. 9.1 Alternative Ausdrucksweisen hin zum Positiven

Negativ	Positiv
„Das habe ich nicht gesagt."	„Gesagt habe ich …"
„Das ist nicht mein Aufgabengebiet."	„Für das Aufgabengebiet ist Herr Müller zuständig."
„Da muss ich erst nachschauen …"	„Moment, ich hole die notwendigen Unterlagen."
„Das ist nicht möglich."	„Ich kann Ihnen eine sehr gute Alternative anbieten …"
„Sie haben mir nicht richtig zugehört."	„Das habe ich nicht optimal formuliert."
„Da kann ich Ihnen keine Garantie geben."	„Ich kann Ihnen zusagen, dass …"
„Dafür kann ich nichts."	„Ich kümmere mich …"

Mod. nach http://www.tippscout.de/gespraechsfuehrung-sagen-sie-es-positiv_tipp_64.html. Zugegriffen: 24.11.2016

oder jenem sind. Solche negativen Aussagen bauen Barrieren auf und reduzieren die Motivation des Gegenübers, das Thema oder die Situation weiter zu vertiefen.

Positive Botschaften hingegen setzen Energie frei und wirken motivierend auf unser Gegenüber, beispielsweise einen Kunden. Dabei lassen sich mit einfachen Veränderungen in der Formulierung inhaltlich abschlägige Aussagen kundenfreundlich ins Gegenteil verkehren (Tab. 9.1).

Praxisbeispiel

In Gesprächen mit dem Auftraggeber und den Beschäftigen ist es günstiger, von Beanspruchungen zu sprechen anstelle von Belastungen. Diese Formulierung bewirkt eine etwas andere Perspektive und stellt Belastungen in einen größeren Kontext (Kap. 3). Damit wird dem Betrieb und gleichzeitig dem Mitarbeiter die vorhandene Vielschichtigkeit vermittelt und eine rein eindimensionale Betrachtung vermieden, z. B. dass ein falsch eingestellter Bürostuhl automatisch zu Rückenschmerzen führt, anders als ein richtig eingestellter Bürostuhl. Besser formuliert wäre: Ein falsch eingestellter Bürostuhl kann zu einer vermehrten Beanspruchung führen. Die letztendliche Gesamtbeanspruchung wiederum hängt mit vielen unterschiedlichen Faktoren zusammen u. a. mit der Aufgabenvielfalt, dem Handlungsspielraum und der Arbeitsplatz-

zufriedenheit. Ein einzelner Faktor kann natürlich zu Beschwerden führen, jedoch kumulieren sich oft mehrere Faktoren gleichzeitig. Gleichzeitig ist es möglich, dass auch Faktoren vorliegen, die sich wiederum günstig auswirken. Zudem muss berücksichtigt werden, dass auf die Entstehung von Muskel-Skelett- oder psychischen Beschwerden nicht nur arbeitsbezogene Faktoren wirken sondern auch andere, die außerhalb der eigentlichen Arbeit verortet sein können, wie persönliches Umfeld, privater Stress, Freizeitgestaltung, etc. (Kap. 3).

9.7 Umgang mit Killerphrasen

Bei der Verwendung von Killerphrasen wird mit unspezifischen Äußerungen versucht, in einer Diskussion eine sachlich überlegene Argumentation zu schwächen, und zwar nicht inhaltlich, sondern mit sozialer Dominanz und Scheinargumenten. Killerphrasen können in der BGF letztendlich von allen Akteuren beabsichtigt oder unbeabsichtigt angewendet werden. Killerphrasen sollte ruhig begegnet werden, indem das Thema zurück auf eine Sachebene geführt wird. Auch Rückfragen können helfen, Killerphrasen zu begegnen, wobei das Gegenüber aufgefordert wird, seine Argumentation weiter zu präzisieren. Diese Variante kann aber auch zum Nachteil gereichen, wenn das Gegenüber beispielsweise die weitere Redezeit nutzt, um die verbale Attacke weiter auszubauen. Viel wirkungsvoller kann es sein, sich auf die Ebene der Metakommunikation zu begeben und die Killerphrase offen anzusprechen (Clark 1958).

9.8 Abgrenzung in der BGF

Gleichfalls ist es in der BGF wichtig zu verstehen, dass man bei einer Auftragsdurchführung mit einer Vielzahl von persönlichen oder betrieblichen Konflikten in Berührung kommt, die man jedoch im Rahmen seiner Auftragsdurchführung nicht alle selbst lösen kann und die auch nicht in das vereinbarte Leistungspaket fallen. Vielmehr kann der auftragsdurchführende Physio- oder

Ergotherapeut in solchen Fällen oft nur vermittelnd oder koordinierend tätig werden und Anfragen außerhalb des Auftrags an eine andere Person weiterleiten oder den Beschäftigten darum bitten, dies selbst an die zuständige Person weiterzugeben. Allerdings kennt der Beschäftigte, der eine Leistung durch einen Physio- bzw. Ergotherapeuten erhält, nicht immer den genauen Inhalt des zwischen dem durchführenden Dienstleister und dem Betrieb vereinbarten Leistungspakets. Deshalb ist es wichtig, dafür zu sorgen, dass die Beschäftigen Ziel und Inhalt des Leistungspakets kennen. Sonst können seitens der Beschäftigten falsche Erwartungshaltungen an die durchführende Person geweckt werden.

Praxisbeispiel
Ein Physiotherapeut mit der Zusatzqualifikation betrieblicher Ergonomieberater hat den Zuschlag für eine Ergonomieberatung am Arbeitsplatz in einem größeren Verwaltungsunternehmen erhalten. Im Leistungsumfang ist eine 20-minütige Ergonomieberatung an jedem Arbeitsplatz vorgesehen. Als er den Auftrag durchführt und bei den Mitarbeitern die ergonomisch korrekte Einstellung am Büroarbeitsplatz vornimmt, erzählen ihm viele Mitarbeiter, teilweise sehr emotional, dass die Hauptprobleme für die in der Abteilung vielfach verbreiteten Rückenschmerzen die notorische Unterbesetzung und das schlechte Arbeitsklima in der Abteilung seien. Die Mitarbeiter teilen ihm mit, dass die Ergonomieberatung und die Übungen deshalb sowieso keinen Effekt hätten. Vielmehr sollte das Problem der Unterbesetzung und des schlechten Arbeitsklimas seitens des Betriebs gelöst werden. Dann würden bei vielen Beschäftigten auch die Rückenbeschwerden verschwinden. Schließlich sei allgemein bekannt, dass Rückenschmerzen durch Stress entstehen können.

Im ersten Schritt ist es wichtig, dass dem Beschäftigten, der ja zumeist ein Laie auf dem Gebiet der Ergonomie ist, die Wichtigkeit einer korrekten ergonomischen Einstellung gegenüber betont wird und der Auftrag wie besprochen zunächst fortgeführt wird. Auch sollte der Physiotherapeut nochmal hervorheben, dass es aktuell seine Aufgabe ist, sich um die ergonomische Komponente zu kümmern.

Jedoch kann der Physiotherapeut die vielfach geäußerte Information hinsichtlich der Unterbesetzung und des Arbeitsklimas während der Maßnahme oder am Ende an den zuständigen Ansprechpartner im Betrieb weiterleiten (Abschn. 5.6). Auch kann der Physiotherapeut den Beschäftigten empfehlen, das Thema in der Teamsitzung nochmals aufzugreifen. Wichtig ist, sich an dieser Stelle abzugrenzen, da die Maßnahme von den Beschäftigten – aufgrund von möglicherweise falschen Erwartungshaltungen – am Ende negativ bewertet werden kann. Die Beschäftigten erwarten möglicherweise vom Physiotherapeuten, dass sich dieser als Mediator für eine Verbesserung des schlechten Arbeitsklimas einsetzt, obwohl im Leistungsumfang lediglich eine Ergonomieberatung vereinbart wurde.

Weitere Informationen

Literatur

Barmeyer C (2023) Edward T. Hall: Kulturdimensionen als bewusstseinsschaffende Orientierungsrahmen. In: Barmeyer C, Busch D (Hrsg) Meilensteine der Interkulturalitätsforschung. Springer VS, Wiesbaden. https://doi.org/10.1007/978-3-658-37924-7_2
Clark Charles H (1958) Brainstorming. The dynamic new way to create successful ideas. Wilshire Book Company, Northern Hollywood
Ebert H (2018) Kommunikationsmodelle: Grundlagen. In: Praxishandbuch berufliche Schlüsselkompetenzen. Springer, Berlin/Heidelberg. https://doi.org/10.1007/978-3-662-54925-4_3
Hausmann C (2005) Handbuch Notfallpsychologie und Traumabewältigung: Grundlagen, Interventionen, Versorgungsstandards. 2. Aufl. Facultas
Molcho S (2013) Körpersprache. Goldmann, München
Rogers Carl R (2021) Entwicklung der Persönlichkeit. Psychotherapie aus der Sicht eines Therapeuten, 23. Aufl. Klett-Cotta, Stuttgart
Rogers Carl R (2022) Der neue Mensch, 13. Aufl. Klett-Cotta, Stuttgart
Röhner J, Schütz A (2020) Formen der Kommunikation. In: Psychologie der Kommunikation. Basiswissen Psychologie. Springer, Berlin/Heidelberg
Schulz von Thun F (1981) „Die Anatomie einer Nachricht". In: Miteinander Reden 1: Störungen und Klärungen. Rowohlt, Reinbek bei Hamburg, S 25–30

Schulz von Thun F (1989) Miteinander reden 2. Stile, Werte und Persönlichkeitsentwicklung: Differentielle Psychologie der Kommunikation. Rowohlt, Reinbek

Schulz von Thun F (1998) Miteinander reden 3. Das innere Team und situationsgerechte Kommunikation. Rowohlt, Reinbek bei Hamburg

Stierlin L, Schulz von Thun F (2000) Zur Psychologie des guten Zuhörens. In: Huber L (Hrsg) Zuhören – Lernen – Verstehen. Westermann, Braunschweig

Traut-Mattausch E, Frey D (2006) Kommunikationsmodelle. In: Bierhoff HW, Frey D (Hrsg) Handbuch der Sozialpsychologie und Kommunikationspsychologie. Hogrefe, Göttingen

Watzlawick P, Beavin JH, Jackson DD (2011) Menschliche Kommunikation. Formen, Störungen, Paradoxien, 12. Aufl. Verlag Hans Huber, Bern

Weaver W, Shannon CE (1949) The mathematical theory of communication. University of Illinois Press, Urbana

Internetseiten

http://arbeitsblaetter.stangl-taller.at/KOMMUNIKATION/Killerphrasen.shtml. Zugegriffen am 19.09.2024

http://www.rhetorik.ch/Hoeren/Hoeren.html. Zugegriffen am 19.09.2024

Recherche und Informationsbeschaffung in der BGF

In Übereinstimmung mit aktuellen Prinzipien im Gesundheitswesen sollen Praktiker den aktuellen wissenschaftlichen Stand kennen und entsprechend in der Praxis umsetzen können, d. h. es sollen evidenzbasierte Maßnahmen und Evaluationen eingesetzt werden. Neben Kompetenzen der fachgerechten Durchführung von Maßnahmen sind dafür natürlich Kompetenzen der selbstständigen Informationsbeschaffung, -bewertung und -anwendung essenziell. In diesem Kapitel werden praktisch relevante Grundlagen zur Literaturrecherche im Kontext der BGF dargestellt. Der Leser soll nach diesem Kapitel Techniken der Informationsbeschaffung auf eigene Fragestellungen und Konzepte anwenden können.

10.1 Einleitung

In der heutigen Zeit verlieren wissenschaftliche Erkenntnisse ihre Gültigkeit schneller denn je. Was gestern galt, ist morgen nicht mehr aktuell. Dass die Erde das Zentrum des Universums sei, ist eine längst veraltete Auffassung. In der Medizin wurde der Aderlass im Mittelalter lange Zeit als gängiges Behandlungsverfahren angewendet, ein Irrweg, wie wir heute wissen.

Die Anzahl der wissenschaftlichen Publikationen steigt weltweit von Jahr zu Jahr an, bestehendes Wissen veraltet in diesem Prozess rasch und verliert immer schneller an Wert. Die Wissenschaftslandschaft ist in Deutschland und international durch Hochschulen, Universitäten und Forschungseinrichtungen stark systematisiert und strukturiert. Das führt dazu, dass regelmäßig neue wissenschaftliche Erkenntnisse zu den unterschiedlichsten Themengebieten gewonnen und veröffentlicht werden. In der Medizin erscheinen jährlich etwa eine Million neue Publikationen (Stöcklin 2013).

Der Mathematiker Samuel Arbesman untersuchte, wie schnell wissenschaftliche Erkenntnisse überholt sind und berechnete dazu quasi ein Verfallsdatum, indem er untersuchte, wie lange wissenschaftliche Daten nach ihrem erstmaligen Erscheinen noch von anderen Wissenschaftlern zitiert werden. In der Medizin beträgt die Halbwertszeit von wissenschaftlichen Publikationen ca. 5 bis 45 Jahre – abhängig vom Fachgebiet. In der Physik ca. 10 Jahre und in der Psychologie nur etwa 7 Jahre. Die Ergebnisse sind in seinem Buch „The Half-Life of Facts" nachzulesen (Arbesman 2013).

Um stets über aktuelles Wissen, Entwicklungen und Trends zu einem Themengebiet, z. B. Arbeits-

platzergonomie oder Prävention, auf dem Laufenden zu sein und um sich am Prozess der Wissens-
beschaffung aktiv beteiligen zu können, ist es wichtig, wesentliche Grundlagen der selbstständigen
Wissensaneignung zu kennen und zu verstehen.
Diese Erkenntnisse können dann in der Praxis angewendet werden und bieten Patienten oder Kunden wiederum eine am aktuellen Wissenstand
orientierte Behandlung oder Dienstleistung.

Das gilt nicht nur für Studierende, Doktoranden
oder andere Wissenschaftler, sondern insbesondere
für Praktiker. Die Ausübung einer evidenzbasierten
Physiotherapie- oder Ergotherapiebehandlung oder
einer evidenzbasierten BGF-Maßnahme rückt in
der heutigen Zeit immer stärker in den Fokus. Insbesondere die beteiligten Akteure wie Patienten,
Krankenkassen oder Unternehmen als Leistungs-
finanzierer fordern zunehmend Evidenznachweise
über die Sinnhaftigkeit oder Effektivität der jeweils durchgeführten Maßnahme – natürlich auch
in der BGF. Auch Aussagen zu Gütekriterien
wie Reliabilität und Validität der angewandten
Untersuchungs- bzw. Assessmentverfahren sind in
einer evidenzbasierten Physiotherapiebehandlung
oder BGF-Maßnahme wichtig.

Patienten, Klienten, Menschen und Beschäftigte profitieren doch insbesondere gerade dann
von neuen wissenschaftlichen Erkenntnissen
(z. B. zu Therapiemethoden und Evaluationsver-
fahren), wenn diese in der Praxis umgesetzt und
angewendet werden.

10.2 Wissenschaftliche Fragestellung in der BGF

Am Anfang jeder Literatursuche sollte immer
eine konkrete und präzise Fragestellung stehen.
Vor der Zusammenstellung der Literatur sollte
man sich daher bewusst machen, was genau
Gegenstand der Recherche ist. Das erleichtert
später die eigentliche Suche. Ist die Fragestellung
zu ungenau gewählt, verliert sich die Suche möglicherweise in der weitverzweigten, schieren Un-
endlichkeit des World Wide Web. Die Generie-
rung von vielen unspezifischen und zufälligen
Treffern macht die Suche schwierig und sehr aufwendig. Oft lassen sich die einzelnen Schritte
hinterher kaum noch nachvollziehen.

Natürlich ist es gleichfalls legitim, sich am
Anfang einen Überblick über das Themengebiet
zu verschaffen, Schlüsselwörter auszuprobieren,
zunächst ganz grob zu suchen und die ersten
Treffer zu sichten.

Für die Erstellung einer wissenschaftlichen
Fragestellung kann grundsätzlich das PICOS-
Schema herangezogen werden (Veit 2017):

P = Proband/Patient
I = Intervention
C = Comparison
O = Outcome
S = Studientyp, Setting

Das PICOS-Schema wird typischerweise für
Interventionsstudien angewendet. Möglicherweise
interessiert sich der Physio- oder Ergotherapeut für
Studien, die bei Menschen mit sitzender Tätigkeit
(= Patient) den Effekt eines präventiven Trainings
am Arbeitsplatz (= Intervention) im Vergleich zu
keinem (= Comparison) präventiven Training am
Arbeitsplatz hinsichtlich des Auftretens von
Rückenschmerzen (= Outcome) untersuchen.

Ein im Jahr 2016 in der pt-Zeitschrift für Physiotherapeuten veröffentlichter systematischer Review ist der wissenschaftlichen Fragestellung nach-
gegangen, inwiefern Mobilisations-, Kräftigungs-
und Dehnungsübungen (Intervention) am Arbeitsplatz zu einer Linderung von bereits bestehenden
Kopf-, Schulter- und Nackenschmerzen (Outcome)
beitragen. Die untersuchte Studienpopulation bestand dabei u. a. aus Büroangestellten (Probanden)
(Halanke 2016). Der Vergleich (Comparison) wird
in wissenschaftlichen Fragestellungen nicht immer
explizit ausformuliert, sollte sich dann aber aus dem
Kontext der Studie erschließen lassen. In manchen
Studien gibt es aber auch schlicht keine Kontroll-
bzw. Vergleichsgruppe.

10.3 Sprachkompetenzen bei der Literaturrecherche

Für die Literatursuche sind meist gute Sprach-
kenntnisse, vor allem aber Englischkenntnisse unerlässlich, da viele relevante Datenbanken nur in
englischer Sprache funktionieren. Auch werden
viele Kongresse, Tagungen und Messen nur auf

Englisch abgehalten. Englisch ist in vielen Bereichen die Weltsprache, das gilt auch für die Physio- und Ergotherapie. Eine einheitliche Sprache vereinfacht die internationale Verständigung im Allgemeinen und führt demnach auch innerhalb vieler Fachgebiete zu einer besseren Kommunikation.

Nach Sichtung und Auswertung der relevanten (internationalen) Studienergebnisse können dann die gefundenen Ergebnisse bei der entsprechenden Zielgruppe, z. B. bei Büroangestellten, in physio- oder ergotherapiebasierte BGF-Maßnahmen und Beratungen implementiert werden.

Eine in Maastricht und Heerlen (Niederlande) durchgeführte Studie untersuchte im Zusammenhang mit der Arbeit auftretende körperliche und psychosoziale Belastungen und deren Auswirkungen auf Nacken, Schulter und Arme/Hände bei Büroangestellten. Die Studie konnte zeigen, dass arbeitsbezogene Faktoren wie beispielsweise Kopf- und Körperhaltung, schwierige Arbeitsanforderungen und Arbeitsdauer am Computer signifikant mit Schulter-Nacken- und Hand-Arm-Beschwerden assoziiert waren. Auch frühere Beschwerden und Zeitdruck hatten demnach ebenfalls einen Einfluss auf die Entstehung (Eltayeb et al. 2009).

▶ **Um eine solch relevante Studie (abhängig von der Fragestellung) zu finden, ist eine gezielte Suchstrategie wichtig!**

10.4 Die Suche richtig operationalisieren

10.4.1 Unterschied zwischen Schlagwort und Stichwort

Schlagwörter sind vorgegebene kontrollierte Begriffe, die in der deutschen Schlagwortnormenkartei (SWD) aufgenommen wurden. Sie beziehen sich auf den Inhalt einer Quelle, ohne dabei als Wort zwangsläufig im Abstract oder Titel des Beitrags aufzutauchen. Medien wie Bücher, Zeitschriftenartikel, usw. sind mit diesen standardisierten Schlagwörtern verknüpft und wurden der entsprechenden Literaturquelle zugewiesen.

Stichwörter hingegen sind Begriffe, die irgendwo im gesamten Datensatz eines Titels vorkommen. Das beinhaltet das Abstract, die bibliografischen Angaben, den Titel und weitere Metadaten. Aus diesem Grunde kann über diese Stichwörter die entsprechende Literaturquelle ebenfalls gefunden werden. Im Gegensatz zum Schlagwort spiegelt ein Stichwort nicht unbedingt den thematischen Kern der Literaturquelle wider.

10.4.2 Schnellsuche/Detailsuche

Über die Schnellsuche ist der Suchende in der Lage, sich über ein Thema innerhalb kürzester Zeit möglichst viele Informationen zu beschaffen. Es sollten dazu möglichst gängige Such- oder Schlagwörter in die Suchzeile der entsprechenden Datenbank eingegeben werden, z. B. „ergonomics" oder „musculoskeletal". Viele große Datenbanken bieten zusätzlich die Möglichkeit, über eine Detailsuche die Recherche weiter einzugrenzen bzw. weiter zu spezifizieren.

10.4.3 Boolesche Operatoren

Suchbegriffe können über boolesche Operatoren miteinander verknüpft werden. Boolesche Operatoren, wie sie beispielsweise in PubMed zur Anwendung kommen, sind **AND**, **OR** und **NOT**. Die booleschen Operatoren funktionieren in der Regel nur dann, wenn sie groß geschrieben werden. Im Manual Systematische Literaturrecherche für die Erstellung von Leitlinien wurde die Klammerung auch zu den booleschen Operatoren gezählt.

Werden zwei Begriffe mit AND kombiniert, wird die Schnittmenge aus den jeweiligen Treffermengen angezeigt, beispielsweise „stretching AND office workers" (Abb. 10.1).

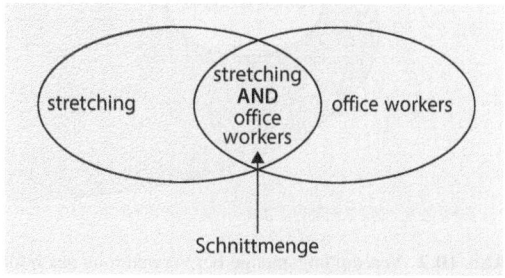

Abb. 10.1 Schnittmenge bei Verknüpfung der beiden Suchbegriffe stretching AND office workers

Wird die Suchbegriffkombination bei Pub-Med (ohne weitere Eingrenzungen) so eingegeben, gelangt der Suchende über die angezeigte Trefferliste u. a. auf folgende aktuelle randomisierte klinische Studie mit Bezug zur BGF: *The effectiveness of a neck and shoulder stretching exercise program among office workers with neck pain: a randomized controlled trial* (Tunwattanapong et al. 2016).

Das Ziel der Studie war es, die Effektivität von Dehnübungen im Schulter- und Nackenbereich zur Reduzierung von moderaten bis schweren Nackenschmerzen mit einer Beschwerdedauer von über 3 Monaten bei 96 Büroarbeitern zu untersuchen. Die Schmerzintensität wurde zu Beginn und am Ende jeweils mit dem Assessment-verfahren visuelle Analogskala (VAS) gemessen (Kap. 4). Die Studie konnte zeigen, dass ein 4-wöchiges Dehnübungsprogramm hilft, die Schmerzen zu lindern sowie die Nackenfunktionen und somit die Lebensqualität bei der untersuchten Zielgruppe zu verbessern. Die Studie wurde mit 8 von 11 möglichen Punkten mithilfe der PEDro-Skala beurteilt (Halanke 2016). Auf der PEDro-Skala beziehen sich 10 Punkte auf die interne Validität und ein Punkt, der erste, auf die externe Validität, also die Übertragbarkeit der Studienergebnisse, auch Extrapolierbarkeit genannt.

Auch wenn PubMed die Verknüpfung mit AND selbst vornimmt, so empfiehlt es sich bei komplexerem Suchen, zusätzlich den booleschen Operator zur besseren Übersicht miteinzugeben. Bei Verknüpfung von zwei oder mehr Such-

begriffen mit OR erhält der Suchende die Vereinigungsmenge aus den gefundenen Treffermengen. Beispiel (Abb. 10.2): „ergonomics intervention AND (office workers OR nurses OR hairdressers OR construction workers)".

Bei dieser Suchwortkombination werden Treffer gefunden, die zusätzlich zum Suchbegriff „ergonomics intervention" einen der Berufe innerhalb der Klammern beinhalten. Wichtig: Die Klammersetzung bestimmt über die Treffermenge, da die Suchbegriffe bei den Datenbanken (z. B. PubMed) ohne Klammersetzung von links nach rechts abgearbeitet werden. Grenzt der Benutzer die einzelnen Suchblöcke durch falsch gesetzte Klammern nicht richtig voneinander ab, erhält er möglicherweise ein fehlerhaftes Suchergebnis.

Ein möglicher Treffer, der sich bei Eingabe dieser Suchbegriffkombination aus der Trefferliste mit Bezug zur BGF finden würde, wäre folgende Studie: *Effect of office ergonomics intervention on reducing musculoskeletal symptoms* (Amick et al. 2003).

In dieser Studie wurden Büroangestellte einer von drei möglichen Gruppen zugeteilt. Ziel war es, den Effekt von Büroergonomie zur Reduzierung von muskuloskelettalen Beschwerden und Schmerzen zu untersuchen. Die erste Gruppe erhielt einen ergonomischen, sehr gut einstellbaren Bürostuhl. Zusätzlich erhielt die erste Gruppe ein Ergonomietraining. Die zweite Gruppe erhielt lediglich das Ergonomietraining ohne den Bürostuhl, und die dritte Gruppe fungierte als Kontrollgruppe und erhielt das Ergonomietraining al-

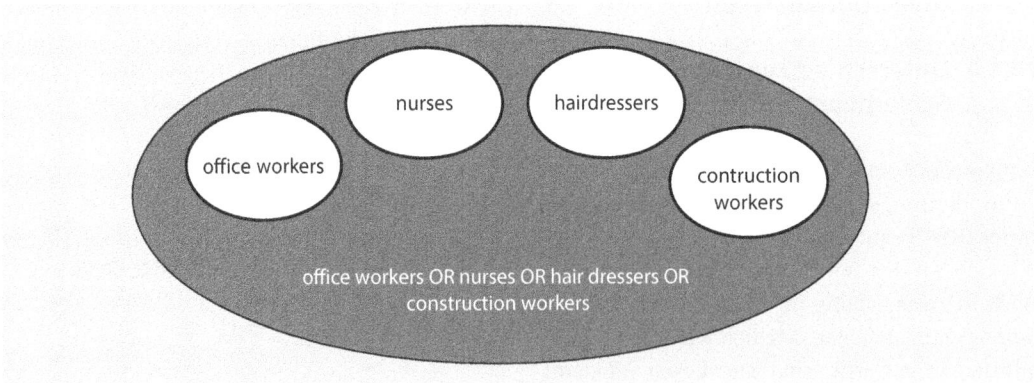

Abb. 10.2 Vereinigungsmenge bei Verwendung des booleschen Operators OR

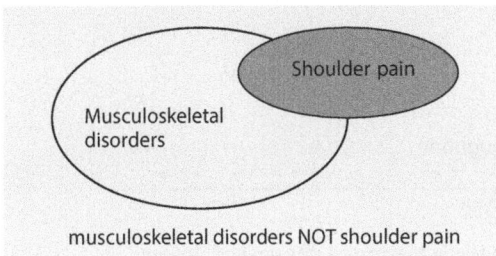

musculoskeletal disorders NOT shoulder pain

Abb. 10.3 Differenzmenge bei Verwendung des booleschen Operators NOT

leine – jedoch erst nach Studienende. Die Ergebnisse haben im Follow-up gezeigt, dass in der
ersten Gruppe der Effekt hinsichtlich einer Reduzierung der muskuloskelettalen Symptome und
einer Schmerzlinderung signifikant war. In der
zweiten Gruppe war lediglich die Schmerzlinderung signifikant. Die Studie hat gezeigt, dass ein
ergonomisches Training in Verbindung mit sehr
gut verstellbaren ergonomischen Büromöbeln
den größten Effekt hat.

Wird eine Suche mit dem booleschen Operator
NOT durchgeführt, werden Treffer gesucht, die
den ersten Teil der eingegebenen Begriffe enthalten, nicht jedoch den zweiten Teil. Bei dieser
Form der Sucheingabe wird die Differenzmenge
aus zwei Treffermengen gesucht. Der boolesche
Operator NOT sollte jedoch vorsichtig eingesetzt
werden, da einige Studien systematisch ausgeschlossen werden. Beispiel (Abb. 10.3): „musculoskeletal disorders NOT shoulder pain".

Für eine möglichst umfassende Suche sollten
Wortvarianten und Synonyme zusätzlich alleine
oder in Kombination in die Suchdatenbank eingegeben werden.

10.4.4 Trunkierung, Maskierung und Phrasensuche

Trunkierung, Maskierung und Phrasensuche
sind für die Suchbegriffe geeignet, für die mehrere gültige Schreibweisen nebeneinander existieren.

Trunkierung
Wenn bei der Eingabe in die Suchleiste mehrere
Varianten eines Suchbegriffs gleichzeitig berück-

sichtigt werden sollen, kann eine Trunkierung
gesetzt werden. Für die Suche wird dann der
Wortstamm eingegeben und der Platzhalter steht
dann zum Beispiel für unterschiedliche Endungen (Rechtstrunkierung) oder seltener am Anfang
(Linkstrunkierung). Eine Trunkierung ersetzt beliebig viele Zeichen.

Setzt man beim Suchbegriff „work*" beispielsweise eine Trunkierung am Ende (Rechtstrunkierung), werden alle Begriffe gesucht, bei
denen „work" im Wortstamm vorkommt, aber
mit unterschiedlichen Endungen. Es wird zusätzlich nach Begriffen wie „worker" und „working"
gesucht. Im Hilfemenü der Datenbank sollte das
jeweils gültige Zeichen für die Trunkierung,
z. B. Sternchen (*), Dollarzeichen ($) oder Fra-
gezeichen (?), zu finden sein.

Maskierung
Bei der Maskierung können einzelne Zeichen im
Innern eines Suchbegriffs durch einen Platzhalter (sog. Wildcard) ersetzt werden. Beispielsweise ist
die amerikanische Schreibweise für Geschmack
flavour, die britische Schreibweise flavor. Um bei
der Suche beide Varianten einzuschließen, sollten
Platzhalter einfügen werden: „Flavo?r". Oder:
„Schmitt", „Schmidt" → „Schmi?t". Im Hilfemenü der Datenbank sollte wieder das jeweils
gültige Zeichen, z. B. ein Fragezeichen (?), für die
Maskierung zu finden sein.

Phrasensuche
Die Phrasensuche ist wichtig, wenn nach zusammenhängenden Wortfolgen gesucht wird. In
Datenbanken müssen die gesuchten Begriffe
dabei zumeist in Anführungszeichen oder Hoch-
kommata eingegeben werden, wie z. B. bei „ta-
ping therapy". Nun werden die Begriffe in genau
dieser Wortkombination gesucht. Weitere verwandte Begriffe, z. B. „kinesio tape", werden
dabei nicht berücksichtigt.

10.4.5 Bibliografischer Eintrag

In den Datenbanken werden dann die entsprechenden Treffer angezeigt und Informationen zur Quelle angegeben. Dies ist der sogenannte bibliografische Eintrag (Abb. 10.4).

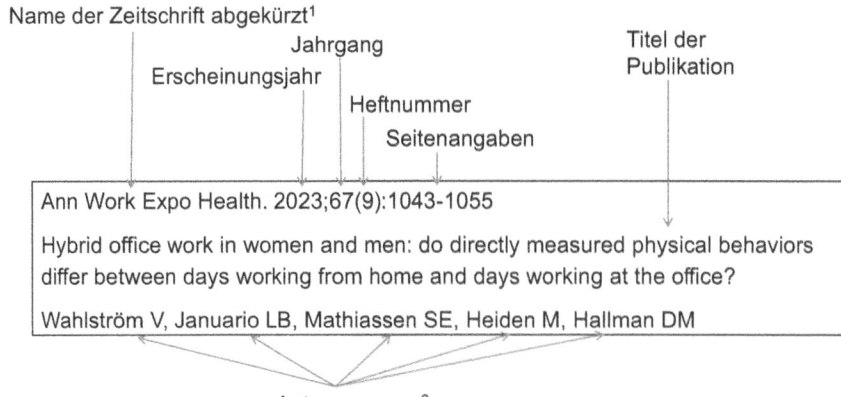

¹Die Langform ist unter „Journals Database" nachzulesen
²Autorennamen beginnend mit dem Nachnamen, dann folgt der erste Buchstabe vom Vornamen. Die Autorenreihenfolge erfolgt nicht alphabetisch, sondern nach Art und Umfang der Beteiligung an der wissenschaftlichen Arbeit. Die Kriterien für eine Autorenschafft sind bei der Deutschen Forschungsgemeinschaft (DFG) nachzulesen.

Abb. 10.4 Bibliografischer Eintrag in PubMed. (Wahlström et al. 2023)

Die Deutsche Forschungsgemeinschaft (DFG) hat einen Kodex „Leitlinien zur Sicherung guter wissenschaftlicher Praxis" verfasst. Darin werden z. B. Kriterien empfohlen, die eine Autorenschaft für eine wissenschaftliche Arbeit rechtfertigen (Deutsche Forschungsgemeinschaft e.V. 2022).

10.5　Welche Informationsquellen stehen mir grundsätzlich zur Verfügung?

- Fachzeitschriften
- Fach- und Lehrbücher
- Experteninterviews
- Elektronische Datenbanken (Publikationen, Kommentare etc.)
- Bibliothekskataloge (z. B. OPAC)
- Kongressbände
- Freie Suche im Internet

10.5.1　Fachzeitschriften

In den verschiedenen Disziplinen erscheinen im regelmäßigen Turnus aktuelle Ausgaben wissen-

schaftlicher Fachzeitschriften, die in ihrem Spezialgebiet, z. B. Arbeitsplatzergonomie, regelmäßig Fachartikel veröffentlichen (der Turnus des Erscheinens variiert von Zeitschrift zu Zeitschrift).

Auf den Homepages der jeweiligen Zeitschriften kann auch direkt nach Artikeln/Studien gesucht werden. Die Jahrgänge bzw. Ausgaben der letzten Jahre sind meist alle digitalisiert und online zugänglich.

Beispiele für Fachzeitschriften, die sich unter anderem dem Thema BGF, Ergonomie und weiteren arbeitswissenschaftlichen Themen widmen:

- Zeitschrift für Arbeitswissenschaft
- Zentralblatt für Arbeitsmedizin, Arbeitsschutz und Ergonomie
- Prävention und Gesundheitsförderung
- Journal of Ergonomics
- Applied Ergonomics Human Factors in Technology and Society
- Betriebliche Prävention Arbeit/Gesundheit/ Unfallversicherung https://www.esv.info/z/ BePr/zeitschriften.html
- Journal of occupational Rehabilitation

- Human Factors: The Journal of the Human Factors and Ergonomics Society
- WORK A Journal of Prevention, Assessment & Rehabilitation
- Ergonomie aktuell

Aber auch in anderen Zeitschriften, die keinen unmittelbaren thematischen Bezug zur BGF im Titel oder ergonomischen Themen aufweisen, wie z. B. die Zeitschrift Musculoskeletal Science and Practice, können sich geeignete Artikel finden. Zum Beispiel die folgende randomisierte kontrollierte Studie: *Effect of physical exercise interventions on musculoskeletal pain in all body regions among office workers: a one-year randomized controlled trial* (Andersen et al. 2010).

In dieser Studie wurden muskuloskelettale Beschwerden unterschiedlicher Lokalisation und Schmerzintensität von 549 Büroangestellten über einen internetbasierten Fragebogen erhoben. Die Probanden wurden einer von drei möglichen Gruppen randomisiert zugeteilt, wobei eine Gruppe als Kontrollgruppe diente und die anderen beiden Gruppen die Interventionsgruppen darstellten. In den beiden Interventionsgruppen wurde entweder ein spezielles Schulter-Nacken-Übungsprogramm oder ein allgemeines Übungsprogramm durchgeführt. Es konnte gezeigt werden, dass gegenüber der Vergleichsgruppe beide Übungsprogramme hinsichtlich einer Schmerzlinderung in den Körperregionen Nacken, Rücken und Ellenbogen signifikant besser abschnitten.

Wichtige Zeitschriften werden innerhalb ihrer Fachgruppe beim sogenannten Journal Ranking bewertet. Beim Journal Ranking werden die Zeitschriften basierend auf ihrem Impact-Faktor in ihrer jeweiligen Kategorie hierarchisch sortiert.

▶ **Der Impact-Faktor gibt die wissenschaftliche Bedeutung der Zeitschrift an. Er sagt aus, wie oft Artikel von anderen Autoren zitiert werden. Je häufiger Artikel aus der jeweiligen Fachzeitschrift zitiert werden, desto höher ist der Impact-Faktor. Der Impact-Faktor wird alle zwei Jahre aktualisiert.**

Beim Journal Ranking wird folgende Einteilung vorgenommen:

- Q1 bedeutet: innerhalb der oberen 25 %
- Q2 bedeutet: innerhalb 50 % bis zu den oberen 25 %
- Q3 bedeutet: innerhalb der unteren 25 % bis zu 50 %
- Q4 bedeutet: unterhalb der unteren 25 %

Beispielsweise war die Zeitschrift „Journal of Physiotherapy" im Jahr 2023 der Q1-Gruppierung beim Journal Ranking von SCImago Journal und Country Rank zugeordnet, Der Impact-Faktor der Zeitschrift „Journal of Physiotherapy" betrug zum Zeitpunkt des Rankings 10,7.

Jedoch gibt es auch wissenschaftliche Fachzeitschriften, die aktuell keinen Impact-Faktor besitzen.

Durch das regelmäßige Lesen einzelner Fachzeitschriften ist es heutzutage dennoch nicht mehr möglich, eine umfassende Perspektive auf ein einzelnes Themengebiet zu erhalten. Zu hoch ist die Zahl an regelmäßig erscheinenden Veröffentlichungen in den unterschiedlichsten Fachzeitschriften. Deshalb sollte die Suche zu einem Thema breiter gestreut werden, so beispielsweise auch durch die Suche in Datenbanken.

10.5.2 Fach- und Lehrbücher

Fach- und Lehrbücher werden häufig von Fachleuten oder Experten auf einem bestimmten Gebiet verfasst. Allerdings wird bei dieser Art der Veröffentlichung nicht immer ein wissenschaftlicher Beleg für die gegebenen Informationen mitgeliefert. Daher sind Bücher zur wissenschaftlichen Informationsbeschaffung manchmal etwas ungeeignet. Sie können jedoch einen guten Überblick über ein Themenfeld geben.

10.5.3 Experteninterview

Fachleute kennen sich in der Regel gut auf ihrem Gebiet aus, sie können Trends erkennen und den Kontakt zu anderen Fachleuten vermitteln. Dadurch, dass Experten meistens über deren jeweilige Institute mit den entsprechenden Kontaktdaten im Internet zu finden sind, lässt sich zumindest eine E-Mail-Adresse des Experten über diesen Weg schnell herausfinden. In wissenschaftlichen Publikationen sind in der Regel die vollständigen Institutsangaben des korrespondierenden Autors angegeben. Manche Experten haben sogar eine eigene Homepage.

Allerdings empfiehlt es sich, sich bereits vorher mit dem Thema auseinanderzusetzen, um den jeweiligen Experten nicht mit allzu rudimentären Fragen inhaltlich zu unterfordern.

10.5.4 Elektronische Datenbanken

Neu publizierte Zeitschriftenartikel lassen sich nach ihrem Erscheinen zumeist relativ schnell in irgendeinem elektronischen Literaturarchiv wiederfinden. Wichtige, themenbestimmende Fachzeitschriften sollten auf jeden Fall in den einschlägigen Datenbanken gelistet sein. Allerdings ist nicht jede Zeitschrift in jeder Datenbank registriert. Aus diesem Grund sollte sich eine fundierte Literaturrecherche zu einem Thema nicht nur auf eine einzige Datenbank beschränken, sondern unter Verwendung mehrerer Datenbanken gleichzeitig stattfinden. Der Vorteil einer Datenbank ist, dass innerhalb weniger Sekunden nach Eingabe der Suchbegriffe in die Suchzeile bzw. Eingabemaske entsprechende Treffer angezeigt werden.

Frei zugängliche Fachdatenbanken
Datenbanken Deutsche Gesetzliche Unfallversicherung

Die Deutsche Gesetzliche Unfallversicherung stellt dem Nutzer mehrere Datenbanken zur Verfügung. Beispielsweise enthält die DGUV Publikationsdatenbank ca. 1900 Veröffentlichungen mit von der DGUV herausgegebenen Medien sowie Vorschriften und Regeln. In der IFA/IAG-Publikationsdatenbank (Institut für Arbeitsschutz und Institut für Arbeit und Gesundheit) sind wiederum über 7000 Publikationen vorhanden. Viele Beiträge sind hier frei verfügbar bzw. können kostenlos bestellt werden.

Bundesanstalt für Arbeitsschutz
und Arbeitsmedizin

Die Bundesanstalt für Arbeitsschutz und Arbeitsmedizin (BAuA) bietet auf ihrer Homepage eine Suchmöglichkeit nach relevanten Dokumenten und Medien an. Dabei werden mehrere Auswahlmöglichkeiten nach Inhaltstyp, Thema und Publikationsjahr zur Verfügung gestellt. Erklärungen, Videos und Dokumente sind direkt verfügbar.

PubMed/Medline

Die PubMed-Datenbank der National Library of Medicine (NLM) ist eine frei zugängliche Datenbank, die den Nutzern kostenlos zur Verfügung steht. In PubMed sind die wichtigsten biomedizinischen Fachzeitschriften (Human-, Zahn-, Veterinärmedizin sowie Gesundheitswesen) erfasst. Fachzeitschriften mit physio- oder ergotherapeutischen Bezug, z. B. Musculoskeletal Science and Practice, und ergonomische Fachzeitschriften, z. B. Ergonomics, sind ebenfalls vertreten. Die indexierten Artikel reichen bis ins Jahr 1966 zurück, teilweise sogar noch weiter. PubMed ist jedoch keine Volltextdatenbank, sondern lediglich ein Katalog. Teilweise ist der Zugriff über einen Link auf kostenlose Volltexte (Open Access) möglich. Die einzelnen Artikel werden mit Schlagwörtern versehen und indexiert. Im Oktober 2024 enthielt die Datenbank über 37 Millionen Einträge. Die Funktion **Me**dical **S**ubject **H**eadings (MeSH) ermöglicht eine gezieltere Suche, da die MESH-Terms sich inhaltlich auf den Artikel beziehen. In PubMed sind einem Artikel ein oder mehrere MESH-Terms zugeordnet (Cochrane Deutschland Stiftung et al. 2020). Anders als viele andere Datenbanken verknüpft PubMed über einen speziellen Algorithmus den eingegebenen Freitext mit passenden MeSH-Terms und anderen grammatikalischen Formen (Query translation), wodurch potenziell noch mehr Treffer erzeugt werden. Über Search Details in der Spalte rechts auf dem Bildschirm werden die spezifischen MeSH-Terms zum eingegebenen Suchbegriff angezeigt. Neue Einträge in Pubmed sind noch nicht verschlagwortet, weshalb diese 2 – 3 Wochen nach Erscheinen über eine MeSH-Termsuche (noch) nicht gefunden werden. Bis dahin empfiehlt sich die Suche über die Direkteingabe.

Praxisbeispiel

Wird beispielsweise der Begriff „ergonomics" in die Suchzeile eingegeben, wird die Suche gleichzeitig mit dem MeSH-Term „physical ergonomics" ausgeführt. Wer die Suche ohne automatisch hinzugefügte Suchbegriffe durchführen möchte, kann die zusätzlichen Suchbegriffe unter Search details in der Suchbox entfernen und die Suche aufs Neue starten.

Über verschiedene Funktionen können die Suchkriterien sinnvoll eingegrenzt werden. Unter additional filters, publication dates und article types lassen sich suchstrategiespezifische Einschränkungen vornehmen, z. B. Artikeltyp (systematische Reviews, randomisierte klinische Studie), Altersgruppe, Aktualität, Sprache, Veröffentlichungszeitraum. Seine Trefferliste kann sich der Nutzer per E-Mail über das Clipboard zusenden lassen. Auch ist es über eine Alert-Funktion möglich, sich stets die neuerschienenen Studientitel zu einem Thema per E-Mail zuschicken zu lassen.

PEDro

Die Physiotherapie Evidenz Datenbank (PEDro) ist wie PubMed ebenfalls frei zugänglich und ohne Anmeldung kostenlos nutzbar. PEDro enthält inzwischen über 61.000 randomisierte kontrollierte Studien (RCTs), systematische Reviews (SRs) und Praxisleitlinien. Klinische Studien werden mithilfe einer Checkliste, der PEDro-Skala, von mindestens 2 Bewertern auf ihre methodologische Qualität, auch interne Validität genannt, hin bewertet. Die methodologische Qualität hat Auswirkungen auf die Aussagekraft der Ergebnisse einer Studie. PEDro wird monatlich aktualisiert. Dem Nutzer stehen zwei unterschiedliche Suchoptionen zur Verfügung: simple search und advanced search. Unter advanced search findet sich das Eingabefeld Subdiscipline. Hier lässt sich für die Suche u. a. auf das Arbeitsgebiet Ergonomie und Gesundheit am Arbeitsplatz" voreinstellen.

Die Homepage der PEDro-Datenbank ist übersichtlich aufgebaut, enthält sehr gute Informationen und Suchhilfen für Anwender, die auch in Deutsch verfügbar sind. Die Suche erfolgt auch hier in Englisch. Die älteste Studie reicht bis ins Jahr 1929 zurück.

LIVIVO

LIVIVO ist eine interdisziplinäre Suchmaschine für Lebenswissenschaften und wird bereitgestellt von der Deutschen Zentralbibliothek für Medizin (ZB MED). Angaben zu Folge ist sie die größte europäische Suchmaschine, die Forschungsdaten (Literatur und Informationen) von über 67 Millionen Datensätzen umfasst. Für Physio- und Ergotherapeuten ist sie deshalb relevant, da sie gebündelt Datensätze aus verschiedenen gesundheitsbezogenen Fachgebieten enthält u. a. Medizin, Ernährungswissenschaften und Gesundheitswesen.

REHADAT-Literatur

Die Datenbank wird durch das Institut der Deutschen Wirtschaft Köln e. V. bereitgestellt, gefördert durch das Bundesministerium für Arbeit und Soziales. Sie umfasst Bücher, Sammelwerke, Zeitschriftenartikel, Forschungsberichte, Studien, Faltblätter, Broschüren, Dokumentationen (graue Literatur) und sonstige Medien zum Thema berufliche Teilhabe von Menschen mit Behinderung. Sie enthält ca. ~~30.500~~ 40.124 Literaturhinweise, jährlich kommen ca. 1500 neue hinzu. Die Datenbank selbst ist kostenfrei, jedoch stellt sie keine Volltexte zur Verfügung, sondern verweist lediglich auf eine mögliche Bezugsquelle. Teilweise wird ein Link zur Online-Publikation zur Verfügung gestellt.

Kostenpflichtige Datenbanken

Die im Folgenden aufgeführten Datenbanken sind zwar kostenpflichtig, können aber über öffentliche Bibliotheken möglicherweise auch kostenfrei genutzt werden.

CINAHL (Cumulative Index to Nursing and Allied Health Literature)

Die CINAHL-Datenbank umfasst Literatur aus den Bereichen Pflege und verwandten Gesundheitsberufen. Zum Zeitpunkt der Recherche waren 6200 Fachzeitschriften in CINAHL indexiert, darunter auch mehrere Zeitschriften mit Bezug zur Physio- und Ergotherapie. CINAHL wertet englischsprachige Literaturquellen aus und enthält u. a. Bücher, Vorträge, Dissertationen, Konferenzbeiträge, Standards aus der Berufspraxis und graue Literatur.

EMBASE (Excerpta Medica Database)

Die umfassende EMBASE-Datenbank von Elsevier umfasst schwerpunktmäßig Literatur aus Medizin und Pharmakologie und angrenzender Gebiete von 1947 (vereinzelt auch von 1902) bis heute. In EMBASE sind in MEDLINE gelistete Referenzen sowie weitere biomedizinische Referenzen verfügbar. Aktuell sind in EMBASE 44 Millionen Datensätze enthalten, täglich kommen tausende neue Einträge hinzu. Die Suchsprache ist Englisch. Abhängig vom Benutzerstatus ist die Nutzung mit Kosten verbunden. Dazu gehören ebenfalls Literaturnachweise zu arbeitsmedizinischen Themen.

Cochrane-Datenbanken

Die gemeinnützige Cochrane Collaboration wurde 1993 von Sir Archibald Cochrane gegründet. Die Cochrane Collaboration ist inzwischen weltweit in über 130 Ländern aktiv, ihr gehören klinische Wissenschaftler, Ärzte, Methodiker, Angehörige der Gesundheitsfachberufe und Patienten an. Zudem arbeiten weltweit führende Spezialisten für die Cochrane Collaboration. Zur Cochrane Library gehören mehrere Datenbanken, darunter:

- Cochrane Database of Systematic Reviews (CDSR), die von Cochrane-Beitragenden erstellte systematische Übersichtsarbeiten und Protokolle enthält. Die Volltexte sind kostenpflichtig.
- Cochrane Centre Register of Controlled Trials (CENTRAL): Es handelt sich um eine Bibliografie kontrollierter klinischer Studien, die im monatlichen Intervall aktualisiert wird. Es lassen sich auch Studien finden, die im Handsearchingprozess auf internationaler Ebene in Zeitschriften, Konferenzbeiträgen und anderen Quellen ermittelt werden konnten. Darüber hinaus finden sich Verweise auf Studien von MEDLINE. Die Literaturdatenbank reicht bis ins Jahr 1948 zurück.

10.5.5 Bibliothekskataloge

Der Online Public Access Catalogue (OPAC) ist ein Bibliothekskatalog, der die Veröffentlichungen einer einzelnen Bibliothek verzeichnet und katalogisiert. Über das Bibliotheksportal der entsprechenden Bibliothek kann die Suche gestartet werden. Auf elektronischem Wege lassen sich so die Bestände von Landes- oder Universitätsbibliotheken durchforsten. Anzumerken ist noch, dass der Zugang zu Bibliotheken häufig nicht nur für Angehörige von Hochschulen oder Universitäten offen ist, sondern für jeden Bürger. Hochschulangehörige haben in manchen Bibliotheken allerdings einen anderen Benutzerstatus mit günstigeren Ausleihkonditionen und Zugangsmodalitäten. Diese Information ist bei jeder Bibliothek separat abzufragen bzw. ist in der Benutzungsordnung geregelt.

10.5.6 Freie Suche im Internet

Die Suche über das Internet kann ergänzend zu den oben genannten Verfahren durchgeführt werden. Internetquellen und Webseiten sollten jedoch sehr genau auf Wahrheitsgehalt und Plausibilität hin geprüft werden. Wer ist der Verfasser des Textes? Wurde der Text unabhängig vom Autor überprüft? Auch wissenschaftliche Studien und Fachtexte lassen sich manchmal kostenlos im Internet finden.

Google Scholar ist ein kommerzieller Suchdienst des Unternehmens Google Inc., der den Fokus auf wissenschaftliche Dokumente gelegt hat. Google Scholar kann ebenfalls für die Literatursuche verwendet werden.

10.6   Informationsbeschaffung

Es muss zwischen Literatursuche und Literaturbeschaffung unterschieden werden. Wird eine bestimmte Studie über eine elektronische Datenbank gefunden, so erhält der Suchende über diesen Weg nicht immer automatisch das gewünschte Dokument. Dafür gibt es wiederum gesonderte Dienste oder Dienstleistungen.

10.6.1 Fernleihe

Möchte man einen bestimmten Titel (Buch, Zeitschrift etc.) ausleihen, der in der Bibliothek vor Ort nicht vorrätig ist, dann gibt es die Möglichkeit, sich genau diesen Titel über eine auswärtige Bibliothek zu beschaffen. Fernleihe funktioniert nach dem Prinzip der Gegenseitigkeit. Teilnehmende Bibliotheken greifen auf den Bestand anderer Bibliotheken zurück und umgekehrt oder stellen eigene Medien zur Verfügung – je nach Anfrage. Die Dienstleistung Fernleihe ist meistens mit einer kleinen Gebühr verbunden. Sie ist aber keine kommerzielle Dienstleistung, jedoch ist sie eine gute Möglichkeit an nicht vorliegende Literatur zu gelangen. Man sollte sich darauf einstellen, dass die Lieferung schon mal einige Zeit dauern kann.

10.6.2 Nationallizenzen

Insbesondere für wissenschaftlich interessierte Privatpersonen ist es manchmal schwierig, an entsprechende Fachinformationen zu gelangen. Die Deutsche Forschungsgemeinschaft (DFG) finanziert daher die Bereitstellung elektronischer Medien, damit für Wissenschaftler, Studierende und wissenschaftlich interessierte Privatpersonen der Zugriff auf elektronische und digitale Fachinformationen (Datenbanken, Zeitschriften, E-Books etc.) gewährleistet ist. Archivpakete von wichtigen Zeitschriftenverlagen sind damit ganz bequem von zu Hause aus zugänglich, auch wenn nicht immer die neuesten Artikel zur Verfügung stehen. Bevor der Service jedoch genutzt werden kann, ist eine Anmeldung auf der Homepage als Institution oder Privatperson erforderlich.

10.6.3 Autoren direkt anschreiben

Eine weitere Möglichkeit, um an Studien und Fachtexte zu gelangen, besteht darin, die Autoren direkt anzuschreiben und um die Zusendung der jeweiligen Publikation zu bitten. Im Autorenvertrag mit dem Verlag ist geregelt, ob und unter welchen Bedingungen eine Weitergabe erlaubt ist.

10.6.4 Dokumentenlieferdienste

Ist für Literatursuchende ein benötigtes Dokument oder eine Hochschulschrift über die oben beschriebenen Wege nicht zugänglich, so kann zur Dokumentenbeschaffung auch ein Dokumentenlieferdienst beauftragt werden. Ein Dokumentenlieferdienst bietet eine Alternative zur oben genannten Fernleihe. Dokumentenlieferdienste verlangen Gebühren, liefern dafür aber in der Regel sehr schnell zum garantierten Liefertermin. Die bestellten Dokumente werden als Kopie oder – wenn verfügbar und gewünscht – als pdf-Dokument zugeschickt.

10.6.4.1 Subito

Ein bekannter Dokumentenlieferdienst ist subito. Dokumente aus Bibliotheken e. V. mit Sitz in Berlin. Subito beschreibt sich als ein Netzwerk, das aus 40 wissenschaftlichen Bibliotheken besteht. Die Benutzung ist kostenlos, die eigentliche Dokumentenbestellung jedoch kostenpflichtig. Gewünschte Dokumente werden innerhalb eines garantierten Zeitfensters von 72 Stunden als Kopie (PDF) geliefert (im Eildienst schneller). Der Preis variiert je nach Art und Umfang des gewünschten Dokuments, der Urheberrechtsabgaben und der Kundengruppe. So zahlen Studenten, Privatpersonen und Angehörige einer kommerziellen Organisation unterschiedliche Preise.

Open Access

Mit Open Access ist ein freier, kostenloser Weg zu wissenschaftlichen Veröffentlichungen gemeint. Open Access ist keine Datenbank! Viele Artikel, die in wissenschaftlichen Fachzeitschriften publiziert werden, sind kostenpflichtig. In jüngerer Zeit entstehen immer mehr Angebote, wissenschaftliche Informationen zu den unterschiedlichsten Disziplinen für jedermann frei verfügbar zu machen. Beispielsweise sind Artikel des International Journal of Health Professions kostenlos downloadbar über die eigene Zeitschriftenhomepage. Zu finden unter: http://www.ijhp.info/

Auch das englischsprachige Journal of Physiotherapy, die offizielle Zeitschrift der Australian Physiotherapy Association (APA), verlegt vom Elsevier Verlag, ist ein Open Access Journal, in dem u. a. systematische Reviews, klinische und ökonomische Studien mit physiotherapeutischem Bezug frei verfügbar publiziert werden. Zu finden unter: http://www.journalofphysiotherapy.com/

Weitere Informationen

Literatur

Amick BC 3rd, Robertson MM, DeRango K, Bazzani L, Moore A, Rooney T, Harrist R (2003) Effect of office ergonomics intervention on reducing musculoskeletal symptoms. Spine (Phila Pa 1976) 28(24):2706–2711

Andersen LL, Christensen KB, Holtermann A, Poulsen OM, Sjøgaard G, Pedersen MT, Hansen EA (2010) Effect of physical exercise interventions on musculoskeletal pain in all body regions among office workers: a one-year randomized controlled trial. Man Ther 15(1):100–104

Arbesman S (2013) The half-life of facts: why everything we know has an expiration date. Current; Reprint edition, New York, Penguin Group (Publisher)

Cochrane Deutschland Stiftung, Institut für Evidenz in der Medizin, Institut für Medizinische Biometrie und Statistik, Freiburg, Arbeitsgemeinschaft der Wissenschaftlichen Medizinischen Fachgesellschaften – Institut für Medizinisches Wissensmanagement, Ärztliches Zentrum für Qualität in der Medizin (2020) Manual Systematische Recherche für Evidenzsynthesen und Leitlinien, 2.1 Aufl. Cochrane Deutschland. https://www.cochrane.de/de/literaturrecherche. Zugegriffen am 14.12.2020

Deutsche Forschungsgemeinschaft e.V. (2022) Leitlinien zur Sicherung guter wissenschaftlicher Praxis. Kodex. Korrigierte Version 1.1. https://www.dfg.de/resource/blob/173732/4166759430af8dc2256f0fa54e009f03/kodex-gwp-data.pdf. Zugegriffem am 06.05.2024.

Eltayeb S, Staal JB, Hassan A, de Bie RA (2009) Work related risk factors for neck, shoulder and arms complaints: a cohort study among Dutch computer office workers. J Occup Rehabil 19(4):315–322

Halanke C (2016) Der Effekt von Physiotherapie am Arbeitsplatz auf Kopf-, Schulter- und Nackenschmerzen bei Büroangestellten. Systematischer Review. pt_Zeitschrift für Physiotherapeuten 68(6):25–33

Kleibel M, Mayer H (2011) Literaturrecherche für Gesundheitsberufe, 2. Aufl. Facultas Verlag, Wien

Stöcklin S (2013) Episteme. Die Halbwertszeit des Wissens. http://www.beobachter.ch/natur/forschung-wissen/technologie-innovation/artikel/episteme_die-halbwertszeit-des-wissens/. Zugegriffen am 18.11.2016

Tunwattanapong P, Kongkasuwan R, Kuptniratsaikul V (2016) The effectiveness of a neck and shoulder stretching exercise program among office workers with neck pain: a randomized controlled trial. Clin Rehabil 30(1):64–72

Veit K (2017) Forschungsleitfaden für Gesundheitsfachberufe – Für eine saubere Methodik. ergopraxis 10(01):12–13

Wahlström V, Januario LB, Mathiassen SE, Heiden M, Hallman DM (2023) Hybrid office work in women and men: do directly measured physical behaviors differ between days working from home and days working at the office? Ann Work Expo Health 67(9):1043–1055. https://doi.org/10.1093/annweh/wxad057

Business-Knigge

Im Umgang mit Geschäftspartnern gelten bisweilen andere Spielregeln und Gepflogenheiten als im Umgang mit Patienten und Klienten. In der BGF werden Physio- und Ergotherapeuten zwangsläufig auf neue Situationen treffen, in denen das richtige Verhalten neben der fachlichen Kompetenz Bestandteil einer guten Geschäftsbeziehung ist. In diesem Kapitel wird eine Auswahl an Situationen beschrieben, die so oder so ähnlich in der Praxis eintreten können. Reell entstehende Situationen können dadurch in der Praxis besser antizipiert werden. Wird jemand von einer Situation überrascht, fehlt meist die Zeit, um wohlüberlegt reagieren zu können – dadurch kann der Betroffene leicht ins Fettnäpfchen treten. Ziel des Kapitels ist es, mögliche Situationen im BGF-Praxisalltag vorzustellen sowie Interesse für das Thema Business-Knigge zu wecken. Auch möchte das Buch Physiotherapeuten und Ergotherapeuten für korrektes Betragen im Umfeld von Wirtschaftsunternehmen sensibilisieren. Dies führt zu mehr Selbstsicherheit und dementsprechend zu einem erfolgreichen, souveränen Auftritt, sodass ein Projekt von Anfang bis zum Ende erfolgreich gemeistert werden kann.

11.1 Verhaltens- und Benimmregeln im Berufsleben

Der Schriftsteller Adolph Freiherr von Knigge veröffentlichte 1788 das Werk mit dem Titel „Über den Umgang mit Menschen", welches zu seiner späteren Berühmtheit maßgeblich beitrug (Knigge 1788). Der Name Knigge wird häufig im Zusammenhang mit Etikette und korrektem Betragen genannt. Durch seine standesgemäße Erziehung durch verschiedene Hofmeister sowie durch seine Tätigkeit als Kammerassessor beim Landgrafen Friedrich in Kassel waren Knigge die an Fürstenhöfen herrschenden Umgangsformen und strengen Verhaltensregeln bestens vertraut. An den Fürstenhöfen wurden zu der damaligen Zeit politische Entscheidungen getroffen, die Einfluss auf das künftige Leben und das Wohlergehen der Bürger hatten. Knigges Ziel war es, die einfachen Menschen über die sozial korrekten Umgangsformen zu informieren und sie dadurch zu befähigen, die eigenen Interessen besser am Hofe zu vertreten. Er wusste, dass nicht ordnungsgemäß vorgetragene Argumente nur selten Aufmerksamkeit erregen oder gar überzeugen.

Durch das Einhalten der Etikette sowie durch ein wertschätzendes und höfliches Miteinander sollten mögliche Konflikte oder Nachteile vermieden werden. Die Umsetzung von Benimmregeln sollte zu einem glücklichen und frohen Nebeneinander führen.

Knigges Empfehlungen hinsichtlich der Umgangsformen waren jedoch nicht an den Adel adressiert, da der Adel die Regeln bereits seit frühester Jugend an erlernt hatte. Vielmehr galten Knigges Ratschläge für andere Personengruppen wie Herren und Diener, Eltern und Kinder, Verwandte, Verliebte etc.

▶ **Das Wissen um gutes Benehmen ist zwar alt, aber nicht altmodisch.**

Im Berufsleben verhält es sich heutzutage oft nicht anders. Auch in Unternehmen gibt es originäre Verhaltens- und Benimmregeln. Diese vielfach ungeschriebenen Gesetze über korrektes Betragen werden im sogenannten Business-Knigge zusammengefasst. Wer diese nicht kennt und erlernt hat, kann schnell benachteiligt werden. Gepflogenheiten und Verhaltenskodexe aus dem physio- und ergotherapeutischen Alltag im Umgang mit Patienten und Klienten können nicht so einfach auf den Umgang mit Wirtschaftsunternehmen übertragen werden.

Auch wenn für viele Physio- und Ergotherapeuten ein höflicher, freundlicher und einfühlsamer Umgang mit Patienten und Klienten selbstverständlich ist, so ist manchen der Inhalt des Business-Knigge in Unternehmen nicht immer in allen Facetten vertraut. Die meisten Physio- und Ergotherapeuten sind in der Praxis tätig oder haben die hier geltenden Gepflogenheiten verinnerlicht. Man sollte sich bewusst machen, dass man in der BGF Kontakt mit Unternehmen hat, bei denen mitunter andere Umgangsformen gelten. Deshalb ist der Business-Knigge im Arbeitsfeld BGF auf jeden Fall wichtig und beachtenswert. Bei der Durchführung von Maßnahmen der betrieblichen Gesundheitsförderung in Wirtschafts- und Industrieunternehmen kommen Physio- und Ergotherapeuten mit den dort bestehenden Verhaltensetiketten und -regeln früher oder später unweigerlich in Berührung.

Ob bei geschäftlichen Verhandlungen, bei Meetings, in Gesprächen oder bei Präsentationen, es ist stets wichtig, die Situationen und das Gegenüber richtig einschätzen zu können. Gute Manieren drücken darüber hinaus Kompetenz und Souveränität aus.

Nicht nur die Fachkompetenz alleine entscheidet darüber, an wen am Ende der Auftrag in der BGF vergeben wird. Insbesondere das „Wie" ist beim eigenen Auftritt ein Faktor, der entscheidend zu Erfolg oder Misserfolg beiträgt.

Beispiel

Manche Physiotherapeuten ertasten bei Patienten, bisweilen auch außerhalb von Behandlungssituationen die Schulter-Nacken-Muskulatur, um einmal „fachkundig" den Muskeltonus des M. trapezius zu palpieren (manchmal direkt noch mit einer kleinen Massage desselben Muskels verbunden). Viele Patienten bestätigen dem Experten dann, dass er auf Anhieb genau die richtige Stelle getroffen hat. Solche Aktivitäten werden von einigen Patienten sicherlich positiv wahrgenommen. Bei der Durchführung ergonomischer Maßnahmen am Arbeitsplatz im Betrieb kann eine solche Aktion allerdings als unangemessen wahrgenommen werden. ◀

11.2 Empfehlungen für den Praxisalltag der BGF

11.2.1 Eigenes Verhalten

Das eigene Verhalten hat jeder Physio- und Ergotherapeut selbst in der Hand. Es ist wichtig, sich in den verschiedenen Situationen möglichst angemessen zu benehmen.

E-Mail-Korrespondenz

Die E-Mail ist im Berufsalltag kaum noch wegzudenken. Ob Besprechungsergebnisse kommuniziert, bestimmte Personenkreise über aktuelle Entwicklungen auf dem Laufenden gehalten oder einfach Leute an Abstimmungsprozessen beteiligt werden – E-Mails sind fester Bestandteil der heutigen Business-Kommunikation, während WhatsApp, X & Co überwiegend privat genutzt werden. Mancher Büroangestellte in Deutschland erhält pro Tag weit über 100 E-Mails. Auch in der BGF kommt es in vielen Fällen zur E-Mail-Korrespondenz mit dem Geschäftspartner. Dabei kann so einiges falsch gemacht werden. Unter keinen Umständen sollte ein privater E-

Mail-Account für die geschäftliche Korrespondenz verwendet werden, und Fantasienamen wie hasi78.physio@freelan.de sind in jedem Fall tabu. E-Mails sollten eine ordentliche Signatur enthalten, die möglichst dem Stil (Farbe, Schrifttyp, Angaben zur Person etc.) der Visitenkarten, des Briefpapiers und des Internetauftritts entspricht.

Aufgrund der Menge an heutzutage verschickten elektronischen Nachrichten ist eine E-Mail auf das Wesentliche zu reduzieren, das Versenden von unnötigen Informationen sollte möglichst unterbleiben.

Auch wenn es einmal eine geschäftliche Situation geben sollte, die Ihren Gemütszustand etwas über Gebühr beansprucht, so verwenden Sie stets freundliche Formulierungen. Etwaige größere Unstimmigkeiten sollten am besten persönlich oder am Telefon geklärt werden. Eine E-Mail ist meist nicht das optimale Medium, um größere Unstimmigkeiten zu lösen. Vielmehr besteht sogar die Gefahr, dass eine kleine Bagatelle in E-Mails (womöglich sogar mit vielen Personen im Verteiler) hochgekocht wird.

Es ist wichtig, dass eine E-Mail strukturiert aufgebaut ist (Absätze integrieren). Wünschenswert ist, wenn für den Empfänger nach dem Lesen der E-Mail eine klare Botschaft ersichtlich ist, demnach also Grund und Bedeutung der E-Mail klar formuliert werden. Welche Handlung oder Aktion ist als Nächstes erforderlich? Eine aussagekräftige Betreffzeile ist unabdingbar in der Korrespondenz mit Geschäftspartnern und sollte mit dem Inhalt der E-Mail übereinstimmen.

Trotz gut entwickelter Rechtschreibprogramme können sich in E-Mails immer wieder Fehler einschleichen. Lesen Sie E-Mails vor dem Verschicken noch einmal durch und achten Sie bei der letzten Kontrolle besonders auf korrekte Zeichensetzung und Rechtschreibung. Mancher Ratgeber empfiehlt, wichtige E-Mails vor dem Versenden sogar noch einmal auszudrucken und Korrektur zu lesen.

Für die Reaktionszeit gibt es zwar keine auf alle Situationen übertragbare allgemeingültige Regel, man sollte sich jedoch bei der Beantwortung von E-Mails nicht allzu viel Zeit lassen. Was angemessen ist und was nicht, kann sehr unterschiedlich empfunden werden. Gerade am Anfang, wenn man mit einem neuen Unternehmen oder einem neuen Geschäftspartner im Kontakt tritt, müssen sich manche Dinge erst entwickeln und brauchen Zeit. Dass ein Physio- oder Ergotherapeut, der in der Praxis tätig ist und als Nebengeschäft Maßnahmen der BGF in Unternehmen anbietet, nicht in Callcenter-Geschwindigkeit verfügbar ist, ist vermutlich jedem klar. Manchmal hilft es am Anfang, dass man dem neuen Geschäftspartner ein Zeitfenster zusichert, in dem man auf eingehende E-Mails antwortet z. B. an Werktagen innerhalb von 48 h. Sollte man in diesem Zeitraum nicht auf alle Punkte und Fragen des Absenders antworten können, so sollte trotzdem innerhalb des angekündigten Antwortzeitraums zurückgeschrieben und etwaige ungeklärte Punkte mit dem (voraussichtlichen) Zeitpunkt der Beantwortung mitgeteilt werden.

▶ **Pünktlichkeit**

„Es gibt Diebe, die von den Gesetzen nicht bestraft werden, obwohl sie dem Menschen das Kostbarste stehlen: nämlich die Zeit." (Napoleon)

Zuspätkommen ist nicht nur ein unnötiges Gebaren der eigenen Macht, es ist auch unökonomisch. Während der Wartezeit besteht für die Wartenden nur eine sehr eingeschränkte bis gar keine Möglichkeit, unerledigte Aufgaben anzugehen – für viele sind Wartezeiten deshalb unrentable Zeitfenster (meist beschränkt es sich darauf, E-Mails zu beantworten oder ein Telefongespräch zu führen). Unpünktlichkeit ist auch Ausdruck eines schlechten Zeitmanagements. Im Privatleben mögen ein paar Minuten Verspätung toleriert werden, im Berufsleben gilt Unpünktlichkeit als schlechtes Benehmen, daher sollte sie auf jeden Fall vermieden werden. Pünktlichkeit ist auch ein Ausdruck von Genauigkeit, Korrektheit und Wertschätzung.

Sollte trotzdem mal etwas Unvorhergesehenes dazwischenkommen, sollte vorher angerufen werden. Dem Ansprechpartner sollte mitgeteilt werden, dass man später kommt. Zudem sollte der Grund für die Verspätung kurz dargelegt werden, und dies möglichst frühzeitig.

Die richtige Begrüßung

Der Rangniedrigere grüßt den Ranghöheren zuerst – unabhängig vom Geschlecht, d. h., wenn die Mitarbeiterin ihrem Chef in der Kantine begegnet, so grüßt die Mitarbeiterin zuerst ihren Vorgesetzten. Der Gruß wird daraufhin vom Vorgesetzten erwidert.

Ob privat oder beruflich, derjenige, der einen Raum betritt, ist generell in der Grußpflicht. Sind mehrere Personen in einem Raum anwesend, wird zuerst der Ranghöchste begrüßt; dann werden die Älteren begrüßt, danach die Damen. Diese Regel gilt auch, wenn jemand zu einer Gruppe neu hinzustößt.

Zur Begrüßung stehen sitzende Personen auf.

Die richtige Anrede

Bei einer Anrede wird bei der Nennung des Namens stets die Anrede Herr oder Frau vorangestellt, es sei denn, man stellt sich selbst gerade vor. Bei der eigenen Vorstellung sollte der Vor- und Nachname genannt werden, nicht „Hallo, mein Name ist Herr Meyer …" In der schriftlichen Anrede, z. B. in einer E-Mail kann man den Vornamen bei der Anrede der anderen Person ebenfalls mitnennen: „Guten Tag, Frau Suanne Schnabel …"

Praxisbeispiel

Ein Praxisinhaber hat den Zuschlag für die Durchführung einer BGF-Maßnahme in einem mittelständischen Unternehmen erhalten. Aufgrund des Umfangs der BGF-Maßnahme führt der Praxisinhaber die BGF-Maßnahme gemeinsam mit seiner Mitarbeiterin Frau Müller durch, selbstverständlich nach vorheriger Ankündigung beim Unternehmen. Zum nächsten Besprechungstermin bringt der Praxisinhaber seine Mitarbeiterin mit und stellt diese den anwesenden Personen vor. Der Praxisinhaber sollte dabei die entsprechende Anrede Frau verwenden und den Vor- und den Nachnamen seiner Mitarbeiterin nennen. Er sollte nicht sagen: „Das ist meine treue Mitarbeiterseele". Zusätzlich sollte er ein paar Punkte aufzählen, die verdeutlichen, warum Frau Müller für die Tätigkeit ausgewählt wurde bzw. qualifiziert ist.

Akademische Titel müssen immer mitgenannt werden, in schriftlicher sowie mündlicher Form. In schriftlicher Form darf der Doktortitel ruhig abgekürzt werden, allerdings gilt das nicht für den Professorentitel. Mündlich wird nur der höchste Titel genannt, also nicht „Herr Professor Doktor …". Hat der Geschäftsführer oder Betriebsarzt zwei Doktortitel, z. B. Dr. Dr. Rolf Kleinefelder, wird lediglich ein Doktortitel in der mündlichen Anrede genannt, schriftlich werden aber wieder beide Titel aufgeführt. Auf die Nennung des Titels darf erst verzichtet werden, wenn der Titelinhaber das von sich aus anbietet.

Wer steigt zuerst in den Fahrstuhl ein?

Die Frage, wer zuerst in den Fahrstuhl einsteigen darf, hängt ebenfalls von der Hierarchie ab. Im eigenen Unternehmen hat stets der Ranghöhere beim Ein- und Ausstieg den Vortritt. Demnach muss der Mitarbeiter dem Chef den Vortritt gewähren. Warten mehrere Personen gleichzeitig auf den Fahrstuhl, wird nach pragmatischen Gesichtspunkten vorgegangen. Die Person, die am günstigsten oder weiter vorne steht, betritt als Erste den Fahrstuhl. Warten zwei Personen auf den Fahrstuhl, eine aus dem Unternehmen selbst, die andere Person von außerhalb, hat die Person von außerhalb den Vortritt. Es gilt: Außenverhältnis vor Innenverhältnis.

Praxisbeispiel

Ein Physiotherapeut hat einen Besprechungstermin mit der BGF-Beauftragten eines größeren Unternehmens und wird von der BGF-Beauftragten persönlich im Foyer abgeholt. Da die Besprechung im 8. Stock stattfindet, warten beide gemeinsam auf den Fahrstuhl. Nachdem sich die Fahrstuhltüren geöffnet haben und alle Personen aus dem Fahrstuhl ausgestiegen sind, betritt der Physiotherapeut als Erster den Fahrstuhl, die BGF-Beauftragte folgt.

Der richtige Händedruck

Auch für den Händedruck gibt es Regeln. Dem Ranghöheren obliegt es, dem Rangniedrigeren zur Begrüßung die Hand zu reichen oder es bei einer verbalen Begrüßung zu belassen.

Ist beispielsweise ein Physiotherapeut im Rahmen einer BGF-Maßnahme zu einem Besprechungstermin in ein Unternehmen eingeladen, hat er Gast-Status. Dem Gastgeber obliegt es, den Gast mit einem freundlichen Händedruck zu begrüßen.

In der BGF kann die Zusammenarbeit zwischen Physiotherapeuten und Unternehmen durch unterschiedliche Vertragsarten geregelt sein. Bietet ein Physiotherapeut seine Dienstleistung nicht als Angestellter eines Unternehmens an, sondern als externer Dienstleister, ist die innerbetriebliche Hierarchie nicht einfach in dieses Vertragsverhältnis übertragbar. Gerade in Kooperationen sind Hierarchien nicht in jeder Situation einwandfrei und immer glasklar geregelt. Nach der Knigge-Regel ist es vorteilhaft, ein Gespür dafür zu entwickeln, wer sich in welcher Konstellation als der Ranghöhere bzw. Ranghöchste ansieht. Eine gute Beobachtungsgabe und ein Blick für die Gesamtsituation sollten vorhanden sein, um auch in einer verzwickten Lage eine gute Entscheidung treffen zu können. Wenn möglich, sollten schwierige Situationen antizipiert werden, um dann mit dem zeitlichen Vorsprung souverän gemeistert werden zu können.

Befinden sich mehrere Personen im Raum, so begrüßt man zunächst die bereits bekannte Kontaktperson. Von dieser Kontaktperson wird man anschließend den weiteren im Raum befindlichen Personen vorgestellt, wobei die ranghöchste Person zuerst an der Reihe ist.

Praxisbeispiel

Im Rahmen eines BGF-Projekts findet ein offizieller Besprechungstermin mit den beteiligten Akteuren eines Unternehmens statt. Physiotherapeut Meyer hatte vor diesem Termin bereits einige Male mit der BGF-Beauftragten telefoniert. Als Physiotherapeut Meyer den Meetingraum betritt, wird die BGF-Beauftragte von Physiotherapeut Meyer demnach zuerst begrüßt. Anschließend wird Physiotherapeut Meyer von der BGF-Beauftragten dem Geschäftsführer, dem Betriebsarzt, dem Betriebsrat sowie allen weiteren anwesenden Personen vorgestellt. Ist zum Besprechungstermin eine größere Anzahl von Personen anwesend, wird eine kurze Vorstellungsrunde eingerichtet anstelle von vielen einzelnen persönlichen Vorstellungen.

Beim richtigen Händedruck ist darauf zu achten, dass währenddessen stets Blickkontakt zum Gegenüber gehalten wird. Der Händedruck sollte verbindlich sein und Vertrauen herstellen – die zweite Hand befindet sich dabei weder locker lässig noch sonst auf irgendeine Art und Weise in der Hosentasche. Beide Hände sollten während des Händedrucks trocken und frei von möglichen Handcremes, Ölen oder sonstigen Substanzen sein. Auch ist es für das Gegenüber beim Händedruck angenehm, „keinen toten Fisch übergeben zu bekommen" – auch nicht als Gastgeschenk. Die ergriffene Hand überschwänglich – und womöglich sogar mit beiden Händen – zu schütteln, ist ebenfalls verpönt. Bei einem korrekten Händedruck geben sich die zwei betreffenden Personen die Hand und drücken diese. Die Dauer eines Händedrucks beträgt wenige Sekunden.

Vorstellung

Welche Person wem vorgestellt wird, orientiert sich dabei wieder an der hierarchischen Rangfolge. Es gilt: Rangniedrigere werden den Ranghöheren vorgestellt. Personen auf der gleichen Hierarchiestufe werden einander nicht vorgestellt, sondern werden miteinander bekannt gemacht.

In einer Vorstellungsrunde stellen sich die Anwesenden kurz und knapp einander vor. Eine Vorstellungsrunde erfolgt meist in größerer Teilnehmerzahl – auch wenn nur eine Person neu hinzustößt und die anderen sich bereits untereinander kennen. Neben dem Namen wird die eigene Funktion oder Position genannt, beispielsweise: „Mein Name ist Ralf Tönnies. Ich bin Inhaber der Physiotherapiepraxis Physio Fit in Saalfelden". In manchen Fällen wird die Vorstellungsrunde noch durch ein paar wenige Sätze zum beruflichen Werdegang ergänzt. Für den Physio- und Ergotherapeuten ist es dabei wichtig, in erster Linie nur die für die Tätigkeit relevanten Informationen mitzuteilen, wie z. B. ein seit mehreren Jahren bestehender Arbeitsschwerpunkt im Bereich Muskel-Skelett-Beschwerden oder die Expertise in der Behandlung von arbeitsunfähigen Patienten zur Reintegration in den Berufsalltag.

Obwohl in Deutschland Fortbildungen unter Physiotherapeuten häufig hoch angesehen und mit Kosten verbunden sind, sollte nicht jede absolvierte Fortbildung in einer Vorstellungsrunde Erwähnung finden. Außerhalb von physiotherapeutischen Fachkreisen sind spezielle, im privatrechtlichen Sektor angebotene physiotherapeutische Fortbildungen meist eher unbekannt.

Auch sollte in Vorstellungs- und Gesprächsrunden auf die Verwendung von übermäßigem Fachvokabular verzichtet werden. So ist beispielsweise der Begriff des Trendelenburg-Zeichens jedem Physiotherapeuten und häufig auch jedem Betroffenen vertraut, außerhalb von Fachkreisen kann zumeist jedoch kaum jemand etwas damit anfangen. Ein negativer Skalenertrag[1] sagt sicherlich auch nicht gleich jedem Physio- oder Ergotherapeuten etwas.

Praxistipp
Eventuell lassen sich einige Fortbildungen in Vorstellungsrunden sprachlich sogar zusammenfassen: „Ich habe mich als Physiotherapeut auf Beschwerden des Bewegungsapparats spezialisiert und auf diesem Gebiet an zahlreichen Weiterbildungsangebote teilgenommen. Außerdem behandle ich täglich in der Praxis Patienten, die an Muskel-Skelett-Beschwerden leiden". Physio- oder Ergotherapeut können sich beim Umfang der eigenen Vorstellung am Gegenüber orientieren.

Smalltalk
Kaum ein erfolgreich abgeschlossener Vertrag oder ein erfolgreich durchgeführtes Projekt kommt heutzutage ohne Smalltalk zwischen den

beteiligten Personen aus. Der Smalltalk ist ein seicht geführtes Gespräch, welches den beteiligten Personen ermöglicht, auch außerhalb des eigentlichen Geschäfts unangestrengt persönliche Übereinstimmungen herauszufinden, Vertrauen herzustellen und gegenseitige Wertschätzung in einer lockeren Atmosphäre zu zeigen. Der Smalltalk ist eine gute Gelegenheit, die eigene sympathische und charismatische Seite zu offenbaren und den Kontakt weiter zu intensivieren. Negativ besetzte Themen wie Tod oder Krankheit gehören ebenso wenig in einen gelungenen Smalltalk wie Politik, Geld und Religion.

Duzen
Angenommen, in einem Unternehmen duzen sich alle Mitarbeiter. Darf man als Physio- oder Ergotherapeut, der eine BGF-Maßnahme als externer Dienstleister in diesem Unternehmen durchführt, ebenfalls sofort zum Du übergehen? Schließlich möchte man sich für den Auftrag so gut es geht der Unternehmenskultur anpassen.

In Deutschland ist es vielfach Usus, sich unter Physio- oder Ergotherapeuten zu duzen. Dass Mitarbeiter in Physio- und Ergotherapiepraxen mit ihrem Chef per Du sind, ist ebenfalls keine Seltenheit. Auch in international agierenden Unternehmen, beispielsweise im angloamerikanischen oder im skandinavischen Raum, ist die persönliche Anrede mit Du häufig Teil der Unternehmensphilosophie. Selbst Kunden werden sofort geduzt, z. B. im Café oder bei IKEA. Innerhalb von Unternehmen kann die weniger förmliche Anrede mit Du zur Abflachung von Hierarchien beitragen sowie eine vertraute Atmosphäre schaffen.

Andererseits suggeriert das Duzen in den Situationen, in denen eine gesunde Distanz angebracht wäre, bisweilen eine künstliche Nähe.

Im Berufsleben entscheidet der hierarchisch höher Gestellte, ob er dem hierarchisch niedriger Gestellten das Du anbietet oder nicht. Befinden sich beide Personen auf dem gleichen Rang, wirkt sich zunächst das Alter auf das richtige Verhalten aus. Der Ältere bietet dem Jüngeren das Du an. Aufgrund von Emanzipation und

[1] Der Begriff kommt aus der Mikroökonomie. Skalenerträge betrachten die Änderung des Outputs im Vergleich zum veränderten Input. Ein negativer Skalenertrag liegt vor, wenn trotz höherem Input der Output nicht mehr zu steigern wäre (Gabler Wirtschaftslexikon 2013).

Gleichstellung befindet sich die traditionelle, geschlechtsspezifische Etikette in der heutigen Generation im Wandel. Während es früher lediglich den Männern vorbehalten war, Frauen um das Du zu bitten und Frauen wiederum das Recht hatten, diese Bitte auszuschlagen/zu verwehren, dürfen sich nach modernen Ratgebern heute natürlich alle Geschlechter gleichermaßen das Du anbieten.

> **Praxistipp**
> Ein Ergotherapeut führt in einem Unternehmen aus der Medienbranche verschiedene Maßnahmen zur Gesundheitsförderung durch. Auch wenn sich in diesem Unternehmen grundsätzlich geduzt wird und ein lockerer Umgangston herrscht, sollte er in keinem Fall sofort zum distanzlosen Du übergehen. Für ihn als von außen kommende Person gilt es – das verlangen Respekt und Höflichkeit –, die Kollegen aus dem Unternehmen so lange zu siezen, bis anderes vereinbart wird.

11.2.2 Äußeres Erscheinungsbild

Das äußere Erscheinungsbild ist ebenfalls Bestandteil der Geschäftsbeziehung in der betrieblichen Gesundheitsförderung. In diesem Buch wird ein besonderes Augenmerk auf die Punkte Kleidung und Visitenkarten gelegt.

Kleidung (Dresscode)
Die Kleidung sollte zur Situation und zur Person passen. Bevor es in der betrieblichen Gesundheitsförderung zur Durchführung der eigentlichen Maßnahme kommt, ist vielfach – je nach Auftrag – noch etwas Projektmanagement im Rahmen von Meetings nötig. Der Kleidungsstil bei den planerischen Meetings kann dabei durchaus anders als bei der Durchführung der eigentlichen Maßnahme ausfallen. Welcher Kleidungsstil als angemessen gilt, hängt natürlich auch von der jeweiligen Branche und dem jeweiligen Unternehmen ab. Manche Unternehmen haben eigene Vorschriften oder Empfehlungen, was den Dresscode

ihrer Beschäftigten anbelangt. Auch wenn der Physiotherapeut nicht direkt beim Unternehmen angestellt ist und die Kleiderordnungen sich nicht ausdrücklich auf ihn beziehen, so ist es in Meetings sicherlich sinnvoll, sich am „Stil des Hauses" zu orientieren. Obwohl die Kleiderordnungen vieler Unternehmen in den letzten Jahren entspannter geworden sind und mehr Individualität wie Piercings oder Tattoos zulassen, sind sehr kurze Röcke und T-Shirts tabu. Zu legere Freizeitmode ist oft allerdings nicht erwünscht.

In größeren Unternehmen kann die Frage der Kleiderordnung während der Planung der Maßnahme auch thematisiert werden. Welcher Kleidungsstil ist erwünscht, wenn der Physiotherapeut bei der Durchführung der Maßnahme auf die Beschäftigen trifft? So kann mit der Projektgruppe oder mit dem Ansprechpartner beispielsweise vereinbart werden, dass stets ein Poloshirt getragen werden soll, während es für die Auswahl der Hose und Schuhe keine weiteren Auflagen gibt. Dabei versteht es sich von selbst, dass Schuhwerk und Bekleidung stets einen gepflegten Eindruck hinterlassen. Ein etwas sportlicherer Bekleidungsstil passt zum Berufsbild des Physiotherapeuten und wirkt daher authentisch.

Handelt es sich um einen Vortrag, darf es ruhig etwas eleganter zugehen. So wäre für Männer das Tragen eines Hemdes mit Sakko sowie dazu passende Hosen und Schuhe empfehlenswert. Das Tragen von Jeanshosen ist im Berufsleben vorab genau zu überdenken. Frauen hingegen sind mit Kostümen, Röcken oder Hosenanzügen gut beraten. Welches Kleidungsstück dann jedoch gewählt wird, hängt nicht zuletzt davon ab, ob sich die betreffende Person auch damit wohlfühlt (Abschn. 2.5).

Visitenkarten
Unter Geschäftspartnern ist es heutzutage noch immer üblich, Visitenkarten auszutauschen. Wenn die eigene Visitenkarte übergeben wird, sollte sehr darauf geachtet werden, dass sich diese im tadellosen Zustand befindet. Zur sicheren Mitnahme eignen sich spezielle Visitenkartenetuis. Es sollte vermieden werden, Visitenkarten in Hosentaschen oder Portemonnaies aufzubewahren, da sie dort schnell knicken und

verschmutzen können. Eine übergebene Visitenkarte mit Eselsohren oder Flecken ist keine gute Darstellung für den eigenen Auftritt. Für Therapeuten in der BGF gilt: Aus den Informationen auf der Visitenkarte sollte hervorgehen, warum der Therapeut als potenzieller Geschäftspartner im Bereich BGF infrage kommt. Eine professionell gestaltete Visitenkarte ist Ausdruck einer professionellen Arbeitsweise. Obwohl für die Konzeption des Layouts sowie für den Druck Kosten entstehen, sollte für das Geschäftsfeld der BGF eine eigene Visitenkarte erstellt werden, da eine andere Zielgruppe als z. B. die der Patienten für die Praxis angesprochen wird.

Da der Ranghöhere das Recht hat, zu erfahren, mit wem er es zu tun hat, übergibt der Rangniedrigere dem Ranghöheren seine Visitenkarte zuerst. Genauso verhält es sich zwischen Gast und Gastgeber. Der Gastgeber erhält in seiner Funktion als Hausherr die Visitenkarte vom Besucher als Erster. Einer entgegengenommenen Visitenkarte sollte stets sichtbar Beachtung geschenkt werden – sie keines Blickes zu würdigen und wegzustecken, gilt als klassischer Fauxpas.

Weitere Informationen

Literatur

Bonneua E (2002) Knigge for Business. Hampp, Stuttgart

Freiherr von Knigge A (1788) Über den Umgang mit Menschen, Schmidtsche Buchhandlung, Hannover

Freiherr von Knigge A (2001) Über den Umgang mit Menschen. Insel, Frankfurt am Main

Gabler Wirtschaftslexikon (2013) 18. Aufl. Springer Gabler, Wiesbaden

Graff J, Schaupp G (2009) Business-Etikette in Deutschland. So treten Sie professionell auf. Datakontext, Frechen

Kießling-Sonntag J (2005) Besprechungs-Management: Meetings, Sitzungen, Konferenzen effektiv gestalten. Cornelson Scriptor, Berlin

Meyden N (2011) Business Etikette. Sicher auftreten und Fettnäpfchen vermeiden. Cornelsen Scriptor, Berlin

Quittschau A, Tabernig C (2015) Business Knigge – Die 100 wichtigsten Benimmregeln. Haufe, Freiburg

Wickert U (2008) Gauner muss man Gauner nennen. Piper, München

Internetseiten

http://www.german-business-etiquette.com/2-rangfolgen.html. Zugegriffen am 10.10.2016

www.stil.de. Zugegriffen am 08.11.2016

Erratum zu:
M. Mohokum, J. Wolf, *Betriebliche Gesundheitsförderung in der Physiotherapie und Ergotherapie,* https://doi.org/10.1007/978-3-662-71249-8

Liebe Leserin, lieber Leser,

vielen Dank für Ihr Interesse an diesem Buch. Leider haben sich trotz sorgfältiger Prüfung Fehler eingeschlichen, diese sind erst nach Drucklegung aufgefallen.

Folgende Quellen wurden nicht angegeben, diese wurden nun im gesamten Buch ergänzt:

- S. 179: Abb. 8.1 Arbeitssystem als Ganzes (Quelle: BGHM)
- S. 200: Abb. 8.14 Deskbike (Quelle: IFA)
- S. 200: Abb. 8.15 Laufband-Arbeitsplatz (Quelle: IFA)

Der Verlag entschuldigt sich bei seinen Leserinnen und Lesern.

Die aktualisierte Version dieses Buchs finden Sie unter
https://doi.org/10.1007/978-3-662-71249-8

Stichwortverzeichnis

A

Abgrenzung 229
Abrechnungsmodalität 26
Absentismus 5
Abteilungsleiter 30
Adaption 188
Adressat 222
AIDA-Formel 160
Akkomodation 187
Akquise 146
Akquiseleitfaden 146
Akteur 30
Alleinstellungsmerkmal 140
Allianz 169
Anbieterqualifikation 164, 166
Angebot 116, 119
Angebotserstellung 115
Angebotsvorsorge 202
Angst-Vermeidungsverhalten 171
Anprechpartner 24
Anrede 248
Ansatz, individueller 168, 175
Ansprechpartner 127
Appell 223
Arbeitsablauf 180
Arbeitsaufgabe 180
Arbeitsbeanspruchung 64
Arbeitsbedingung 179
Arbeitsbelastung 64
Arbeitsfähigkeit 63
Arbeitshaltung 208
Arbeitsinhalt 180
Arbeitsmittel 180, 181
Arbeitsorganisation 180
Arbeitsplatzanalyse 93, 98
Arbeitsplatzbegehung 117
Arbeitsplatzgestaltung 179
Arbeitsschutz 166
Arbeitsstättenverordnung (ArbstättV) 181, 192
Arbeitsstuhl 183
Arbeitsstuhlhöhe 184
Arbeitstisch 186
Arbeitsumgebung 180

Arbeitsunfähigkeit 70, 72
Arbeitszeit 127
ArbstättV (Arbeitsstättenverordnung) 181, 192
Argument 134
Armauflage 183, 185
Atemübung 207
Atmosphäre 49
Auftragsakquise 30
Auftreten 48
Aufwärmprogramm 50
Augenbeschwerde 202
Augenvorsorgeuntersuchung 201
Ausbildung 217
Ausbildungs- und Prüfungsordnung für
    Physiotherapeuten 14
Ausschreibung 158
Ausstrahlung 49, 50
Automobilisation, neurodynamische 207
autotelisch 55

B

Balance Score Card (BSC) 106
Bangkok-Charta 9
Barriere 24
BAuA (Bundesanstalt für Arbeitsschutz und
    Arbeitsmedizin) 32
Beanspruchung, psychische 66
Beckenbodenaktivierung 207
Bedarfsanalyse 84
Bedarfsermittlung 116
Bein- und Fußraum 192
Belastung, psychische 66
Belastungs-Beanspruchungs-Modell 64
Belastungsfaktor 64, 66
Belastungsgröße 64
Beleuchtung 193
    im Umgebungsbereich 193
Beleuchtungsstärke 193
BEM (Berufliches Eingliederungsmanagement) 2
BEP (Break-even-Point) 121
Beratungsangebot 172
Berufliches Eingliederungsmanagement (BEM) 2

Berufsgenossenschaft 32
Berufshaftpflichtversicherung 135
Berufsverband 174
Besprechungstermin 248, 249
Betrieb 42
Betriebliche Gesundheitsförderung (BGF) 1, 166
Betriebliches Gesundheitsmanagement (BGM) 2
Betriebsarzt 31
Betriebsrat 29, 31
Bewältigungsstrategie 66
Beweggrund 23
Bewegungsangebot 165
Bewegungsausmaß 107
Bewegungsfläche, freie 193
Bewegungspause 94
Beziehungsebene 223
Bezuschussung 174
BGF (Betriebliche Gesundheitsförderung) 1, 166
BGM (Betriebliches Gesundheitsmanagement) 2
Bibliothekskatalog 242
Bildschirm 186
Bildschirmanordnung 198
Bildschirmarbeitsplatzbrille 202
Bildschirmdiagonale 187
Bildschirmgerät 182
Bildschirmpause 201
Biostruktur-Analyse 51
Black Flags 71
Blendung 188
Blue Flags 71
Botschaft
    kongruente 226
    positive 228
Break-even-Analyse 121
Break-even-Point (BEP) 121
Bringstruktur 42
BSC (Balance Score Card) 106
Bundesanstalt für Arbeitsschutz und Arbeitsmedizin
    (BAuA) 32
Büroarbeitsplatz 181
Bürolärm 194

C
Cardiff-Memorandum 8
Chronifizierungsrisiko 171
CINAHL-Datenbank 241
Cochrane Collaboration 242
Copenhagen Psychosocial Questionnaire (COPSOQ) 111
COPSOQ (Copenhagen Psychosocial Questionnaire) 111

D
Dämmung 194
Dämpfung 194
Datenbank, elektronische 240
Datenschutz 101
DDG (Digitale-Dienste-Gesetz) 144
Depressivität 171

Deskbike 200
Didaktik 15
Dienstleistung 125, 143
Dienstleistungsbeschreibung 125, 127
Digitale-Dienste-Gesetz (DDG) 144
Dockingstation 192
Doktortitel 248
Dokumentenlieferdienst 243
Doppelmonitorlösung 198
Dresscode 251
Dynamisches Dreieck des Projektmanagements 79

E
Effekt
    intangibler 104
    tangibler 104
EFL-Test 108
Einstellung, innere 227
Eintrag, bibliografischer 238
Einzeltraining 93
E-Mail 152, 246
EMBASe-Datenbank 242
EPIC-Fragebogen zur körperlichen Aktivität 110
Erfolgserlebnis 59
Ergometer 200
Ergonomie 21, 179, 200
Ergonomieberatung 230
Ergonomiestudio 214
Ergotherapie 20
Erlebnisqualität 104
Ernährung 5
Erscheinungsbild, äußeres 48, 251
Europäisches Netzwerk für betriebliche
    Gesundheitsförderung 44
Evaluation 85, 103, 126, 169
Evaluationskonzept 106
Evidenznachweis 233
Exoskelett 216
Experteninterview 239

F
Fachkraft für Arbeitssicherheit 32
Fachzeitschrift 238
Fahrstuhl 248
FBA (Finger-Boden-Abstand) 107
Feedbackgespräch 98
Fehlerquelle 157
Fensterputzen 211
Fernleihe 243
Finanzierungshilfe 176
Finger-Boden-Abstand (FBA) 107
Fixkosten 121
Flaggenmodell 71
Flipchart 153
Flyer 156, 157
Form des Projektmanagements 87
formell 90

Fortbildung 250
Fragebogen 109
Fragenkatalog 91
Fräsen 208
Freiburger Fragebogen zur körperlichen Aktivität 110
Fremdwahrnehmung 52
Führungsaufgabe 79
Führungsmittel 81
Führungsorganisation 79
Führungstechnik 80
Funktionsfragebogen Hannover für Rückenschmerzen 110
Funktionsstatus, motorischer 111
Fußstütze 198

G
GAS (Goal Attainment Scale) 106
GDA (Gemeinsame Deutsche Arbeitsschutzstrategie) 9
Gefährundgsbeurteilung 96
Gemeinsame Deutsche Arbeitsschutzstrategie (GDA) 9
Gesamtkosten 123
Geschäftsbeziehung 251
Geschäftsführer 30
Geschäftskontakt 222
Geschäftspartner 245
Gesprächssituation 135
Gestaltungskriterium 189
Gesundheitsförderung 164
Gesundheitskompetenz 67
Gesundheitsmanager 30
Gesundheitsreformgesetz (GRG) 8
Gesundheitstag 95
Gesundheitsziel 164
Gesundheitszirkel 105
Gewinnschwelle 121
GKV-Wettbewerbsverstärkungsgesetz 9
Goal Attainment Scale (GAS) 106
Godin Leisure-Time Exercise Questionnaire 110
Greifraum 192
GRG (Gesundheitsreformgesetz) 8
Grimassieren 204
Gruppenschulung 94
Grußpflicht 248
GS-Zeichen 183

H
Haftungsfrage 26
Halbwertzeit 233
Haltungswechsel 199
Händedruck 48, 248
Handlungsfeld 164, 166, 168
Handlungsmodell zur gesunden und erfolgreichen Arbeitsgestaltung 67
Hauptfensterfront 186, 193
Health Literacy 67
Heilmittelkatalog 128
Heilmittelwerbegesetz 144
Herz-Kreislauf-System 5

Hilfsmittel, ergonomisches 214
Homeoffice 182
Homepage 157

I
Impact-Faktor 239
Informationsunterlage 45
informell 90
Infrastruktur 29
Infratsruktur 90
Interaktion 53
Intervention 85
Intranet 152

K
Kaltakquise 150
Katastrophisieren 171
Keilkissen 199
Kennzahl 106
Killerphrase 229
Kindertagesstätte 83, 214
Kleiderordnung 251
Kleine und mittlere Unternehmen (KMU) 9, 29, 44
Kleinunternehmer 128
Kleinunternehmerreglung 128
Klima 196
KMU (Kleine und mittlere Unternehmen) 9, 29, 44
Kommstruktur 42
Kommunikation 16, 132, 158, 221
    nonverbale 225
Kommunikationskanal 40
Kommunikationsprozess 142
Kommunikationsziel 158
Kompetenz 17
Kontaktaufnahme 40
Kooperationsvereinbarung 166
Koordinierungsstelle 166
Körpersprache 50, 133
Kosten, variable 121
Kostenverteilung 119
Krankenkasse 32, 41, 165, 166, 174
    gesetzliche 13
Krankheit 173
Kundenbedarf 115
Kursanbieter 166
Kursbedingung 117
Kurzbeschreibung 125

L
Lärmbelastung 194
Laufband 200, 201
Laufworkshop 86
Lebenswelt 165
Leistungsumfang 116
Leitfaden-Prävention 164
Leitmerkmalmethode 97

Leitunsgerbringer 164
Lendenstütze 184
Lernen
    motorisches 57
    selbstgesteuertes 54
Lernprozess 57
Lidöffnung 202
Literatursuche 242
LIVIVO 241
Load-Reach-Test 109
Luftaustausch 196
Luftfeuchte 196
Lufttemperatur 196
Lüftungsdauer 196
Luxemburger Deklaration 8

M
Marketing 53, 139
Marketingkonzeption 141
Marketing-Mix 143
Maskierung 237
Maßnahme, verhaltensbezogene 165
Matrixstruktur 88
Meilenstein 6, 83
Menitmeter 153
Merkmal 77
MeSH-Term 240
Messfolie 188
Mischvariante 176
Mitbestimmung 34
Mitbestimmungsrecht 31
Modell, bio-psycho-soziales 68
Motivation 29, 53
Muskel-Skelett-Belastung 10
Muskel-Skelett-Beschwerde 63
Muskel-Skelett-Erkrankung 2, 63
    arbeitsbezogene 63
Muskel-Skelett-System 5

N
Nachrichtenquadrat 223
Nackenmobilisation 206
Nationale Präventionskonferenz (NPK) 10
Nationallizenz 243
Negativbotschaft 228
Netzwerk 169
NMQ (Nordic Musculoskeletal Questionnaire) 109
Nordic Musculoskeletal Questionnaire (NMQ) 109
Nordic Walking 172
Notebook 191
NPK (Nationale Präventionskonferenz) 10

O
ÖA (Öffentlichkeitsarbeit) 142
Öffentlichkeitsarbeit (ÖA) 142

4-Ohren-Modell 223
Open Access 243
Operator, boolescher 235
Organisationsstruktur 78, 89
Ottawa-Charta 6

P
PACT-Test 109
Palmieren 203
Parallelregel 193
Paraphrasieren 227
Partizipation 33
Patiententransfer 216
Pause, aktive 94
PC (Public Relations) 141
PC-Maustyp 190
PDCA-Zyklus 105
Personalchef 30
Persönlichkeitsentwicklung 51
Pezziball 197
Pflanze 201
Pflicht- und Wunschvorsorge 202
Phrasensuche 237
Physical Literacy 67
Physiotherapie Evidenz Datenbank 241
PICOS-Schema 234
PILE-Test 108
Plakat 156
Planung 85
Planungsqualität 104
Position 119
Positivdarstellung 188
Positiv-Negativ-Kontrast 189
Powepoint-Präsentation 153
Powerpoint-Präsentation 94
Präsentation 159
Präsentationsanordnung 160
Präsentismus 5
Prävention 3, 14
    in Lebenswelten 164
    verhaltensbezogene 166
Präventionsgesetz (PrävG) 10
Präventionskurs 167
PrävG (Präventionsgesetz) 10
Preis 119
Preiskalkulation 125
Primärpävention 3
Primärprävention 21, 164
ProdSG (Produktsicherheitsgesetz) 183
Produktsicherheitsgesetz (ProdSG) 183
Progressive Muskelrelaxation nach Jacobson 172
Projekt 77
Projekterfolg 86
Projektleiter 79
Projektmanagement 78
    autonomes 88
    integriertes 88

Projektphase 83
Projektteam 81
Prozess, des Alltags 169
Prozessphase 87
Prozessqualität 104
Prüfungsordnung 15
Public Relations (PC) 141
PubMed-Datenbank 240
Pünktlichkeit 247

Q
QR-Code 153
Qualifikation 14, 126
Qualitätsmanagement 104

R
Rahmenvereinbarung 165
Ranghöhere 248
Rangniedere 248
Raumtemperatur 196
Red Flags 71
Reflexion 188
Rehabilitationseinrichtung 32
Rentenversicherungsträger 33
Repetitive-Strain-Injury-Syndrom 190
Resilienz 4
Ressource 28, 89
Return on Investment (ROI) 42
Rhetorik 132
ROI (Return on Investment) 42
Rolle 183
Rollenverteilung im Team 86
Routineaufgabe 78
Routinetätigkeit 78
Rückenbeschwerde 72
Rückenschmerz 70
Rückenschullehrerlisenz 172
Rückversicherung 174
Rundmail 152

S
Schallabsorber 196
Schalldruckpegel 194
Schlagwort 235
Schrifttyp 188
Schweigepflicht 101, 136
Sehabstand 187
Seitenaufbau 157
Sekundärprävention 3, 21
Selbstakupressur 205
Selbstbild 50
Selbstmassage 205
Selbstwirksamkeitserwartung 59
Selbstzahlerangebot 143
Selbstzahlerleistung 128
Seminar 95

Sender 221
Sender-Empfänger-Modell 221
Serrife 188
Setting-Ansatz 167, 168, 175
Sicherheitsingenieur 31
Sitzauflage 199
Sitzen, dynamisches 183
Sitz-/Kniemöbel 197
Skalenertrag, negativer 250
Smalltalk 250
SMART-Regel 214
Soft Skills 86
Soziale Medien 150
Sozialgesetzbuch 163
Stehen 199
Steh-Sitz-Arbeitstisch 199
Stellschraube 124
Stepper 201
Steuerberater 131
Stichwort 235
Stress 5
Stressmanegment 172
Strukturbildung 168
Strukturqualität 104
Studienangebot, akademisches 25
Studium 217
subito 243
SWOT-Analyse 101
Sympathie 49

T
Tablet-PC 192
Tagesgeschäft 29
Tastatur 189
Teilnahmebescheinigung 176
Tcilnehmeranzahl 126
Telearbeit 182
Telefonakquise 146
Telefonleitfaden 147
Tertiärprävention 3, 22
Therapieansatz, multimodaler 72
Therapiesituation 41
Tools des Projektmanagements 81
Transtheoretisches Modell (TTM) 69
Trend 233
Tretkurbel 201
Trunkierung 237
TTM (Transtheoretisches Modell) 69
Typografie 156

U
Umsatzsteuerregelung 128
Umsetzungsschritt 84
Umwelt, psycho-soziale 169
Unfallversicherung, gesetzliche 32, 240
Unfallversicherungsträger 166
Unique Selling Proposition (USP) 140

Unique Therapeutical Proposition (UTP) 140
USP (Unique Selling Proposition) 140
UTP (Unique Therapeutical Proposition) 140

V

VAS(Visuelle Analogskala) 107
Verbalisieren 228
Verhaltens- und Benimmregel 246
Verhaltens- und Verhältnisänderung 172
Verhaltenskodex 246
Verhaltensprävention 4, 69, 190
Verhaltensveränderung 69
Verhältnisprävention 4
Verhandlung 48, 131, 134
Verkehrsweg 195
Verlaufskontrolle 169
Verstetigung 85
Vertrag 121
Videoüberwachung 187
Visitenkarte 157, 251
Visuelle Analogskala (VAS) 107
Vordruck 174
Vorgespräch 116
Vorhaben 78
Vorlagenhalter 198
Vorsorgeuntersuchung 202
Vorstellungsrunde 249
Vorteil 11
Vortrag 94
Vortritt 248

W

Weiterbildungsangebot 25
Weltgesundheitsorganisation (WHO) 68
Weltkonferenz zur Gesundheitsförderung 10
Wettbewerb 145
WHO (Weltgesundheitsorganisation) 69
Work-hardening 73
Workshop 95

Y

Yellow Flags 71
Yoga 172

Z

Zahnarztpraxis 215
Zehn-Finger-System 192
Zeitplan 86
Zentrale Prüfstelle Prävention 174
Zentrale Prüfstelle Prävention (ZPP) 168, 173
Zielformulierung 57, 116
Zielgruppe 33
Zielsetzung 82, 127
Zielvereinbarung 80
Ziffernblock 214
ZPP (Zentrale Prüfstelle Prävention) 168, 173
Zufriedenheit 111
Zugluft 197
Zuhören, aktives 227
Zweiter Gesundheitsmarkt 10

The manufacturer's authorised representative in the EU is Springer
Nature Customer Service Centre GmbH, Europaplatz 3, 69115 Heidelberg,
Germany. If you have any concerns regarding our products, please
contact ProductSafety@springernature.com

Printed and bound by CPI Group (UK) Ltd, Croydon, CR0 4YY
28/04/2026
02098523-0001